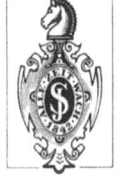

Helmut Faß

Lehrbuch der
Chirurgie
für Unterricht und Praxis
in der Krankenpflege

Unter Mitarbeit von
Christa Simon-Oppermann

Vierte, überarbeitete Auflage

Mit 130 Abbildungen

Springer-Verlag
Berlin Heidelberg New York 1982

Dr. med. Helmut Faß
Chefarzt der chirurgischen Abteilung des Krankenhauses
Eichhof, 6420 Lauterbach/Hessen

Dr. med. Christa Simon-Oppermann
Max-Planck-Institut, Physiologische und Klinische
Forschung, Kerkhoff-Institut, Parkstr. 1,
6350 Bad Nauheim

Springer-Verlag Berlin Heidelberg New York

Springer-Verlag New York Heidelberg Berlin

1. u. 2. Auflage erschienen im Verlag Johann Ambrosius Barth, Frankfurt

CIP-Kurztitelaufnahme der Deutschen Bibliothek
Fass, Helmut:
Lehrbuch der Chirurgie für Unterricht und Praxis in der Krankenpflege / Helmut Fass. Unter Mitarb. von Christa Simon-Oppermann. – 4., überarb. Aufl. –
Berlin; Heidelberg; New York: Springer, 1982.

ISBN-13: 978-3-642-68230-8   e-ISBN-13: 978-3-642-68229-2
DOI: 10.1007/978-3-642-68229-2

Das Werk ist urheberrechtlich geschützt. Die dadurch begründeten Rechte, insbesonders die der Übersetzung des Nachdruckes, der Entnahme von Abbildungen, der Funksendung, der Wiedergabe auf photomechanischem oder ähnlichem Wege und der Speicherung in Datenverarbeitungsanlagen bleiben auch bei nur auszugsweiser Verwertung vorbehalten. Die Vergütungsansprüche des § 54, Abs. 2 UrhG werden durch die „Verwertungsgesellschaft Wort", München, wahrgenommen.
© by Springer-Verlag Berlin Heidelberg 1976, 1982
Softcover reprint of the hardcover 4th edition 1982

Die Wiedergabe von Gebrauchsnamen, Handelsnamen, Warenbezeichnungen usw. in diesem Werk berechtigt auch ohne besondere Kennzeichnung nicht zu der Annahme, daß solche Namen im Sinne der Warenzeichen- und Markenschutz-Gesetzgebung als frei zu betrachten wären und daher von jedermann benutzt werden dürften.
Herstellung: Konrad Triltsch, Würzburg
2127/3140-543210

Vorwort zur vierten Auflage

Die 4. Auflage wurde entsprechend den in den letzten Jahren eingetretenen Fortschritten der Chirurgie ausführlich überarbeitet. Dabei wurden insbesondere die heutigen Anschauungen auf dem Gebiet der Unfallheilkunde berücksichtigt und dem AO-Verfahren ein seiner Bedeutung entsprechender Raum zuteil. Inzwischen geläufig gewordene diagnostische und therapeutische Verfahren wie Computertomografie, Ultraschalldiagnostik, Arthroskopie, Lavage, das Einsetzen einer Totalendoprothese bei der medialen Schenkelhalsfraktur, die Verwendung des äußeren Spanners zur Osteomyelitisbehandlung oder die selektive proximale Vagotomie zur Behandlung des Duodenalulcus u.a. fanden in den entsprechenden Kapiteln Erwähnung. Darüberhinaus wurden zahlreiche Röntgenbilder ausgewechselt, einige neue Bilder hinzugefügt und Abbildungen inzwischen veralteter Geräte entfernt oder durch neue Abbildungen ersetzt. Mein besonderer Dank gilt all denen, die mir bei der Vorbereitung dieser Auflage geholfen haben.

Lauterbach, im Herbst 1981   Helmut Faß

Vorwort zur zweiten Auflage

Einige Kapitel des Buches wurden überarbeitet und den inzwischen eingetretenen Fortschritten der Medizin angepaßt. So wurden z. B. der operativen Knochenbruchbehandlung das AO-Verfahren und bei den Schilddrüsenerkrankungen die heute gebräuchlichen verfeinerten Maßnahmen zur Schilddrüsen-Diagnostik hinzugefügt. Die Kapitel Narkose u. örtliche Betäubung sowie die Abschnitte über den normalen postoperativen Verlauf und die häufigsten postoperativen Komplikationen wurden von Frau Dr. *Simon-Oppermann* überarbeitet, die auch das neu hinzugekommene Kapitel über die Intensivpflege schrieb. An dieser Stelle möchte ich dem Direktor der Abteilung für Anaesthesiologie der Universität Gießen, Herrn Prof. *L'Allemand,* sowie all denjenigen, die mir bei der Vorbereitung der zweiten Auflage geholfen haben, meinen besonderen Dank aussprechen. Erwähnt sei auch, daß bei der Neubearbeitung alle in den Buchbesprechungen der ersten Auflage gemachten Vorschläge, z. B. ein Abschnitt über die Röntgengeräte im Operationssaal und deren Wartung oder auf dem Gebiet der Infektionen einige Sätze über den „Hospitalismus", soweit wie möglich berücksichtigt wurden. Zahlreiche neue Abbildungen wurden zur besseren Veranschaulichung des Textes in das Buch aufgenommen.

Lauterbach, im Frühjahr 1973   Helmut Faß

Inhaltsverzeichnis

Erster Teil · Unfallheilkunde

Allgemeines · Erste Hilfe 3

1. Weichteilverletzungen 14

1.1	Mechanische Verletzungen	14
1.1.1	Schürfwunden	14
1.1.2	Prellungen und Quetschungen	14
1.1.3	Platzwunden	15
1.1.4	Quetschwunden	16
1.1.5	Rißwunden	17
1.1.6	Kratzwunden	17
1.1.7	Bißwunden	17
1.1.8	Schnittwunden	19
1.1.9	Stichwunden	19
1.1.10	Die Pfählungsverletzung	20
1.1.11	Schußwunden	21
1.2	Thermische Verletzungen	22
1.2.1	Verbrennungen	23
1.2.2	Erfrierungen	25
1.3	Verletzungen durch elektrischen Strom	26
1.4	Chemische Verletzungen	27
1.5	Wundheilung	28
1.5.1	Die primäre Wundheilung	28
1.5.2	Die sekundäre Wundheilung	29
1.6	Die Narbe	30

2. Die Blutung 32

2.1	Blutgerinnung	32
2.2	Blutstillung	34
2.3	Blutersatz	39

3. Schock und Schockbekämpfung 42

4. Die Knochenbrüche (Frakturen) und ihre Behandlung ... 45

4.1	Die verschiedenen Bruchformen	45
4.1.1	Unvollständige Brüche	45
4.1.2	Vollständige Brüche	47
4.1.3	Offene und geschlossene Brüche	48
4.2	Klinische Zeichen	49
4.3	Behandlungsmöglichkeiten	51
4.3.1	Die konservative Knochenbruchbehandlung ..	51
4.3.2	Die operative Knochenbruchbehandlung ...	54
	Das AO-Verfahren	59
	Methoden der operativen Knochenbruchbehandlung	62
4.3.3	Behandlung der Pseudarthrose	72
4.3.4	Behandlung der Osteomyelitis (Osteitis) nach Knochenbrüchen	73
4.4	Die häufigsten Knochenbrüche	76
4.4.1	Kopf	76
	Gehirnschädel	76
	Gesichtsschädel	78
4.4.2	Wirbelsäule	79
4.4.3	Brustkorb	81
4.4.4	Becken	82
4.4.5	Obere Gliedmaßen	84
4.4.6	Untere Gliedmaßen	89
4.5	Die Knochenbruchheilung und ihre Störungen .	97

5. Verletzungen der Gelenke 100

5.1	Die Verstauchung (Zerrung, Distorsion) eines Gelenkes	100
5.2	Die Verrenkung (Luxation) eines Gelenkes ...	101
5.3	Die Meniskusverletzung	105
5.4	Der Verrenkungsbruch (Luxationsfraktur) ...	106

6. Nachbehandlung nach Knochenbrüchen und Gelenkverletzungen 110

7. Verletzungen des Zentralnervensystems 112

7.1 Gehirn 112
7.1.1 Gehirnerschütterung (Commotio cerebri) 113
7.1.2 Gehirnquetschung (Contusio cerebri) 114
7.1.3 Der Hirndruck (Compressio cerebri) 115
7.2 Rückenmark 116

8. Verletzungen am Hals 119

9. Verletzungen innerer Organe 120

9.1 Brusthöhle 120
9.1.1 Die Quetschung des Brustkorbes (Thoraxkontusion) 120
9.1.2 Der Pneumothorax 121
9.1.3 Mediastinalemphysem 124
9.1.4 Der Hämatothorax 125
9.1.5 Die Verletzungen des Herzens und der großen Gefäße 126
9.1.6 Verletzungen der Speiseröhre 127
9.2 Bauchhöhle 129
9.2.1 Blutung in die Bauchhöhle. Leber- und Milzriß (= ruptur) 129
9.2.2 Die Zerreißung von Hohlorganen (Magen, Darm) 131
9.2.3 Abriß des Mesenteriums 132
9.3 Verletzungen der Nieren und ableitenden Harnwege 132
9.3.1 Nieren 132
9.3.2 Harnblase 133
9.3.3 Harnröhre 134

10. Verbandlehre 135

10.1 Wundverbände 136
10.2 Bindenverbände 137
Allgemeines 137
Druckverband (Kompressionsverband) 140
Kopfverband 140
Desault-Verband 141
Dachziegelverband 143
Zinkleimverband 143

10.3	Ruhigstellung und fixierende Verbände	143
10.3.1	Rucksackverband	143
10.3.2	Schienenverbände	144
	Cramer-Schiene	144
	Volkmann-Schiene	145
	Braunsche Schiene	145
	Böhlersche Fingerschiene	146
10.3.3	Gipsverbände	146
10.3.4	Streckverbände (Extensionsverbände)	153
10.3.5	Die Glissonschlinge	154

11. Die Pflege Unfallverletzter 155

11.1	Pflege bei Weichteilverletzungen	155
11.2	Die Pflege Knochenbruchverletzter	157
11.3	Pflege bei Verletzungen des Zentralnervensystems	159
11.4	Pflege bei Verletzungen innerer Organe	160

Zweiter Teil · Allgemeine Chirurgie

12. Die Infektion in der Chirurgie 163

12.1	Infektionserreger	163
12.1.1	Gruppe der Eitererreger (pyogene Infektionserreger)	165
12.1.2	Gruppe der Fäulniserreger (putride Infektionserreger)	166
12.1.3	Sonstige Erreger chirurgisch wichtiger Infektionen	167
12.2	Die örtliche Infektion der Weichteile	169
12.2.1	Die eitrige Infektion	169
	Furunkel	169
	Karbunkel	170
	Abszeß	172
	Phlegmone	172
	Wundrose (Erysipel)	173
	Panaritium	173
	Empyem	175
	Lymphangitis und Lymphadenitis	175
	Venenentzündung (Thrombophlebitis)	176

12.2.2	Die Anaerobierinfektion	176
	Gasbrand	176
	Tetanus	177
12.2.3	Seltenere chirurgische Infektionen	179
	Wunddiphtherie	180
	Erysipeloid	180
	Milzbrand	180
	Strahlenpilzerkrankung	180
12.3	Die eitrige Knochenentzündung (Osteomyelitis)	180
12.4	Die Tuberkulose in der Chirurgie	183
12.4.1	Halslymphknotentuberkulose	184
12.4.2	Knochentuberkulose	184
12.4.3	Gelenktuberkulose	186
12.4.4	Sehnenscheidentuberkulose	187
12.4.5	Der kalte Abszeß	187
12.5	Die eitrige Allgemeininfektion	188

13. Erkrankungen der arteriellen Blutgefäße 190

13.1	Nekrose	190
13.2	Die arteriellen Verschlußkrankheiten	191
13.3	Arterielle Embolie	192
13.4	Aneurysma	193

14. Geschwulstkrankheiten in der Chirurgie 194

14.1	Gutartige Geschwülste	199
14.1.1	Geschwülste des Binde- und Stützgewebes	199
14.1.2	Geschwülste des Deckgewebes	200
14.1.3	Mischgeschwülste	201
14.2	Bösartige Geschwülste	201
14.2.1	Geschwülste des Binde- und Stützgewebes (Sarkome)	201
14.2.2	Geschwülste des Deckgewebes (Karzinome)	202

15. Die Voraussetzungen zur operativen Behandlung . 203

15.1	Operationsrisiko	203
15.2	Die Vorbereitung des Patienten zur Operation	204
15.3	Der Operationssaal	207

15.3.1 Die Einrichtung des Operationssaales,
seine Reinigung und Pflege 212
15.3.2 Die Röntgengeräte im Operationssaal 215
15.3.3 Sterilisation 217
Wäsche 218
Gegenstände aus Gummi 218
Spritzen, Kanülen und Glasgegenstände . . . 219
15.3.4 Die Instrumente und ihre Pflege 220
15.3.5 Das Nahtmaterial 226
15.3.6 Die chirurgische Händedesinfektion 227
15.3.7 Aufgaben des Personals im Operationssaal . . 228
15.3.8 Der Patient im Operationssaal 229

16. Narkose 233
16.1 Vorbereitung des Patienten zur
Allgemeinnarkose 234
16.1.1 Allgemeine Vorbereitung 234
16.1.2 Prämedikation 236
16.1.3 Narkosevorbereitung bei Notfalloperationen . 238
16.2 Narkoseeinleitung und Narkosestadien 238
16.2.1 Rausch- oder Einschlafstadium (Analgesie) . . 239
16.2.2 Stadium der Erregung (Excitation) 239
16.2.3 Toleranzstadium 240
16.2.4 Stadium der Lähmung 240
16.3 Narkosemittel 240
16.3.1 Inhalationsnarkotika 240
16.3.2 Intravenöse Narkotika 243
16.3.3 Rektale Narkose 245
16.4 Muskelrelaxantien 246
16.4.1 Curare und curareähnliche Muskelrelaxantien 246
16.4.2 Succinylcholin 246
16.5 Neuroleptanalgesie (NLA) 247
16.6 Durchführung der Inhalationsnarkose 247
16.6.1 Tropfnarkose 247
16.6.2 Der Narkoseapparat 248
16.7 Endotracheale Intubation 252
16.8 Allgemeine Richtlinien für die Durchführung
einer Narkose und für die Vermeidung
von Komplikationen 255

Inhaltsverzeichnis   XIII

16.8.1 Voraussetzungen für den Narkosebeginn . . . 255
16.8.2 Kreislaufüberwachung und Narkosetiefe . . . 255
16.8.3 Komplikationen bei der Atmung 256
16.8.4 Durch den operativen Eingriff bedingte
       Kreislaufstörungen 258
16.8.5 Besonderheiten der Lagerung und Narkose-
       einleitung bei Patienten mit vollem Magen . . 259
16.9   Unterkühlung (Hypothermie) und sogenannter
       künstlicher Winterschlaf 260

17. Örtliche Betäubung – Lokalanästhesie 261

17.1   Methoden der Lokalanästhesie 261
17.1.1 Kälteanästhesie 261
17.1.2 Oberflächenanästhesie der Schleimhäute . . . 262
17.1.3 Infiltrationsanästhesie 262
17.1.4 Leitungsanästhesie 263
17.1.5 Spinalanästhesie (Lumbalanästhesie) 264
17.1.6 Peridural-(Epidural-)Anästhesie 265
17.2   Medikamente zur Lokalanästhesie 266
17.3   Zwischenfälle bei der Lokalanästhesie 266
17.3.1 Überdosierung 266
17.3.2 Überempfindlichkeit (Allergie) gegen das
       Lokalanästhetikum 267
17.3.3 Überempfindlichkeit gegen Adrenalin im
       Lokalanästhetikum 267
17.3.4 Zwischenfälle bei der Spinal- und der
       Periduralanästhesie 267

**18. Normaler postoperativer Verlauf, Nachbehandlung
und Pflege des Patienten** 268

19. Die häufigsten postoperativen Komplikationen . . 272

19.1 Störungen der Herz- und Kreislauftätigkeit . . 272
19.2 Störungen der Atmung 273
19.3 Lungenentzündung (Pneumonie) 273
19.4 Thrombose und Thrombophlebitis 275
19.5 Lungeninfarkt und Lungenembolie 276

19.6	Störungen der Magen- und Darmtätigkeit	278
19.7	Das akute Nierenversagen	280
19.8	Die Entzündung der Ohrspeicheldrüse (Parotitis)	281
19.9	Der postoperative Verlauf bei Zuckerkranken	282
19.10	Die Nachblutung	283
19.11	Postoperative Infektionen	285

20. Intensivpflege … 287

20.1	Infektionsprophylaxe	288
20.2	Allgemeine pflegerische Maßnahmen	289
20.2.1	Pflegerische Besonderheiten bei bewußtlosen oder künstlich beatmeten Patienten	290
20.2.2	Psychische Betreuung der Intensiv-Pflege-Patienten	291
20.3	Allgemeine Patientenüberwachung	291
20.3.1	Blutdruck	292
20.3.2	Puls	293
20.3.3	Temperatur	294
20.3.4	Atemfrequenz	294
20.3.5	Urinausscheidung	295
20.3.6	Blutverluste aus Drainagen	295
20.3.7	Flüssigkeitsverluste aus Magen- bzw. Duodenalsonden	296
20.3.8	Zentraler Venendruck	296
20.4	Überwachungsapparate (Monitoren)	298
20.4.1	EKG-Monitor	298
20.4.2	Blutdruck-Monitoren	301
20.4.3	EEG-Monitor	302
20.5	Überwachung der Atmung	302
20.5.1	Ursachen für Störungen der Atmung	302
20.5.2	Klinische Zeichen der Ateminsuffizienz	303
20.5.3	Die Blutgasanalyse	304
20.5.4	Behandlung von Atmungsstörungen	305
20.5.5	Künstliche Beatmung	305
20.5.6	Pflege des tracheotomierten Patienten	308
20.6	Überwachung des Kreislaufs	309
20.7	Akuter Herz-Kreislauf-Stillstand und Wiederbelebung	310
20.8	Die parenterale Ernährung	312

Dritter Teil · Spezielle Chirurgie

21. Erkrankungen des Kopfes 319

21.1 Gehirnschädel 319
21.1.1 Mißbildungen 319
21.1.2 Entzündliche Erkrankungen 319
21.1.3 Geschwülste 320
21.2 Gesichtsschädel 320
21.2.1 Mißbildungen 320
21.2.2 Entzündliche Erkrankungen 321
21.2.3 Geschwülste 322
21.3 Gehirn 324
21.3.1 Mißbildungen 324
21.3.2 Entzündliche Erkrankungen 325
21.3.3 Geschwülste 326

22. Erkrankungen am Hals 328

22.1 Mißbildungen 328
22.1.1 Zysten 328
22.1.2 Halsrippen 328
22.1.3 Schiefhals 329
22.2 Entzündliche Erkrankungen 329
22.2.1 Phlegmone 329
22.2.2 Nackenkarbunkel 329
22.2.3 Strahlenpilzerkrankung 330
22.2.4 Halslymphknotentuberkulose 330
22.3 Geschwülste 330
22.4 Lymphogranulomatose
 (Hodgkinsche Erkrankung) 331
22.5 Kehlkopferkrankungen 331
22.6 Schilddrüsenerkrankungen 332
22.6.1 Kropf (Struma) 332
22.6.2 Schilddrüsenunterfunktion 336
22.6.3 Entzündungen der Schilddrüse 337
22.6.4 Geschwülste 337

23. Erkrankungen der Brust 338

23.1 Mißbildungen 338
23.2 Erkrankungen der Brustdrüse 338
23.2.1 Gynäkomastie 338

23.2.2 Brustdrüsenentzündung (Mastitis) 338
23.2.3 Zystenmamma................. 339
23.2.4 Geschwülste.................. 340

24. Erkrankungen der Brusthöhle 343

24.1 Erkrankungen des Rippenfells 343
24.1.1 Nichttuberkulöse entzündliche Erkrankungen . 343
24.1.2 Tuberkulöses Empyem 345
24.1.3 Geschwülste.................. 345
24.2 Erkrankungen des Mittelfells (Mediastinum) . . 346
24.2.1 Entzündungen................. 346
24.2.2 Tuberkulose.................. 346
24.2.3 Geschwülste.................. 346

25. Erkrankungen der Brustorgane 348

25.1 Herz, Herzbeutel, große Gefäße 348
25.1.1 Untersuchungsmethoden 348
25.1.2 Panzerherz 350
25.1.3 Aortenaneurysma 350
25.2 Erkrankungen von Lunge und Bronchialbaum . 351
25.2.1 Untersuchungsmethoden 351
25.2.2 Mißbildungen................. 353
25.2.3 Bronchiektasen 354
25.2.4 Nichttuberkulöse entzündliche Lungenerkrankungen 355
25.2.5 Lungentuberkulose.............. 356
25.2.6 Geschwülste.................. 357
25.3 Erkrankungen der Speiseröhre 358
25.3.1 Mißbildungen................. 359
25.3.2 Divertikel................... 359
25.3.3 Gutartige Verengungen der Speiseröhre ... 360
25.3.4 Geschwülste.................. 361
25.3.5 Blutungen................... 361
25.4 Zwerchfellbruch 362

26. Erkrankungen des Bauches 363

26.1 Bauchwandbrüche (Hernien)......... 363
26.1.1 Leistenbruch 366
26.1.2 Schenkelbruch................. 367
26.1.3 Nabelbruch 367

26.1.4 Brüche der Bauchmittellinie	367
26.1.5 Narbenbrüche	368
26.2 Bauchfellerkrankungen	368
26.2.1 Bauchfellentzündung (Peritonitis)	368
26.2.2 Geschwülste	371
26.2.3 Aszites	371
26.3 Erkrankungen von Magen und Zwölffingerdarm (Duodenum)	371
26.3.1 Mißbildungen	371
26.3.2 Geschwürsleiden	372
Akutes Geschwür	373
Magenperforation	375
Penetrierendes Geschwür	376
Blutendes Magen- oder Zwölffingerdarmgeschwür	376
Magenausgangsstenose	377
26.3.3 Magenkarzinom	377
26.3.4 Fremdkörper im Magen	379
26.4 Darmerkrankungen	379
26.4.1 Mißbildungen	379
26.4.2 Entzündungen	380
Dünndarm	380
Dickdarm	380
Darmtuberkulose	381
Appendizitis	381
26.4.3 Darmverschluß (Ileus)	384
Paralytischer Ileus	384
Mechanischer Ileus	385
26.4.4 Darmgeschwülste	387
Dünndarm	387
Dickdarm (Kolon)	387
Mastdarm (Rektum)	389
26.4.5 Hämorrhoiden	390
26.4.6 Analfissur	390
26.4.7 Mastdarmvorfall	390
26.4.8 Periproktitischer Abszeß	391
26.4.9 Analfistel	391
26.5 Lebererkrankungen	391
26.6 Erkrankungen von Gallenblase und Gallenwegen	392
26.6.1 Mißbildungen	392
26.6.2 Entzündliche Erkrankungen	392

26.6.3 Gallensteinleiden (Cholelithiasis) 393
26.6.4 Geschwülste. 397
26.7 Erkrankungen der Bauchspeicheldrüse 398
26.7.1 Bauchspeicheldrüsenentzündung (Pankreatitis) . 398
26.7.2 Pankreaszyste 399
26.7.3 Karzinom. 399
26.8 Chirurgische Milzerkrankungen 400
26.9 Portaler Hochdruck 400

27. Erkrankungen der Nieren, ableitenden Harnwege und männlichen Geschlechtsorgane 402

27.1 Nieren- und Harnleitererkrankungen 402
27.1.1 Untersuchungsmethoden 402
27.1.2 Mißbildungen 404
27.1.3 Nierensenkung, Wanderniere 404
27.1.4 Nierensteinerkrankung, Sackniere 405
27.1.5 Nichttuberkulöse Entzündungen 408
27.1.6 Nierentuberkulose 409
27.1.7 Nierengeschwülste 410
27.2 Blasenerkrankungen 411
27.2.1 Mißbildungen 411
27.2.2 Blasenentzündung (Zystitis) 411
27.2.3 Blasensteine. 412
27.2.4 Blasengeschwülste 413
27.3 Prostataerkrankungen 413
27.3.1 Entzündungen. 413
27.3.2 Die sog. „Prostatahypertrophie" 414
27.3.3 Prostatakarzinom 416
27.4 Erkrankungen von Harnröhre und Penis ... 417
27.4.1 Mißbildungen 417
27.4.2 Harnröhrenstriktur. 417
27.4.3 Geschwülste. 417
27.5 Erkrankungen von Hoden, Nebenhoden und Hodenhüllen 418
27.5.1 Entwicklungsstörungen 418
27.5.2 Entzündungen. 418
27.5.3 Hydrozele, Varikozele 419
27.5.4 Geschwülste. 419

28. Fremdwörterverzeichnis 421

29. Sachverzeichnis 439

Erster Teil
Unfallheilkunde

Allgemeines · Erste Hilfe

Die Unfallheilkunde nimmt in der Chirurgie wegen ihrer medizinischen und sozialen Bedeutung einen breiten Raum ein. Verletzungen im Frieden wie im Kriege zwangen die Menschen seit Jahrtausenden, sich mit der Heilung von Wunden zu beschäftigen. Im Gegensatz zu Krankheiten, deren Ursache unbekannt war und die vielfach übernatürlichen Kräften zugeschrieben wurden, waren Ursache und Entstehung einer Verletzung in der äußeren Gewalteinwirkung klar erkennbar. Man versuchte daher schon frühzeitig, die Verletzungsfolgen so klein wie möglich zu halten und fördernd in den Heilungsprozeß einzugreifen. Erst im Laufe der letzten hundert Jahre entwickelten sich jedoch Erkennung, Beurteilung und Behandlung von Verletzungen unter dem Einfluß sich ständig häufender Verletzungsmöglichkeiten zur heutigen Unfallchirurgie. Erkenntnisse auf den Gebieten der Antisepsis und Asepsis, der Schmerzbekämpfung, der Blutstillung, des Blutersatzes und der Schockbekämpfung haben maßgebend zu dieser Entwicklung beigetragen.
Alle am Körper zurückbleibenden frischen Folgen einer Gewalteinwirkung bezeichnet man als *Verletzung*. Eine Verletzung kann mechanisch zustande kommen oder durch Hitze, Kälte, chemische Mittel und elektrischen Strom hervorgerufen werden. Die Gewalteinwirkung nennt man *Trauma*. Größere frische Gewebsdefekte werden vorwiegend von mechanischen Gewalteinwirkungen erzeugt. Man unterscheidet *geschlossene* Verletzungen, bei denen es zu einer Schädigung des Gewebes und der unverletzt gebliebenen Körperoberfläche (Haut oder Schleimhaut) gekommen ist, und *offene* Verletzungen, bei denen Haut oder Schleimhäute durchtrennt sind. Die Ausdehnung der verletzten Körperoberfläche spielt für den Begriff „offene Verletzung" keine Rolle. Eine offene Verletzung bezeichnet man als *Wunde*. Die Unterscheidung geschlossener und offener Verletzungen ist wegen der Bedrohung der offenen Verletzung durch Krankheitskeime von praktischer Bedeutung. Hauptgefahren für den Verletzten sind neben der Infektion die Mitverletzung von Blutgefäßen und inneren Organen sowie – vorwiegend bei großen Verletzungen und solchen besonderer Lokalisation – der Schock. Während *Blutung* und *Schock* bei Eintritt oder sofort nach der Verletzung auftreten und bei ent-

sprechender Intensität und ausbleibender Behandlung in kürzester Zeit den Tod zur Folge haben können, macht sich die Infektion einer Wunde erst einige Tage nach der Verletzung bemerkbar. Die Schädigung von Nerven bei Verletzungen erzeugt den Wundschmerz.

Folgende Merkmale sind bei den mechanischen Verletzungen charakteristisch

1. geschlossene Verletzungen:
Haut bzw. Schleimhaut unverletzt, Wundschmerz durch Schädigung von Nerven.
Gefahren: Blutung in der Tiefe, Schock, äußerlich nicht erkennbare Mitverletzung innerer Organe.
2. offene Verletzungen = Wunde:
Haut- bzw. Schleimhäute verletzt. Wundschmerz durch Schädigung von Nerven.
Gefahren: Blutung, Schock, Verletzung innerer Organe, *Infektion.*

Nach der Verletzung setzen sofort Gegenmaßnahmen des Organismus ein. Zum Teil bereiten sie gleichzeitig die Wundheilung vor und bleiben auf den verletzten Bereich des Körpers örtlich beschränkt. Dies ist insbesondere bei kleineren Wunden der Fall. Hier tritt eine wesentliche Störung des Allgemeinbefindens in der Regel nicht auf. Bei größeren Verletzungen hingegen kommt es neben der örtlichen Reaktion zu Allgemeinreaktionen des Organismus. Die Eiweißzerfallsprodukte der zugrunde gegangenen Zellen rufen Störungen der zentralen Wärmeregulation hervor und führen zum Anstieg der Körpertemperatur (Fieber). Geringe Veränderungen des Blutbildes, insbesondere ein leichter Anstieg der weißen Blutkörperchen, sind auch bei nicht infizierten Wunden häufig nachweisbar. Großer Blutverlust, die Reizung sensibler Nerven und die Bildung von Gewebsgiften (Toxinen) können zum Schock führen. Eine zusätzliche Wundinfektion und dadurch ausgelöste Abwehrreaktionen des Körpers können zu verschiedenen von der Art des Erregers abhängigen Krankheitsbildern Anlaß geben.

Die *Bergung* Verletzter kann man sich, falls keine weiteren Hilfspersonen zur Stelle sind, durch Anwendung des Rautek-Griffs (Abb. 1) erleichtern. Auf diese Weise ist der Transport Bewußtloser auch durch Einzelpersonen ohne größere Schwierigkeiten möglich. Bei Knochenbrüchen ist jedoch Vorsicht geboten. Besondere Richtlinien gelten für den Transport Wirbelsäulenverletzter (S. 11).

Bei den Maßnahmen zur Versorgung Unfallverletzter muß man unterscheiden zwischen den Möglichkeiten der Erstversorgung am Unfallort, der „Ersten Hilfe", und den Möglichkeiten der endgültigen Versorgung im

Allgemeines · Erste Hilfe

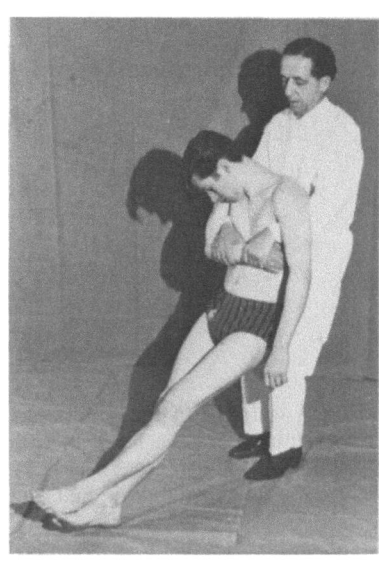

Abb. 1. Rautek-Griff zur Bergung eines Verunglückten

Krankenhaus. Während die Erstversorgung am Unfallort teilweise auch vom Laien durchgeführt werden kann, ist die weitere Behandlung ausschließlich Sache von Ärzten. Die Erstversorgung am Unfallort soll den Verletzten sofort nach Eintritt der Verletzung und bis zum Einsetzen der endgültigen Behandlung mit allen am Unfallort zur Verfügung stehenden Mitteln vor weiteren zusätzlichen Schädigungen bewahren.

Die wesentlichen Aufgaben der Ersten Hilfe sind:
1. Blutstillung.
2. Verhüten oder Beseitigen von Störungen der Atem- und Herztätigkeit.
3. Schockbekämpfung.
4. Vorbeugung gegen Wundinfektion.
5. Schienung von Knochenbrüchen.
6. Linderung der Schmerzen.
7. Benachrichtigen eines Arztes.
8. Bei Schwerverletzten Vorbereitung des Transportes ins Krankenhaus.

Blutung und Blutstillung sowie Schock und Schockbekämpfung sind auf den S. 32, 42 ausführlich beschrieben.

Bei *Störungen der Atemtätigkeit* nach Unfällen muß man in erster Linie immer an eine mechanische Behinderung der Atemwege denken. Diese

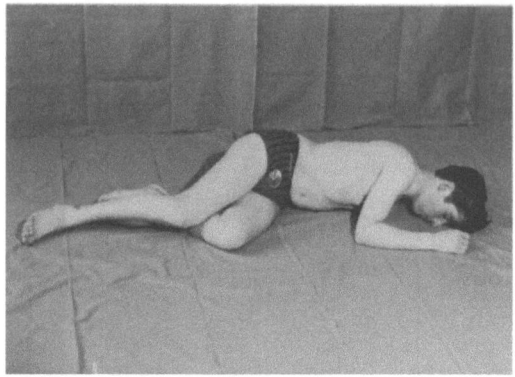

Abb. 2. Lagerung Bewußtloser in Seitenlage (Nato-Lage). Das untere Bein wird angewinkelt und der unten liegende Arm entlang dem Rücken ausgestreckt. Der Kopf wird mit dem Gesicht etwas nach unten gedreht, so daß Erbrochenes herausfließen kann und eine Aspiration von Blut oder Erbrochenem nicht möglich ist

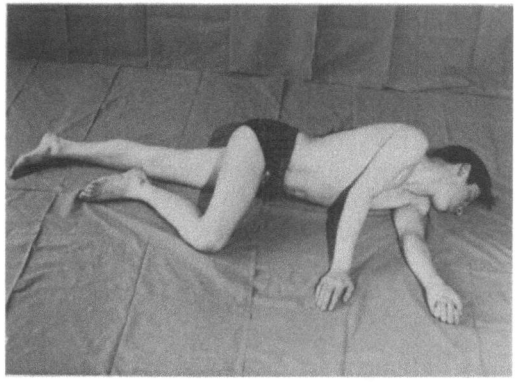

Abb. 3. Lagerung Bewußtloser. Seitenlagerung nach Rautek. Der Kopf wird zum Nacken hin gebeugt und das Gesicht etwas zur Erde gedreht

macht sich meist durch ein röchelndes, schnarchendes, gurgelndes oder pfeifendes Atemgeräusch bemerkbar. Ursachen hierfür können bei Bewußtlosen die Aspiration (Einatmung) von Blut, Schleim oder Erbrochenem sowie verschluckte Fremdkörper (Zahnprothese!) sein, bei auf dem Rücken Liegenden das Zurückfallen von Unterkiefer und Zunge. Verletzte sind deshalb so zu lagern, daß Blut, Schleim oder Erbrochenes unbehindert aus dem Mund herausfließen können. Man legt den Patienten auf die Seite, wobei der Kopf tief liegen soll und ebenfalls zur Seite gedreht wird (Abb. 2 u. 3). Die oberen Atemwege werden auf ihre Durchgängigkeit hin kontrolliert, am besten faßt man zu diesem Zweck mit dem Finger in den Mund und holt etwaige darin befindliche Fremdkörper heraus (Gebiß, Erde, Sand usw.). Ist dies nicht möglich, so bleibt dem herbeigerufenen Arzt noch die Möglichkeit, einen Luftröhrenschnitt vorzunehmen (S. 331). Wenn vorhanden, kann man mit einem Sauggerät Mundhöhle und Luftröhre aussaugen. Letzteres ist besonders wichtig bei Ertrunkenen. Eine Atembehinderung kann aber auch durch Verletzung des Brustkorbes und der in ihm liegenden Organe bedingt sein (S. 120). Sind bei Bewußtlosen die oberen Atemwege frei, und ist Atemstillstand eingetreten, so wird die künstliche Beatmung des Verletzten erforderlich. Sie muß in jedem Falle fortgesetzt werden, solange das Herz schlägt, auch dann noch, wenn die Herztätigkeit nur ganz schwach und leise wahrnehmbar ist. Offene Brustkorbverletzungen müssen vor Beginn der künstlichen Beatmung in geschlossene verwandelt werden (S. 123), es kann sonst im Brustraum infolge Druckzunahme zum Herzstillstand kommen.

Die früher geläufigsten Methoden der künstlichen Beatmung waren die nach *Sylvester* und *König*. Bei beiden Methoden wird der Bewußtlose auf den Rücken gelegt. Soll die Beatmung nach *Sylvester* durchgeführt werden, so kniet der Helfer am Kopf des Verletzten nieder. Beide Hände des Helfers umfassen die Handgelenke des Verletzten, strecken beide Arme nach oben, beugen sie anschließend in den Ellenbogengelenken und pressen die angewinkelten Arme fest auf den Brustkorb. Die Atemluft wird dadurch aus den Lungen herausgepreßt, der Zustand entspricht jetzt dem der *Ausatmung*. Nun werden die Arme wieder gestreckt und nach oben geführt, der Brustkorb dehnt sich infolge seiner Elastizität wieder aus, und in die Lungen wird durch die Luftröhre frische Atemluft eingesogen = *Einatmung*. Bei der Beatmung nach *König* kniet der Helfer mit gespreizten Beinen über dem Becken des Verletzten. Das Zusammendrücken der beiden Brustkorbhälften (=Ausatmungsphase) geschieht hier direkt durch die Hände des Helfers. Diese werden zu beiden Seiten des Brustkorbes so aufgelegt, daß die Handflächen auf die Wölbung des Brustkorbes zu liegen kommen, die beiden Daumen liegen dabei etwa parallel zum Brustbein, und die vier Finger jeder Hand greifen die seitlichen Rippenpartien. Auf diese Weise werden vorwiegend die Rippen im unteren Brustkorbbereich zusammengepreßt. Man wartet einige Sekunden und läßt dann wieder los. Der Brustkorb dehnt sich aus und läßt frische Atemluft in die Lungen einströmen. Bei beiden Methoden wird der ganze Vorgang – Ausatmung und Einatmung – etwa 16mal in der Minute wiederholt.

Eine wesentlich wirksamere und die heute deshalb ausschließlich empfohlene Methode der künstlichen Beatmung stellt die *Direktbeatmung* dar. Der Helfer kann mit seinen Lippen entweder die Lippen oder die Nase des Verletzten umschließen (Abb. 4 b). Er bläst nun nach tiefer Einatmung seine eigene Atemluft dem Verletzten ein. Diejenige der beiden

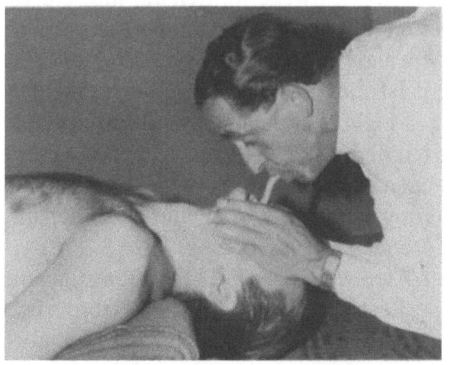

a

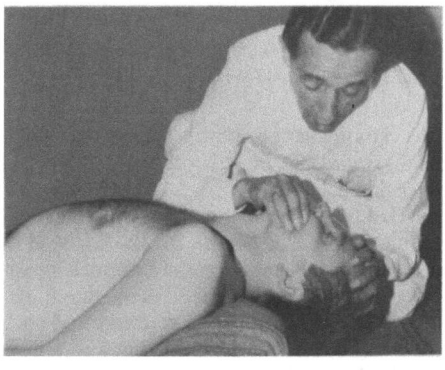

b

Abb. 4. a Mund-zu-Mund-Beatmung mit dem Safar-Tubus. Der Patient liegt auf dem Rücken. Die Schultern sind durch eine Unterlage erhöht, so daß der Kopf etwas nach unten hängt. Der Tubus wird in die Mundhöhle eingeführt und die Ausatmungsluft des Helfers in den Tubus geblasen. Der Helfer preßt dabei mit dem 2.–5. Finger beider Hände den Unterkiefer gegen den Oberkiefer, während seine Daumen den Tubus festhalten und gleichzeitig die Nase zudrücken. **b** Mund-zu-Nase-Beatmung. Wie bei der Mund-zu-Mund-Beatmung wird der Verletzte auf den Rücken gelegt, die Schultern werden erhöht, der Kopf hängt etwas nach unten. Der Helfer fixiert mit der linken Hand den Kopf, verschließt mit seiner rechten Hand den Mund und drückt dabei Ober- und Unterkiefer gegeneinander. Er atmet tief ein und bläst dem Verletzten seine Ausatmungsluft in die Nase. Die Lippen des Helfers müssen die Nase des Verletzten fest umschließen

Atemöffnungen des Verletzten, die nicht für die Beatmung benötigt wird, muß mit der Hand zugehalten werden. Nachteile der direkten Beatmung sind, daß es bei Verletzten dadurch gleichzeitig zu einer Magenblähung kommen kann und daß es schwer ist, den richtigen Blähungsdruck zu finden. Bei hygienischen Bedenken kann man auf den Mund des Verletzten ein Taschentuch legen, die Beatmung wird hierdurch nicht wesentlich beeinträchtigt. Die direkte Mund-zu-Mund-Beatmung darf nicht vorgenommen werden, wenn bekannt ist, daß der Bewußtlose Gift getrunken hat! Am besten wird sie mit einem Oro-Tubus oder Safar-Tubus durchgeführt, jedoch nur bei Bewußtlosen mit erloschenen Reflexen. Der Tubus wird in den Mund des Verletzten eingeführt (Abb. 4a). Der Helfer kniet oberhalb vom Kopf des auf dem Rücken liegenden Verletzten nieder und bläst durch den Tubus seine Atemluft ein. Am besten werden Bewußtlose am Unfallort sofort intubiert und direkt beatmet, wenn die Möglichkeit hierzu besteht.

Beim *Herzstillstand,* der sich durch weit werdende Pupillen und Wegbleiben des Pulses des Verletzten (Karotispuls am Hals!) zuerst bemerkbar macht, muß sofort mit der äußeren *Herzmassage* (Abb. 5) begonnen werden. Sie ist in vielen Fällen, besonders bei Scheintod nach Verletzung durch elektrischen Strom, keineswegs aussichtslos. Man legt den Verletzten auf den Rücken, wobei dieser unterpolstert wird, so daß Schultern und Brust angehoben werden. Der Kopf kommt dabei tief zu liegen. Beide Hände werden nun flach auf das untere Drittel des Brustbeines gelegt und der Brustkorb von hier aus etwa 50–60mal in der Minute rhythmisch zusammengedrückt. Das Herz wird auf diese Weise zwischen Brustbein und Wirbelsäule „massiert". Zwischenzeitlich muß der Patient künstlich beatmet werden; es sollen dabei auf etwa *8 Kompressionen des*

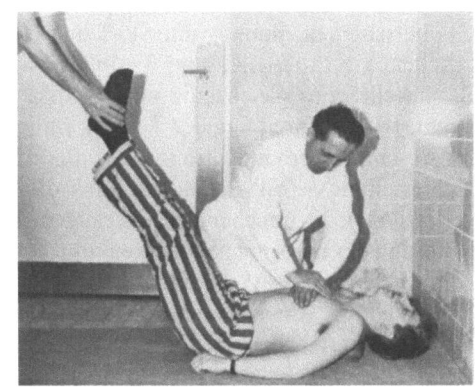

Abb. 5. Herzmassage. Der Brustkorb wird im Bereich des unteren Brustbeindrittels mit dem Handballen bei aufeinandergelegten Händen rhythmisch komprimiert. Durch gleichzeitiges Hochlagern der Beine wird der Blutrückfluß größer und die Massage wirksamer

Brustkorbes 1–2 künstliche Atemstöße folgen. Die Herzmassage muß so lange fortgesetzt werden, bis wieder ein Puls, zumindest andeutungsweise, nachweisbar und die Hautfarbe rosiger wird.

Beste Vorbeugung gegen eine drohende Wundinfektion ist das sofortige Bedecken der Wunde mit einem keimfreien Verband. Alle Manipulationen an der Wunde, wie Auswaschen, Entfernung eingedrungener Gegenstände, Zurückverlagern von Bauchinhalt in die Bauchhöhle bei Bauchverletzungen usw. haben zu unterbleiben.

Die Erstversorgung von Knochenbrüchen besteht in der Ruhigstellung des betroffenen Körperteils. Die Gefahren, die dem Verletzten nach dem Unfall von seiten der örtlichen Verletzung drohen, liegen in der Beschädigung weiterer Weichteile in der Umgebung der Bruchstelle durch die meist scharfkantigen Bruchenden. Bei Brüchen von Gliedmaßen ist besonders die Gefahr der Zerreißung weiterer Blutgefäße und nachträgliches Durchspießen eines spitzen Bruchstückes durch die Haut hervorzuheben, wobei unter Umständen erst dann aus einem bis dahin geschlossenen Bruch ein offener Bruch mit ungünstigeren Heilungsaussichten werden kann. Bei Brüchen anderer Knochen besteht die Gefahr einer zusätzlichen Verletzung lebenswichtiger Organe. Die Entstehung einer Rückenmarkquetschung bei nachträglicher Verschiebung gebrochener Wirbelkörper sei hier erwähnt. Verletzte mit Brüchen eines Wirbelkörpers (oder Verdacht auf einen solchen Bruch) sind deshalb mit besonderer Vorsicht zu behandeln. Sie sind nach dem Unfall hart zu lagern, am besten auf ein Brett, damit die Wirbelsäule gestreckt bleibt (Abb. 6 a u. b). Beim Hochheben dieser Verletzten sollen mehrere Arme der Helfer eine gerade Unterlage bilden, damit ein Durchbiegen der Wirbelsäule verhindert wird. Bewegungen der Bruchstücke gegeneinander sind aus den oben genannten Gründen bei allen Knochenbrüchen unbedingt zu vermeiden. Gebrochene Gliedmaßen müssen geschient werden, wenn vorhanden, mit Cramerschienen, notfalls mit Stöcken o. ä. Durch Ruhigstellung des gebrochenen Körperteiles und Verhinderung des Knochenreibens an der Bruchstelle wird gleichzeitig eine gewisse Linderung der Schmerzen erreicht. Die Beschreibung der Technik ruhigstellender Notverbände erfolgt im Abschnitt Verbandlehre (S. 135). Bei offenen Brüchen muß neben der Ruhigstellung selbstverständlich auch die Erstversorgung der Weichteilverletzungen in üblicher Weise erfolgen. Dasselbe gilt für die erste Behandlung des bei Knochenbrüchen oft recht erheblichen Schockzustandes.

Die *Linderung der Schmerzen* besteht in der Ersten Hilfe neben der Ruhigstellung von Knochenbrüchen in einer vorsichtigen Lagerung des Verletzten durch den Helfer. Der hinzugerufene Arzt wird dann in der Regel ein Schmerzmittel (meist durch Einspritzung = Injektion) verabrei-

Allgemeines · Erste Hilfe 11

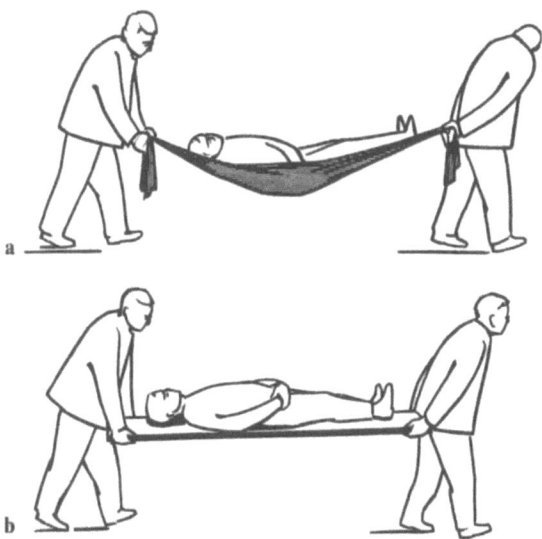

Abb. 6. a Falsche Lagerung und Transport Wirbelsäulenverletzter. Das Durchhängen der Wirbelsäule kann zu einer nachträglichen Verschiebung der gebrochenen Wirbel und zur Verletzung des Rückenmarkes mit Querschnittslähmung führen. **b** Richtige Lagerung und Transport Wirbelsäulenverletzter. Der Patient wird auf harter, nicht durchbiegsamer Unterlage gelagert und transportiert

chen. Stärkere Schmerzmittel dürfen nie ohne ausdrückliche Anweisung eines Arztes gegeben werden!
Nach Durchführung der notwendigsten, lebensrettenden Maßnahmen ist bei schweren Unfällen in jedem Falle unverzüglich *ein Arzt zu benachrichtigen*. Die Benachrichtigung geschieht zweckmäßigerweise, damit der Verletzte nicht allein gelassen werden muß, durch eine vom Helfer beauftragte Person. Der *Abtransport* eines Schwerverletzten ins Krankenhaus soll in einem geräumigen Fahrzeug, am besten in einem Krankentransportwagen, erfolgen. Der Transport darf erst dann stattfinden, wenn der Verletzte in einem transportfähigen Zustand ist, bzw. wenn die zur Beseitigung lebensbedrohlicher Zustände erforderliche Erste-Hilfe-Leistung durchgeführt wurde. Bei Massenunfällen ist es ratsam, die Verletzten auf mehrere Krankenhäuser zu verteilen. Bewußtlose und alle Verunglückten mit Schädelverletzungen sind in Seitenlage zu transportieren. Bei Wirbelsäulenverletzungen wird der Verletzte auf harter Unterlage flach auf den Rücken gelagert (Abb. 6b). Bei Knochenbrüchen im Bereich der Gliedmaßen ist darauf zu achten, daß das gebrochene Glied gut fixiert ist und

nicht durch das Rütteln des Fahrzeugs ständig bewegt wird. Über getroffene Maßnahmen (zum Beispiel den Zeitpunkt des Anlegens einer Blutleere oder die Verabreichung von schmerzstillenden Medikamenten) ist eine kurze Mitteilung an den Krankenhausarzt mitzugeben. Bei dem Verletzten soll sich auf der Fahrt ein Begleiter befinden, der Atmung sowie Herz- und Kreislauftätigkeit ständig kontrolliert, damit gegebenenfalls sofort mit (erneuter) künstlicher Beatmung usw. begonnen werden kann. Der Verletzte muß zügig, andererseits aber so transportiert werden, daß durch den Transport keine unnötige Verschlimmerung seines Zustandes eintritt!

Auch bei der anschließenden *ärztlichen Behandlung* stehen Blutstillung und Schockbekämpfung im Vordergrund. Danach wird die endgültige Versorgung eingeleitet, welche die Herstellung der bestmöglichen Voraussetzungen für eine komplikationslose Heilung zum Ziele hat. Soweit es sich nicht um kleine oder mehr oberflächliche Wunden handelt, geschieht dies bei den mechanischen Verletzungen durch die *operative* oder chirurgische Wundversorgung. Sie wurde erstmals 1898 von dem Chirurgen *Friedrich* empfohlen und wird meist in örtlicher Betäubung ausgeführt. Lediglich bei Stichwunden, Schußwunden und Pfählungsverletzungen ist wegen der Ausdehnung der Verletzung öfter eine Allgemeinnarkose notwendig.

Man umschneidet die Wundränder mit dem Skalpell („Wundrandexzision"), wobei gleichzeitig alles tiefer gelegene, verschmutzte und abgestorbene Gewebe entfernt wird („Wundtoilette"). Die bei der Wundausschneidung angefrischten und geglätteten Wundränder werden durch Nähte miteinander vereinigt. *Friedrich* gab als Zeitpunkt, bis zu dem diese Art der Wundversorgung nach Eintritt der Verletzung noch sinnvoll erscheint, die Grenze von 6–8 Std an. Seit den Möglichkeiten der zusätzlichen Behandlung mit Antibiotika läßt sich jedoch auch zu einem späteren Zeitpunkt eine operative Wundversorgung mit Aussicht auf ungestörte Wundheilung durchführen.

Eröffnete Blutgefäße werden bei der operativen Wundversorgung unterbunden. Sind größere Arterien verletzt, so werden die Gefäßstümpfe durch Naht miteinander vereinigt, so daß der Blutstrom die Verletzungsstelle wieder passieren kann. Dies ist besonders wichtig bei Verletzung großer Arterien der Gliedmaßen, weil hier die einfache Unterbindung des Gefäßes unter Umständen zum Absterben der ganzen Extremität infolge nicht mehr ausreichender Durchblutung führen würde. Auch bei Durchtrennung von größeren Nerven und Sehnen müssen die Stümpfe wieder sorgfältig miteinander vereinigt werden. Die Sehnennaht wird mit feinen Seiden- oder Drahtnähten durchgeführt. Bei Sehnenverletzungen erfolgt anschließend Ruhigstellung durch Gipsverband. In besonders infektionsgefährdete Wunden können nach Abschluß der Hautnaht Antibiotika eingespritzt werden. Bei großen Wundhöhlen und stark zerfetzten Wunden wird häufig für einige Tage sicherheitshalber ein Gummirohr (Drainage) in die Wundhöhle eingelegt, um dadurch den Abfluß von Blut und Gewebesäften sowie von eventuell entstehendem Eiter zu gewährleisten. Lassen sich die Wundränder nicht ohne starke Spannung miteinander vereinigen oder ist mit einiger Sicherheit eine Wundinfektion zu erwarten, so wird der Arzt in vielen Fällen darauf verzichten, die Wunde durch Naht zu verschließen und statt dessen die Wundhöhle mit einem Gazestreifen locker ausstopfen. Neben den angeführten Maßnahmen zur Erstversorgung am Unfallort und im Krankenhaus gibt es für nahezu jede Verletzung spezielle Behandlungsmethoden, die im Anschluß an die Beschreibung der einzelnen Verletzungen erwähnt werden.

Im folgenden soll ein Überblick über mögliche Verletzungen, deren Entstehungsmechanismus, ihre häufigsten Komplikationen, die Erstversorgung am Unfallort, allgemein übliche ärztliche Behandlungsmaßnahmen und die pflegerische Betreuung gegeben werden. Zwischen den beschriebenen typischen Wundarten gibt es jedoch fließende Übergänge, so daß Wunden nicht immer ganz so charakteristisch aussehen, wie sie hier aus Lehrgründen beschrieben werden.

1. Weichteilverletzungen

1.1 Mechanische Verletzungen

1.1.1 Schürfwunden

Die Schürfwunde ist die oberflächlichste der mechanischen Verletzungen. Sie entsteht, wenn ein Gegenstand mit rauher Oberfläche auf der Haut entlanggleitet (oder umgekehrt) und die oberste Hautschicht (Epithelschicht) dadurch „abgeschürft" wird. Das Oberflächenniveau der Haut bleibt bei Betrachtung mit dem bloßen Auge erhalten. Im Bereich der ganzen Wunde sieht man punktförmige Blutungen aus den eröffneten oberflächlichen Wärzchen der Lederhaut.

Besondere Merkmale: Infektionen mit Eitererregern sind relativ harmlos, da der Eiter ungehindert abfließen kann. An die Gefahr des Wundstarrkrampfes (Tetanus) muß man denken!

Erste Hilfe: Keimfreier (steriler) Verband.

Ärztliche Behandlung: Schürfwunden kann man durch Auftragen von antiseptischen Lösungen (Merfen u.a.) oder anderen entzündungshemmenden Medikamenten (Antibiotika) behandeln. Diese können in Form von Pudern, Salben oder als „Gel" auf die Wunde gebracht werden. Keimfreier Verband. Tetanus-Prophylaxe (S. 179).

1.1.2 Prellungen und Quetschungen

Prellungen entstehen durch stumpfe Gewalteinwirkung auf die Haut in etwa senkrechter Richtung. Die Haut kann infolge Polsterung durch die unter ihr liegenden Weichteile ausweichen, ihre elastische Schicht bleibt deshalb unbeschädigt. *Quetschungen* entstehen durch stumpfe Gewalteinwirkung auf einen umschriebenen Weichteilbezirk aus zwei entgegengesetzten Richtungen. Auch hier bleibt die Haut für das Auge im wesentlichen intakt. Beide – Prellung und Quetschung – sind daher geschlossene Verletzungen. Während die Gewalteinwirkung hier die Elastizitätsgrenze der Haut nicht überschreitet, kommt es im weniger elastischen Gewebe unter der Haut meist zu stärkeren Schädigungen, insbesondere zur Zerreißung von Blutgefäßen und zur Reizung oder Quetschung von Nerven und ihren Endorganen. Zerreißen von Blutgefäßen hat den Austritt von Blut in die Weichteile unter der Haut zur Folge. Es entsteht ein Bluterguß (Hämatom). Das Austreten von Flüssigkeit aus den geschädigten Körperzellen in das Gewebe führt zu einer wäßrigen Durchtränkung des Gewebes und damit zu einer zusätzlichen mehr oder weniger ausgedehnten Anschwellung der Weichteile (Ödem). Blutungen können sich im Unterhautfettgewebe wegen seines lockeren Aufbaues leicht ausbreiten. Sie färben im Laufe einiger Tage, mit zunehmendem Zerfall des Blutes in seine chemischen Bestandteile (Hämosiderinbildung), die darüber liegende Haut zunächst bläulich-violett, später grünlich-gelb. Die Reizung oder Beschädigung von Nerven und Nervenenden kann zu einer außerordentlichen Schmerzhaftigkeit der Verletzung führen, wie sie insbesondere für Quetschungen charakteristisch ist. Die Schmerzen werden durch die Gewebsspannung infolge Bluterguß und Weichteilschwellung noch verstärkt.

Besondere Merkmale: Keine offene Wunde, Bluterguß, Weichteilschwellung, starke Schmerzhaftigkeit.

Erste Hilfe: Ruhigstellen und Hochlagern des verletzten Körperteiles. Kalte Umschläge, am besten Kühlung mit Eis. Hierdurch sollen Blutungen ins Gewebe und Weichteilschwellung so gering wie möglich gehalten werden. Falls notwendig, Schockbekämpfung.

Ärztliche Behandlung: Ruhigstellen und Hochlagern verletzter Gliedmaßen. Bei Verletzungen im Bereich der *oberen* Gliedmaßen Anwinkeln einer Cramerschiene und Hochhängen des Armes. Bei Verletzung der *unteren* Gliedmaßen Lagern des betreffenden Beines auf Braunsche Schiene oder Volkmann-Schiene. Bei Prellung der Bauchdecken Rückenflachlagerung des Patienten im Bett. Zur Entspannung der Bauchdecken des Patienten werden die Beine etwas angewinkelt gehalten. Am besten legt man zu diesem Zweck unter die Knie eine Rolle aus Schaumstoff oder ein anderes Polster. Zur Behandlung von Blutergüssen und Weichteilschwellungen kann man feucht-kalte Verbände bzw. Kühlung mit Eis anwenden oder die Haut mit Salben, welche die Resorption fördern, einreiben. Bei Gliedmaßenverletzungen anschließend Anlegen einer elastischen Binde. Eventuell schmerzstillende Medikamente.

1.1.3 Platzwunden

Der Entstehungsmechanismus ist im wesentlichen derselbe wie bei Prellungen. Wird die Elastizitätsgrenze der Haut jedoch überschritten oder kann diese nicht genügend ausweichen, so platzt sie im Zentrum der Gewalteinwirkung auf. Dies ist besonders an den Körperstellen der Fall, an denen die Haut direkt und ohne stärkeres Weichteilpolster dem Knochen aufliegt (zum Beispiel am Kopf und über der Vorderkante des Schienbeines). Die Platzwunde reicht selten bis in tiefere Gewebsschichten, meist nur bis in die direkt unter der Haut liegenden Weichteile. Ihre Ränder sind unregelmäßig, häufig zerfetzt. Es besteht eine leichte bis mittelstarke Blutung aus den Wundrändern, bei Platzwunden am Kopf meist eine stärkere Blutung aus der Kopfschwarte. Die Schmerzen sind oft relativ gering.

Besondere Merkmale: Blutung, Infektionsgefahr, Tetanusgefahr!

Erste Hilfe: Keimfreier Verband. Bei Blutaderblutungen (= venöse Blutungen) Druckverband über der Wunde anlegen. Bei Schlagaderblutungen (= arterielle Blutungen) Anlegen einer Blutleere (Einzelheiten der Blutstillung, S. 34).

Ärztliche Behandlung: Sofortige operative Wundversorgung. Tetanus-Prophylaxe.

1.1.4 Quetschwunden

Sie entstehen wie Quetschungen. Auch hier kommt es, ähnlich wie bei Platzwunden, zum Aufreißen der Haut, wenn deren Elastizitätsgrenze überschritten wird. Wundränder von Quetschwunden sind meist unregelmäßig, häufig zerfetzt. Die Haut ist im Bereich der Wunde bläulichrötlich verfärbt und zeigt gelegentlich Abschürfungen. In der Tiefe der Wunde und unter der Haut finden sich in dem zerklüfteten Gewebe oft tiefe Taschenbildungen. Die Blutung ist meist gering. Häufig besteht starke Druckschmerzhaftigkeit. Die Infektionsgefahr bei Quetschwunden ist sehr groß, besonders die sog. Anaerobier[1] können in dem schlecht durchbluteten Gewebe der Wundtaschen gut gedeihen. Oft zeigen Quetschwunden äußerlich keine großen Unterschiede gegenüber Platzwunden.

Besondere Merkmale: Geringe Blutung, zerfetzte Wundränder. Große Infektionsgefahr! Gefahr der Tetanus- und Gasbrandinfektion!

---

1 Bakterien, die bei Sauerstoffmangel besonders gut wachsen. Zu ihnen gehören die Erreger des Gasbrandes und der Tetanusbazillus

Erste Hilfe: Keimfreier Verband. Falls notwendig, Schockbekämpfung.

Ärztliche Behandlung: Sofortige operative Wundversorgung, eventuell mit Drainage der Wunde. Bei ausgedehnten Quetschwunden an den Extremitäten Ruhigstellung durch Schiene oder Gipsverband. Tetanus-Prophylaxe.

1.1.5 Rißwunden

Rißwunden entstehen durch Aufreißen der Haut und der darunter liegenden Weichteile durch spitze oder unregelmäßige scharfe Gegenstände wie Nagel, Säge usw. Sie haben wie Quetschwunden zerfetzte Wundränder, bluten jedoch meist stärker und zeigen im Gegensatz zu Quetschwunden gewöhnlich keine blutige Weichteildurchtränkung in der weiteren Umgebung der Wunde. Bei tieferen Wunden, zum Beispiel bei Verletzungen durch Kreissägen, findet man oft ausgedehnte Gewebszerreißungen.

Besondere Merkmale: Blutung, Infektionsgefahr!

Erste Hilfe: Keimfreier Verband. Blutstillung. Schockbekämpfung bei ausgedehnteren Verletzungen.

Ärztliche Behandlung: Wie bei Quetschwunden.

1.1.6 Kratzwunden

Sie stammen gewöhnlich von Tieren und sind im allgemeinen auf die oberste Hautschicht beschränkt. Es handelt sich um oberflächliche Rißwunden.

Besondere Merkmale: Infektionsgefahr, Tetanusgefahr.

Erste Hilfe: Keimfreier Verband.

Ärztliche Behandlung: Bestreichen der Wunde mit Merfen bzw. Jodersatzlösungen, entzündungshemmender Verband mit Puder oder Sulfonamid-Gel.

1.1.7 Bißwunden

Bißwunden entstehen meist durch den Biß von Tieren (Hund, Katze, Pferd, Schwein), seltener sind Menschenbisse. Sie lassen in der Haut die

Einbißstellen der einzelnen Zähne erkennen. Bei Bissen von Tieren mit großen Mahlzähnen, z. B. Pferden, entstehen Bilder, die der Quetschwunde ähnlich sind. Andere Bißwunden können das Aussehen ausgedehnter Rißwunden oder kleiner Stichverletzungen haben. Da sich im Speichel häufig sehr gefährliche (virulente) Fäulniskeime befinden und diese in den oft wenig blutenden, tiefen Bißwunden einen guten Nährboden antreffen, sind alle Bißwunden, besonders auch die durch Menschen, sehr gefürchtet. Hinzu kommen bei Bißwunden von Tieren die Infektionsmöglichkeit mit dem Tollwutvirus und die Gefahr der Tetanusinfektion. Da Tollwut, wenn sie beim Menschen einmal ausgebrochen ist, immer tödlich verläuft, ist hier die Prophylaxe wie beim Tetanus besonders wichtig.

Besondere Merkmale: Große Infektionsgefahr, Tetanusgefahr. An die Möglichkeit einer Tollwutinfektion denken!

Erste Hilfe: Bei einfachen Bißwunden keimfreier Verband, bei Blutungen Kompressionsverband.

Ärztliche Behandlung: Ausschneiden der Wundränder, die Wunde wird meist nicht genäht, sondern offen gelassen. Tetanusprophylaxe, eventuell einige Tage lang Verabreichung von Antibiotika.
Bei Verdacht auf eine Bißverletzung durch tollwütige Tiere muß sofort die aktive Immunisierung des Verletzten gegen Tollwut durchgeführt werden. Sie nimmt in der Regel 12–14 Tage in Anspruch, das Schnellverfahren dauert 6 Tage. In besonders schweren Fällen ist auch eine passive Immunisierung möglich.

Eine Sonderstellung nehmen *Schlangenbißverletzungen* wegen der Einwirkung des beim Biß in die Wunde eingedrungenen Schlangengiftes ein. Die in Deutschland am weitesten verbreitete Giftschlange ist die Kreuzotter. Der Schlangenbiß ist auf der Haut oft schwer zu erkennen, manchmal hat er Ähnlichkeit mit einem Insektenstich. Charakteristisch sind – entsprechend der Anordnung der Giftzähne der Schlange – zwei im Abstand von etwa 1 cm gelegene kleine Stichwunden. Schon kurze Zeit nach der Verletzung beginnen die Weichteile ödematös anzuschwellen, durch die zersetzende (hämolytische) Wirkung des Giftes auf das Blut färbt sich die Haut bläulich-violett, eine Entzündung der Lymphgefäße (Lymphangitis) und der Lymphknoten (Lymphadenitis) tritt auf. Allgemeinerscheinungen wie Schwindelgefühl, Kopfschmerzen, Brechreiz, schneller oberflächlicher Puls, kalter Schweiß, Abfall von Blutdruck und Körpertemperatur sowie Angstgefühl vervollständigen das Krankheitsbild. Schwere und Schnelligkeit des Auftretens dieser Symptome hängen vorwiegend von der Art der Schlange, in geringerem Ausmaß auch von der Lokalisation des Bisses ab. Besonders gefährlich sind Schlangenbisse für Kinder und ältere Menschen.

Erste Hilfe: Bei Schlangenbißverletzung einer Extremität ist der Blutstrom von der Bißstelle zum Herzen hin so schnell wie möglich zu unterbrechen. Man legt zwischen Bißwunde und Körper eine Stauung an und verhindert so den Rückfluß des Blutes. Die Stauung darf nicht länger als 1 Std liegen bleiben! Sofortige Gaben von kreislaufanregenden Mitteln (Tee, Kaffee u. ä.). Das Aussaugen des Bisses mit dem Mund ist sinnlos und gefährlich!

Ärztliche Behandlung: Ausschneiden der Wundränder in Leitungsanästhesie. Die Wunde wird offen gelassen. Injektion von Kreislaufmitteln. Schockbekämpfung mit Infusionen. Injektion von Schlangenserum.

1.1.8 Schnittwunden

Schnittwunden entstehen durch scharfe, schneidende Gegenstände wie Messer, Glasscherben usw. Sie haben glatte Wundränder, bluten stark und klaffen auseinander. Da Schnittwunden sehr tief in die Weichteile hineinreichen können, muß immer an die Mitverletzung von Muskeln, Sehnen, größeren Nervenästen, Adern usw. gedacht werden. Die Heilungsaussichten sind wegen der geringen Wundrandschädigung gut, die Infektionsgefahr ist gering.

Besondere Merkmale: Starke Blutung, häufige Mitverletzung von Sehnen, Nerven, Gefäßen usw.

Erste Hilfe: Keimfreier Verband. Bei stärkerer venöser Blutung Druckverband. Bei arterieller Blutung im Bereich der Gliedmaßen sofortiges Anlegen einer *Blutleere* (S. 34).

Ärztliche Behandlung: Sofortige operative Wundversorgung. Falls Sehnen, Nerven oder größere arterielle Blutgefäße verletzt sind, werden die beiden Stumpfenden wieder durch Nähte miteinander vereinigt. Ruhigstellung. Tetanus-Prophylaxe.

1.1.9 Stichwunden

Stichwunden entstehen durch spitze Gegenstände unterschiedlicher Länge wie Messer, Nagel usw. Oft zeigen sie äußerlich Ähnlichkeit mit Schnittwunden, sind jedoch kleiner, wesentlich tiefer, schlecht übersehbar und bluten im allgemeinen wenig. Stichwunden, die mit Stöcken und ähnlichen Gegenständen erzeugt wurden, haben unregelmäßige, den Platzwunden ähnliche Wundränder. Die Gefahr der Mitverletzung in der Tiefe liegender Organe und größerer Blutgefäße (auch bei geringer Blutung!) ist immer groß, deswegen sind auch äußerlich unauffällige Stichwunden immer ernst zu nehmen! In der Tiefe der Wunde steckengebliebene Fremdkörper sowie bei der Entstehung der Verletzung mitgeschleppte Krankheitskeime können zu schweren Infektionen führen.

Besondere Merkmale: Unübersichtlichkeit der Wunde, Gefahr der Verletzung großer Gefäße und innerer Organe, auch bei äußerlich harmlos aussehenden Wunden. Große Infektionsgefahr.

Erste Hilfe: Keimfreier Verband, eventuell Druckverband. Bei arteriellen Blutungen Blutleere anlegen. In der Wunde steckengebliebene Fremdkörper dürfen nur im Beisein des Arztes und auf dessen ausdrückliche Anordnung herausgezogen werden!

Ärztliche Behandlung: Ausgedehnte operative Wundversorgung, bei welcher der Stichkanal möglichst bis zu seinem Ende in die Tiefe verfolgt werden soll, damit keine Mitverletzung von wichtigen Organen und Gefäßen übersehen wird. Tetanus-Prophylaxe, Antibiotika.

1.1.10 Die Pfählungsverletzung

Eine besondere Form der Stichwunde stellt die Pfählungsverletzung dar. Sie entsteht durch Eindringen eines pfahlartigen Gegenstandes in den Körper, meist in den Unterleib. Äußerlich bieten Pfählungsverletzungen oft das Bild von Stichwunden mit mehr oder weniger ausgedehnter Gewebezerreißung. Häufig liegen schwere innere Verletzungen vor. Gefahr des Zurückbleibens von Fremdkörpern in der Tiefe der Wunde.

Besondere Merkmale: Gefahr schwerer innerer Verletzungen, Blutungsgefahr! Große Infektionsgefahr!

Erste Hilfe: Wie bei Stichverletzungen.

Ärztliche Behandlung: Durch sofortige Aufforderung an den Patienten, Urin zu lassen, wird festgestellt, ob Blase und Harnorgane mitverletzt sind. Blutiger Urin spricht für Verletzung! Falls dem Patienten kein selbständiges (spontanes) Wasserlassen möglich ist, muß er vorsichtig katheterisiert werden. Das Katheterisieren ist in solchen Fällen nur vom Arzt, einer erfahrenen Schwester oder einem erfahrenen

Krankenpfleger vorzunehmen. Verletzungen der Scheide oder des Mastdarmes werden durch Untersuchung mit dem Finger oder durch Spiegelung festgestellt. Gründliche operative Wundversorgung, die bei großen Verletzungen in Narkose durchgeführt werden muß. Tetanus-Prophylaxe, Antibiotika.

1.1.11 Schußwunden

Man unterscheidet hier im wesentlichen drei Gruppen: den Streifschuß, den Steckschuß und den Durchschuß. Beim *Streifschuß* erzeugt das Geschoß eine oberflächliche rinnenartige Hautwunde, die meist wenig blutet. Beim *Steckschuß* hat die Kraft des Geschosses nicht mehr ausgereicht, den ganzen Körper zu durchschlagen, es ist im Körper steckengeblieben. Der Einschuß stellt sich hier in der Haut gewöhnlich als kleine, kreisrunde, meist nicht oder wenig blutende Wunde dar. Bei Schüssen, die aus der Nähe abgegeben wurden, ist die Haut in der Umgebung der Einschußstelle schwärzlich verfärbt (Pulverreste und Verbrennung durch Pulvergase). Wie bei Stichwunden besteht immer die Gefahr von Verletzungen innerer Organe und größerer Blutgefäße, auch bei äußerlich nicht blutenden Wunden. Meist werden vom Geschoß Fremdkörper in die Wunde mitgerissen (Stoffteile usw.), die zusammen mit ihm in der Tiefe steckenbleiben. Große Infektionsgefahr! Beim *Durchschuß* hat das Geschoß den ganzen Körper durchschlagen. Der Einschuß hat das oben angegebene Aussehen. Der Ausschuß ist meist erheblich größer als der Einschuß, besonders wenn das Geschoß im Körper durch einen Widerstand (z.B. Knochen) verformt und abgelenkt wurde. Dazu kommt bei den sog. „Schußbrüchen" das Mitgerissenwerden von Knochensplittern durch die Ausschußwunde. Die Wundränder der Ausschußstelle bieten dadurch oft das Bild einer schweren Gewebszerreißung. Die Bahn, die das Geschoß durch den Körper genommen hat, läßt sich durch die Verbindung von Ein- und Ausschuß in etwa rekonstruieren. Diese vermutliche Geschoßbahn läßt dann Rückschlüsse auf möglicherweise vorliegende Verletzungen innerer Organe zu.

Besondere Merkmale: Gefahr der Verletzung innerer Organe, größerer Gefäße und Nerven. Große Infektionsgefahr durch Eitererreger, Fäulniserreger und den Tetanusbazillus.

Ärztliche Behandlung: Sofortige Operation, die sich nach Art und Schwere der Verletzung, etwaiger Mitverletzungen von inneren Organen, Gefäßen u.a., richtet. Sofortige Infusionen bzw. Bluttransfusionen können erforderlich sein. Tetanusprophylaxe, Antibiotika.

1.2 Thermische Verletzungen

Bei diesen Verletzungen, die durch direkte Einwirkung extremer Temperaturen hervorgerufen werden, unterscheidet man Verletzungen durch Hitze (Verbrennungen) und Verletzungen durch Kälte (Erfrierungen). Für das Zustandekommen einer Verbrennung oder Erfrierung ist es gleichgültig, in welcher Form die Temperaturen auf das Gewebe eingewirkt haben (z.B. Verbrennungen durch Flammen, durch strahlende Hitze oder durch heißes Wasser = Verbrühungen). Die Körperzellen sind in der Lage, gewisse Temperaturschwankungen ohne schädigende Folgen auszuhalten. Werden diese Grenzen jedoch nach oben oder unten überschritten, so sterben die Zellen infolge einsetzender Eiweißveränderungen ab. Im allgemeinen werden Temperatursenkungen von der Zelle besser vertragen als Temperatursteigerungen. Die Hitzegrenze, bei der die menschliche Zelle abzusterben beginnt, liegt bei etwa 56 °C (bei verhornter Oberhaut etwas höher). Sinkt die Temperatur unter den Nullpunkt ab, so treten bei intensiver Einwirkung auf das Gewebe örtliche Erfrierungen auf. Bei Gewebetemperaturen unter −0,6 °C kommt es zur „kristallinen Gefrierung" des Gewebes. Eine gewisse Abhärtung und Gewöhnung von Zellen an außergewöhnliche Temperaturen ist jedoch möglich, es sei hier insbesondere die Gewöhnung der obersten Hautschicht an Sonnenbestrahlung erwähnt. Das Ausmaß der örtlichen Temperaturschädigung hängt weniger von der Dauer, als von der Intensität des Temperatureinflusses ab. Sowohl die durch Hitze als auch die durch Kälte eintretenden örtlichen Veränderungen weisen in ihren einzelnen Phasen große Ähn-

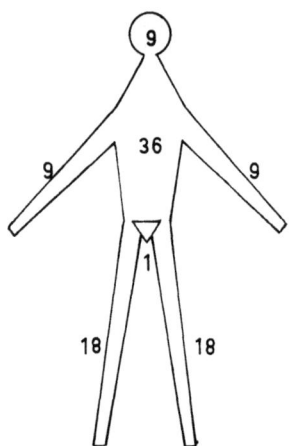

Abb. 7. Neuner-Regel nach Evans. Die Zahlen geben den jeweils geschätzten Teil der Körperoberfläche an und ermöglichen so in etwa die Beurteilung des Ausmaßes einer Verbrennung

lichkeit auf. Man teilt Verbrennungen und Erfrierungen nach dem Ausmaß der Verletzungsfolgen in je drei Grade ein. Wichtig für die Beurteilung einer Verbrennung ist die sogenannte Neunerregel (Abb. 7). Sie ermöglicht die Abschätzung der Ausdehnung einer Verbrennung in Prozenten.

1.2.1 Verbrennungen

1. Grad: Die Hitze hat nur auf die obersten Hautschichten eingewirkt. Es kommt zur Lähmung der Gefäßwände und zur Blutüberfüllung in den dadurch weitgestellten Gefäßen (z. B. Sonnenbrand). Spannungsgefühl und Schmerzhaftigkeit der Haut.

2. Grad: Tiefere Hautschichten sind unter der Hitzeeinwirkung infolge Gerinnung des Eiweißes (Koagulation, Verschorfung) abgestorben. Aus dem geschädigten Gewebe tritt eine eiweißhaltige Flüssigkeit (Serum) aus, welche die oberste Hautschicht von der unter ihr liegenden Lederhaut abhebt und so die Entstehung von Brandblasen bewirkt. Starke Schmerzhaftigkeit.

3. Grad: Größere Teile der Haut und des darunter liegenden Gewebes starben infolge intensiver Hitzeeinwirkung ab. Brandwunden 3. Grades weisen in ihrer Umgebung meist noch Verbrennungen 1.–2. Grades auf. Verbrennungen 3. Grades können bis zur vollständigen Verkohlung des Gewebes reichen. Starke Schmerzhaftigkeit!
Während die Tiefe der Verbrennung von der Intensität der Hitzeeinwirkung abhängt, ist die Aussicht des Patienten zu überleben, zumindest bei Verbrennungen 2.–3. Grades, von der Größe der betroffenen Körperoberfläche abhängig. Früher führten Verbrennungen, die mehr als ⅓ der Körperoberfläche betrafen, meist zum Tode. Durch die Möglichkeiten der Schockbekämpfung, des Flüssigkeitsersatzes und der Beherrschung von Infektionen mit Antibiotika sind die Überlebensaussichten der Patienten heute auch bei ausgedehnten Brandwunden wesentlich gebessert worden. Die Hauptgefahr liegt bei solchen Verbrennungen in der Auswirkung auf den Gesamtorganismus. Die Absonderung von großen Mengen eiweißhaltiger Flüssigkeit durch die flächenhaften Wunden führt zu einem erheblichen Eiweiß- und Flüssigkeitsverlust des Verletzten. Infolge der massiven Resorption von Eiweißzerfallsprodukten, die aus dem verbrannten Gewebe über die Blutbahn in den Körper gelangen, kommt es in den ersten Tagen zu einer regelrechten allgemeinen Vergiftung durch die frei-

gewordenen Giftstoffe. Besonders gefährdet sind hierdurch die Nieren. Stellen diese ihre Tätigkeit ein (Anurie), so ist eine zusätzliche Vergiftung des Körpers durch die jetzt nicht mehr ausgeschiedenen harnpflichtigen Substanzen die Folge (Urämie). Der Höhepunkt der schweren Vergiftungserscheinungen, die mit hohen Temperaturen, Benommenheit, Bewußtlosigkeit, Krämpfen und Erbrechen einhergehen können, liegt zwischen dem 5. und 8. Tag. Unbehandelt führt dieser Zustand zum Tode. Brandwunden sind sehr infektionsgefährdet, sowohl durch die gewöhnlichen Eitererreger als ganz besonders auch durch den Tetanusbazillus.

Erste Hilfe: Wunden sofort mit keimfreien Verbänden oder Tüchern abdecken. Brandblasen dürfen auf keinen Fall eröffnet werden. Verbrannte Kleidung vorsichtig durch Aufschneiden öffnen. Mit der Wunde fest verklebte Stoffteile dürfen nicht mit Gewalt abgerissen werden, es ist besser, sie zu umschneiden und bis zur endgültigen Versorgung zu belassen. Der Verletzte wird auf die gesunde Seite gelagert und sofort ins nächste Krankenhaus gebracht.

Ärztliche Behandlung: Bei ausgedehnteren Verbrennungen sofortige Schockbekämpfung mit Infusionen, eventuell 50–100 mg Prednisolon i.v.

Örtliche Behandlung: Verbrennungen 1. Grades bedürfen außer Einfetten der Haut mit milden Salben im allgemeinen keiner weiteren Behandlung. Zur Behandlung von Brandwunden 2. und 3. Grades stehen eine Reihe verschiedener Möglichkeiten zur Verfügung, die hier nicht alle erörtert werden können. Erwähnt sei die einfache Abdeckung der Brandwunden mit sterilen Tüchern, das Auftragen von nicht fettenden Salben (sog. „Gel"), metallische Puder, z. B. Medargal-Puder (Aluminium-Verbindung), oder Flüssigkeiten, welche die verbrannten Weichteilbezirke gerben und so die Ausschwemmung von Giftstoffen in den Körper eindämmen (z. B. 2%ige Mercurochromlösung + 10%ige Argentum-Nitricum-Lösung). Abgestorbene Gewebsteile, die sich gegen das gesunde Gewebe hin abgegrenzt haben, werden in den kommenden Tagen abgetragen. Vielfach werden auch frühzeitig Hautübertragungen zur Behandlung ausgedehnter flächenhafter Verbrennungen vorgenommen. Hierbei werden Hautläppchen, die dem Patienten anderweitig entnommen wurden, auf die verbrannten Bezirke verpflanzt. In jedem Falle muß bei nicht aktiv geimpften Patienten Tetanusimmunglobulin oder Tetanol- + Tetanusimmunglobulin, bei aktiv gegen Tetanus Geimpften Tetanol zur Auffrischung verabfolgt werden. Eine besondere Bedeutung kommt bei Verbrennungen neben der örtlichen Wundbehandlung der Vorbeugung und Behandlung der zu erwartenden Vergiftung durch die freiwerdenden Eiweißzerfallsprodukte, dem Flüssigkeits- und Eiweißverlust und der Störung des Mineralhaushaltes des Körpers zu. Deshalb wird die intravenöse Dauertropfbehandlung auch nach Abklingen des Schockzustandes bis zur völligen Beherrschung der Allgemeinreaktionen, das heißt über mehrere Tage, fortgesetzt. Man verabfolgt Traubenzuckerlösungen oder die im Handel befindlichen hierfür bestimmten Infusionslösungen (kein Kochsalz!), denen Nebennierenrindenpräparate (Prednisolon) und Antibiotika zugefügt werden. Zwischenzeitliche Bluttransfusionen und Infusionen zur Entgiftung werden vorgenommen. Wichtig ist auch die ständige Kontrolle und Zufuhr von Elektrolyten!

1.2.2 Erfrierungen

1. Grad: Es kommt zu einer Schädigung der Gefäße der Haut in einem mehr oder weniger umschriebenen Gebiet. Die Haut wird blaß. Das Ausmaß des Schadens ist meist erst nach der Wiedererwärmung zu übersehen. Die Gefäße werden durch die Schädigung weit und bleiben dies noch für längere Zeit, so daß der betroffene Hautbezirk infolge Blutüberfüllung bläulich-rot aussieht. Örtliche Durchblutungsstörungen bleiben an den erfrorenen Stellen gewöhnlich zurück.

2. Grad: Bei intensiver, länger anhaltender Kälteeinwirkung werden die Gefäßwände geschädigt und für die flüssigen Bestandteile des Blutes (Plasma) durchlässig. Die Flüssigkeit hebt, wie bei den Brandwunden 2. Grades, die oberste Hautschicht ab und führt so zur Blasenbildung.

3. Grad: Hier kommt es zu einer anhaltenden Lähmung der Gefäße und damit zu einem Stillstand des Blutes in dem betroffenen Bezirk. Das Blut zerfällt, tritt in das Gewebe aus und dieses stirbt ab (Gangrän).
Seltener werden Erfrierungen beobachtet, bei denen es zu einer regelrechten „Gefrierung" des Gewebes mit nachfolgendem Gewebstod kommt. Am meisten gefährdet sind bei starken Kälteeinfluß die abstehenden Teile des Körpers, wie Nasenspitze, Ohren, Finger und Zehen.

Erste Hilfe: Bei allgemeiner Unterkühlung des ganzen Organismus sofortige Erwärmung des Körpers durch Einwickeln in warme wollene Tücher oder Verabreichung warmer (nicht zu heißer!) Bäder. In gleicher Weise sollen erfrorene Gliedmaßen nicht zu rasch erwärmt werden, da eine zu schnelle Wiedererwärmung ohne gleichzeitig einsetzende ärztliche Behandlungsmaßnahmen (s. u.) zu anhaltenden Gefäßverkrampfungen, Sauerstoffmangel des Gewebes und damit schweren zusätzlichen Schäden führen kann. Auch bei örtlichen Erfrierungen ist es in jedem Falle ratsam, zugleich den ganzen Körper zu erwärmen. Ist der Verletzte bei Bewußtsein, so kann man ihm zur Kreislaufanregung schluckweise etwas warmen Tee zu trinken geben. Die nach vollständiger Wiedererwärmung zurückbleibenden Blutzirkulationsstörungen werden dann mit intensiver Wärme (heiße Bäder, Heizkissen u. a.) behandelt.

Ärztliche Behandlung: Hier wird bei allgemeiner Unterkühlung eine sofortige, schnelle Wiedererwärmung durch ein heißes Bad erreicht, welches im Laufe von

10 min von 34 °C auf 40–42 °C erhitzt wird. Dabei kann es jedoch infolge plötzlicher Erweiterung der peripheren Blutgefäße zu einem Zusammenbruch des Kreislaufes kommen, weswegen eine solche Behandlung unter strenger ärztlicher Aufsicht vorgenommen werden muß. Zur Verhinderung des Kreislaufzusammenbruchs werden Infusionen, Bluttransfusionen und Injektionen von Nebennierenrindenpräparaten verabfolgt.

Bei örtlichen Erfrierungsschäden injiziert man nach einleitender Erwärmung des Gesamtorganismus durchblutungsfördernde Medikamente intraarteriell. In dem erfrorenen Körperteil wird die Temperatur zunächst niedrig gehalten, bis sich die Durchblutung gebessert hat. Danach kann auch hier eine intensivere Wärmeanwendung erfolgen. Anschließend werden Gewebebezirke, die Erfrierungen 2.–3. Grades aufweisen, mit trockenen, sterilen Verbänden abgedeckt. Antibiotika zum Schutz gegen Infektionen. Erfrorenes Gewebe (3. Grad) muß, nachdem es sich zum Gesunden hin abgegrenzt hat, operativ entfernt werden (bei Gliedmaßen Amputation). Zurückbleibende Frostbeulen werden mit Rotlicht und örtlicher Anwendung von durchblutungsfördernden Medikamenten in Form von Einreibungen behandelt.

1.3 Verletzungen durch elektrischen Strom

Man muß zwischen den örtlichen Verletzungen und den durch Eindringen des Stromes in den Körper hervorgerufenen Allgemeinerscheinungen unterscheiden. Das Ausmaß der Schädigung ist abhängig von Stärke und Spannung des Stromes, vom Widerstand, der ihm vom Körper entgegengesetzt wird, von der Leitfähigkeit der Umgebung und, nicht zuletzt, von der psychischen Einstellung des Verletzten dem plötzlich eintretenden Trauma gegenüber. Der Durchtritt von elektrischem Strom durch den Körper kann den sofortigen Herzstillstand, aber auch einen dem Tode ähnlichen Zustand, den elektrischen Scheintod, zur Folge haben. Nicht selten kommt es beim Stromdurchtritt zu plötzlichen Muskelzusammenziehungen, die Sehnenrisse, Knochenbrüche und Verrenkungen von Gelenken erzeugen können. Besonders gefährlich sind hochgespannter elektrischer Strom und Blitzschlag. An der Stelle des Ein- und Austrittes von Strom entstehen am Körper durch Absterben der Zellen infolge Eiweißveränderungen charakteristische Verletzungszeichen. Diese stellen sich teils als kleine, kreisrunde, oberflächlich erscheinende Hautveränderungen (sog. Strommarken) dar, teils als mittelschwere bis schwerste Brandwunden, die den Verbrennungen 2.–3. Grades zugeordnet werden können. Diese Verbrennungen sind außerordentlich schmerzhaft und wie alle Brandwunden sehr infektionsgefährdet (Tetanusgefahr!).

Erste Hilfe: Der Verletzte ist sofort aus dem Stromkreis zu entfernen. Dabei ist für den Helfer größte Vorsicht geboten. Am besten ist es, den

Strom auszuschalten, bevor man mit der Rettungsaktion beginnt. Ist dies nicht möglich, so muß sich der Helfer vorher isolieren (Isolierschuhe, Isolierhandschuhe, im Notfall genügt es auch, sich auf dickes, bruchfestes Glas zu stellen), damit er nicht selbst beim Anfassen des Verletzten in den Stromkreis gerät. Ist der Verletzte befreit, so werden beim Scheintoten sofort Wiederbelebungsversuche vorgenommen: Herzmassagen und künstliche Beatmung (am besten Mund-zu-Mund-Beatmung). Die Versuche können bis zu 4 Std Aussicht auf Erfolg haben. Brandwunden sind sofort steril zu verbinden. Schnellstmögliche Einlieferung ins nächste Krankenhaus!

Ärztliche Behandlung: Besonderer Beachtung bedürfen Herztätigkeit des Verletzten und Schock. Reicht die äußere Herzmassage nicht aus, so ist die Herzmassage am eröffneten Brustkorb durchzuführen. In der Klinik kann der Verletzte intubiert (S. 252) und mit dem Apparat über längere Zeit beatmet werden. Die Schockbekämpfung erfolgt in der üblichen Weise (S. 42). Auch bei Verletzten mit geringen Allgemeinerscheinungen und anscheinend normaler Herztätigkeit wird in jedem Falle ein EKG angefertigt, das Aufschluß über eventuell doch vorhandene Störungen der Erregungsbildung des Herzens gibt. Behandlung der Brandwunden S. 24.

1.4 Chemische Verletzungen

Säuren und Laugen rufen durch ihr Einwirken auf Haut und Schleimhaut schwere Schädigungen des Gewebes hervor (Verätzungen). Das Ausmaß dieser Verletzungen hängt ab von der Konzentration, der jeweiligen Substanz und der Dauer ihrer Einwirkung. Die Gewebsschädigung entsteht durch Veränderung des Eiweißes der Körperzellen. Infolgedessen haben diese Verletzungen äußerlich manchmal große Ähnlichkeit mit Verbrennungen. In der die Ätzwunde umgebenden Haut spielen sich meist Entzündungserscheinungen in unterschiedlicher Ausdehnung ab. Die Unterscheidung „Verätzung durch Säuren" und „Verätzung durch Laugen" ist deshalb wichtig, weil von ihr die Art der Gegenmaßnahmen in der Ersten Hilfe abhängig ist.

Besondere Bedeutung kommt den Verätzungen der Speiseröhre mit Säuren oder Laugen zu (S. 127). Die Verletzten befinden sich gewöhnlich in starkem Schockzustand. Sie müssen unter heftigen Schmerzen erbrechen, zum Teil Blut und schwärzlich verfärbten Mageninhalt. Mitunter werden Teile der Speiseröhrenschleimhaut ausgestoßen, ja die Abstoßung des ganzen Schleimhautzylinders ist schon beobachtet worden. Nur selten kommt es jedoch so weit. Bei konzentrierten Säuren und Laugen tritt meist unter starken Schmerzen schon nach kurzer Zeit der Tod ein.

Erste Hilfe: Ätzwunden auf der Haut sind wie Brandwunden mit einem keimfreien Verband zu bedecken.
Bei Speiseröhrenverätzungen sofort durch Besichtigung des Unfallortes oder Befragen etwaiger Beobachter des Unfallgeschehens feststellen, ob Säure oder Lauge getrunken wurde. Man versucht dann, das Getrunkene zu neutralisieren. Bei Säureverätzungen gibt man sofort Wasser oder Natriumbikarbonat (=milde Lauge) zu trinken, bei Verätzungen durch Laugen Essigwasser oder Zitronensaft (=milde Säuren). Im Zweifelsfalle am besten einfach Milch trinken lassen!
Bei Verätzungen der Augen sind diese mit klarem Wasser auszuspülen, um so die noch vorhandene Ätzflüssigkeit weitmöglichst zu verdünnen. Eine Neutralisation, wie oben beschrieben, darf in diesem Falle nicht durchgeführt werden!

Ärztliche Behandlung: Bei Verätzungen der Haut ähnlich wie bei Verbrennungen. Bei Speiseröhrenverätzungen, S. 128.

1.5 Wundheilung

Eine Wunde kann auf zweierlei Weise den Restzustand, d. h. die Narbenbildung erreichen: entweder auf direktem Wege durch Verkleben und Verwachsen von Wundrändern und Wundfläche, man spricht dann von einer *primären* Wundheilung, oder es kommt infolge störender Umstände zu einer Verhinderung des Aneinanderlegens und Verklebens der Wundflächen und zur Bildung von *Granulationsgewebe;* man spricht dann von einer *sekundären* Wundheilung.

1.5.1 Die primäre Wundheilung

Die Vorgänge, die sich in der Wunde vom Eintritt der Verletzung bis zum Abschluß der primären Wundheilung, der Narbe, abspielen, lassen sich in drei Stadien einteilen:

1. Reaktion des unverletzten Gewebes zur Wundfläche hin (Stadium der Exsudation).
2. Abgrenzung zum unverletzten Gewebe hin und Beseitigung des abgestorbenen Gewebes (Stadium der Wundreinigung).
3. Ersatz des abgestorbenen Gewebes durch Bindegewebe (Stadium des Wundschlusses oder der Regeneration).

Im Bereich der Wundfläche ist es zur Eröffnung von Blutgefäßen, Lymphgefäßen und zur Verletzung kleiner Nerven gekommen. Blut- und Gewebsflüssigkeit werden in die Wundhöhle abgesondert. Ein Teil des Gewebes an Wundflächen und Wundrändern kann nicht mehr mit sauerstoffhaltigem Blut versorgt werden und stirbt ab. Die Blutgefäße werden durch Zusammenklumpung der Blutkörperchen (Thromben) an ihren Verletzungsstellen geschlossen, die Blutung hört auf. In der Umgebung der Wunde sammeln sich weiße Blutkörperchen und Bindegewebszellen, die Histiozyten, an. Ist die Menge des abgestorbenen Gewebes nur unwesentlich und tritt keine Störung der Vorgänge durch die Einwirkung von Bakterien ein, so kann die primäre Wundheilung ihren weiteren Verlauf nehmen. Die abgestorbenen (nekrotischen) Gewebsteile werden vom Körper abgebaut. Das Fibrinogen des Wundsekrets gerinnt und wird zu Fibrin, welches nun die Wundhöhle ausfüllt und zusammen mit den übrigen Restbestandteilen des alten Blutes den Wundschorf bildet. Dieser schützt die frische Wunde nach außen. Durch das klebrige Fibrin haften die Wundflächen gleichzeitig aneinander. Zuletzt sprossen in den Wundspalt von beiden Seiten Gefäße und Bindegewebe ein, die fest miteinander verfilzen. Wenn dieser Prozeß abgeschlossen ist – dies ist nach etwa 10–12 Tagen der Fall –, dann ist die primäre Wundheilung beendet. Zurück bleibt, äußerlich sichtbar, die schmale strichförmige Überbrückung der Wundränder durch Bindegewebe, die man Narbe nennt.
Die primäre Wundheilung zu erreichen, ist das Ziel der operativen Wundversorgung.

1.5.2 Die sekundäre Wundheilung

Wird das Aneinanderlegen und Verkleben der Wundränder und Wundflächen verhindert, so kommt es zur *sekundären* Heilung der Wunde. Ursachen für eine Störung der Wundheilung können sein:

1. ausgedehnte abgestorbene Gewebsmassen (Nekrosen);
2. sich in der Wunde entwickelnde Infektionen. Die Wundflächen werden durch den sich bildenden Eiter auseinander gedrängt;
3. stärkere Blutungen zwischen den Wundflächen (Hämatome);
4. in der Wunde zurückgebliebene Fremdkörper.

Werden hierdurch die Wundränder auseinandergedrängt, so bedeckt das aus dem Gewebe ausgeschwitzte Fibrin mit vielen weißen Blutkörperchen, Bindegewebszellen und Resten abgestorbenen Gewebes die Wundfläche. Die von allen Seiten einsprossenden Gefäße können nicht mit den Gefäßen der gegenüberliegenden Seite Kontakt bekommen. Sie verbinden sich mit ihren Nachbargefäßen und bilden kleine Gefäßschlingen, um die herum das Bindegewebe sich in Richtung auf die Wundhöhle vorzuschieben beginnt. Auf diese Weise entsteht das Bild des sogenannten Granulationsgewebes, wobei die ganze Wundfläche von den die Gefäßschlingen umgebenden bindegewebigen „Wärzchen" bedeckt ist. Dieser Aufbau des Granulationsgewebes erklärt seine Blutungsneigung bei bereits leichter Berührung. Granulationsgewebe ist vielfach von einer Kruste aus geronnenem Blut und abgestorbenen Gewebsteilen bedeckt (Wundschorf). Es schiebt sich langsam weiter vor, bis die ganze Wundhöhle ausgefüllt und das Niveau der Hautoberfläche erreicht ist. Nun beginnt von den Haträndern her die sog. Epithelialisierung, d.h. die Deckzellen der Haut wachsen von den Wundrändern aus konzentrisch nach innen und schließen sich über dem Granulationsgewebe. Die Wundheilung ist abgeschlossen, die bei der Sekundärheilung meist flächenhafte Narbe ist entstanden.

1.6 Die Narbe

Wie aus der Beschreibung der Wundheilung ersichtlich ist, besteht die Narbe zum überwiegenden Teil aus Bindegewebe, welches die Wundflächen nun wieder miteinander verbindet oder – bei der Sekundärheilung – die entstandene Wundhöhle ausgefüllt hat. Nur wenige Gewebe können nach Verletzungen den zurückbleibenden Defekt mit hochwertigem, funktionstüchtigem Gewebe gleicher Art ausfüllen. Dies ist zum Beispiel beim Knochen der Fall. Hochentwickeltes Organgewebe (Gehirn, Lunge, Leber, Niere) kann durch gleichwertiges Gewebe nicht ersetzt werden (es kann nicht „regenerieren"), der Ersatz wird hier ebenfalls durch funktionsuntüchtiges Bindegewebe gestellt. Aber auch im Bereich der Haut fehlen dem Narbengewebe sämtliche vorher vorhanden gewesenen Anhangsgebilde wie Haare, Schweiß- oder Talgdrüsen. Während die Hautnarbe anfangs infolge ihrer guten Durchblutung blaurötlich erscheint, blaßt sie nach Wochen und Monaten ab.
Zwei Eigenschaften des Bindegewebes sind für die Narbe bedeutungsvoll: die fehlende Elastizität und die starke Schrumpfungsneigung des Bindegewebes. Die Narbe wird noch Wochen und Monate nach Abschluß der Wundheilung schrumpfen, ein Umstand, der sich zum Beispiel gerade bei den flächenhaften Narben nach Brandwunden sehr nachteilig bemerkbar machen kann. Dies ist besonders dann der Fall, wenn flächenhafte Narben die Beugeseite großer Gelenke überspannen. Hier kommt es manchmal durch die Narbenschrumpfung zu einer Fixation der Gelenke in Beugestellung, die bei der fehlenden Elastizität des Narbengewebes ohne

Die Narbe 31

Operation nur sehr schwer oder gar nicht behoben werden kann (sog. Beugekontraktur). Auf diese Weise kann ein Gelenk völlig unbrauchbar werden und zur ständigen Behinderung des Patienten führen. Man ist daher bestrebt, bei solchen Verletzungen schon frühzeitig der Narbenschrumpfung vorzubeugen. Dies geschieht entweder dadurch, daß man direkt oder bald nach Entstehung flächenhafter Wunden im Bereich von Gelenken Hautübertragungen vornimmt oder durch frühzeitiges Einreiben mit fetthaltigen Salben und Bewegungsübungen (Strecken der Gelenke) die junge Narbe geschmeidig zu halten sucht. Trotzdem läßt sich die Entstehung einer Beugekontraktur manchmal nicht ganz verhindern. Die einzige Behandlunsmöglichkeit besteht dann in der operativen Entfernung der Narbe und der Deckung des Hautdefektes durch Verschiebung der gesunden Haut (Narbenkorrektur) oder Hautübertragung (Hauttransplantation).
Eine Eigenart mancher Narben soll noch kurz erwähnt werden. Gelegentlich kommt es zu einer übermäßigen Entwicklung des Bindegewebes, welches dann das Niveau der Haut überwuchert. Die Narbe bildet so eine wulstförmige Verdickung auf der Hautoberfläche. Man bezeichnet dies als Keloidbildung. Anlagebedingte Ursachen spielen bei der Entstehung von Keloiden eine Rolle.

2. Die Blutung

Bei offenen, fast immer auch bei geschlossenen Verletzungen kommt es zur Beschädigung, Durchtrennung oder Zerreißung von Blutgefäßen. Die auftretende Blutung kann in schweren Fällen den Tod des Verletzten zur Folge haben. Aber auch kleinere Blutungen können eine Verletzung dramatisch gestalten und für den weiteren Verlauf der Verletzungsfolgen von Bedeutung sein. Für die Beurteilung und Behandlung von Blutungen ist entscheidend, ob das Blut aus einer Schlagader (=Arterie=arterielle Blutung) oder aus einer Blutader (=Vene=venöse Blutung) kommt. Bei arteriellen Blutungen spritzt in Übereinstimmung mit dem Herzschlag hellrotes, sauerstoffhaltiges Blut stoßweise aus der Wunde. Die Gefahr großen Blutverlustes oder der Verblutung ist bei Verletzungen von Arterien wesentlich größer als bei venösen Blutungen. Bei diesen fließt dunkles, sauerstoffarmes Blut gleichmäßig aus der Wunde. Blutungen aus kleinen, vorwiegend venösen Blutgefäßen können durch den Mechanismus der Blutgerinnung vom Körper selbst zum Stehen gebracht werden. Blutungen aus größeren Gefäßen und fast alle arteriellen Blutungen bedürfen zur Blutstillung ärztlicher Maßnahmen.

2.1 Blutgerinnung

Was tut der menschliche Körper von sich aus, um eine Blutung zum Stillstand zu bringen? Die Verletzung einer Schlagader hat meist eine allgemeine Abwehrreaktion des Körpers zur Folge, der Blutdruck sinkt ab, und die elastischen Gefäßwände der Schlagadern ziehen sich in der Peripherie des Körpers zusammen. Die Blutung wird dadurch auf ein Mindestmaß beschränkt. Etwa 20% Verlust der zirkulierenden Blutmenge (=ca. 1000 ccm) werden vom Körper ohne weiteres vertragen. Erst bei 30–50% (ab ca. 1500 ccm) Blutverlust kommt es zum sog. hämorrhagischen Schock. Dieser macht sich in Kühl- und Blaßwerden der Haut, ansteigender Pulsfrequenz, Blutdruckabfall, usw. (S. 43) bemerkbar. Unter gewissen Umständen können aber auch schon geringere Blutverluste zu lebensbedrohlichen Allgemeinerscheinungen führen, besonders bei Klein-

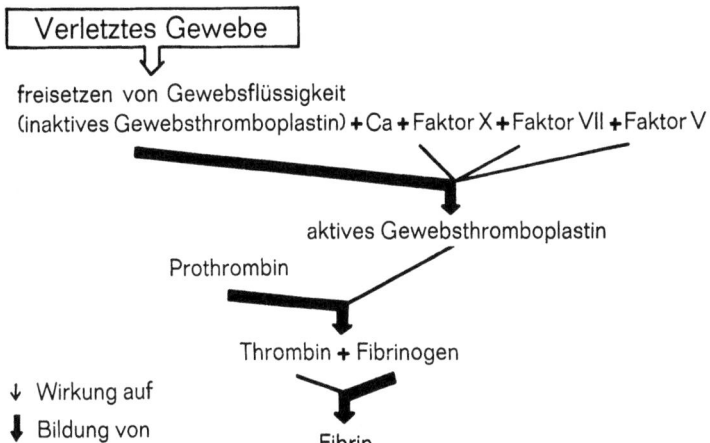

Abb. 8. Schema der Blutgerinnung nach Quick (aus „Kleine Diagnostikhilfe für die Praxis des Arztes" der Fa. P. Beiersdorf)

kindern. Neben der Engstellung des peripheren Gefäßsystems setzt ein komplizierter Vorgang ein, der aus vielen ineinandergreifenden Einzelfunktionen besteht. Das Ergebnis ist die Blutgerinnung. Durch sie kommen vorwiegend die Blutungen aus kleineren Gefäßen und Blutungen aus Gefäßen, in denen kein großer Druck herrscht (vorwiegend Venen), zum Stehen. Während die Engstellung der peripheren Blutgefäße im Schock den akuten Blutverlust so weit wie möglich herabsetzt, bildet der Vorgang der Blutgerinnung eine wohlgeordnete und systematische Maßnahme des Körpers, die Blutung endgültig zum Stehen zu bringen. In Abb. 8, in der ein vereinfachtes Schema wiedergegeben ist, wird das Prinzip des Ablaufs der Blutgerinnung, so wie wir ihn heute annehmen können, deutlich. Es beruht auf dem Zusammenwirken zahlreicher Faktoren, die zum Teil bereits im gesunden Organismus fertig vorhanden sind, zum Teil erst durch die Verletzung freigesetzt werden.

Die Blutgerinnung läßt sich im wesentlichen in drei Phasen einteilen:
1. Bildung von Gewebsthromboplastin,
2. Umwandlung von Prothrombin in Thrombin,
3. Umwandlung von Fibrinogen in Fibrin.

Aus dem verletzten Gewebe wird Gewebsflüssigkeit frei, aus der das zunächst inaktive Gewebsthromboplastin entsteht. Dieses wird bei Vorhandensein von Kalzium unter Einwirkung der im gesunden Organismus vorhandenen Faktoren X (= Stuart-Prower-Faktor), VII (= stabiler Faktor) und V (= labiler Faktor) in aktives Gewebsthromboplastin umgewandelt. Unter dessen Einwirkung entsteht aus einer vom Blutplasma gelieferten Vorstufe, dem Prothrombin das Thrombin, welches seinerseits die Umwandlung von Fibrinogen in Fibrin bewirkt. Wird dieser Ablauf der Blutgerinnung an irgendeiner Stelle unterbrochen, so ist eine spontane, d. h. eigenständige Blutstillung des Körpers nicht möglich.

2.2 Blutstillung

Erste Hilfe: Zunächst muß festgestellt werden, ob es sich um eine venöse Blutung oder um eine arterielle Blutung handelt (S. 32). Die *venöse* Blutung ist sicher und schnell zum Stehen zu bringen. Meist genügt ein über der sterilen Bedeckung der Wunde angebrachter fester Verband (Kompressionsverband). Die dünnwandigen Venen werden hierdurch zusammengedrückt, die Blutung hört auf. Im Gegensatz zur venösen Blutung ist es bei *arteriellen* Blutungen nicht möglich, die inmitten der nachgiebigen Weichteile gelegenen, dickwandigen *Arterien* durch einen einfachen Druckverband so zu komprimieren, daß die Blutung zum Stillstand kommt. Die Unterbrechung des arteriellen Blutstromes kann hier nur durch einen stärkeren und direkteren Druck auf das Gefäßrohr bewirkt werden, und zwar zwischen Wunde und Herz. Da sich ein Schlagaderstumpf infolge seiner Elastizität von der Wunde in Richtung auf das Herz ein ganzes Stück zurückziehen kann, nimmt man die Blutstillung soweit wie möglich von der Wunde zum Herzen hin vor. So muß beispielsweise der Druck bei Verletzungen der Oberschenkelarterie im Kniegelenksbereich am Oberschenkel dicht unterhalb der Leistenbeuge ausgeübt werden. Die beiden Möglichkeiten, eine arterielle Blutung durch Druck zum Stehen zu bringen, sind Zudrücken der Arterie mit den Fingern und Abbinden. Letzteres bezeichnet man, wenn es richtig durchgeführt wird, als *Blutleere*. Das Zusammendrücken der Arterie mit einem oder mehreren Fingern – in der Regel werden der Daumen oder die Finger 2–5 einer Hand dazu benutzt – ist bei Verletzungen an den Gliedmaßen nur so lange zweckmäßig, bis eine geeignete Binde (auch Gummiband, Hosenträger, Gürtel u.a.) zur Stelle ist. Der Druck der Finger wird dann durch die Blutleere ersetzt. Eine richtige Blutleere durch Abbinden ist erreicht, wenn der körperfern von der Blutleere gelegene Abschnitt der Gliedmaße weiß wird und kein Puls mehr darin zu fühlen ist. Die Blutung muß vollständig stehen! Verfärbt sich die abgeschnürte Extremität bläulich statt weiß, so besteht statt einer Blutleere eine Stauung – ein Fehler, der leider nicht selten zu beobachten ist. Man hat dann das Gegenteil von dem erreicht, was man wollte: Die dickwandige

Arterie ist noch für Blut durchgängig, während die unverletzt gebliebenen, dünnwandigen Venen oberhalb der Wunde unterbunden sind und nun alles Blut aus den mitverletzten Venen herausläuft. Beim kunstgerechten Anlegen einer Blutleere darf man außerdem keine allzu schmalen Umschnürungen (Stricke oder dünne Schläuche) verwenden, da diese in das Gewebe einschneiden und zu schweren Nervenschädigungen führen können.

Am besten geht man beim *Anlegen einer Blutleere* so vor: Man umwickelt die hochgehobene Extremität von der Peripherie her zunächst mit einer elastischen Binde, um sie blutarm zu machen. Dann wird die Blutleere möglichst zentral mit einer 6 cm breiten Gummibinde (Binde nach *Esmarch*) angelegt. Mit der Blutleere ist der Verletzte *sofort* in das nächste Krankenhaus zu bringen, sie darf höchstens 2 Std bleiben, danach würde es durch die Unterbrechung des sauerstoffhaltigen arteriellen Blutstromes zum Absterben des Gewebes kommen. Das Abdrücken der blutenden Arterie bis zum Eintreffen des Arztes oder bis zur Einlieferung ins Krankenhaus bleibt auf jene Fälle beschränkt, in denen das Anlegen einer Blutleere nicht möglich ist. Dies ist bei Verletzungen der Arterien des Kopfes (Schläfe), des Halses sowie bei durchbohrenden Verletzungen im

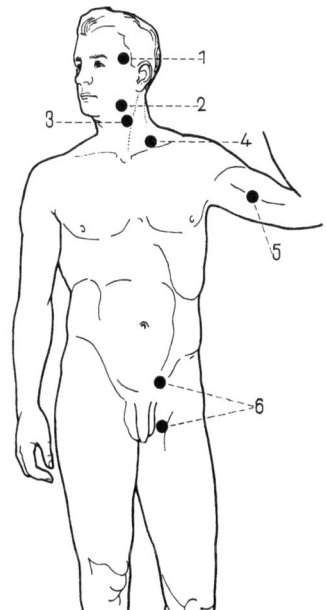

Abb. 9. Die wichtigsten Stellen zum Abdrücken der Gefäße bei arteriellen Blutungen:
1. Schläfenarterie (Art. temporalis)
2. Gesichtsarterie (Art. facialis)
3. Halsschlagader (Art. carotis communis)
4. Schlüsselbeinarterie (Art. subclavia)
5. Armarterie (Art. brachialis)
6. Oberschenkelarterie (Art. femoralis)

36 Die Blutung

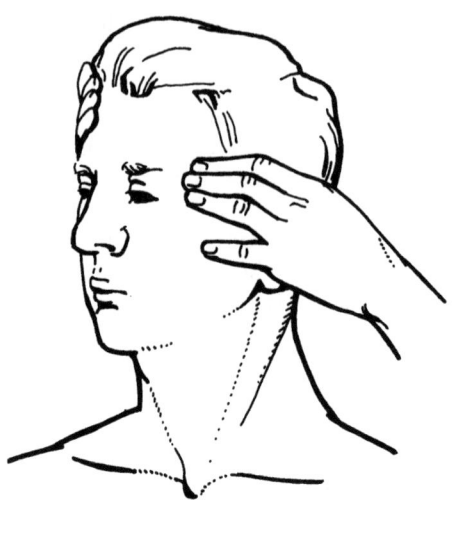

Abb. 10. Die Schläfenarterie wird gegen das Schläfenbein gedrückt

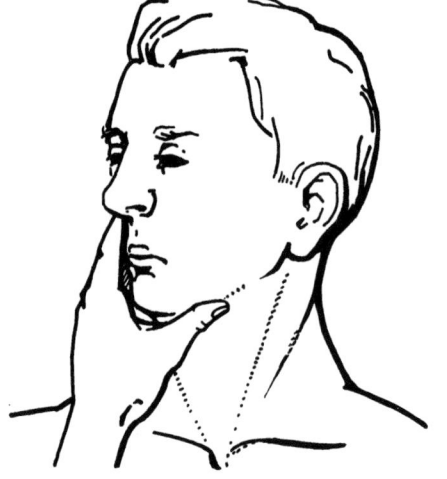

Abb. 11. Abdrücken der Gesichtsarterie gegen die Unterkante des Unterkiefers

Bereich der Achselhöhle und in der Leistengegend der Fall. Eine Arterie läßt sich nur dann vollständig zusammendrücken, wenn sie mit den Fingern gegen eine harte Unterlage, also gegen den nächst gelegenen Knochen, gedrückt wird. Das ist bei der Schläfenschlagader der Schädelknochen, bei Blutung aus der Halsschlagader die Halswirbelsäule, für die Oberarmschlagader die Innenseite des Oberarmknochens in der Achsel-

Blutstillung 37

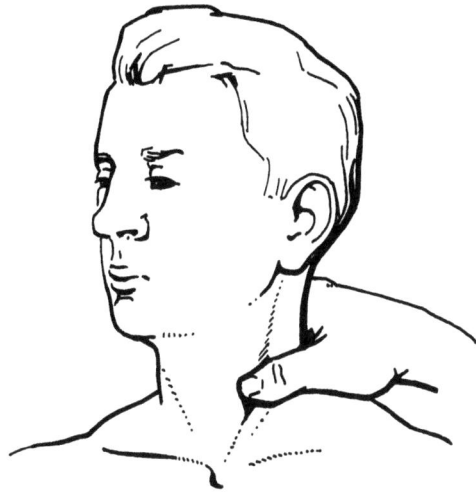

Abb. 12. Abdrücken der Halsschlagader gegen die Halswirbelsäule

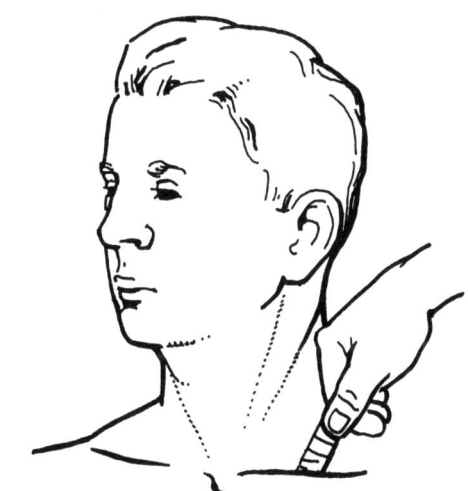

Abb. 13. Die Schlüsselbeinarterie wird mit dem 2.–4. Finger oder einem gepolsterten festen Gegenstand von oben her hinter dem Schlüsselbein gegen die 1. Rippe gedrückt

höhle, für die Schlüsselbeinarterie die 1. Rippe hinter dem Schlüsselbein und bei Blutungen der Oberschenkelarterie in der Leistenbeuge das Schambein (Abb. 9–15). Im äußersten Notfalle ist es bei solchen Blutungen besser, mit den Fingern in die Wunde zu gehen und zu versuchen, daß Gefäß an Ort und Stelle zusammenzudrücken, als aus Angst vor einer Wundinfektion den Patienten verbluten zu lassen!

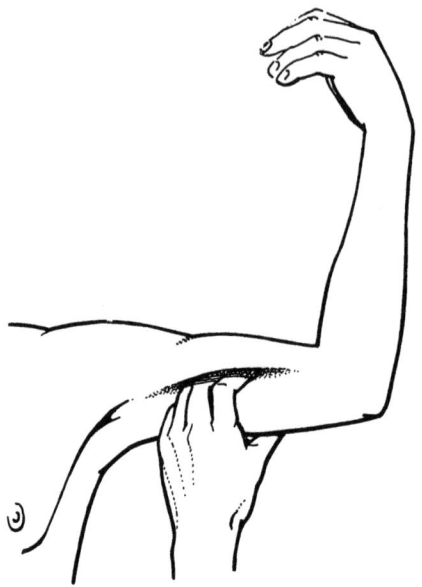

Abb. 14. Abdrücken der Armarterie gegen den Oberarmknochen an der Innenseite des Oberarmes

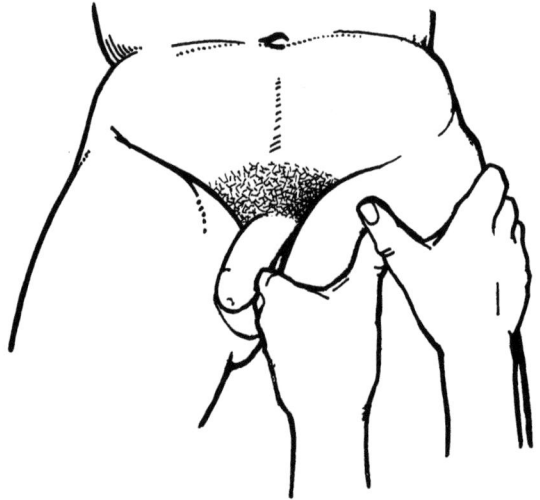

Abb. 15. Abdrücken der Oberschenkelarterie mit beiden Händen dicht unterhalb des Leistenbandes

Ärztliche Behandlung: Die endgültige Blutstillung erfolgt im Krankenhaus im Rahmen der operativen Wundversorgung. Die operative Blutstillung ist die sicherste! Selbstverständlich wird man bei Verletzung größerer, für die Blutversorgung wichtiger Schlagadern danach trachten, die Durchgängigkeit der Gefäße durch Gefäßnaht wiederherzustellen. Die Stümpfe kleiner Arterien und Venen werden mit Katgut-Fäden unterbunden und verschlossen (S. 12). Bei Blutungen aus zahlreichen kleinen Gefäßen (parenchymatöse Blutung), die eine operative Blutstillung nicht unbedingt erforderlich machen, kann man Medikamente verabreichen, welche die Blutgerinnung fördern. Sie werden intramuskulär oder intravenös injiziert. Auch örtlich können blutstillende Mittel in verschiedener Form (Gaze, Pulver, Fibrinschaum) angewandt werden. Diese sind resorbierbar und werden auf oder in die blutende Wunde gebracht. Darüber wird dann ein steriler Verband angelegt.

2.3 Blutersatz

Ein akut aufgetretener größerer Blutverlust hat für den Verletzten vorwiegend zwei nachteilige Folgen:

1. Flüssigkeitsverlust und Entzug von Flüssigkeit aus dem Gewebe,
2. Verminderung der für den Sauerstofftransport notwendigen roten Blutkörperchen.

Während die Verminderung der roten Blutkörperchen den Patienten nur bei sehr hochgradigem Blutverlust akut in ernste Gefahr bringt, kann der plötzliche Flüssigkeitsverlust von Kreislauf und Gewebe in kurzer Zeit zu einer lebensbedrohlichen Situation führen. Deshalb gehört die sofortige Auffüllung des Kreislaufs mit Flüssigkeit zu den ersten Maßnahmen, die nach der Einlieferung Schwerverletzter ins Krankenhaus ergriffen werden müssen. Nun ist der beste Ersatz für Blut wieder Blut, aber in kleineren Häusern steht nicht immer gruppengleiches Blut zur Verfügung. Außerdem sind vor einer Blutübertragung exakte Untersuchungen des Patienten- und Spenderblutes erforderlich, die auch bei schneller Durchführung der Untersuchungen Zeit in Anspruch nehmen, in welcher der Patient bereits dringend der Flüssigkeitszufuhr bedarf. Gerade in der sofortigen Flüssigkeitszufuhr liegt aber häufig die Möglichkeit der Rettung eines Schwerverletzten (s. auch „Schock und Schockbekämpfung", S. 42). Man muß deshalb die Zeit, bis eine Bluttransfusion möglich wird, mit der intravenösen Zufuhr anderer Flüssigkeiten überbrücken. Hier sei zunächst die „Physiologische Kochsalzlösung" erwähnt, eine 0,9%ige sterile Lösung von Kochsalz in Aqua dest., welche den normalen Verhältnissen des Blutes nahe kommt.

Rein mechanisch betrachtet, kann man mit ihr gewissermaßen als „Erste Hilfe" das zum Teil leergelaufene Kreislaufsystem wieder auffüllen. Der Nachteil der physiologischen Kochsalzlösung liegt darin, daß sie nach kurzer Zeit wieder über die Nieren ausgeschieden wird. Die Arzneimittelindustrie hat deshalb eine Reihe verschiedenartiger, steril verpackter Lösungen herausgebracht (sie werden auch z.T. in den Apotheken größerer Krankenhäuser hergestellt), die diesen Nachteil nicht besitzen. Es sind sogenannte „Pufferlösungen". In ihnen sind der Grundlösung Kolloide, das sind leimähnliche Körper, zugesetzt, die nicht auskristallisieren und eine frühzeitige Ausscheidung der Lösung durch die Nieren verhindern. Auf diese Weise kann die zugeführte Flüssigkeit längere Zeit im Körper gehalten werden. Einigen dieser Lösungen ist noch Traubenzucker (Glukose) als Energiespender zugesetzt. Solche Lösungen werden dem Verletzten als intravenöse Dauertropfinfusion zugeführt (Abb. 80a–e, 81a–c, 82), wobei man je nach dem erlittenen Flüssigkeitsverlust die Schnelligkeit des Einlaufens der Lösung regulieren kann. Sobald Blut zur Verfügung steht – es wird meist in Flaschen transfusionsbereit von einer Blutbank bezogen, – wird es an Stelle des Blutersatzmittels zugeführt.
Fast jede Klinik und jedes größere Krankenhaus verfügen heute über eine Blutbank; Krankenhäuser, die keine Blutbank besitzen, können von benachbarten Krankenhäusern kurzfristig Blutkonserven erhalten. Das Deutsche Rote Kreuz unterhält außerdem im ganzen Bundesgebiet Blutspendezentralen, die das Blut der gewünschten Gruppe kurzfristig liefern können.

Alle Blutspender müssen in regelmäßigen Abständen auf das Vorliegen von übertragbaren Krankheiten untersucht werden. Nur das Blut gesunder Spender ist für Blutübertragungen zu verwenden. Krankheiten, die einen Menschen als Blutspender ausschließen, sind insbesondere Syphilis, Malaria und Gelbsucht (Hepatitis).

Vor jeder Blutübertragung sind mehrere Blutuntersuchungen erforderlich. Es sind dies die Bestimmung der Blutgruppe und des Rh-Faktors des Verletzten (des Empfängers), bei direkten Übertragungen – falls nicht bekannt – auch Blutgruppe und Rh-Faktor des Spenders und bei Übereinstimmung von Blutgruppen und Rh-Faktoren die Kreuzprobe. Die Notwendigkeit dieser Untersuchungen beruht auf der Beobachtung, daß es beim Zusammenbringen von Blut zweier Menschen *verschiedener* Blutgruppen zu einer Zusammenballung bzw. Auflösung der roten Blutkörperchen (Hämolyse) kommt. Die Folge kann der Tod des Empfängers sein. Solche Erscheinungen treten aber keineswegs bei allen Transfusionen auf. Das beruht darauf, daß das Blut verschiedener Gruppen von

Menschen hinsichtlich der Verträglichkeit mit dem Blut einer jeweils anderen Gruppe bestimmte festgelegte vererbliche Eigenschaften besitzt. Man unterscheidet beim Menschen vier verschiedene Blutgruppen:

Blutgruppe A (Häufigkeit ca. 44%)
Hier gibt es noch die Untergruppen A 1 und A 2. Menschen mit Gruppe A können nur an Menschen mit Gruppe A spenden und von Gruppe A, ausnahmsweise Gruppe 0, empfangen.

Blutgruppe B (Häufigkeit ca. 12%)
Gruppe B kann nur an Gruppe B spenden und von Gruppe B, ausnahmsweise Gruppe 0, empfangen.

Blutgruppe AB (Häufigkeit ca. 5%)
Gruppe AB kann nur an Gruppe AB spenden und von Gruppe AB, ausnahmsweise von allen Blutgruppen, empfangen.

Blutgruppe 0 (Häufigkeit ca. 39%)
Gruppe 0 kann an alle Gruppen spenden, aber nur von Gruppe 0 empfangen.

Wenn somit auch eine gewisse Verträglichkeit mancher Blutgruppen untereinander besteht, so sollte man aus Sicherheitsgründen zu Transfusionen trotzdem nur gruppengleiches Blut verwenden! Neben den Blutgruppen A, B, AB und 0 gibt es noch weitere Faktoren im Blut, die seine Eigenschaften beeinflussen, bei der Bluttransfusion ist jedoch nur der Rhesusfaktor von praktischer Bedeutung. Etwa 85% der weißen Rasse sind Rh-positiv (Rh) und etwa 15% rh-negativ (rh). Auch die Rh-Gruppe des Spenders muß mit der des Empfängers übereinstimmen, was vor der Transfusion zugleich mit der Blutgruppenuntersuchung festzustellen ist.
Die Untersuchungen von Blutgruppe und Rh-Faktor werden mit fertiggelieferten Testseren durchgeführt. Vor der Transfusion muß man sicherheitshalber noch die Kreuzprobe vornehmen. Dabei wird Blutserum vom Empfänger mit roten Blutkörperchen des Spenders – und umgekehrt – zusammengebracht. Kommt es nach etwa 20 min zu keiner Verklumpung der Blutkörperchen (was auch unter dem Mikroskop geprüft werden soll), so wird das Spenderblut vom Empfänger vertragen, und die Transfusion kann durchgeführt werden. Die direkte Blutübertragung wird heute nur noch selten vorgenommen, sie ist umständlich und bietet bei Unfällen gegenüber der Blutkonserve keine wesentlichen Vorteile. Dazu kommt, daß Blutkonserven meist schneller zur Hand sind als Spender.

3. Schock und Schockbekämpfung

Die Behebung des Schockzustandes ist neben sofortiger Blutstillung, künstlicher Beatmung und Herzmassage wichtigste Aufgabe bei der Erstversorgung von Schwerverletzten. Die Bedeutung des Unfallschocks und seine Gefahren für den Verunglückten sind erst in den letzten Jahrzehnten in vollem Umfange erkannt worden. Oft hängt das weitere Schicksal eines Verletzten am Erfolg oder Mißerfolg einer rechtzeitigen Schockbekämpfung. Während die auslösende Ursache des Schocks ursprünglich in einer Reaktion des vegetativen Nervensystems auf das Unfallereignis (nervöse Schocktheorie), später im Einfluß von durch die Verletzung frei gewordenen Gewebsgiften auf den Organismus (Toxintheorie) gesehen wurde, wissen wir heute aufgrund eingehender Untersuchungen, daß die Hauptursache für den Schockzustand im Blutvolumenverlust zu suchen ist. Nervensystem und Gewebsgifte sind bei der Schockentstehung zwar gelegentlich mitbeteiligt (letztere vor allem bei Schock infolge Verbrennungen und Infektionen). Sie spielen jedoch in den meisten Fällen nur eine untergeordnete Rolle.

Bei fast jeder Verletzung kommt es, wie wir in dem vorangegangenen Kapitel gesehen haben, zu einem mehr oder weniger großen Blutverlust. Die Blutung ist bei offenen Wunden sichtbar, sie kann sich bei geschlossenen Verletzungen dem Auge ganz entziehen und ist oft nur zu vermuten. Die Beurteilung des Ausmaßes einer Blutung ist, auch für den Geübten, mitunter außerordentlich schwierig. Die Menge des aus dem Gefäßsystem geflossenen Blutes wird meist eher unterschätzt als überbewertet. Dies gilt sowohl für offene als auch für geschlossene Verletzungen. So können einfache geschlossene Unterschenkelbrüche mit einem Blutverlust von 500–1000 ml, Oberschenkelbrüche sogar mit einem Blutverlust von 1500–2000 ml und Beckenbrüche sogar mit einem Blutvolumenverlust bis zu 5000 ml einhergehen. Da sich dieses Blut außerhalb des Gefäßsystems befindet, ist es für den Organismus als zirkulierendes Blut verlorengegangen, auch wenn es als Bluterguß noch im Gewebe vorhanden ist. Auf diese Weise kann ein Verletzter mit einem Oberschenkelbruch also nahezu 50% seiner Gesamtblutmenge verlieren. Bereits der Verlust von 25% der zirkulierenden Blutmenge aber kann Störungen im peripheren Gefäßsystem hervorrufen. Der Rückfluß des Blutes in den peripher im Körper gelegenen kleinen Venen bleibt bei größeren Blutungen anfangs noch erhalten. Solange dies andauert, ist der durch den Blutverlust entstandene *Schockzustand* für den Verletzten noch relativ harmlos. Nach einiger Zeit läßt jedoch die Spannung der Blutgefäße in der Peripherie nach, und es kommt dadurch zu einer plötzlichen Verminderung des venösen Rückflusses zum Herzen hin. Nun wird der Schockzustand nicht mehr durch Gegenregulationen in dem erforderlichen Umfange ausgeglichen, er ist für den Verletzten bedrohlich geworden. Zugunsten der für die Aufrechterhaltung des Lebens notwendigen Durchblutung von Herzmuskel und Zentralnervensystem kommt es zu einer unzureichenden Durchblutung der Gefäße in Haut, Muskulatur, Nieren, Leber und im Gekröse des Darmes. Man bezeichnet diese Konzentration des noch verfügbaren Blutes im Zentrum des Blutkreislaufs als „Zentralisation". Leber und Nieren reagieren aber auf eine länger anhaltende Mangeldurchblutung und unzureichende Sauerstoffzufuhr sehr empfindlich. Es kommt, wenn dieser Zustand nicht bald behoben wird, zu einer Schädigung beider Organe, die ernste Folgen für den Verletzten nach sich ziehen kann.

Klinische Zeichen (Symptome): Kaltwerden und blaß-bläuliche Verfärbung der Haut, besonders an Fingern, Zehen und Nasenspitze. Die kühle Haut zeigt, vor allem auf der Stirn, deutliche Schweißabsonderung. Die Patienten sind bei klarem Bewußtsein, manchmal ängstlich und reagieren nur träge auf Vorgänge in ihrer Umgebung. Meist besteht Brechreiz oder Erbrechen, bei großem Blutverlust auch Durstgefühl und, infolge des Mangels an roten Blutkörperchen (Sauerstoffträgern!), Lufthunger. Besonders eindrucksvoll sind bei solchen Patienten die Werte bei der Messung von Puls und Blutdruck. Während die Pulsfrequenz ansteigt, sinkt der Blutdruck ab. Das Verhältnis von Puls und Blutdruck läßt gewisse Schlüsse auf den Zustand des Verletzten zu. So kann man sagen, daß das Absinken des Blutdrucks unter 70 mm/Hg bei gleichzeitigen Pulsanstieg auf 130–140 Schläge min höchste Lebensgefahr bedeutet. Hier liegt schätzungsweise ein Blutverlust von etwa 50% der Gesamtblutmenge des Verletzten vor. Die Verschlechterung der Nierentätigkeit, die ihren Ausdruck in einer zunehmenden Verminderung der Urinausscheidung (auch bei liegendem Dauerkatheter!) findet, stellt ebenfalls ein Zeichen ernster Gefahr für den Verletzten dar.

Erste Hilfe: Da schon relativ frühzeitig nach Einsetzen des Schockzustandes die Gefahr der Schädigung von Leber und Nieren gegeben ist, hat die Behandlung des Schocks so früh und so intensiv wie möglich zu beginnen. Sie besteht am Unfallort in der Tieflagerung des Kopfes bei Hochlagerung und gleichzeitigem Wickeln der Beine. Der Verletzte wird mit einer Wolldecke zugedeckt, zusätzliche Wärmezufuhr ist nicht erlaubt! Blutstillung zur Verhinderung weiteren Blutverlustes! Wenn möglich, Anlegen einer Infusion! Linderung der Schmerzen durch Medikamente und Lagerung oder Schienung bei Knochenbrüchen. Baldiger, vorsichtiger Transport in die Klinik.

Ärztliche Behandlung: In der Klinik steht an der Spitze aller erforderlichen Maßnahmen ebenfalls der Flüssigkeitsersatz zur Auffüllung des leergelaufenen Gefäßsystems. *Der beste Flüssigkeitsersatz ist beim Schockpatienten Blut!* Bis dieses jedoch zur Verfügung steht und die notwendigen Blutuntersuchungen durchgeführt sind, legt man sobald als möglich durch Blut ersetzt. Vielfach werden außerdem Nebennierenrindenpräparate i.v. injiziert. Darüber hinaus wird Penicillin in hohen Dosen empfohlen. Zusätzlich rasche Schmerzstillung durch i.v. Injektionen entsprechender Medikamente. Kreislaufmittel, die eine weitere Zusammenziehung der Blutgefäße in der Peripherie des Körpers bewirken würden, dürfen *nicht* gegeben werden. Die Normalisierung von Hautfarbe und Hauttemperatur, das Absinken der Pulsfrequenz und der Anstieg des Blutdruckes zeigen an, daß die Behandlung erfolgreich und die akute Gefahr des Schockzustandes im Rückzug begriffen ist. In den kommenden Tagen gilt nun die ganze Sorge der Nierenfunktion, weswegen täglich regelmäßig Ein- und Ausfuhr bestimmt werden müssen, ferner dem Elektrolythaushalt des Körpers und den Verletzungen, die am Zustandekommen des Schockzustandes ursächlich beteiligt waren.

4. Die Knochenbrüche (Frakturen) und ihre Behandlung

Ein Knochenbruch liegt vor, wenn eine Gewalteinwirkung in irgendeiner Form zur Verletzung eines Knochens geführt hat. Die Gewalt kann dabei direkt (z. B. durch Stoß, Schlag, Tritt) oder indirekt (z. B. Schlüsselbeinbruch bei Fall auf Oberarm und Schulter) auf den Knochen eingewirkt haben. Neben Unfällen können Knochenbrüche bei ständiger Überbeanspruchung (Ermüdungsbrüche) und örtlich begrenzten krankhaften Knochenveränderungen (sog. „Spontanbrüche" bei Knochengeschwülsten, Abb. 23a u. 79) entstehen. Ein Unfallereignis wird in solchen Fällen meist nicht angegeben, der Bruch ist, nach Angaben des Patienten, „von selbst gekommen". Es handelt sich hier jedoch, genau genommen, um keine von selbst entstandenen Brüche. Die Gewalteinwirkung, die ausreichte, den krankhaft veränderten Knochen zu brechen, war lediglich so gering, daß sie von dem Patienten nicht wahrgenommen wurde. Auch Spontanbrüche sind, wie Ermüdungsbrüche, im Verhältnis zur Gesamtzahl der Knochenbrüche selten. Die überwiegende Zahl der Frakturen kommt durch Unfälle zustande.
Man unterscheidet nach dem Ausmaß der Durchtrennung des Knochens unvollständige und vollständige Brüche, oder, nach der Mitverletzung der umgebenden Weichteile, geschlossene (unkomplizierte) und offene (komplizierte) Brüche.

4.1 Die verschiedenen Bruchformen

4.1.1 Unvollständige Brüche

Hier ist es nur zur teilweisen Verletzung eines Knochens gekommen, während ein Teil des Knochens unversehrt geblieben ist. Man spricht von einer *Infraktion* (Knocheneinbruch), wenn z. B. ein langer Röhrenknochen an einer Seite eine Bruchlinie aufweist, während die Festigkeit der gegenüberliegenden Seite erhalten geblieben ist (Abb. 16 b).
Als *Fissur* bezeichnet man den „Sprung" eines Knochens ohne seine vollständige Durchtrennung und ohne Verschiebung der Bruchstücke. Eine

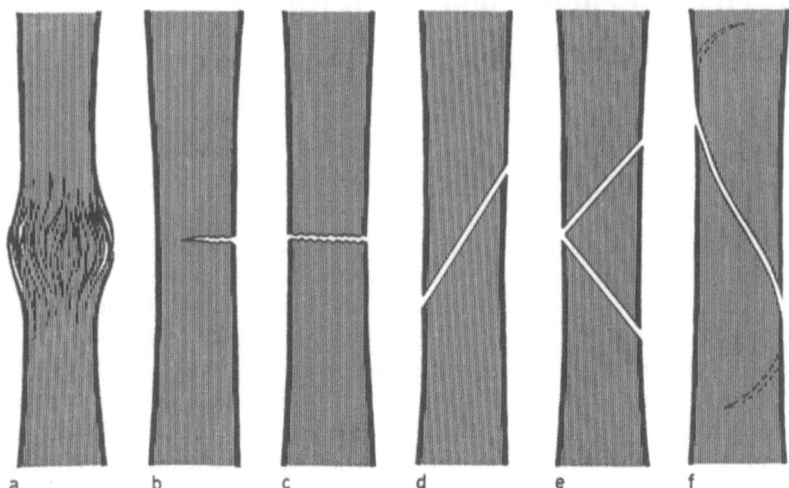

Abb. 16 a–f. Schematische Darstellung der am häufigsten beobachteten Formen von Brüchen langer Röhrenknochen. **a** Grünholzfraktur; **b** Infraktion; **c** Querfraktur; **d** Schrägfraktur; **e** Schrägfraktur mit Aussprengung eines dreieckigen Knochenstückes, „Biegungskeil"; **f** Spiralfraktur (Drehbruch)

solche Fissur des Knochens ist im Röntgenbild oft kaum sichtbar. Man sieht sie meist an den Knochen des Schädeldaches und der Schädelbasis, seltener an langen Röhrenknochen.

Eine typische Verletzung, die auch zu den unvollständigen Knochenbrüchen gerechnet werden muß, findet man häufig bei Kindern und Jugendlichen. In diesem Alter ist der Knochen und die ihn umgebende Knochenhaut, das Periost, noch sehr elastisch. Bei nicht übermäßig starker Gewalteinwirkung bricht er daher nicht völlig auseinander wie bei Erwachsenen, sondern splittert auf, wobei lange Röhrenknochen im Bereiche der Aufsplitterung meist mehr oder weniger abgeknickt bleiben. Der grobe Zusammenhang des Knochens und besonders der Knochenhaut bleibt erhalten. Da der Knochen hier genau wie grünes Holz bricht, bezeichnet man einen solchen Bruch als *Grünholzbruch* (Abb. 16a, 17a u. b).

Nicht selten kommt es bei Kindern auch zur Epiphysenlösung, d.h. zu einer Ablösung der Wachstumszone (Epiphyse) langer Röhrenknochen. Die an beiden Enden der langen Röhrenknochen gelegenen Epiphysen haben im jugendlichen Alter mit dem Hauptteil des Knochens noch keine feste knöcherne Verbindung.

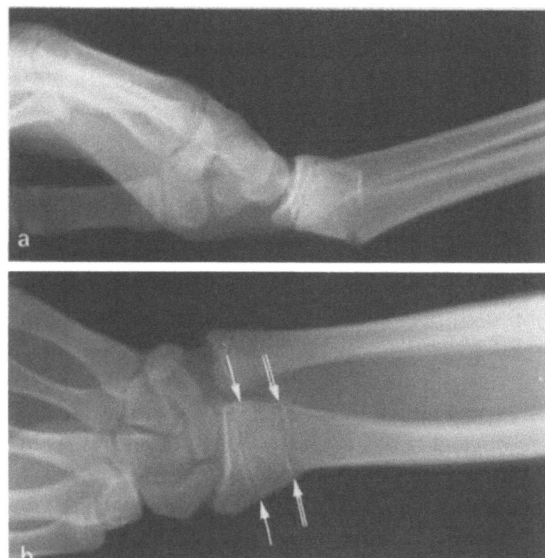

Abb. 17a u. b. Grünholzbruch des distalen Unterarmes bei einem 17jährigen Patienten. Der Knochen ist hier wie „grünes Holz" gebrochen, der Zusammenhang der Bruchstücke ist erhalten geblieben. **a** Röntgenaufnahme des Unterarmes von der Seite **b** Röntgenaufnahme des Unterarmes von oben (die einfachen Pfeile deuten auf die Wachstumszone = Epiphysenlinie, die Doppelpfeile auf die Bruchstelle des Radius hin)

4.1.2 Vollständige Brüche

Die Trennung des Knochens an der Bruchstelle ist vollständig. Je nach Verlauf der Bruchflächen sind Verschiebungen der Bruchstücke gegeneinander möglich. Infolge der bei jedem Menschen gleichen Struktur eines bestimmten Knochens kommt es bei entsprechendem Entstehungsmechanismus immer wieder zu gleichen oder ähnlichen Bruchformen dieses Knochens. Die häufigsten Bruchformen sind:

Querbruch: Die Bruchlinie verläuft quer zur Längsrichtung des Knochens. Die Bruchfläche weist meist kleinere oder größere Zackenbildungen auf (Abb. 16c, 25a, 49a, 50a). Eine Verschiebung der Bruchstücke ist nicht möglich, wenn die Zacken der Bruchflächen ineinander verzahnt sind.

Schrägbruch: Die Bruchlinie verläuft schräg zur Längsrichtung des Knochens. Oft ist an der Bruchstelle noch ein dreieckiges Knochenstück ausgesprengt (Abb. 16e). Manchmal spricht man wegen der Ähnlichkeit der Bruchstücke mit einem Flötenschnabel auch von Flötenschnabelbruch (Abb. 16d). Da die Bruchstücke aneinander keinen Halt mehr finden und durch den Muskelzug gegeneinandergezogen werden, kommt es fast immer zu einer mehr oder weniger großen Verschiebung der Knochenstücke mit Verkürzung der Gliedmaße.

Spiralbruch: Die Bruchlinie läuft spiralförmig um den Knochen herum (Abb. 16f). Der Bruch entsteht, wenn während des Unfallgeschehens eine Drehung im Knochen erfolgt, und der Knochen so an der Bruchstelle gewissermaßen auseinandergedreht wird.

Seltenere Formen des Knochenbruches sind der *Längsbruch sowie T- und Y-förmige Brüche* an den Gelenken der langen Röhrenknochen. Bei schweren Gewalteinwirkungen, wie man sie z.B. häufig bei Verkehrsunfällen beobachtet, kann es zur Zertrümmerung von Knochen (Abb. 22 u. 48a) kommen. Diese weisen dann keine typischen Bruchformen mehr auf. *Trümmerbrüche* können an jeder Stelle eines Knochens auftreten.

4.1.3 Offene und geschlossene Brüche

Neben der Einteilung in vollständige und unvollständige Brüche kann man offene und geschlossene Brüche unterscheiden. Diese Unterscheidung ist klinisch deshalb von großer Bedeutung, weil sich daraus für den Verletzten unter Umständen erhebliche Konsequenzen im Hinblick auf die Heilungsaussichten und etwaige Folgezustände ergeben, die bei der Behandlung berücksichtigt werden müssen. Früher wurde der offene Knochenbruch auch als „komplizierter" Knochenbruch und der geschlossene Bruch als „unkomplizierter" Knochenbruch bezeichnet.

Um einen *geschlossenen Knochenbruch* handelt es sich dann, wenn Haut und Weichteile im Bereich der Bruchstellen völlig unverletzt geblieben sind. Von einem *offenen Bruch* spricht man, wenn die Haut im Bereich der Bruchstelle verletzt ist. Dabei ist es zunächst nicht so wesentlich, ob ein Knochenstück aus der Wunde herausschaut, ob die Weichteilwunde bis auf den Knochen durchgeht, oder ob es sich nur um eine anscheinend oberflächliche Hautverletzung handelt, die keine direkte Verbindung zur Bruchstelle besitzt. Entscheidend für den offenen Bruch ist die Infektionsgefahr der Bruchstelle, und diese Infektion kann von einer kleinen, oberflächlich erscheinenden Hautverletzung ebenso ihren Ausgang nehmen wie von einer großen tiefen Weichteilwunde. Die Mitverletzung von Haut und Weichteilen kann durch Einwirken der Unfallgewalt von außen entstehen. Sie kann aber auch durch die oft spitzen Bruchstücke des Knochens von innen her (besonders bei Schienbeinbrüchen!) zustandekommen.

4.2 Klinische Zeichen

Die klinischen Zeichen (Symptome), durch die man das Vorhandensein eines Knochenbruches erkennen kann, sind:

Abnorme Beweglichkeit: Der Knochen ist an einer Stelle, an der sich kein Gelenk befindet, in sich beweglich.

Verkürzung und Verkrümmung (= Deformierung) an der Bruchstelle: Die über den normalerweise starren Knochen ziehende Muskulatur steht immer unter Spannung (Muskelspannung). Sobald die Festigkeit des Knochens an einer bestimmten Stelle (Bruchstelle) aufgehoben ist, wirkt sich diese Muskelspannung auf den Knochen aus, indem sie die Bruchstücke gegeneinander (seltener auch auseinander) zieht. Folge davon ist eine äußerlich sichtbare Verkürzung der betreffenden Gliedmaße. Die Verkürzung bleibt an den langen Röhrenknochen lediglich bei aufeinander stehengebliebenen Querbrüchen aus. Da die Gewalteinwirkung meist aus einer Richtung erfolgte und der Muskelzug nicht immer auf allen Seiten gleich stark ist, kommt es außerdem oft zu einer seitlichen Verschiebung der Bruchstücke oder zu einer Abwinkelung an der Bruchstelle. Diese Abwinkelung ist bei Brüchen langer Röhrenknochen um so deutlicher zu erkennen, je mehr der Bruch zur Mitte des Knochens hin gelegen ist. Die Gliedmaße erscheint dann an dieser Stelle abgeknickt.

Knochenreiben: Durch die unregelmäßigen Flächen der Bruchstellen kommt es beim Bewegen an der Bruchstelle zum Knochenreiben, das besonders gut mit der aufgelegten Hand wahrgenommen werden kann. Knochenreiben absichtlich zu erzeugen ist jedoch meist überflüssig, da ein Knochenbruch durch die anderen Zeichen (abnorme Beweglichkeit, Verkürzung und Verkrümmung usw.) viel besser erkannt werden kann. Außerdem bereitet man dem Verletzten unnötige Schmerzen und läuft Gefahr, bei Bewegen der oft dolchartigen Bruchstücke Blutgefäße und Nerven zu verletzen oder die Bruchstücke durch die Haut zu spießen und so aus einem geschlossenen Knochenbruch einen offenen zu machen. Derartige Versuche sind also, besonders in der Ersten Hilfe, zu unterlassen!

Weichteilschwellung und Bluterguß: Nahezu immer werden bei Entstehung eines Knochenbruches an der Bruchstelle kleinere oder größere Blutgefäße zerrissen, aus denen es in die Weichteile hinein blutet. Es kommt in der Umgebung der Bruchstelle zu einem Bluterguß (Hämatom). Blutergüsse, die sich in großer Tiefe entwickeln (z. B. beim Oberschenkelbruch), treten allerdings durch die charakteristische Hautverfärbung meist erst nach einigen Tagen in Erscheinung, so daß dieses Zeichen zur frühen Erkennung eines Bruches nicht verwertbar ist. Neben dem Bluterguß kommt es zu einer Anschwellung der Weichteile im Bruchbereich (Oedem). Diese kann so ausgeprägt sein, daß Spannungsblasen der Haut entstehen.

Schmerzhaftigkeit: Knochenbrüche sind äußerst schmerzhaft, besonders bei jedem Versuch, den gebrochenen Knochen zu bewegen. Sehr starke Schmerzen lassen in Verbindung mit der Schilderung des Unfallherganges immer an einen Knochenbruch denken, auch dann, wenn aufgrund örtlicher Verhältnisse eine abnorme Beweglichkeit oder Zeichen einer Verkrümmung äußerlich nicht erkennbar sind (z. B. bei Rippenbrüchen).

Funktionsstörung des verletzten Körperteils: Eine gebrochene Gliedmaße kann durch den Verletzten körperfern von der Bruchstelle rein mechanisch nicht bewegt werden; das ist zumindest bei vollständigen Brüchen immer der Fall. Dazu kommt, daß durch ihn jede aktive Bewegung wegen der auftretenden Schmerzen unterlassen wird. Die Schilderung der Beschwerden nach dem Unfall gibt weitere Hinweise auf einen eventuellen Knochenbruch. Ist der Verletzte z. B. mit einem Fuß umgeknickt und zunächst noch in der Lage gewesen zu laufen, so ist ein Bruch des Fußgelenkes unwahrscheinlich (der Verletzte kann jetzt möglicherweise nur deshalb nicht mehr mit dem Fuß auftreten, weil er wegen des inzwischen entstandenen Blutergusses im Gelenk heftige Schmerzen hat). Konnte der Verletzte jedoch sofort nach dem Unfall nicht mehr auf dem Bein stehen, so ist das Vorliegen eines Knochenbruches im Bereich des Fußgelenkes wahrscheinlich.

Während abnorme Beweglichkeit, Verkürzung oder Verkrümmung an der Bruchstelle und Knochenreiben sichere Zeichen eines Knochenbruches sind, gelten Weichteilschwellung, Bluterguß, Schmerzhaftigkeit und Funktionsstörung eines verletzten Körperteiles als unsichere Knochenbruchzeichen, da sie auch bei entsprechenden Weichteilverletzungen vorhanden sein können.

Die endgültige Feststellung, ob es sich um einen Knochenbruch handelt und welcher Art er ist, wird im Krankenhaus durch die Röntgenuntersuchung getroffen.

4.3 Behandlungsmöglichkeiten

Die Knochenbruchbehandlung[1] wird in der Regel selten und nur bei kleineren Brüchen in der ärztlichen Praxis vorgenommen. Größere Knochenbrüche, sowie alle Knochenbrüche, die mit Weichteilverletzungen einhergehen, bedürfen der sofortigen Einweisung in Klinik oder Krankenhaus. Nachdem hier durch klinische Untersuchung und Röntgenuntersuchung völlige Klarheit über die Art der Verletzung geschaffen wurde, wird sofort mit der Behandlung begonnen. Diese ist sowohl durch konservative Maßnahmen als auch auf operativem Wege (s. S. 54) möglich. Die operative Knochenbruchbehandlung hat sich in den letzten Jahrzehnten immer mehr durchgesetzt, wobei die Behandlung nach dem sogenannten AO-Verfahren aus dem Behandlungsplan aller Unfallkliniken und -Abteilungen heute nicht mehr wegzudenken ist. Da die konservative Behandlung von Knochenbrüchen jedoch ebenfalls noch an manchen Krankenhäusern praktiziert wird und in vielen Fällen auch nicht durch operative Maßnahmen zu ersetzen ist – insbesondere bei der Behandlung zahlreicher kindlicher Frakturen – soll sie hier ebenfalls erwähnt werden.

4.3.1 Die konservative Knochenbruchbehandlung

Ihr Ziel ist

a) bei offenen Brüchen die sofortige operative Wundversorgung zur Beseitigung der Infektionsgefahr
b) möglichst exaktes Aufeinanderstellen der Knochen, um die Heilung des Bruches in schlechter Stellung (Verkürzungen, Verkrümmungen usw.) zu verhindern
c) absolute Ruhigstellung des gebrochenen Körperteiles. Sie bildet die Voraussetzung für eine ungestörte Knochenbruchheilung.

Die operative Wundversorgung der Weichteilwunden bei offenen Brüchen erfolgt in der auf S. 12 beschriebenen Weise.
Das Aufeinanderstellen der Bruchstücke und das Ausgleichen etwaiger Verkrümmungen an der Bruchstelle (Reposition) muß wegen der heftigen Schmerzen des Verletzten in Narkose oder zumindest in örtlicher Betäubung vorgenommen werden. Die Notwendigkeit einer Vollnarkose ist häufig dadurch gegeben, daß eine volle Entspannung der Muskulatur für das Gelingen der Reposition erforderlich ist. Die Reposition des Bruches wird unter Sichtbarmachen von Knochen und Bruchstellen mit Hilfe der

---

[1] Erste Hilfe bei Knochenbrüchen s. S. 10

Röntgendurchleuchtung (Röntgendurchleuchtung mittels Bildröhrenverstärker s. S. 215) durchgeführt.
Als Gegengewicht gegen den Muskelzug und damit zur Vermeidung von Verkürzungen, wird bei Schräg- und Splitterbrüchen der Gliedmaßen, vor allem der Beine, häufig eine Drahtextension angelegt. Dies geschieht bei derartigen Brüchen deshalb, weil hier die aufeinandergestellten Bruchstücke nach der Reposition immer wieder abrutschen können. Die Reposition von fußgelenknahen Unterschenkelbrüchen wird durch Einspannen des Unterschenkels im Böhlergerät (Abb. 18) oder anderen ähnlichen Geräten (Extensionstisch) unter Zug erleichtert. Bei der Drahtextension wird im körperfernen Bruchstück in querer Verlaufsrichtung zum gebrochenen Knochen ein Metallspieß (Kirschner-Draht) durch den Knochen gebohrt. Die Bohrung kann in örtlicher Betäubung vorgenommen werden; man verwendet dazu einen elektrisch oder durch Druckluft betriebenen Bohrer. Am Kirschner-Draht wird ein Metallbügel angebracht (Abb. 19), der den Draht gleichzeitig spannt. An dem Bügel wird eine Schnur befestigt, die über Rollen gleitet und mit Gewichten, die etwa der Stärke des Muskelzuges entsprechen, belastet wird. Dieses Verfahren ist unter Umständen auch dann notwendig, wenn wegen ausgedehnter Weichteilschwellung nur eine unzureichende Fixierung des reponierten Bruches im Gipsverband möglich ist. Die betreffende Gliedmaße wird hier bis zur endgültigen Reposition in Extension vorübergehend auf eine Schiene (Braunsche oder Volkmann-Schiene) gelagert. Man erreicht so, daß eine weitere Verkürzung verhindert wird und die Bruchstücke sich bis zur endgültigen Reposition wieder auseinanderziehen.
Der Draht kann nach Anlegen des Gipsverbandes liegengelassen werden und eine zusätzliche Fixierung der auseinandergezogenen Bruchstücke bewirken. Brüche, bei denen aus verschiedenen Gründen anderweitige endgültige Fixierungsmethoden nicht möglich sind oder nicht ratsam er-

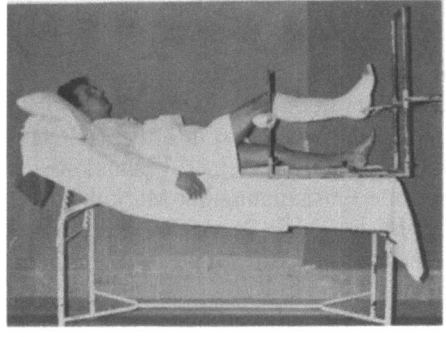

Abb. 18. Einrichten eines im körperfernen Drittel des Unterschenkels gelegenen Schrägbruches im Böhlergerät. Durch einen verstellbaren, federnden Zug können die Bruchstücke bei der Reposition auseinandergezogen werden. Hier im Bild ist die Reposition bereits beendet und ein Unterschenkelgips angelegt worden

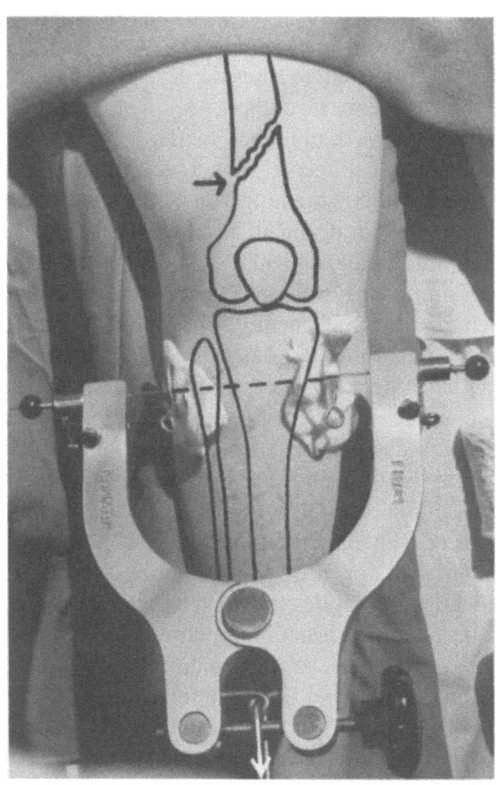

Abb. 19. Am Schienbeinkopf angelegte Drahtextension bei kniegelenknahem Oberschenkelbruch. Der Zug ist an einem Bügel befestigt, welcher an dem zuvor durch den Schienbeinkopf gebohrten Kirschnerdraht angebracht ist. Stellschrauben (Pelotten) verhindern ein Verrutschen des Drahtes

scheinen, kann man in Drahtextension bis zum Festwerden des Bruches liegen lassen. Man spricht hier auch von einem Streckverband. In den meisten Fällen trachtet man jedoch danach, die in befriedigender Form aufeinandergestellten Bruchstücke durch einen sonstigen festen Verband, der dem Patienten mehr Beweglichkeit gestattet, in dieser Stellung zu halten. Ein solcher Verband muß aber jede Bewegungsmöglichkeit an der Bruchstelle verhindern. Nur so werden günstigste Voraussetzungen für eine ungestörte Heilung des Knochenbruches geschaffen und die Gefahr von Heilungsstörungen (z. B. Falschgelenkbildung) wesentlich vermindert. Verbände, die der absoluten Ruhigstellung eines gebrochenen Knochens dienen sollen, müssen von der Bruchstelle aus nach beiden Seiten möglichst weit reichen. Dies ist besonders deswegen notwendig, weil das Weichteilpolster, welches die Knochen umgibt, eine völlige Ruhigstellung erschwert. Ein Grundsatz der Knochenbruchbehandlung ist, daß der fixierende Verband über beide benachbarte Gelenke des gebrochenen Knochens genügend weit hinausreichen muß. Dies gilt in gleichem Maße für die Schienung von Knochenbrüchen in der Ersten Hilfe! Wird dieser Grundsatz nicht beachtet, so ist die Ruhigstellung unzureichend. Hauptmaterial zur Ruhigstellung gebrochener Gliedmaßen ist der *Gips.* Er kommt in Form von Gipsbinden zur Anwendung. Dies sind Mullbinden, die mit trockenem Gips durchsetzt sind. Die Gipsbinde wird in Wasser getaucht und um das ruhig zu stellende Glied gewickelt. Nach einiger Zeit wird der Gips hart, und es entsteht so ein fester Verband, in dem bei gutem Sitz jede Bewegung unmöglich ist. Weitere Einzelheiten über die Technik des Anlegens von Gipsverbänden, S. 146. Neben dem zirkulären Gipsverband genügt bei Brüchen kleinerer Knochen auch die Ruhigstellung durch eine Gipsschiene (Gipslonguette), die mit Binden angewickelt wird (z. B. beim Bruch der Speiche in Handgelenksnähe). Häufig kommt es mit Abklingen der anfänglichen Weichteilschwellung zu einer Lockerung des Verbandes, weswegen dieser im Verlaufe der meist viele Wochen dauernden Ruhigstellung mehrmals durch einen neuen, besser passenden Gipsverband ersetzt werden muß.

Ist die Heilung bei Brüchen der Beine so weit fortgeschritten, daß der verletzte Knochen wieder belastet werden kann, ohne daß man ein Abrutschen der Bruchstücke befürchten muß, so kann man den Liegegips durch einen *Gehgips* ersetzen. Zu diesem Zweck wird an der Fußsohle des Gipsverbandes ein Gehbügel, ein Gummistollen oder auch nur ein einfacher Holzklotz angebracht, der als Absatz dient und ein vorsichtiges Abrollen des Fußes beim Gehen ermöglicht. Die Zeit, während der die Ruhigstellung eines Knochenbruches im Gipsverband erforderlich ist, hängt ab von der Art des gebrochenen Knochens und seiner Durchblutung, der Art des Knochenbruches, vom Alter des Patienten und vom Auftreten etwaiger Störungen während der Knochenbruchheilung. Die hierdurch bedingten zeitlichen Schwankungen sind außerordentlich groß, so daß es sehr schwer ist, eine allgemein gültige Regel für die jeweils notwendige Dauer der Fixierung eines Bruches durch Gipsverband aufzustellen.

4.3.2 Die operative Knochenbruchbehandlung

Nicht alle Knochenbrüche lassen sich durch unblutige Reposition so aufeinanderstellen, daß ein glatter Heilungsverlauf oder ein gutes funktio-

Die operative Knochenbruchbehandlung 55

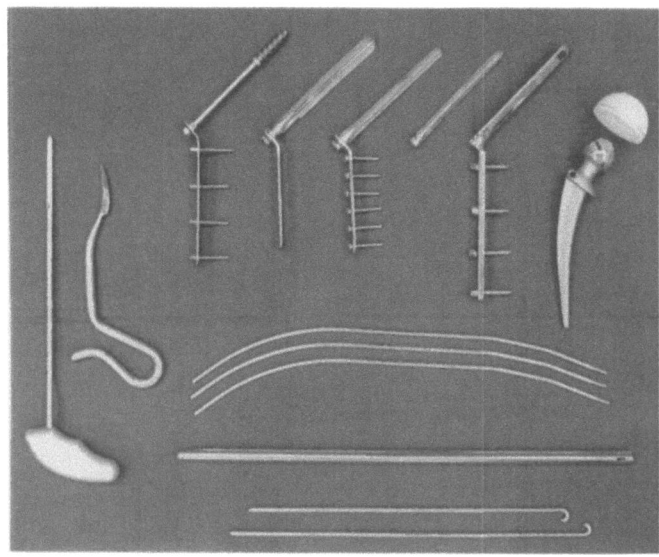

Abb. 20. Einige typische Nägel und Schrauben zur operativen Knochenbruchbehandlung. Totalendoprothese zum Ersatz des Hüftgelenkes bei medialen Schenkelhalsfrakturen. Oben von links nach rechts: Schraube nach Reimers mit aufgeschraubter Lasche zur Befestigung am Oberschenkelschaft bei pertrochanteren Oberschenkelbrüchen, Schenkelhalsnagel nach Böhler mit aufgeschraubter Lasche, Schenkelhalsnagel nach Felsenreich mit aufgeschraubter Lasche, Dreilamellennagel nach Sven Johansson, Schenkelhalsnagel nach Ecke-Weiß. Oben rechts außen Totalendoprothese, bestehend aus der aus Kunststoff hergestellten Hüftgelenkspfanne und dem metallenen Oberschenkelkopfteil, dessen Dorn in den Oberschenkelschaft einzementiert wird. Darunter 3 Federnägel nach Simon-Weidner und Ender. Unter diesen ein Küntschernagel zur Oberschenkelmarknagelung und ganz unten zwei Rush-Nägel. Links außen Pfriem zur Rush-Nagelung sowie ein Pfriem zum Aufbohren der Markhöhle bei Marknagelungen

nelles Heilungsergebnis erwartet werden kann. Weichteile oder querliegende Bruchstücke, die sich zwischen die Bruchflächen geschoben haben und ohne Operation nicht entfernt werden können, verhindern dies nicht selten. In solchen Fällen wird operatives Freilegen und Aufeinanderstellen der Bruchstücke erforderlich. Man bezeichnet ein solches Vorgehen als „blutige Reposition". Ist bei der Operation eine ideale Stellung der Bruchstücke erreicht, so werden diese durch Platten, Schrauben, Nägel, Drähte (Abb. 20, 21, 22, 24, 25, 31, 32, 33) oder körpereigenes Material, wie Knochenspäne, Knochenbolzen (Abb. 23 b) u. a., aneinander fixiert.

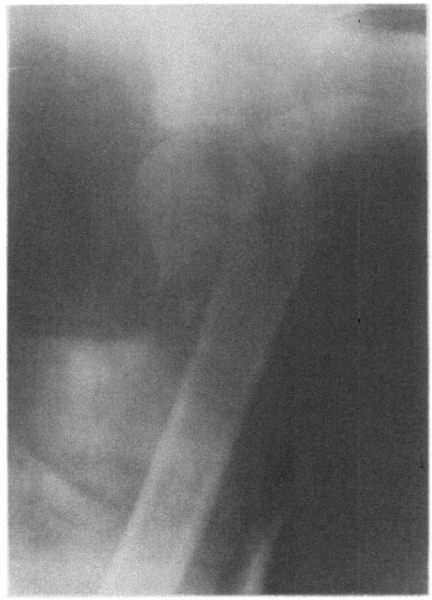

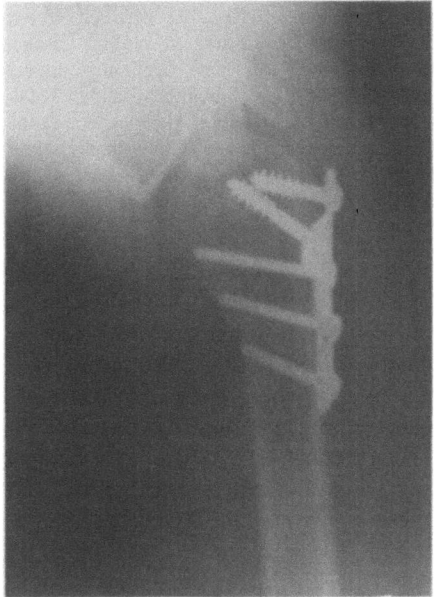

Abb. 21. a Subcapitale Oberarmfraktur. **b** Die Fraktur von 21a ist mit einer AO-Platte verschraubt

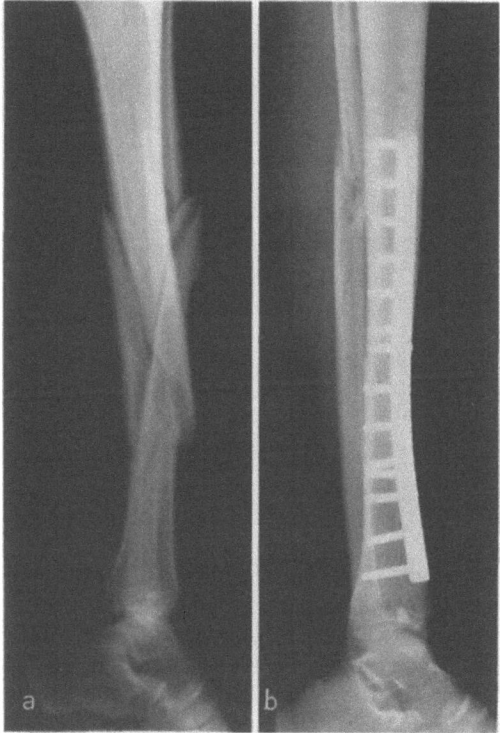

Abb. 22. a Trümmerbruch des Unterschenkels im mittleren Drittel. **b** Der Bruch des Schienbeins von Abb. 22a ist durch eine AO-Platte stabilisiert worden. Die Bruchstücke des Wadenbeines haben sich danach von selbst aufeinander gestellt. Da das Schienbein der tragende Knochen des Unterschenkels ist, kann man meist auf eine zusätzliche operative Fixierung der Bruchstücke des Wadenbeines verzichten

Metalle, die im Körper zurückgelassen werden, müssen rostfrei sein und dürfen von den Gewebssäften nicht angegriffen werden können. Erst als geeignete Metalle zur Verfügung standen, wurde das Einsetzen von Metallteilen in den menschlichen Organismus zur Fixierung gebrochener Knochen möglich. Am besten haben sich V_2A-Stahl oder bestimmte Edelmetall-Legierungen bewährt. Knochenspäne kann man dem Körper des Verletzten selbst entnehmen (z. B. aus Beckenkamm, Schienbein, Wadenbein, Rippe). Seltener verwendet man noch sogenannte Konservenspäne, die in manchen Operationssälen vorrätig gehalten werden. Sie wur-

58 Die Knochenbrüche (Frakturen) und ihre Behandlung

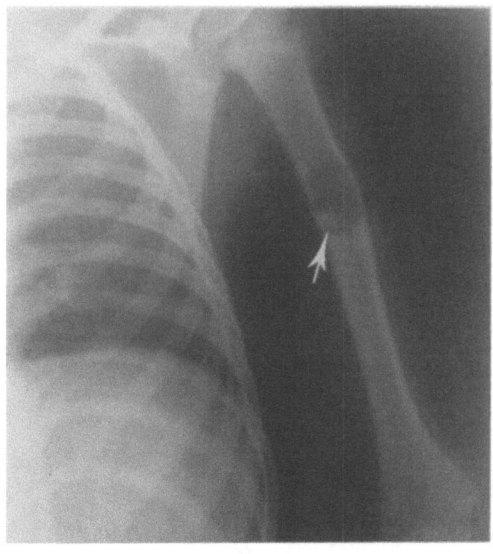

Abb. 23a. Legende s. S. 59

den einige Zeit zuvor anderweitig entnommen, nach bestimmten Gesichtspunkten präpariert („enteiweißt") und zum späteren Gebrauch konserviert, wofür es verschiedene Methoden gibt.
Die Verwendung von Knochenspänen zur Überbrückung von Bruchstellen langer Röhrenknochen bei den sog. ‚Spontanfrakturen' (S. 45) wurde bereits erwähnt. Der Span wird nach Ausräumung des Knochentumors, etwa einer Knochencyste, in die zurückgebliebene Höhle eingelegt (Abb. 23a u. b). Anstelle von Knochenspänen verwendet man heute auch vielfach Spongiosamaterial, z.B. aus dem Beckenkamm. Größere Höhlenbildungen, insbesondere nach der Entfernung von Knochenmetastasen bösartiger Tumoren, werden mit einer hart werdenden Kunststoffmasse ausgefüllt. In all diesen Fällen müssen beide Bruchstücke bis zur knöchernen Heilung durch eine Metallplatte fest aufeinander fixiert oder zumindest vorübergehend ein Gipsverband angelegt werden.
Neben der Fixierung der Bruchstücke in möglichst exakter Stellung, ist bei allen Frakturen die absolute Ruhe an der Bruchstelle wichtigste Voraussetzung für eine schnelle und komplikationslose Knochenbruchheilung. Das bedeutet, daß jede noch so kleine Bewegungsmöglichkeit der Bruchstücke gegeneinander während der Heilungsphase des Bruches verhindert werden muß. Dies ist aber häufig im Gipsverband wegen der die Knochen umgebenden Weichteile oder bei einigen operativen Verfahren, z.B. der alleinigen Drahtumschlingung, infolge unzureichender Stabilisierung des

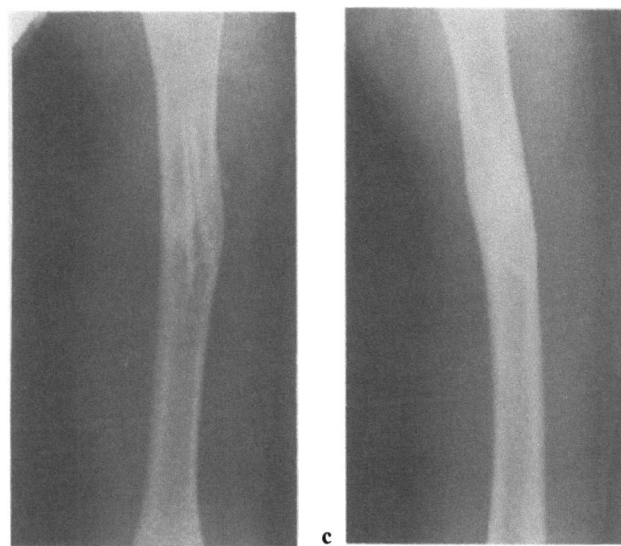

Abb. 23. a Sog. »Spontanfraktur« (→) im Bereich einer Oberarmcyste bei einem 7jährigen Jungen. **b** Die Oberarmcyste von Abb. 23a ist operativ ausgeräumt. Anschließend wurde in den zurückgebliebenen Hohlraum des Knochens ein Knochenspan eingepflanzt, der auf dem Bild deutlich zu erkennen ist. Die Röntgenaufnahme wurde 6 Monate nach der Operation gemacht. Die Fraktur ist bereits nicht mehr zu erkennen. **c** Röntgenaufnahme 10 Monate nach der Operation. Auch die Knochencyste ist vollständig ausgeheilt und mit neuem Knochengewebe durchbaut

gebrochenen Knochens nicht möglich. Die *Arbeitsgemeinschaft für Osteosynthesefragen* (AO) hat sich in den letzten 20 Jahren intensiv mit allen Fragen der Knochenbruchheilung und den besten Möglichkeiten zur Stabilisierung der Bruchstücke bei allen vorkommenden Bruchformen befaßt. Sie hat Behandlungsvorschläge für jede Fraktur in allen Einzelheiten ausgearbeitet und so Richtlinien und Empfehlungen zur operativen Knochenbruchbehandlung gegeben, die heute praktisch von nahezu allen Unfallkliniken als Grundlage ihres Handelns anerkannt werden. Da in zahlreichen Krankenhäusern jedoch auch noch anderweitige, z.T. länger bestehende operative Verfahren angewendet werden, sollen diese in einem weiteren Abschnitt ebenfalls kurz beschrieben sein.

Das AO-Verfahren

Sein Prinzip ist die möglichst sofortige operative Freilegung des Knochenbruches, ein exaktes Aufeinanderstellen der Bruchstücke, die anatomisch

Die Knochenbrüche (Frakturen) und ihre Behandlung

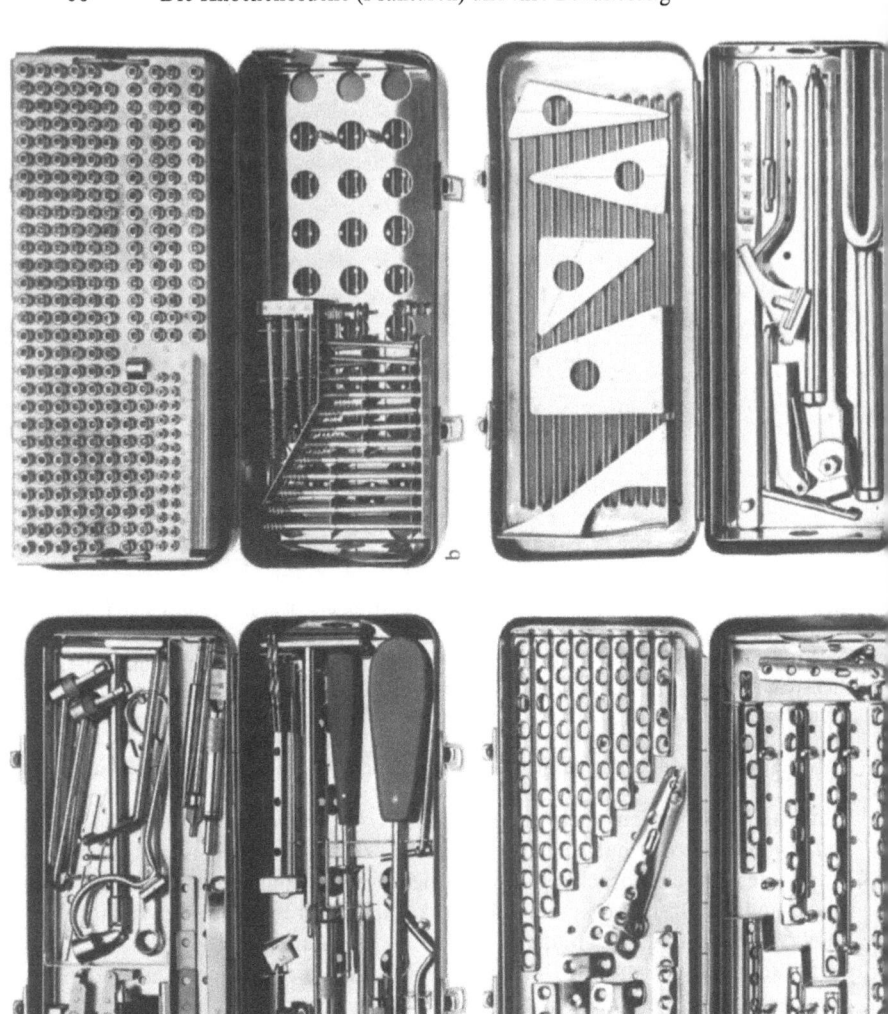

Die operative Knochenbruchbehandlung 61

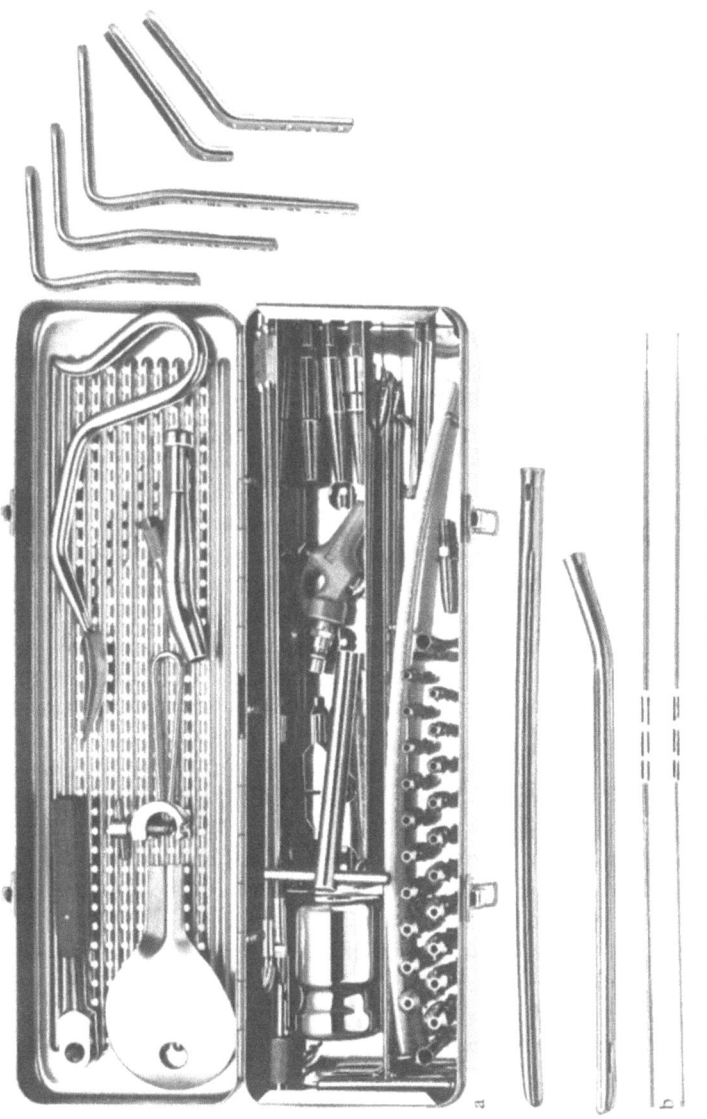

Abb. 24. *Das Standard-Instrumentarium der AO.* (Nach Müller et al. Springer 1977)

einwandfreie Rekonstruktion eines mitverletzten Gelenkes, sowie die absolute Stabilisierung des Bruches unter Kompression der Bruchstücke durch Metall-Teile. Wenn es die Art der Fraktur zuläßt, verwendet man hierzu vorwiegend Metallplatten, welche auf die zuvor komprimierten Bruchstücke des Knochens aufgeschraubt werden und diese so unverrückbar fest aneinander fixieren (Abb. 21 b, 22 b, 42 b, 48 b u. c). Durch die Herstellung einer solchen *„stabilen Osteosynthese"* werden die Voraussetzungen für eine möglichst baldige Wiederaufnahme aktiver Bewegungsübungen der Gelenke der verletzten Gliedmaße durch den Patienten geschaffen. Letzteres ist deshalb von besonderer Bedeutung, weil es durch eine Fraktur neben der Instabilität des gebrochenen Knochens zu begleitenden Weichteilverletzungen in der Umgebung des Bruches (örtliche Durchblutungsstörung, entzündliche Veränderungen und infolge der auftretenden Schmerzen ausbleibende Gelenkbewegungen mit den entsprechenden Folgeerscheinungen) kommt. Solche Folgeerscheinungen sind chronische Ödembildung, Weichteilschwund, Entkalkung der Knochen, sowie Schrumpfen der Bänder bzw. der Kapsel des betroffenen Gelenkes mit nachfolgender Gelenksteife. Je länger dieser Zustand anhält, desto weniger reparabel können diese Unfallfolgen werden. Darüberhinaus ist die *Druckplattenosteosynthese* hervorragend zur operativen Behandlung von Falschgelenkbildungen (Pseudarthrosen, s. S. 72) geeignet.
Es würde über den Rahmen dieses Buches weit hinausgehen, die Behandlungsvorschläge der AO für die einzelnen Knochenbrüche hier darzulegen. Sie sind jedoch bei der „ärztlichen Behandlung der häufigsten Knochenbrüche" (S. 76–97) jeweils erwähnt. Desgleichen ist hier eine Beschreibung des von der AO angegebenen Instrumentariums aus Platzgründen nicht möglich. Die wesentlichen Teile des Instrumentariums sind auf S. 60/61 (Abb. 24) abgebildet.
Nicht unerwähnt soll jedoch abschließend bleiben, daß der Nachteil des AO-Verfahrens gegenüber der konservativen Knochenbruchbehandlung oder gewebeschonenderen operativen Eingriffen in der größeren Gefahr des Auftretens einer Weichteilinfektion mit Übergreifen auf den Knochen (Osteomyelitis bzw. „Osteitis" S. 73, 183) besteht. Allerdings läßt sich diese Gefahr nach den Erfahrungen der AO vermindern, wenn die von ihr aufgestellten Operations- und Behandlungsrichtlinien genau beachtet werden.

Methoden der operativen Knochenbruchbehandlung

Druckplattenosteosynthese (Verplattung) s. oben

Marknagelung: Sie war die erste brauchbare Methode zur festen Stabilisierung der Brüche langer Röhrenknochen und wurde erst möglich, als

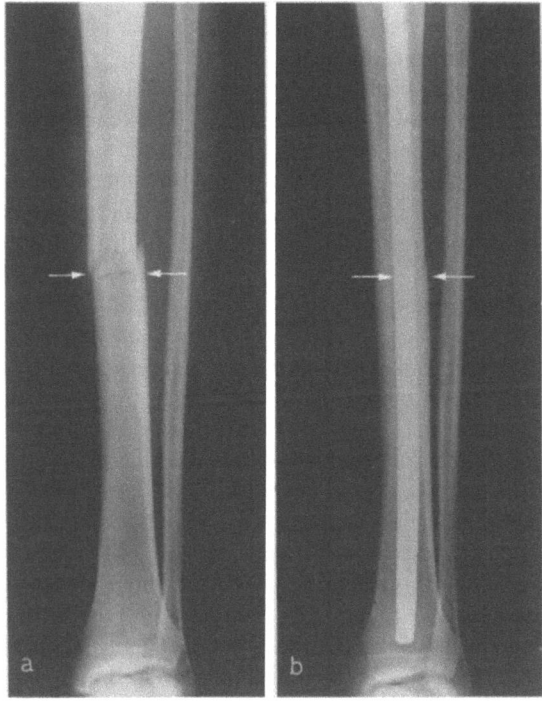

Abb. 25. a Querbruch des Schienbeins im mittleren Drittel (→ ←). **b** Der Querbruch von Abb. 25a ist durch einen AO-Marknagel stabilisiert

der V_2A-Stahl zur Verfügung stand. Auch von der AO wurde die „Küntscher-Nagelung" in etwas abgeänderter Form in ihr Programm übernommen. Die Marknagelung stellt eine sogenannte „innere Schienung" von gebrochenen langen Röhrenknochen dar. Die Domäne der Marknagelung liegt in der operativen Behandlung von Querbrüchen und kurzen Schrägbrüchen im mittleren Drittel von Oberschenkel und Schienbein (Abb. 25 u. 50). Dies deshalb, weil hier die Innenfläche der Markhöhle in einem relativ langen Abschnitt breitflächig den Nagel fest umschließt und so den Bruch stabilisiert. Um diesen Abschnitt zu verlängern, bohrt man heute die Markhöhle auf und kann dann dickere Nägel verwenden. Die Markhöhle wird mit einem Pfriem (Abb. 20, 24) eröffnet (beim Oberschenkel von der Trochanterspitze und beim Schienbein vom Schienbeinkopf aus), ein Führungsspieß eingeführt, die Markhöhle aufgebohrt und der Marknagel über dem Führungsspieß eingeschlagen. Abschließend wird der

Führungsspieß wieder entfernt. Ist das Aufeinanderstellen der Bruchstücke vor der Operation unter Extension unblutig möglich, so spricht man von „geschlossener Marknagelung". Können die Bruchstücke nur nach operativem Freilegen der Bruchstelle aufeinandergestellt werden, so handelt es sich um eine „offene Marknagelung". Der große Vorteil der Marknagelung liegt in der Möglichkeit, die Gelenke der verletzten Gliedmaße frühzeitig zu bewegen und dieselbe schon nach einigen Wochen belasten zu können. Nachteil der „offenen" gegenüber der „geschlossenen" Marknagelung ist die Infektionsgefahr der Bruchstelle.

Schenkelhalsnagelung: Sie dient der Stabilisierung von Schenkelhalsbrüchen, wird heute allerdings bei den medialen Schenkelhalsbrüchen vielfach vom Einsetzen einer Totalendoprothese abgelöst (siehe unten). Da es sich bei Patienten mit Schenkelhalsbrüchen meist um ältere Menschen handelt, bei denen zur Vermeidung von Komplikationen als Folge langer Bettruhe (Lungenentzündung, Wundliegen u. a.) möglichst schnelles Mobilisieren des Verletzten und frühzeitiges Belasten des Bruches besonders notwendig sind, hatte sich die früher geübte Behandlung mit Extensionsverband, die eine Bettruhe von 2–3 Monaten erforderlich machte, als völlig unzureichend erwiesen. Schon seit vielen Jahrzehnten wurde deshalb die Extensionsbehandlung durch die Nagelung ersetzt. Bei der Schenkelhalsnagelung wird ein Nagel aus nichtrostendem Stahl von etwas unterhalb des großen Rollhügels aus durch den Schenkelhals über die Bruchstelle hinweg in den Oberschenkelkopf vorgetrieben (Abb. 26 a–c, 27, 46). Auch die Schenkelhalsnagelung wurde in etwas abgeänderter Form von der AO übernommen. Zur Fixierung werden Nägel und Schrauben verschiedenster Art verwendet. Einige der wesentlichen Typen von Schenkelhalsnägeln und -schrauben s. Abb. 26. Bei den pertrochanteren Oberschenkelbrüchen müssen die Nägel oder Schrauben mit einer Lasche am Oberschenkelschaft fixiert werden, da sonst das knöcherne Dreieck am großen Rollhügel oberhalb des Nagels ausbrechen würde (Abb. 27). Die Bruchstücke können sich nach der meist relativ kleinen Operation, welche die Schenkelhalsnagelung darstellt, nicht mehr gegeneinander verschieben, die Patienten können mit frühzeitigen Bewegungsübungen (etwa 10–14 Tage nach der Nagelung) des Beines beginnen, frühzeitig aus dem Bett gesetzt werden und wesentlich eher das verletzte Bein belasten, als dies früher bei der konservativen Behandlung der Fall war. Die meisten durch Nagelung behandelten Schenkelhalsbrüche sind nach etwa 6–8 Monaten knöchern fest verheilt. Auch mediale Brüche können bei Fixierung des Nagels mit einer Lasche am Oberschenkel schon relativ frühzeitig belastet werden.

Methoden der operativen Knochenbruchbehandlung 65

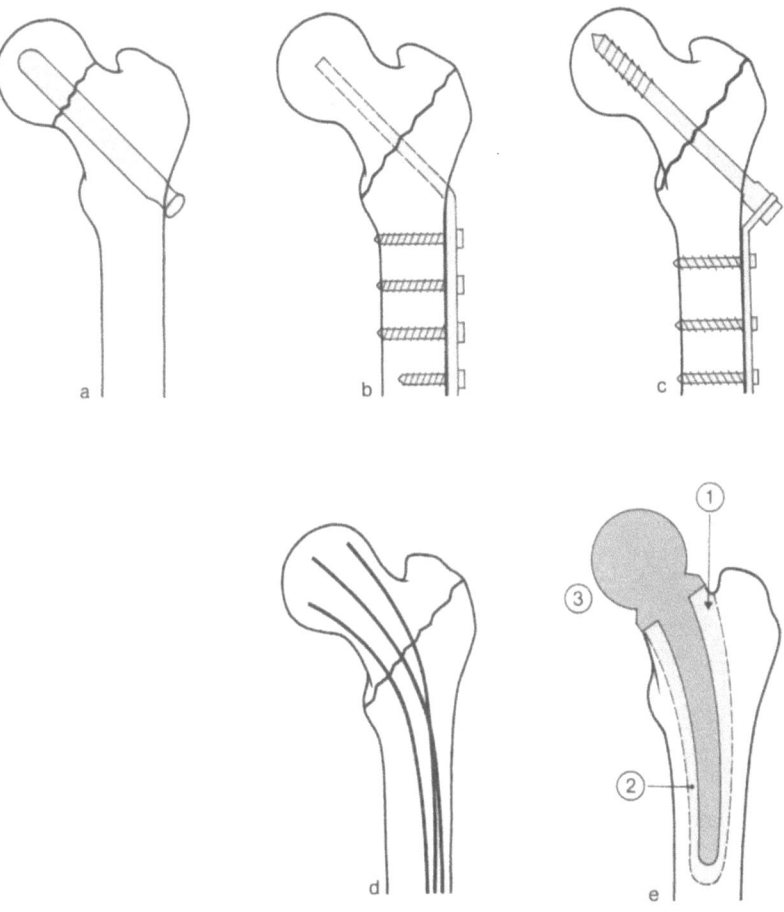

Abb. 26a–e. Schematische Darstellung zur Behandlung von Schenkelhalsbrüchen. **a** Durch einen Dreilamellennagel versorgter medialer Schenkelhalsbruch. **b** Mit einer 130°-Winkelplatte der AO versorgte pertrochantere Oberschenkelfraktur. **c** Mit einer Schraube nach Reimers fixierte pertrochantere Oberschenkelfraktur. Die auf die Reimers-Schraube aufgesetzte Lasche ist mit 3 weiteren Schrauben am Oberschenkelschaft befestigt. **d** Die pertrochantere Oberschenkelfraktur ist hier mit 3 Federnägeln nach Simon-Weidner u. Ender versorgt worden. Die Nägel wurden an der Innenseite des Oberschenkels im distalen Drittel nach Aufbohren der Markhöhle eingeschlagen und über die Bruchstelle hinweg bis in den Oberschenkelkopf vorgetrieben. **e** Ersatz des Oberschenkelkopfes durch eine Endoprothese

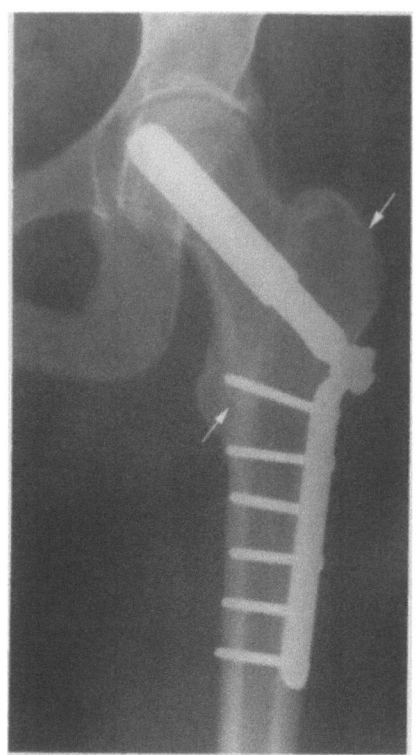

Abb. 27. Durch Laschennagelung versorgte pertrochantere Oberschenkelfraktur. Die auf den Böhlernagel aufgeschraubte Lasche ist mit 6 weiteren Schrauben am Oberschenkelschaft befestigt. Die Fraktur (→ ←) ist bereits weitgehend knöchern fest geworden

Eine weitere heute gebräuchliche Methode zur Behandlung von pertrochanteren Oberschenkelbrüchen ist die Endernagelung. Bei ihr wird die Markhöhle an der Innenseite des verletzten Oberschenkels etwas oberhalb des Kniegelenkes eröffnet. Von hier aus werden nun 3 oder 4 Endernägel (Abb. 26 d, 28) in der Markhöhle über die Bruchstelle hinweg unter Röntgenkontrolle bis in den Oberschenkelkopf vorgetrieben. Auch die Endernagelung bietet den Vorteil einer besonders frühen Bewegungs- und Belastungsmöglichkeit der verletzten Extremität bzw. der Bruchstücke.

Totalendoprothese: Bei medialen Schenkelhalsbrüchen kann es infolge Mitverletzung der den Oberschenkelkopf ernährenden arteriellen Blutgefäße auch nach einer Nagelung bei guter Stellung der Bruchstücke zu einer Nekrose des Oberschenkelkopfes mit nachfolgender Versteifung des

Methoden der operativen Knochenbruchbehandlung

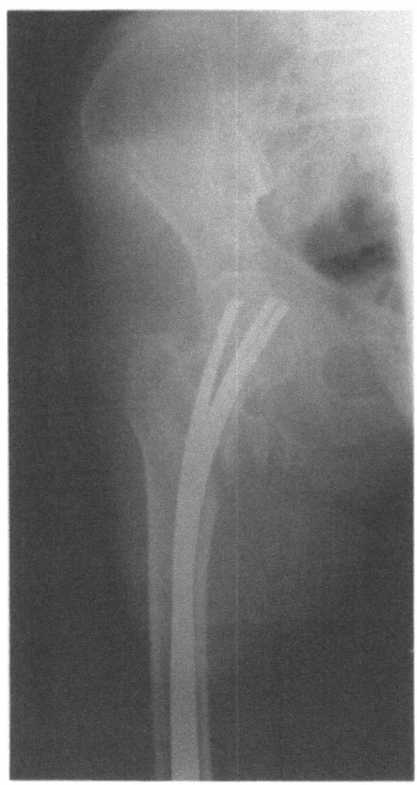

Abb. 28. Mit Federnägeln nach Simon-Weidner u. Ender versorgte pertrochantere Oberschenkelfraktur einer 90jährigen Frau

Hüftgelenkes kommen. Man ist deshalb heute dazu übergegangen, diese Brüche mit dem sofortigen Einsetzen einer Totalendoprothese (Abb. 20, 26, 29) zu behandeln. Trotz der Größe des Eingriffes hat sich dies gerade bei Patienten in hohem Lebensalter bewährt, da diese Verletzten das Bein schon nach wenigen Tagen belasten und Gehübungen durchführen können. Beim Einsetzen einer Totalendoprothese wird zunächst der abgebrochene Oberschenkelkopf entfernt. Danach wird die Hüftgelenkspfanne ausgefräst. In die so im Beckenknochen entstandene Höhle wird eine Hüftgelenkspfanne aus Kunststoff eingesetzt, sie wird dort mit Kunststoff-Zement befestigt. Anschließend wird die Prothese in dem entsprechend vorbereiteten Oberschenkelschaft ebenfalls mit Kunststoff-Zement fest fixiert. Zuletzt wird der Oberschenkelkopf der Prothese in die künstliche Hüftgelenkspfanne eingestellt.

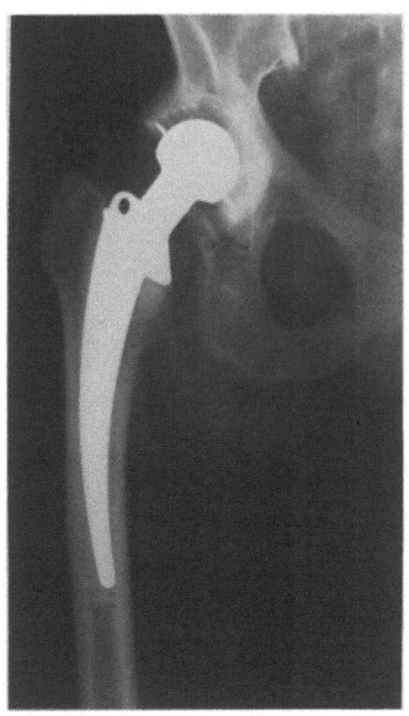

Abb. 29. Röntgenbild des rechten Hüftgelenkes einer 80jährigen Frau. Das Hüftgelenk wurde wegen einer medialen Schenkelhalsfraktur durch eine Totalendoprothese ersetzt

Rush-Pin-Nagelung: Die früher sehr gebräuchliche Nagelung mit einem oder mehreren Rush-Pin (Abb. 30) ist durch die AO-Methode der Knochenbruchbehandlung in den Hintergrund getreten, da diese Nägel die Bruchstücke langer Röhrenknochen lediglich locker schienen können, jedoch keine stabile Osteosynthese möglich machen. Diese Form der Nagelung wurde hauptsächlich zur Behandlung von Brüchen der Unterarmknochen oder als sogenannte „Bündelnagelung" bei Brüchen langer Röhrenknochen – vor allem des Oberarmes – verwendet. Wegen der Instabilität der Bruchstücke kam es nicht selten zu Pseudarthrosen. Ein zusätzlicher Gipsverband ist bei der Rush-Pin-Nagelung zur Ausschaltung der Drehbewegungen an der Bruchstelle, die durch den Rush-Pin nicht verhindert werden, in jedem Falle erforderlich.

Verschraubung: Die Verwendung von Schrauben zur Osteosynthese kleiner abgebrochener Knochen (z. B. Innenknöchel) oder zur Fixierung aus-

Methoden der operativen Knochenbruchbehandlung 69

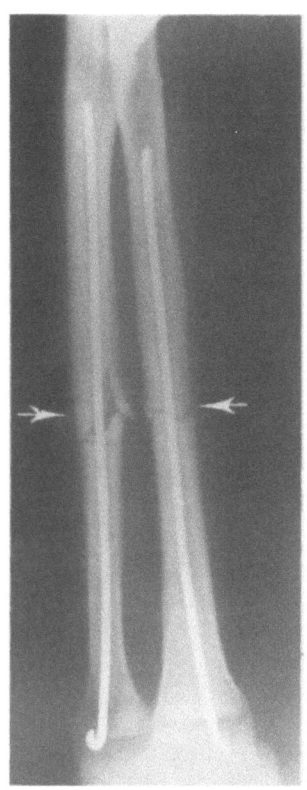

Abb. 30. Mit Rush-Pins genagelte Unterarmfraktur. Die Bruchstellen von Elle und Speiche liegen beide in der Mitte des Schaftes (→ ←)

gebrochener Knochenstücke an der Bruchstelle eines größeren Knochens (Abb. 31) wird seit langem geübt. Sie wurde ebenfalls von der AO übernommen, die allerdings neue, wesentlich bessere Schrauben entwickelte und die Operationsmethode in allen Details verfeinerte.

Zuggurtung: Sie stellt ebenfalls eine seit langem bekannte Möglichkeit zur operativen Stabilisierung von Knochenbrüchen dar. Hier werden durch beide Bruchstücke Kirschner-Drähte gebohrt, über deren Enden ein Draht gelegt wird. Dieser wird nun fest angezogen und die beiden Bruchstücke so aufeinandergepreßt (Abb. 32 u. 33). Eine nahezu routinemäßige Verwendung findet die Zuggurtung bei Querbrüchen der Kniescheibe, bei den Olecranonfrakturen und häufig anstelle einer Verschraubung auch bei der Osteosynthese einer Innenknöchelfraktur.

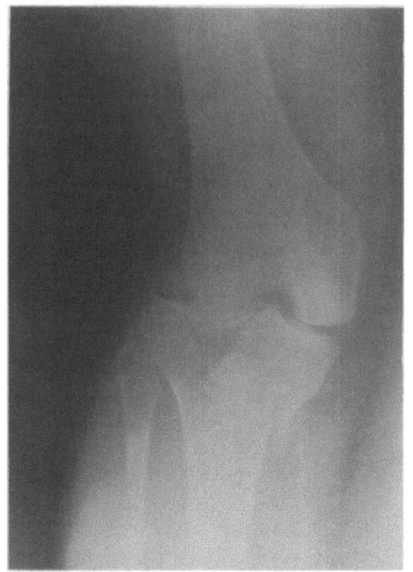

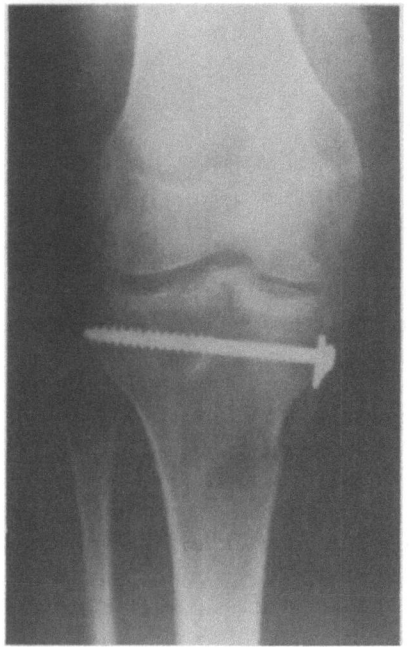

Abb. 31. a Schienbeinkopfbruch. Man erkennt deutlich die zerstörte und eingesunkene Gelenkfläche des Schienbeinknochens. **b** Derselbe Bruch wie auf Abb. 31a nach der operativen Versorgung. Die Bruchstücke wurden nach der Reposition mit einer Schraube fest aneinander fixiert

Methoden der operativen Knochenbruchbehandlung 71

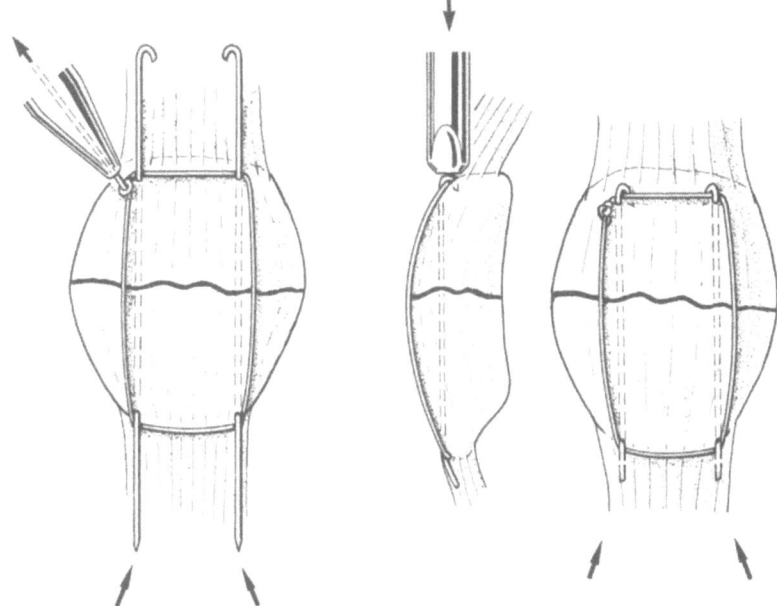

Abb. 32. Schematische Darstellung einer Zuggurtung wegen Querfraktur der Kniescheibe im mittleren Drittel. Zunächst wurden die beiden Bruchstücke der Kniescheibe durch 2 Kirschnerdrähte (↗↖) aufeinander fixiert. Anschließend wurde ein um die Kirschnerdrähte herumgeführter Draht mit einem Drahtspanner angespannt, so daß nun die Bruchstücke fest aufeinander gepreßt werden. Wird das Kniegelenk jetzt in leichte Beugestellung gebracht, so wirkt sich der Kompressionseffekt an der Bruchstelle noch stärker aus

Drahtumschlingung: Man versteht darunter die Fixierung von 2 Bruchstücken durch eine oder mehrere Drahtschlingen. Die Drahtumschlingung wurde früher häufig zur Behandlung von Schrägbrüchen langer Röhrenknochen benutzt (Abb. 34). Da es infolge unzureichender Stabilität an der Bruchstelle und Durchblutungsstörungen der Knochenhaut nicht selten zu Pseudarthrosen kommt, ist diese Methode heute weitgehend zu Gunsten anderer operativer Behandlungsmöglichkeiten (Verschraubung, Verplattung) verlassen worden. Gelegentlich findet sie jedoch noch, insbesondere zusätzlich zu anderweitigen Osteosyntheseverfahren, Verwendung.

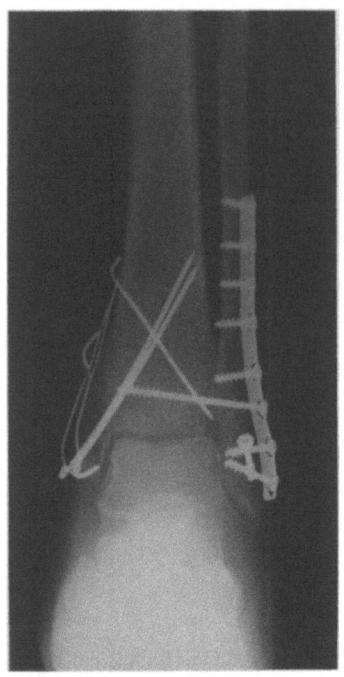

Abb. 33. Stabile Osteosynthese eines Verrenkungsbruches des oberen Sprunggelenkes. Während die Bruchstücke des Außenknöchels nach der Reposition durch eine AO-Platte sowie eine Zugschraube aufeinander fixiert wurden, wurde die Innenknöchelfraktur durch Zuggurtung stabilisiert. Die Drahtschlinge wurde hier um 3 Kirschnerdrähte herumgeführt, von denen einer von oben her in die Tibia gebohrt wurde, während die beiden anderen von unten her nach der Reposition des abgebrochenen Innenknöchels durch diesen über die Bruchstelle hinweg in die Tibia vorgetrieben wurden

4.3.3 Behandlung der Pseudarthrose

Sie besteht in der operativen Freilegung des Falschgelenkes, wobei zunächst das ganze Bindegewebe, welches sich zur Überbrückung der Bruchstelle im Bruchspalt gebildet hat, entfernt wird. Anschließend werden die ehemaligen Bruchflächen angefrischt und durch eine AO-Platte unter Kompression fest aufeinanderfixiert (Abb. 35 a u. b). Ist dies nicht vollständig möglich, so wird der zurückbleibende Defekt mit Spongiosa, die dem Beckenkamm des Patienten entnommen wird, ausgefüllt.

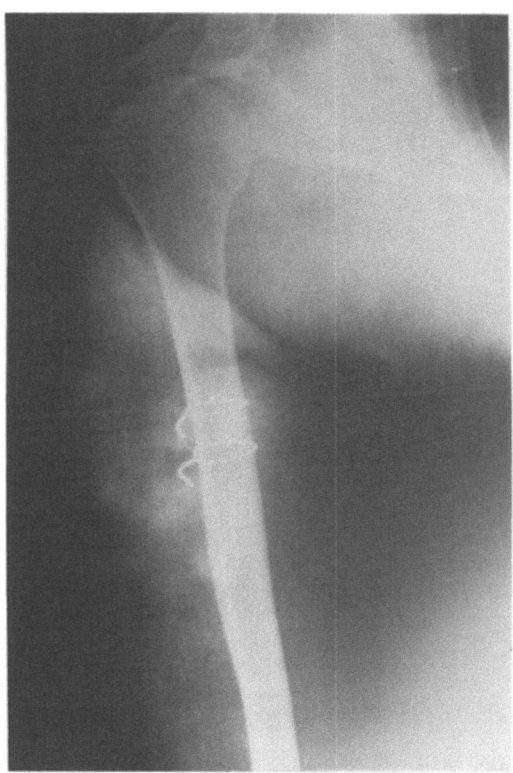

Abb. 34. Langer Spiralbruch im mittleren Drittel des Oberarmes. Die Bruchstücke wurden durch zwei Drahtschlingen aneinander fixiert. Röntgenaufnahme 8 Tage nach der Operation

4.3.4 Behandlung der Osteomyelitis (Osteitis) nach Knochenbrüchen

Wie bereits mehrfach erwähnt, kann die Infektion der Bruchstelle (Osteomyelitis, Abb. 73) sowohl von Wunden bei offenen Frakturen ihren Ausgang nehmen, als auch bei der operativen Knochenbruchbehandlung postoperativ auftreten. Man bezeichnet die Osteomyelitis heute vielfach auch als „Osteitis". Es handelt sich in jedem Falle um eine sehr ernste Komplikation, durch die das Festwerden eines Knochenbruches verhindert wird und schwerwiegende Unfallfolgen an der betreffenden Extremität zurückbleiben können. Die Behandlung erfolgt operativ durch Ausräumen des ganzen infizierten Gewebes und Beseitigung der abgestorbenen Knochenbezirke an der Bruchstelle. Anschließend werden beide

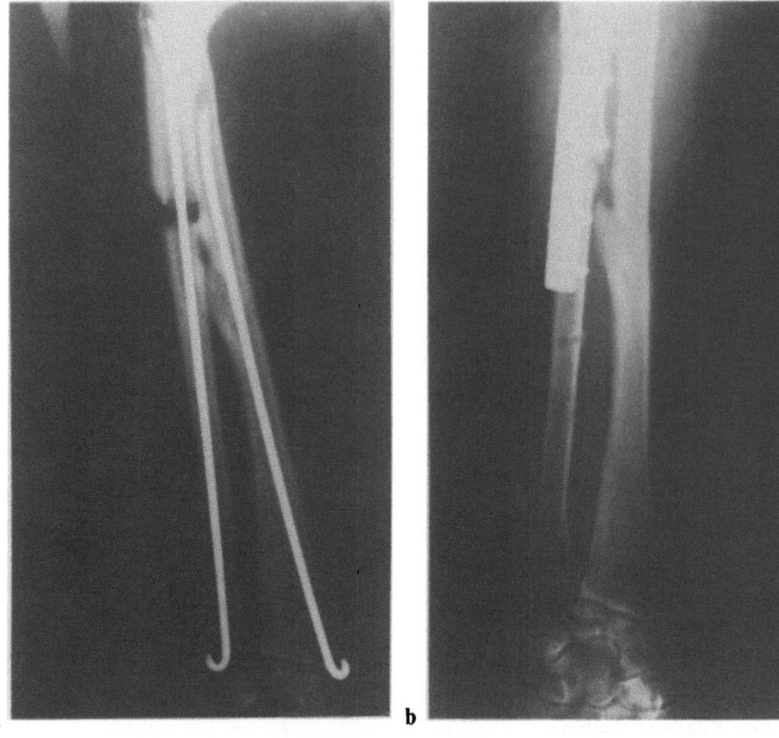

Abb. 35. a Mit Rush-Pins genagelter Bruch von Elle und Speiche. Der Bruch der Elle hat sich im Gegensatz zum Speichenbruch nicht knöchern durchbaut, vielmehr ist an der Bruchstelle durch Knochenabbau ein etwa 1 cm breiter Spalt entstanden, der durch Bindegewebe überbrückt wurde (typ. Falschgelenkbildung oder „Pseudarthrose"). **b** Die alte Bruchstelle von Abb. 35a wurde später nach Entfernung der Rush-Pins operativ angefrischt und beide Bruchstücke durch eine Druckplattenosteosynthese fest aufeinander fixiert. Die Pseudarthrose ist inzwischen knöchern fest verheilt

Bruchstücke in achsengerechter Stellung durch AO-Platten oder einen sogenannten „äußeren Spanner" (Fixateur externe) stabilisiert, so daß die Bruchstelle absolut ruhig gestellt ist. Der zurückbleibende Defekt wird zunächst mit Refobacin-Pallakos-Kugeln, später mit Spongiosa, die dem Beckenkamm des Patienten entnommen wird, ausgefüllt. In leichteren Fällen kann man vor der operativen Behandlung den Versuch machen, die Infektion durch Einlegen von Spüldrainagen zum Abklingen zu bringen. Zum Spülen verwendet man antibiotikahaltige Infusionslösungen.

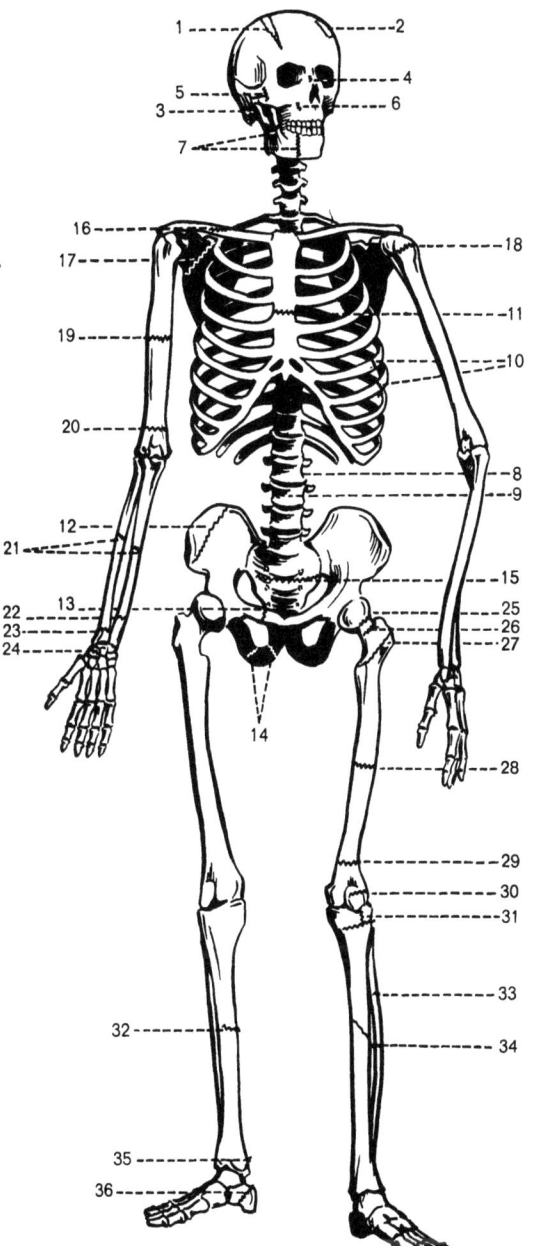

1. Berstungsbruch des Schädeldaches,
2. Biegungsbruch des Schädeldaches (Impressionsfraktur),
3. Schädelbasisbruch,
4. Nasenbeinbruch,
5. Jochbeinbruch,
6. Oberkieferbruch,
7. Unterkieferbrüche,
8. Bruch eines Wirbelkörpers,
9. Bruch des Dornfortsatzes eines Wirbels (im Bild nicht sichtbar),
10. Rippenbrüche,
11. Brustbeinbruch,
12. Bruch der Beckenschaufel,
13. Schambeinbruch,
14. Sitzbeinbrüche,
15. Kreuzbeinbruch,
16. Schlüsselbeinbruch,
17. Schulterblattbruch,
18. Oberarmkopfbruch,
19. Oberarmschaftbruch,
20. suprakondylärer Oberarmbruch,
21. Unterarmschaftbruch (Bruch v. Elle u. Speiche),
22. Bruch im körperfernen Abschnitt der Elle,
23. typ. handgelenknaher Speichenbruch,
24. Kahnbeinbruch,
25. medialer Schenkelhalsbruch,
26. lateraler Schenkelhalsbruch,
27. pertrochanterer Oberschenkelbruch,
28. Oberschenkelschaftbruch,
29. suprakondylärer Oberschenkelbruch,
30. Kniescheibenbruch,
31. Schienbeinkopfbruch,
32. Schienbeinbruch,
33. Wadenbeinbruch,
34. Unterschenkelbruch (Bruch von Schien- u. Wadenbein),
35. Innenknöchelbruch,
36. Fersenbeinbruch.

Abb. 36. Lokalisation der am häufigsten vorkommenden Knochenbrüche

4.4 Die häufigsten Knochenbrüche

Infolge schwacher Stellen im Aufbau einzelner Knochen und der Ähnlichkeit sich immer wiederholender Gewalteinwirkungen kommt es in vielen Fällen zu typischen Knochenbrüchen (Abb. 36). Diese sind wesentlich häufiger als die selteneren atypischen Brüche und schweren Trümmerbrüche, die keine bestimmte, sich immer wiederholende Bruchform, erkennen lassen. Im folgenden soll ein kurzer Überblick über Begriff, Entstehungsmechanismus und wichtigste Behandlungsarten der typischen Knochenverletzungen gegeben werden.

4.4.1 Kopf

Gehirnschädel
Der Berstungsbruch des Schädeldaches (Abb. 37) ist die häufigste Verletzung des Gehirnschädels. Er entsteht durch plötzliche Formveränderung des Schädels während der Gewalteinwirkung. Eine solche Verformung kommt vorwiegend dann zustande, wenn die Gewalt von beiden Seiten zugleich einwirkt oder wenn der Kopf dem Trauma nicht ausweichen kann (z. B. Überfahrenwerden des auf dem Boden liegenden Kopfes). Der Schädelknochen birst an der Stelle, an der sich die Biegung am stärksten auswirkt, auseinander. Es handelt sich somit häufig um einen indirekt entstandenen Bruch.

Klinische Zeichen: Sie werden überwiegend durch Mitverletzung der im Schädel gelegenen Weichteile (Hirnhäute, Gefäße, Gehirn) hervorgerufen.

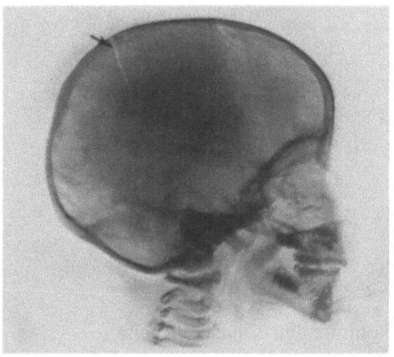

Abb. 37. Berstungsbruch an einem kindlichen Schädel (Pfeil)

Kopf 77

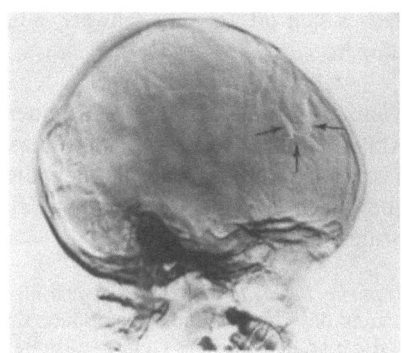

Abb. 38. Impressionsfraktur an einem kindlichen Schädel. Das eingedrückte Knochenstück (Pfeile) ist auf der nach einer besonderen Technik angefertigten Rö-Aufnahme gut zu erkennen

Ärztliche Behandlung: Der Berstungsbruch selbst bedarf außer Bettruhe im allgemeinen keiner speziellen Behandlung. Behandlung gleichzeitig bestehender Gehirnverletzungen, S. 112.

Biegungsbruch des Schädeldaches (Impressionsfraktur; Abb. 38): Hier ist die Gewalteinwirkung direkt erfolgt, d. h. der Bruch befindet sich an der Stelle, an welcher die Gewalt eingewirkt hat. Er entsteht, wenn den knöchernen Schädel ein harter Gegenstand trifft (z. B. Stock, Stein usw.), umgekehrt kann er auch dadurch zustande kommen, daß der Schädel gegen einen solchen Gegenstand (z. B. vorstehende Schraube) geschleudert wird. Im Bereich der Gewalteinwirkung bricht ein Stück aus dem Schädelknochen aus, es wird in Richtung der einwirkenden Gewalt in das Schädelinnere vorgetrieben (Impression).

Klinische Zeichen: Auch hier sind Zustand des Patienten und klinische Zeichen der Verletzung nahezu ausschließlich durch die sehr häufig vorhandene Mitverletzung des Gehirns und seiner Häute bedingt.

Ärztliche Behandlung: Im Gegensatz zu Berstungsbrüchen muß ein Biegungsbruch sofort operativ behandelt werden, auch dann, wenn zunächst keine lebensbedrohlichen Erscheinungen bei dem Verletzten bestehen. Bei der Operation werden der eingebrochene Knochen gehoben und etwaige Verletzungen der Weichteile im Schädel (Zerreißungen der Hirnhaut, Verletzungen eines Blutgefäßes oder des Gehirns) versorgt.

Bruch des Schädelgrundes (Schädelbasisbruch): Er kann dann entstehen, wenn die Halswirbelsäule durch das Körpergewicht gegen die dünne Schädelbasis vorgetrieben wird oder umgekehrt (Sturz auf den Kopf). Wegen der an der Schädelbasis gelegenen lebenswichtigen Zentren handelt es sich oft um sehr schwere, lebensbedrohliche oder tödliche Verletzungen.

Klinische Zeichen: Blutung aus einem oder beiden Ohren (seltener auch Abfluß von Liquor oder Gehirnmasse aus dem Ohr) und Blutungen in das Fettgewebe der Augenhöhlen, die etwas später im Bereich der Augenlider und der umgebenden Haut als Blutergüsse sichtbar werden (sog. Brillenhämatom).

Ärztliche Behandlung: Sie richtet sich im wesentlichen auch hier nach der Mitverletzung des Gehirns und seiner Häute, des verlängerten Rückenmarkes (Medulla) und der an der Basis des Gehirns austretenden Nerven. Eine Behandlung des Knochenbruches selbst ist meist nicht nötig und möglich.

Gesichtsschädel

Bruch des knöchernen Nasenbeines: Entstehung durch direkte Gewalteinwirkung. Er führt zur Einengung des durch die Nase führenden Atemweges und ohne Behandlung zu einer Verunstaltung des Gesichts.

Klinische Zeichen: Starke Weichteilschwellung (oft mit Platzwunde) und sichtbare Dellenbildung über dem Nasenbein, (Sattelnase) meist dicht unterhalb der Nasenwurzel.

Ärztliche Behandlung: Der eingebrochene Knochen des Nasenbeins muß wieder gehoben und in die alte Lage gebracht werden, was von der Nasenhöhle aus mit einem geraden, lanzenförmigen Instrument (Elevatorium) geschieht. Anschließend wird in die Nasenlöcher eine Gazetamponade eingelegt.

Bruch des Jochbeines: Er entsteht wie der Nasenbeinbruch durch direkte Gewalteinwirkung.

Klinische Zeichen: Starke Weichteilschwellung und sichtbare asymmetrische Verformung des Gesichtes, unter Umständen Lähmung von Gesichtsnerven, Gefühlsstörungen der Wange und Oberlippe auf der verletzten Seite.

Ärztliche Behandlung: Das eingedrückte Jochbein muß operativ gehoben und so wieder in die normale Stellung gebracht werden.

Oberkieferbruch: Er entsteht meist durch direkte Gewalteinwirkung (z. B. Hufschlag). Dabei können der ganze Oberkiefer oder auch nur Teile, z. B. der Bereich der Kieferhöhlen oder der Zahnfortsatz, betroffen sein.

Klinische Zeichen: Deformierung der verletzten Gesichtshälfte mit starker Weichteilschwellung, eventuell Blutungen in die Mundhöhle.

Ärztliche Behandlung: Konservativ oder operativ durch den Zahnarzt oder Kieferchirurgen; bei Brüchen des Zahnfortsatzes reicht gewöhnlich Schienung der Zähne des Oberkiefers und anschließende Ruhigstellung aus. Bis zur Wiederherstellung der Kaufähigkeit Ernährung mit flüssiger Kost.

Unterkieferbrüche: Sie entstehen fast immer direkt durch Schlag, Stoß, Fall usw. Gewöhnlich sind entweder der waagrechte oder der senkrechte Ast des Unterkiefers betroffen.

Klinische Zeichen: Die Brüche sind durch den Ausfall der Kaufunktion leicht zu erkennen. Der Unterkiefer kann nicht mehr normal bewegt werden, weder völliges Schließen noch weites Öffnen des Mundes ist möglich. Daneben bestehen die sonstigen allgemeinen Zeichen einer Knochenbruchverletzung. Beim Betasten der Zähne fühlt man an der Bruchstelle in der Zahnreihe eine Stufenbildung.

Ärztliche Behandlung: Sie erfolgt in Verbindung mit dem Zahnarzt meist durch Schienung der Zähne oder Verplattung des Unterkiefers. Bis zur Wiederherstellung der Kaufähigkeit Ernährung mit flüssiger Kost.

4.4.2 Wirbelsäule

Der *Bruch eines Wirbelkörpers* zählt neben den Schädelbrüchen wegen Gefahr der Mitverletzung des Rückenmarkes, die durch falsches Verhalten der Helfer auch nach dem Unfallgeschehen noch zustande kommen kann, zu den sehr schweren Knochenverletzungen. Die Gefahr für das Leben des Patienten ist um so größer, je höher der verletzte Wirbel in der Wirbelsäule gelegen ist. Die für den Verletzten harmlosesten Formen sind der sog. Deckplatteneinbruch und der Abbruch eines kleineren Knochenstückes an der Vorderkante eines Wirbelkörpers (Abb. 39). Von diesen Verletzungsformen sind bis zum vollständigen Zusammenbruch eines oder mehrerer Wirbel (Abb. 40) alle Zwischenstadien möglich. Meist bricht der Wirbelkörper an der Vorderkante zusammen, so daß, von der Seite her gesehen, ein keilförmiges Bild des Wirbels entsteht (Abb. 39). Beim Bruch von Wirbelkörpern handelt es sich fast immer um Stauchungsbrüche (Kompressionsfrakturen). Sie entstehen, wie der Name sagt, am häufigsten durch ein plötzliches Zusammengestauchtwerden der Wirbelsäule, z.B. beim Sturz von einem Baum, einer Leiter oder aus einem Fenster. Die Wirbelsäule wird ruckartig nach vorne zusammengekrümmt

Die Knochenbrüche (Frakturen) und ihre Behandlung

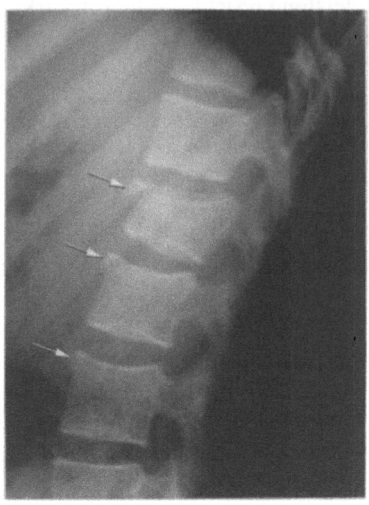

Abb. 39. Seitliche Aufnahme einer verletzten Wirbelsäule. Man erkennt deutlich die kleinen dreieckigen Abbrüche der vorderen Oberkanten des 1.–3. Lendenwirbelkörpers (⇉). Darüberhinaus ist der 1. Lendenwirbelkörper im Ganzen zusammengestaucht. Während die Hinterkante des Wirbels nur eine geringfügige Einstauchung erkennen läßt, ist die Vorderkante deutlich erniedrigt. Dadurch kommt die bei Kompressionsfrakturen typische Keilform des gebrochenen Wirbels zur Darstellung

und der (oder die) an der Stelle der stärksten Krümmung gelegene(n) Wirbelkörper an der Vorderkante von beiden Seiten her zusammengedrückt. Lösen sich dabei die Bruchstücke aus ihren Verbindungen, so rutschen sie auf dem einzig möglichen Ausweg nach hinten und geraten hier in den Wirbelkanal. Auf diese Weise entstehen mehr oder weniger schwere Quetschungen des Rückenmarkes (S. 116). Die meisten Wirbelkörperbrüche finden sich im Bereich der mittleren und unteren Brust- und oberen Lendenwirbelsäule.

Klinische Zeichen: Starke Schmerzen im Rücken, Streckhaltung der Wirbelsäule und Verkrampfung („Verspannung") der Rückenstreckmuskulatur. Die endgültige Diagnose wird häufig erst durch die Röntgenaufnahme im Krankenhaus gestellt werden können. Symptome bei Mitverletzungen des Rückenmarkes, S. 116.

Ärztliche Behandlung: Bei geringfügigen Wirbelverletzungen (Deckplatteneinbrüche, Kantenabrisse) mehrwöchige strenge Bettruhe bei harter Lagerung. Bei schweren Kompressionsbrüchen von Wirbelkörpern kann man versuchen, den Wirbel in Narkose wieder aufzurichten. Zur Ruhigstellung der Wirbelsäule fertigt man dann in Bauchlage ein Gipsbett oder Gipskorsett an, dabei muß die gebrochene Stelle der Wirbelsäule möglichst nach unten durchhängen. Hierdurch sucht man, besonders bei Brüchen im Bereich der Brust- und Lendenwirbelsäule, ein Auseinanderweichen der Bruchstücke des an seiner Vorderkante zusammengebrochenen Wirbels zu erreichen. Die erforderliche Liegezeit in diesem Gips beträgt im Durch-

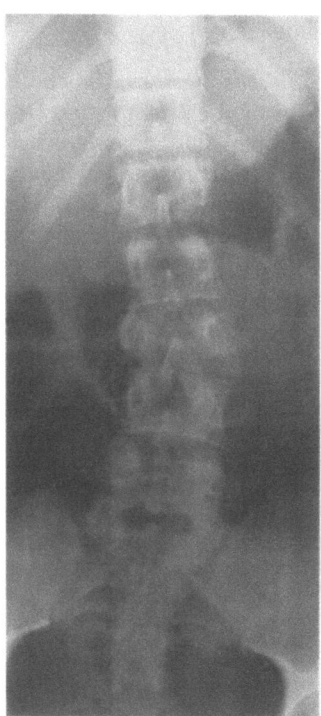

Abb. 40. Röntgenaufnahme einer Lendenwirbelsäule ap. Sie zeigt eine Kompressionsfraktur des 3. Lendenwirbelkörpers. Der Wirbel ist an seiner rechten Seitenkante stärker eingestaucht als links, so daß es durch diese Höhenunterschiede zu einer deutlichen Seitenverbiegung der Wirbelsäule gekommen ist

schnitt, je nach Art und Schwere der Verletzung, 4–6 Wochen. Dann beginnt die mediko-mechanische Nachbehandlung mit Kriechübungen, vorsichtigen Belastungsübungen der Wirbelsäule, Bewegungsübungen im Bewegungsbad und leichten Massagen der Rückenstreckmuskulatur zu deren Kräftigung.

4.4.3 Brustkorb

Brüche des Brustbeines sind relativ selten. Sie entstehen direkt durch Schlag oder Stoß, z. B. beim Aufprall des Brustbeines gegen die Lenksäule des Autos bei Verkehrsunfällen. Wesentlich häufiger sind Rippenbrüche. Diese können direkt durch Schlag, Stoß, bei Fall gegen eine Kante usw., oder indirekt bei Zusammengepreßtwerden des Brustkorbes (z. B. bei Überfahrenwerden) zustande kommen. Sind mehrere benachbarte Rippen gebrochen, so spricht man von einem Rippenserienbruch. Mitverletzungen des Rippenfells und der Lungenoberfläche sind sowohl beim Bruch einer einzelnen Rippe als auch bei Rippenserienbrüchen möglich.

Klinische Zeichen: Brüche des Brustbeines machen sich oft nur durch Weichteilschwellung und Druckschmerzhaftigkeit über dem Brustbein bemerkbar. Bei Rippenbrüchen werden heftige Schmerzen auf der verletzten Brustkorbseite besonders beim Atmen angegeben; starke Schmerzen im Bereich der verletzten Rippen beim Zusammendrücken des Brustkorbes. Eine Endgültige Diagnose ist, besonders bei Bruch einer einzelnen Rippe, oft erst durch Röntgenaufnahme möglich. Symptome bei Mitverletzung innerer Organe des Brustkorbes, S. 120.

Ärztliche Behandlung: Brüche einzelner Rippen sind im allgemeinen zwar sehr schmerzhaft, meist jedoch harmlos und bedürfen außer Medikamenten zur Schmerzstillung keiner weiteren Behandlung. Eine Schienung ist hier durch die beiden Nachbarrippen gegeben. Vielfach wird ein sog. Dachziegelverband über der einen Brusthälfte angelegt. Rippenserienbrüche bedürfen wegen Gefahr der Mitverletzung innerer Organe und Möglichkeit nachfolgender Komplikationen (z. B. Gefahr einer Lungenentzündung wegen unzureichender Belüftung der Lungen infolge Schmerzen) unbedingt der stationären Krankenhausbehandlung. Diese besteht in Schmerzbekämpfung und Erleichterung der Atemtätigkeit durch Lagerung mit erhöhtem Oberkörper, eventuell Sauerstoffzufuhr. Die sonstige Behandlung richtet sich nach der Mitverletzung innerer Brustorgane oder auftretenden Komplikationen.

4.4.4 Becken

Brüche der Beckenknochen entstehen meist direkt bei schweren Gewalteinwirkungen, insbesondere bei Gewalteinwirkung von zwei Seiten (Quetschungen), z. B. bei Verschüttungen oder Überfahrenwerden. Neben den selteneren Trümmerbrüchen des ganzen Beckens werden häufiger Brüche einzelner Beckenknochen beobachtet. Hier sind insbesondere die Beckenringbrüche, sowie isolierte Brüche des Schambeins, des Sitzbeins (Abb. 41) und des Steißbeins zu nennen. Gelegentlich kommt es auch zu alleinigen Brüchen der Darmbeinschaufeln. Bei Brüchen des Schambeins ist nicht selten die Harnröhre mitverletzt, wie man überhaupt bei Beckenbrüchen immer an die Mitverletzung innerer Organe, besonders der Harnorgane, denken muß.

Klinische Zeichen: Heftige Schmerzen, eventuell sichtbare Blutergußbildung und Weichteilschwellung im Bereich des Beckens. Der Verletzte kann gewöhnlich nicht mehr stehen. Die aktive (selbsttätige) Beweglichkeit eines oder beider Beine ist oft eingeschränkt, beim passiven Bewegen

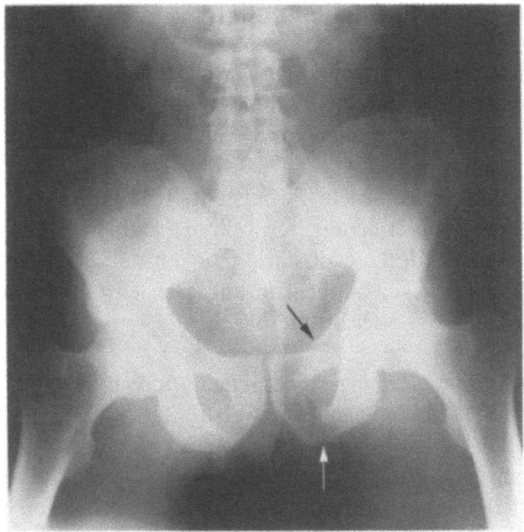

Abb. 41. Die Röntgenübersichtsaufnahme des Beckens läßt einen Bruch des linken Sitzbeins (↑) sowie des linken horizontalen Schambeinastes (↓) erkennen. Die Bruchstücke sind leicht gegeneinander verschoben

des Beines der verletzten Seite werden Schmerzen angegeben. Bei Beklopfen und Zusammendrücken der Beckenknochen werden starke Schmerzen in der Gegend des verletzten Knochens geäußert. Symptome bei Verletzung von Harnröhre oder Blase, S. 133, 134. Eine genaue Diagnose ergibt das Röntgenbild.

Ärztliche Behandlung: Bei Brüchen des Kreuz- und Sitzbeines mehrwöchige Bettruhe bei weicher Lagerung (Luftkissen, Schaumgummipolster u.a.). Manchmal bleiben hartnäckige Nervenschmerzen, sog. Kokzygodynien, zurück. Die Behandlung von Beckenbrüchen, die mit einer Lockerung oder Zerstörung des festen Gefüges des Beckens einhergehen, erfolgt neben strenger Bettruhe durch einen Verband, der geeignet ist, die Beckenknochen zusammenzuhalten und sie am Auseinanderweichen zu hindern. Ein solcher Verband läßt sich folgendermaßen anlegen: Ein Bauchtuch wird unter das Becken gelegt, die verknoteten Bänder des Bauchtuches werden dann über dem Bauch gekreuzt. An den gekreuzten Bändern werden Seile befestigt, die mit Gewichten belastet sind. Die Seile werden über seitlich am Bett oder einer Querstange angebrachte Rollen geleitet, so daß die Beckenschaufeln durch Zug und Gegenzug zusammengehalten werden. Die Dauer der erforderlichen Bettruhe ist sehr unterschiedlich und richtet sich nach der Art des Bruches. Sie schwankt im Durchschnitt zwischen 5 und 10 Wochen.

4.4.5 Obere Gliedmaßen

Brüche der Gliedmaßen werden unter allen Knochenbrüchen am häufigsten beobachtet. Gliedmaßen sind infolge ihrer extremen Stellung am Körper bei Unfällen am meisten gefährdet.

Schlüsselbeinbruch: Er entsteht meist indirekt durch Fall auf die Schulter (typische Verletzung bei Reitern). Dabei wird das Schlüsselbein durch die einwirkende Gewalt stark gebogen und bricht an der Stelle der stärksten Biegung – gewöhnlich im mittleren Drittel – durch. Es handelt sich meist um Schräg- oder Splitterbrüche.

Klinische Zeichen: Schmerzen und Bluterguß über dem gebrochenen Schlüsselbein, nach vorn gedrehter, schlaff herabhängender Arm. Derselbe ist kraftlos und kann im Schultergelenk selbsttätig nicht oder kaum bewegt werden. Passives Bewegen ist im Schultergelenk möglich. Bruchstelle oder Spitzen der Bruchstücke sind wegen des geringen Fettpolsters über dem Schlüsselbein oft schon mit dem Auge gut zu erkennen, in jedem Falle gut zu tasten. Bei kleinen Kindern kommt es am Schlüsselbein vielfach zu Grünholzbrüchen.

Ärztliche Behandlung: Sie erfolgt durch Anlegen eines Rucksackverbandes (S. 143) oder in geeigneten Fällen durch Druckpolsterverband. Hierbei wird über die Bruchstelle des Schlüsselbeines ein kräftiges Polster gelegt und dasselbe mit breiten Pflasterstreifen fest auf das Schlüsselbein gedrückt. Die Bruchstelle wird normalerweise im Verlauf von 3 höchstens 4–5 Wochen wieder von festem Knochen überbrückt, so daß der ruhigstellende Verband entfernt werden kann. Nur in Ausnahmefällen wird eine operative Behandlung erforderlich sein.

Schulterblattbruch: Wesentlich seltener als Schlüsselbeinbrüche sind Brüche des Schulterblattes. Sie entstehen fast immer durch direkte Gewalteinwirkung.

Klinische Zeichen: Schmerzen und Bluterguß im Bereich von Schulter und Schulterblatt. Kraftlosigkeit und schmerzhafte Bewegungseinschränkung des betroffenen Armes im Schultergelenk.

Ärztliche Behandlung: Ruhigstellung des Schultergelenkes und Armes durch Desault-Verband. Seltener operative Behandlung.

Oberarmkopfbruch: Ein häufig beobachteter Bruch, der vorwiegend bei älteren Menschen durch Fall auf Schulter oder Arm auftritt (Abb. 21 a).

Die Bruchlinie verläuft meistens im Bereich des chirurgischen Halses (Collum chirurgicum), nur selten im anatomischen Hals (Collum anatomicum) des Oberarmknochens.

Klinische Zeichen: Die Weichteile über dem Schultergelenk sind gewöhnlich angeschwollen, die aktive Beweglichkeit im Gelenk ist vollständig aufgehoben. Der Versuch, den Oberarm im Schultergelenk passiv zu bewegen, scheitert an den vom Patienten geäußerten heftigen Schmerzen.

Ärztliche Behandlung: Nach kurzer Ruhigstellung und abschwellenden Maßnahmen frühzeitiges Anlegen eines sogenannten „Pendelgipsverbandes". Dieser Gips reicht vom oberen Drittel des Oberarmes bis zum Handgelenk. Er zieht den Arm beim stehenden Patienten nach unten. Der Patient wird angewiesen, mit dem Arm im Stehen und Gehen Pendelübungen durchzuführen. Besonders wichtig ist dies bei älteren Leuten, bei denen es darauf ankommt, in dem ohnehin schon durch Verschleißerscheinungen chronisch veränderten Gelenk eine hier besonders leicht auftretende Bewegungseinschränkung infolge Schrumpfung der Gelenkkapsel zu vermeiden. Bei jüngeren Menschen wird man versuchen, durch entsprechende Maßnahmen, wie Reposition in Narkose, Streckverband oder auch durch ein operatives Aufeinanderstellen mit Fixieren der Bruchstücke durch eine AO-Platte (Abb. 21 b), eine Knochenbruchheilung in möglichst günstiger Stellung der Bruchstücke zu erzielen.

Oberarmschaftbruch: Etwa die Hälfte aller Oberarmbrüche sind Brüche des Oberarmschaftes. Sie entstehen direkt oder indirekt durch Schlag, Stoß oder Fall auf den Arm. Je nach Stärke, Art und Richtung der Gewalteinwirkung entstehen dabei Schräg-, Quer-, Spiral- (Abb. 42 a) oder Splitterbrüche.

Klinische Zeichen: Abnorme Beweglichkeit im Bereich des Oberarmschaftes, Knochenreiben, Weichteilschwellung und Bluterguß (Gefahr der Mitverletzung der am Knochen entlanglaufenden Nerven und Gefäße), starke Schmerzen und schlaffes Herabhängen des Armes.

Ärztliche Behandlung: Sie erfolgt gelegentlich konservativ durch Anlegen eines Streckverbandes, der häufig mit einer Oberarmgipsschiene oder einem gespaltenen, zirkulären Oberarmgipsverband zur besseren Ruhigstellung des Bruches kombiniert wird. Andernfalls werden Oberarmschaftbrüche durch eine AO-Platte fest stabilisiert (Abb. 42 b). Bei der Operation muß besonders auf den Nervus radialis geachtet werden, der dicht um den Knochen herum verläuft und leicht beschädigt werden kann. Von Drahtumschlingungen oder Oberarmmarknagelungen ist man heute weitgehend abgekommen, da sie leicht zu Falschgelenkbildungen führen. Die Heilung bis zur völligen knöchernen Festigung des Bruches ist bei Oberarmschaftbrüchen meist langwierig. Voraussetzung ist, ausgenommen bei der AO-Verplattung, eine genügend lange völlige Ruhigstellung des Armes.

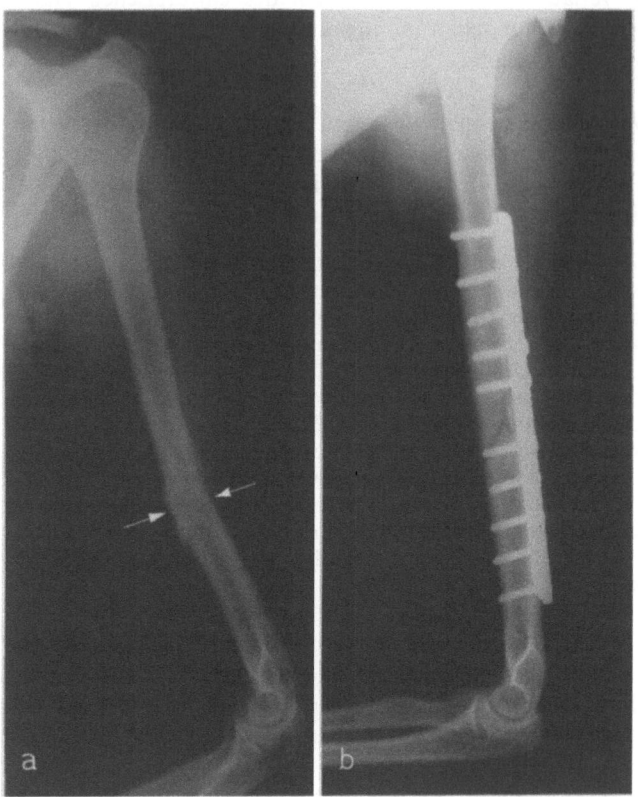

Abb. 42. a Schrägbruch des Oberarmes im unteren Bereich des mittleren Drittels (→ ←) mit Aussprengung eines dreieckigen Biegungskeiles an der Bruchstelle. **b** Die Fraktur von Abb. 42a ist nach Reposition durch eine 10-Loch-AO-Platte stabilisiert worden. Bei diesen Brüchen kann es leicht zu einer Verletzung des nervus radialis kommen, der etwa in Höhe der Bruchstelle dicht am Knochen um diesen herum verläuft

Suprakondylärer Oberarmbruch: Mit der Gefahr des Zurückbleibens einer Bewegungseinschränkung sind Brüche des Oberarmes im Bereich des *Ellenbogengelenkes* verbunden. Hier sind vor allem die suprakondylären Brüche zu nennen (Abb. 43). Diese werden besonders häufig bei Kindern angetroffen und entstehen meist durch Fall auf den Ellenbogen (beim Spiel, Turnen usw.). Dabei knickt der Oberarm dicht oberhalb des Gelenkes ab und bricht durch, oder es kommt zur Absprengung einzelner Teile der Gelenkfläche.

Obere Gliedmaßen 87

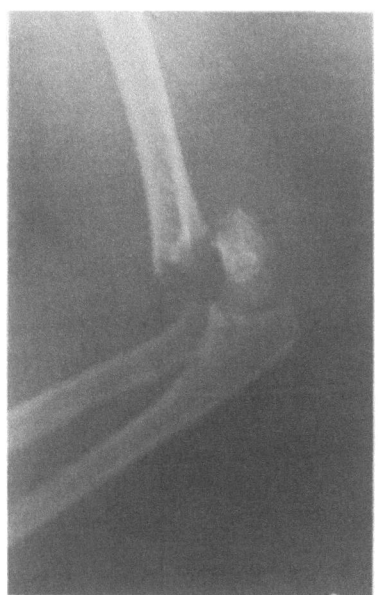

Abb. 43. Supracondyläre Oberarmfraktur mit starker Verschiebung der Bruchstücke

Klinische Zeichen: Schmerzhafte Bewegungseinschränkung im Ellenbogengelenk, oft mächtige Weichteilschwellung mit Blauverfärbung der Haut (Bluterguß). Gefahr der Mitverletzung von Nerven!

Ärztliche Behandlung: Sofortige Reposition in Narkose, eventuell vorübergehendes Anlegen einer Drahtextension am Olekranon, Oberarmgipsverband. Derselbe wird so früh wie möglich wieder entfernt (meist nach 3–5 Wochen), dann wird mit intensiven Bewegungsübungen begonnen.

Unterarmschaftbruch: Unter den Brüchen des Unterarmschaftes ist im mittleren Drittel der gleichzeitige Bruch von Elle und Speiche am häufigsten. Seltener sind Schaftbrüche von Elle oder Speiche allein. Beim Bruch beider Knochen zugleich spricht man vom Unterarmbruch (Abb. 30), andernfalls nur von Ellen- oder Speichenbruch. Die Unterarmschaftbrüche können direkt durch Schlag oder Stoß, aber auch indirekt, zum Beispiel durch Fall auf die Hand, entstehen. Bei Kindern werden häufig Grünholzbrüche beobachtet.

Klinische Zeichen: Wie alle Schaftbrüche sind auch die des Unterarmes infolge der Abwinkelung an der Bruchstelle meist schon mit dem Auge zu erkennen. Daneben finden sich die sonstigen Zeichen einer Knochenbruchverletzung.

Ärztliche Behandlung: Reposition in Narkose, Oberarmgips. Falls das Aufeinanderstellen der Bruchstücke oder ein Fixieren derselben in guter Stellung nicht möglich ist, kann eine operative Behandlung (Verplattung) notwendig werden. Neben dem Schaftbruch der Elle soll auch der Bruch der Elle im Bereich des Ellenbogengelenkes erwähnt werden (Olekranonfraktur), der bei auseinandergewichenen Bruchstücken zur Wiederherstellung der Gelenkfläche durch Zuggurtung operativ behandelt werden muß. An der Speiche kommt es in dieser Gegend gelegentlich zum Bruch des Speichenköpfchens.

Bruch der Speiche: Der weitaus häufigste Knochenbruch am Unterarm ist der handgelenknahe Speichenbruch (Radiusfraktur). Er entsteht besonders häufig bei Menschen in höherem Lebensalter durch Fall auf die Hand. Dabei kommt es zu einem querverlaufenden Bruch der Speiche etwa 1–3 cm oberhalb der Gelenkfläche des Handgelenkes. Die Bruchlinien können auch in die Gelenkfläche hineinreichen. Trümmerbrüche sind bei älteren Leuten nicht selten, bei Kindern Grünholzbrüche.

Klinische Zeichen: Ist der Verletzte auf die Beugeseite des Handgelenkes gefallen (häufigste Art der Bruchentstehung), so wurde das körperferne Bruchstück mit der Hand durch die Gewalteinwirkung nach oben (handrückenwärts) verschoben. Dadurch ist es zu einer Abwinklung an der Bruchstelle gekommen, welche die Form eines Bajonettes hat („Bajonettstellung") und für solche Speichenbrüche typisch ist (Abb. 44 u. 45). Daneben finden sich die sonstigen Zeichen eines gelenknahen Knochenbruches.

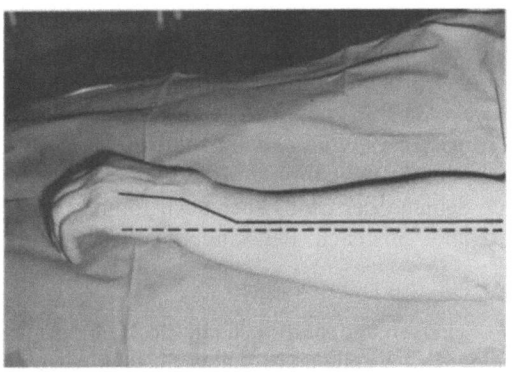

Abb. 44. Handgelenknaher Speichenbruch mit typischer Bajonettstellung der Hand. Die gestrichelte Linie zeigt die normale Verlaufsrichtung der Knochen, die durchgezogene Linie die durch die Fraktur entstandene Bajonettstellung

Untere Gliedmaßen 89

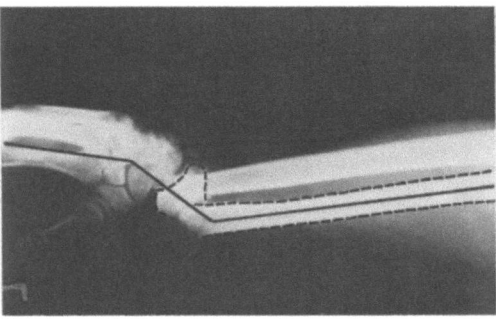

Abb. 45. Typische handgelenknahe Radiusfraktur (Rö-Bild zu Abb. 44). Auch hier kommt die Bajonettstellung der Hand (Linie) deutlich zum Ausdruck. Die gestrichelten Linien begrenzen die Bruchstücke der Speiche

Ärztliche Behandlung: Sofortige Reposition in Narkose und Ruhigstellung durch Gipsschiene, die noch feucht angelegt und angewickelt wird. Dauer der Heilung bis zur Festigung des Bruches im Durchschnitt 3–6 Wochen. Dann Gipsabnahme und Behandlung mit warmen Handbädern und aktiven Bewegungsübungen. Eine operative Behandlung wird nur selten notwendig.

Brüche der Handwurzelknochen: Von diesen Brüchen seien als häufigste der *Kahnbeinbruch* und der *Mondbeinbruch* erwähnt. Sie entstehen durch direkte Gewalteinwirkung. Im Bereich der übrigen Hand kommen Brüche an allen Mittelhandknochen und Fingergliedern vor. *Behandlung* gewöhnlich durch Reposition und Ruhigstellung.

4.4.6 Untere Gliedmaßen

Schenkelhalsbruch: Dieser Bruch des Oberschenkelhalses, im täglichen Sprachgebrauch kurzweg als Schenkelhalsbruch bezeichnet, ist ein typischer Bruch bei alten Menschen. Bei jungen Leuten ist er selten, da der gesunde Knochen im Bereich des Schenkelhalses infolge seiner elastischen Bälkchenstruktur eine außerordentliche Stabilität besitzt. Diese läßt jedoch mit zunehmendem Alter nach. Der Knochen wird spröde und glasartig hart, so daß er leichter bricht als ein junger Knochen. Unabhängig davon besteht bei älteren Leuten infolge Unsicherheit, plötzlich auftretenden Schwindels, Sehschwäche u. a. eine größere Neigung zum Hinfallen an sich. Ein Sturz auf die Hüfte hat dann häufig den Schenkelhalsbruch zur Folge.
Man unterscheidet zwei verschiedene Arten von Schenkelhalsbrüchen:

1. den mittleren (medialen) Schenkelhalsbruch und
2. den seitlichen (lateralen) Schenkelhalsbruch.

90 Die Knochenbrüche (Frakturen) und ihre Behandlung

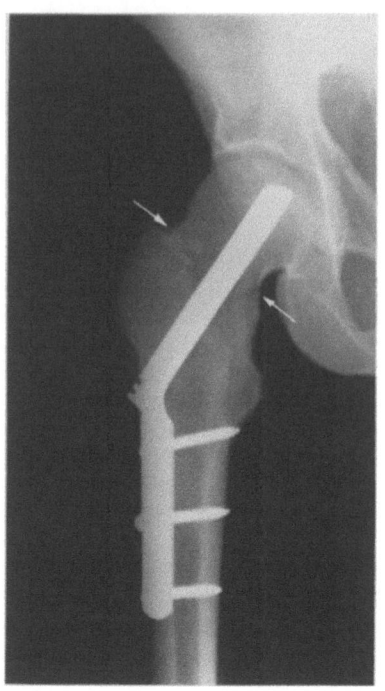

Abb. 46. Durch Nagelung versorgte laterale Schenkelhalsfraktur. Die Röntgenaufnahme wurde direkt nach der Operation gemacht. Der Bruchspalt ist noch deutlich zu erkennen (→ ←)

Beim mittleren Schenkelhalsbruch verläuft die Bruchlinie dicht vor dem Oberschenkelkopf (Abb. 26 a); beim seitlichen Schenkelhalsbruch ist sie etwas weiter außen gelegen (Abb. 46).

Pertrochanterer Oberschenkelbruch: Hier verläuft die Bruchlinie zwischen dem großen und kleinen Rollhügel des Oberschenkels (Abb. 26 b–d, 27, 28, 47). Er wird im täglichen Sprachgebrauch auch als Schenkelhalsfraktur bezeichnet.

Klinische Zeichen: Sie sind bei allen drei Bruchformen im wesentlichen gleich und bestehen in vollständiger Aufhebung der aktiven Beweglichkeit des verletzten Beines im Hüftgelenk. Beim Versuch, das Bein passiv zu bewegen, treten heftige Schmerzen auf. Liegt der Verletzte auf dem Rükken, so ist das verletzte Bein im Hüftgelenk nach außen gedreht, was am besten an der Stellung des Fußes zu erkennen ist. Meist findet sich eine deutliche sichtbare Verkürzung des verletzten Beines.

Untere Gliedmaßen 91

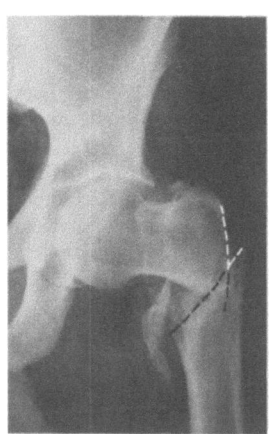

Abb. 47. Petrochantere Oberschenkelfraktur (an der unteren Grenze des Trochanterbereiches). Der Schenkelhals ist nach oben abgekippt. Die beiden aufeinandergehörenden Bruchflächen sind gestrichelt

Ärztliche Behandlung: Fixierung der Bruchstücke durch Nagelung des Schenkelhalses (Abb. 27, 28, 46), bei pertrochanteren Brüchen mit Laschennagel oder Endernägeln, bei medialen Brüchen durch Einsetzen einer Totalendoprothese (Abb. 26e u. 29). Weitere Einzelheiten der Behandlung von Schenkelhalsbrüchen s. S. 64.

Dicht unterhalb der Rollhügel kommt es zu den *subtrochanteren* Oberschenkelbrüchen. Je nach Sitz und Ausdehnung des Bruches werden sie operativ mit einer AO-Winkelplatte und falls notwendig, zusätzlichen Schrauben, stabilisiert.

Oberschenkelschaftbruch: Neben den Schenkelhalsbrüchen sind unter den Oberschenkelbrüchen die Brüche des Oberschenkelschaftes am häufigsten. Sie entstehen vorwiegend bei jüngeren Menschen meist direkt (vor allem bei Verkehrsunfällen), seltener indirekt. Gewöhnlich finden sie sich im mittleren Drittel des Oberschenkelknochens. Nach der jeweiligen Art ihrer Entstehung können sie als Quer-, Spiral-, Schräg- oder Splitterbrüche vorkommen (Abb. 48a–c, 50a–c).

Klinische Zeichen: Auch hier sind, wie bei allen Brüchen der langen Röhrenknochen, die klassischen Zeichen des Knochenbruches fast immer deutlich vorhanden: Abwinkelung an der Bruchstelle, Verkürzung des Beines, abnorme Beweglichkeit, starke Weichteilschwellung, heftige Schmerzen und Unfähigkeit des Verletzten, sein Bein zu bewegen oder zu belasten. Meist gehen Oberschenkelschaftbrüche infolge des hohen Blutverlustes mit einem erheblichen Schockzustand einher.

Ärztliche Behandlung: Ihr Ziel ist, wie beim Schenkelhalsbruch und beim pertrochanteren Oberschenkelbruch, die Bruchstücke in idealer Stellung fest aufeinander zu fixieren, um möglichst bald mit Bewegungsübungen der benachbarten Gelenke beginnen zu können. Dies läßt sich wegen des dicken Weichteilpolsters am Oberschenkel nur durch operative Maßnahmen erreichen. Die gebräuchlichsten Operationsverfahren sind die Marknagelung bei Querbrüchen im mittleren Drittel des Oberschenkels (Abb. 50 b) oder die Verplattung von Schräg- oder Trümmerbrüchen nach den Richtlinien der AO (Abb. 48 a–c). Bei Kindern und Jugendlichen bei denen man durch eine Marknagelung die noch nicht geschlossenen Wachstumszonen (Epiphysenlinien) des Oberschenkelknochens verletzen würde, behandelt man eine Oberschenkelfraktur in der Regel konservativ mit Streckverband (Abb. 49 a u. b).

Suprakondylärer Oberschenkelbruch: Seltenere Brüche des Oberschenkels sind Brüche im kniegelenknahen Abschnitt des Knochens (suprakondy-

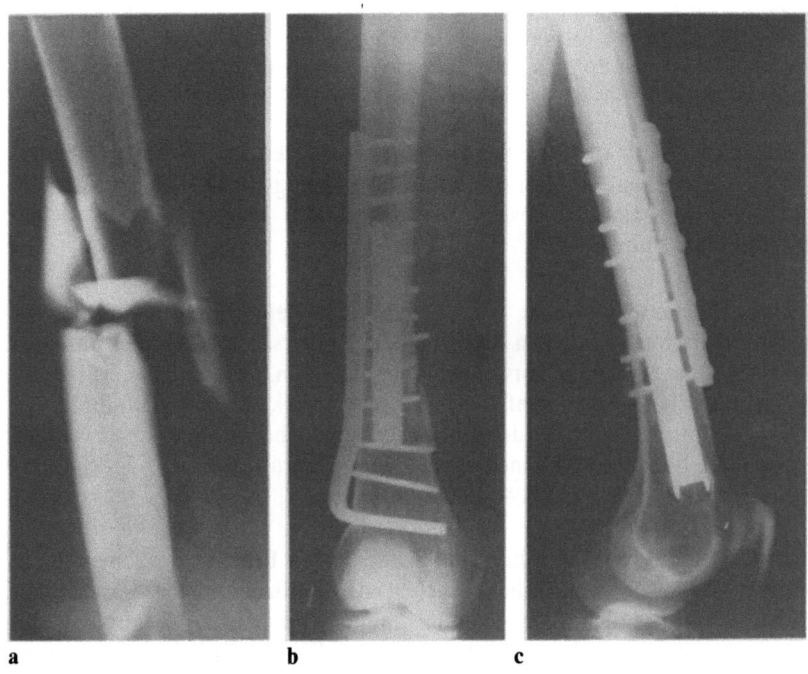

a b c

Abb. 48. a Trümmerbruch des Oberschenkelschaftes. **b u. c** Derselbe Bruch wie auf Abb. 48 a. Die Röntgenaufnahmen des Oberschenkels in 2 Ebenen zeigen den Bruch nach der operativen Fixierung der Bruchstücke mit AO-Platten

Untere Gliedmaßen 93

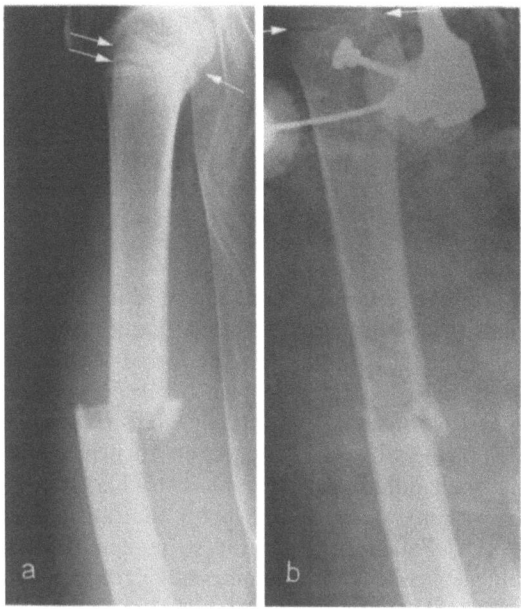

Abb. 49. a Querbruch des Kindlichen Oberschenkelschaftes im mittleren Drittel bei einem 8jährigen Jungen. Die Wachstumszonen (Epiphysenlinien) des Knochens sind deutlich zu erkennen (→ ←). **b** Der Oberschenkelbruch von Abb. 49a nach der Reposition und Anlegen eines Streckverbandes. Der Kirschnerdraht sowie Teile des Kirschnerbügels sind am oberen Bildrand zu erkennen. Wegen des noch im Wachstum befindlichen Knochens wurde hier auf eine Marknagelung verzichtet

läre Brüche). Sie entstehen meist durch schwere Gewalteinwirkungen, wobei die beiden Oberschenkelknorren völlig auseinandergesprengt bzw. zertrümmert werden können. *Behandlung* fast ausschließlich operativ mit AO-Winkelplatte und zusätzlichen Schrauben.

Kniescheibenbruch: Dieser entsteht durch direkte Gewalteinwirkung (Schlag oder Stoß gegen die Kniescheibe, Fall auf die Kniescheibe). Meist bricht die Kniescheibe quer, seltener sind sternförmige oder längsverlaufende Brüche. Kommt es zu einem Querbruch, so weichen die beiden Bruchstücke durch den entgegengesetzten Zug der Sehne, in welche die Kniescheibe eingelagert ist, auseinander. Der Bruchspalt ist dann durch die Haut zu tasten.

Klinische Zeichen: Das Bein kann nicht mehr gestreckt werden. Starke Anschwellung des Gelenkes (Weichteilschwellung und Kniegelenkerguß), heftige Schmerzen.

Ärztliche Behandlung: Bei nicht auseinandergewichenen Bruchstücken zunächst Ruhigstellung auf Schiene, nach Abklingen des Kniegelenkergusses Gipsverband. Auseinandergewichene Bruchstücke müssen, um aneinanderheilen zu können, wieder zusammengebracht werden. Dies geschieht durch Operation (Zuggurtung, Abb. 32). Die Heilung der Kniescheibe erfordert im allgemeinen eine Zeit von 6–8 Wochen.

Unterschenkelbruch: Von einem Unterschenkelbruch (Abb. 22) spricht man (wie beim Unterarmbruch) dann, wenn beide Knochen des Unterschenkels gleichzeitig gebrochen sind. Ist nur einer der beiden Knochen verletzt, so spricht man vom *Schienbein-* oder *Wadenbeinbruch*. Unterschenkelbrüche bzw. die Brüche eines Unterschenkelknochens gehören zu den weitaus häufigsten Knochenbrüchen, die in die stationäre Krankenhausbehandlung gelangen. Sie entstehen entweder durch direkte Gewalteinwirkung (Tritt, Stoß, Schlag) oder auf indirekte Weise (Vertreten des Fußes, Fallen bei verdreht stehendem Fuß usw.). Entsprechend den unterschiedlichen Entstehungsmöglichkeiten werden alle möglichen Arten des Knochenbruches (Quer-, Schräg-, Spiral-, Splitterbrüche) beobachtet. Unter ihnen sind Schräg- und Spiralbrüche am häufigsten vertreten.

Klinische Zeichen: Auch beim Unterschenkelbruch sind meist alle typischen Zeichen eines Knochenbruches vorhanden.

Ärztliche Behandlung: a) *Konservativ:* Einrichtung des Bruches in Narkose mit anschließender Ruhigstellung im Oberschenkelgipsverband. Bei sehr starker Weichteilschwellung ist manchmal vorübergehende Lagerung des Beines auf Schiene und Behandlung mit feuchten Verbänden bis zum Rückgang der Schwellung zweckmäßig; dann ebenfalls Gipsverband. Bei Schräg- oder Splitterbrüchen wird man meist vor dem Gipsverband eine Drahtextension anlegen. Der Draht wird durch das Fersenbein gebohrt und der Bügel mit Gewichten belastet. So wird eine Verkürzung an der Bruchstelle durch Auseinanderziehen der Bruchstücke verhindert. Der Draht wird, bis zum Sichtbarwerden ausreichender Knochenneubildung im Röntgenbild, mit eingegipst. b) *operativ:* Stabile Osteosynthese des Schienbeines, die Bruchstücke des Wadenbeines stellen sich dabei gewöhnlich von selbst aufeinander und können bei der Operation unberücksichtigt bleiben. Wie bei der operativen Behandlung der Oberschenkelschaftbrüche (S. 92) bereits angegeben, führt man auch bei Querbrüchen oder kurzen Schrägbrüchen im Bereich der engsten Stelle der Markhöhle – im mittleren Drittel der Tibia – in der Regel eine Marknagelung durch. Der Nagel wird hier nach Aufbohren der Markhöhle vom Tibiakopf aus eingeschlagen. Bei langen Schräg- oder Spiralbrüchen, sowie allen gelenknahen Brüchen stabilisiert man die Bruchstücke durch eine AO-Platte (Abb. 22b).

Schienbeinkopfbruch: Der Schienbeinkopfbruch (Abb. 31) tritt wie der suprakondyläre Oberschenkelbruch meist bei schweren direkten Gewalteinwirkungen im Bereich des Kniegelenkes auf. Auch hier reicht der Bruchspalt oft in das Kniegelenk hinein.

Klinische Zeichen: Starke Weichteilschwellung im Bereich des Kniegelenkes (bei Kniegelenkbeteiligung mit blutigem Kniegelenkerguß), aufgehobene Beweglichkeit im Kniegelenk und außerordentlich starke, manchmal auch nach Ruhigstellung längere Zeit anhaltende Schmerzen.

Ärztliche Behandlung: Sie erfolgt je nach der Art des Bruches durch Reposition in Narkose und Oberschenkelgipsverband oder operative Maßnahmen. (Stabile Osteosynthese mit oder ohne AO-Platte.)

Schienbeinschaftbruch: Der häufigste Bruch des Schienbeines ist der Bruch des Schienbeinschaftes, meist im mittleren Drittel. Die möglichen Bruchformen sind dieselben wie beim Unterschenkelbruch.

Klinische Zeichen: Die abnorme Beweglichkeit des Unterschenkels an der Bruchstelle ist bei unverletzt gebliebenem Wadenbein wesentlich geringer als beim vollständigen Unterschenkelbruch. Belastet kann das Bein jedoch nicht werden, da mit dem Schienbein derjenige Unterschenkelknochen gebrochen ist, der dem Bein seine Belastungsstabilität gibt. Bei Schräg-, Spiral-, und Splitterbrüchen sind offene Brüche nicht selten. Die direkt auf dem Knochen liegende Haut platzt unter der Gewalteinwirkung auf oder kann von spitzen Bruchstücken durchbohrt werden.

Ärztliche Behandlung: Sie erfolgt, wie beim Unterschenkelbruch, durch sofortige Reposition und Ruhigstellung im Oberschenkelgipsverband (eventuell mit Drahtextension) oder operativ durch Marknagelung (Abb. 25 b) bzw. Verplattung (Abb. 22 b).

Innenknöchelbruch: Relativ häufig sind Brüche am fußgelenknahen Teil des Schienbeines, insbesondere der Abbruch des Innenknöchels. Wenn die Gelenkfläche mitverletzt ist, können nach solchen Brüchen leicht Beschwerden im Fußgelenk und Gehbehinderung zurückbleiben (s. auch Gelenkverletzungen, S. 100, 108).

Klinische Zeichen: Starke Weichteilschwellung im Bereich des Fußgelenkes, Druckschmerzhaftigkeit, heftige Schmerzen beim Versuch aufzutreten, schmerzhafte Bewegungseinschränkung im Fußgelenk.

Ärztliche Behandlung: Reposition und Anlegen eines Unterschenkelgipsverbandes oder Stabilisierung durch Schraube bzw. Zuggurtung. Dauer der Bruchheilung meist 5–7 Wochen.

Wadenbeinbruch: Dieser Bruch allein ist wesentlich seltener als der Bruch des Schienbeins und für die Standfestigkeit des Beines ohne Bedeutung. Befindet er sich im Bereich der Knöchelgabel, so spricht man von *Außenknöchelbruch*.

Klinische Zeichen: Weichteilschwellung und Druckschmerzhaftigkeit. Bei Brüchen im Bereich des Außenknöchels heftiger Schmerz beim Versuch aufzutreten und schmerzhafte Bewegungseinschränkung des Fußgelenkes.

Ärztliche Behandlung: a) konservativ: Anlegen eines Unterschenkelgipsverbandes nach Reposition; *b) operativ:* Bei gleichzeitiger Verletzung der Bandverbindung zwischen Schien- und Wadenbein („Sprengung der Syndesmose") wird der Bruch heute zur Vermeidung schwerer Spätschäden am Fußgelenk vorwiegend operativ behandelt. Die Bruchstücke des Außenknöchels werden operativ freigelegt und durch eine AO-Platte aufeinander fixiert. Dabei wird in Höhe der Syndesmose eine längere Schraube in die Tibia durchgebohrt (Abb. 33).

Häufigste Knochenbrüche am Fuß sind der Fersenbeinbruch sowie Brüche von Mittelfußknochen oder Zehengliedern. Die Brüche der übrigen Fußknochen sind seltener.

Der Fersenbeinbruch: Er entsteht direkt, meist durch Stauchung des Fersenbeines, z. B. bei Sturz auf die Ferse aus großer Höhe.

Klinische Zeichen: Bluterguß, Weichteilschwellung und heftige Schmerzen in der Ferse. Der Verletzte kann mit dem betreffenden Fuß nicht auftreten. Die Verletzung kann vom Knochenriß bis zum Trümmerbruch alle Grade aufweisen. Bei schweren Fersenbeinbrüchen kann das Fußgewölbe bis zur vollständigen Senkfußbildung abgeflacht sein.

Ärztliche Behandlung: Bei der Erstversorgung im Krankenhaus ist man bestrebt, die Abflachung des Fußgewölbes durch Auseinanderziehen der Bruchstücke des Fersenbeines wieder zu beseitigen. Es gibt hierfür verschiedene Methoden. Nach der Reposition Ruhigstellung durch Unterschenkelgips. Die Bruchheilung ist im allgemeinen langwierig, bis zur Belastungsmöglichkeit vergehen meist 12 Wochen.

Brüche der Mittelfuß- und Zehenknochen: Sie entstehen in den meisten Fällen direkt, z. B. bei schweren Quetschungen (Fall von Steinen oder Eisenstangen auf den Fuß bei der Arbeit), und sind dann gelegentlich mit Quetschwunden verbunden.

Klinische Zeichen: Bei geschlossenen Verletzungen Weichteilschwellung und Bluterguß, auch in der weiteren Umgebung der Bruchstelle. Druckschmerzhaftigkeit und heftige Schmerzen beim Versuch aufzutreten.

Ärztliche Behandlung: Reposition und anschließende Ruhigstellung, je nach Sitz des Knochenbruches auf Schiene oder im Gipsverband. Osteosynthesen nach den Richtlinien der AO.

4.5 Die Knochenbruchheilung und ihre Störungen

Die Bildung von neuem Knochengewebe (Kallus), durch das es normalerweise zu einer festen Wiedervereinigung beider Bruchstücke kommt, geht folgendermaßen vor sich: sowohl von der eröffneten Markhöhle als auch von der den verletzten Knochen umgebenden Knochenhaut (Periost) aus entsteht ein faseriges, bindegewebeartiges Gewebe, welches von beiden Bruchenden her in den Bruchspalt vordringt und sich miteinander verbindet. Durch eine über das nötige Maß hinausschießende Entwicklung bildet sich dabei mehr oder weniger eine wulstige Verdickung an der Bruchstelle, die man bei direkt unter der Haut gelegenen Knochen (Schlüsselbein, Schienbein) deutlich tasten kann. Dieser „bindegewebige Kallus" verhindert bereits weitgehend das Verschieben der Bruchstücke gegeneinander („Abrutschen der Fraktur"). Die Bruchstelle ist jedoch noch beweglich, und der Bruch hält noch keine Belastung aus. Erst der allmähliche Ersatz dieses Gewebes durch echtes hartes Knochengewebe festigt die Bruchstelle und führt zur endgültigen Heilung des Bruches (Abb. 50c). Der Bruch ist nun wieder voll belastungsfähig. Wie bereits mehrfach erwähnt, schwankt die Dauer einer solchen Bruchheilung im Durchschnitt zwischen 4 und 12 Wochen. Bei Trümmerbrüchen und offenen Brüchen ist die erforderliche Zeit oft wesentlich länger, sie kann viele Monate betragen.

Die häufigsten Ursachen, die den oben geschilderten normalen Ablauf der Knochenbruchheilung verhindern können, sind:
1. zu große Entfernung der beiden Bruchstücke voneinander,
2. Bildung eines großen Blutergusses zwischen den Bruchstücken, wodurch diese auseinandergedrängt werden,
3. Weichteile, die sich zwischen die Bruchenden gelegt haben (Muskelgewebe) und eine Annäherung der Bruchstücke verhindern,
4. (bei offenen Brüchen) die Infektion der Bruchstelle.

In solchen Fällen wird der Bruchspalt oft nur durch derbes Bindegewebe überbrückt, ohne daß es zur festigenden Knochenbildung kommt. Beide Bruchflächen glätten sich und kapseln sich gegeneinander ab. Diesen Zustand bezeichnet man als Falschgelenk oder *Pseudarthrose* (Abb. 35a). Die vollständige Wiederherstellung der Gebrauchsfähigkeit des betreffenden Gliedes bleibt damit aus. Operative Maßnahmen werden erforderlich (S. 72).

98 Die Knochenbrüche (Frakturen) und ihre Behandlung

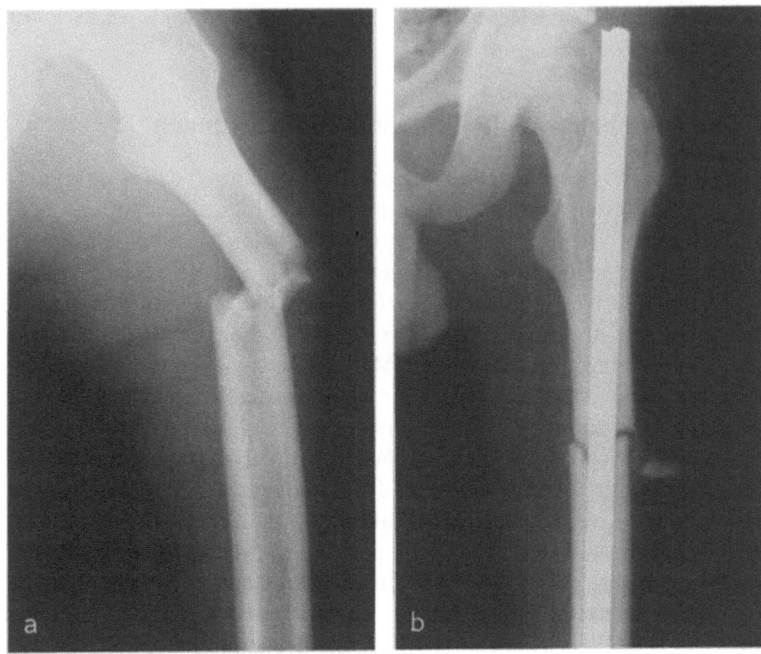

Abb. 50 a–c. Knochenbruchheilung.
a Querbruch des linken Oberschenkels eines 21jährigen Mannes am Übergang vom oberen zum mittleren Drittel mit Ausbruch eines kleinen Knochenstückchens an der Bruchstelle. **b** Die beiden Bruchstücke des Oberschenkels sind nach Aufbohren der Markhöhle durch einen Küntscher-Nagel aufeinander fixiert. Das kleine ausgebrochene Knochenstückchen liegt neben dem Knochen in den Weichteilen des Oberschenkels an der Außenseite. Am Bruchspalt erkennt man bereits ganz andeutungsweise etwas Kallus. Der Patient hat das Bein noch nicht belastet, der Bruchspalt ist deutlich zu sehen. Bei Belastung werden sich die Bruchstücke über dem Nagel ineinander stauchen. **c** Der Bruch von Abb. 50a ist bei guter Stellung der Bruchstücke knöchern fest verheilt. Der Marknagel wurde kurz vor Anfertigung dieser Röntgenaufnahme wieder entfernt. Im Bereich der ehemaligen Bruchstelle erkennt man einen leichten Kalluswulst

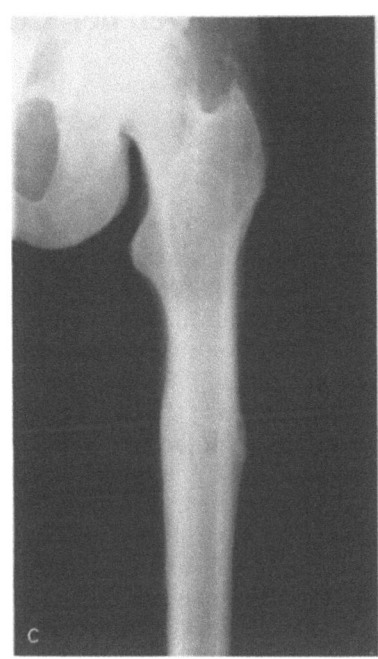

5. Verletzungen der Gelenke

Unter den Gelenkverletzungen sind in erster Linie die *Verstauchung* (Distorsion) und *Verrenkung* (Luxation) eines Gelenkes zu nennen. Auch bei Knochenbrüchen im Bereich eines Gelenkes kann es gleichzeitig zu einer solchen Mitverletzung durch Auseinanderweichen der Bruchflächen und des ganzen Gelenkgefüges kommen. Man spricht dann von einem *Verrenkungsbruch* (Luxationsfraktur). Eine Sonderstellung nimmt bei den Verletzungen des Kniegelenkes die *Meniskusverletzung* ein. Bei den meisten Gelenkverletzungen kommt es zu einer Flüssigkeitsansammlung im Gelenkinneren, dem Gelenkerguß, der bei Zerreißung von Blutgefäßen im Gelenk blutig ist. Ein Erguß kann aber auch schon bei der Prellung eines Gelenkes auftreten. Alle Gelenkverletzungen sind deshalb sehr ernst zu bewerten, weil sie immer die Gefahr nachfolgender Bewegungseinschränkung, die bis zur Versteifung reichen kann (vor allem bei älteren Menschen), in sich bergen. Besonders groß ist diese Gefahr bei offenen Gelenkverletzungen. Die Infektion eines Gelenkes durch eingedrungene Erreger führt häufig über eine Zerstörung größerer Bezirke des Gelenkknorpels zur Versteifung.

5.1 Die Verstauchung (Zerrung, Distorsion) eines Gelenkes

Sie entsteht durch Zerrung der Gelenkkapsel bei Überstreckung, Überbeugung oder bei plötzlichen Bewegungen, die dem anatomischen Bau des Gelenkes und seines Bandapparates nicht entsprechen. Häufige Ursachen sind Umknicken des Fußes, Fall auf den Handrücken bei gebeugter Hand u.a. Nach Überdehnung des Bandapparates geht das Gelenk bei der Verstauchung wieder in seine ursprüngliche Stellung zurück, so daß bei einem anschließend vorgenommenen Röntgenbild keine sichtbaren Verletzungsfolgen nachweisbar sind. Manchmal kommen allerdings bei einer sogenannten „gehaltenen Röntgenaufnahme" Bandschäden bzw. Bandzerreißungen zur Darstellung, die vorher nicht zu erkennen gewesen waren.

Klinische Zeichen: Der Überdehnungsschmerz der Bänder kann im Augenblick des Unfalles so heftig sein, daß er einen schockähnlichen Zustand auslöst. Vielfach lassen die Schmerzen dann wieder nach, um bei Größerwerden von Bluterguß und Weichteilschwellung erneut aufzutreten. Unter Umständen kann eine Gliedmaße direkt nach der Verstauchung voll gebrauchsfähig sein, aber der Zustand dauert, wie die vorübergehende Schmerzfreiheit, nur kurze Zeit. Inzwischen ist es bei Mitverletzung von Gefäßen im Gelenk zu einem blutigen Erguß gekommen. Die Flüssigkeitsansammlung führt zur Dehnung der Gelenkkapsel von innen her, die in einer äußerlich sichtbaren Anschwellung, heftigen Schmerzen und in der Bewegungseinschränkung des Gelenkes ihren Ausdruck findet.

Erste Hilfe: Sie besteht in sofortiger Ruhigstellung des verletzten Gelenkes, am besten der ganzen verletzten Gliedmaße, durch provisorischen Schienenverband, Armtragetuch (Dreiecktuch) o. ä. und in feucht-kalten Umschlägen (Eis!) zur Eindämmung von Erguß und Weichteilschwellung.

Ärztliche Behandlung: Auch sie wird in den meisten Fällen nach Ausschluß knöcherner Verletzungen mit Ruhigstellung, Eisumschlägen oder Einreibungen fortgesetzt. Bei Kniegelenkergüssen ist häufig stationäre Krankenhausaufnahme erforderlich. Größere Kniegelenkergüsse müssen unter streng aseptischen Vorsichtsmaßnahmen mit einer Kanüle abgezogen (abpunktiert) werden. Anschließend Kompressionsverband. Nach Abklingen der frischen Verletzungsfolgen (Weichteilschwellung, Erguß usw.) kann man das Gelenk vorübergehend durch Gipsverband ruhigstellen. Bei älteren Menschen ist es zweckmäßig, frühzeitig mit Bewegungsübungen und mediko-mechanischen Maßnahmen zu beginnen, da es hier bei längerer Ruhigstellung leicht zur Versteifung des Gelenkes kommen kann, insbesondere wenn bereits ausgedehntere, altersbedingte chronisch mißbildende Gelenkveränderungen (Arthrosis deformans) bestehen.

5.2 Die Verrenkung (Luxation) eines Gelenkes

Der Entstehungsmechanismus von Verrenkungen ist nahezu derselbe wie bei Verstauchungen. Hier haben jedoch größere Gewalteinwirkungen und extreme Bewegungen zur Zerreißung des Band-Kapsel-Apparates geführt. Die beiden Knochenenden, welche die Gelenkflächen bilden, sind nach der Gewalteinwirkung nicht mehr in ihre alte Lage zurückgekehrt. Das Gelenkgefüge ist gewissermaßen auseinandergehebelt worden. Knochen selbst wurden dabei nicht verletzt.

Klinische Zeichen: Folgen sind heftige Schmerzen und sofortige Aufhebung der Gelenkbeweglichkeit. Das Auseinanderstehen der Gelenkflächen ist meist äußerlich an den Konturen des Gelenkes deutlich zu erkennen. In manchen Fällen sind jedoch begleitender Erguß und Weichteilschwellung so stark ausgeprägt, daß sie die Verrenkung des darunter gelegenen Gelenkes nur aufgrund der Bewegungssperre vermuten lassen. Gelenke, welche am häufigsten Verrenkungen aufweisen, sind Schultergelenk, Ellenbogengelenk und Fingergelenke.

Erste Hilfe: Sie besteht in sofortiger Ruhigstellung durch Notschienenverbände, Tuchverbände u.a. Auf keinen Fall darf der Versuch gemacht werden, die Verrenkung eines Gelenkes durch Einrenken zu beseitigen. Das muß in jedem Fall dem Arzt vorbehalten bleiben, der sofort hinzuzuziehen ist.

Ärztliche Behandlung: Die Wiedereinrenkung eines Gelenkes ist nur in Narkose bei völliger Entspannung der Muskulatur leicht möglich. Eine solche „Reposition in Narkose" wird deshalb aus technischen Gründen meistens im Krankenhaus vorgenommen. Gewaltsame Einrenkungsversuche ohne ausreichende Narkose können zusätzliche Knochenverletzungen zur Folge haben. Die gelenkrichtige Stellung nach Reposition wird durch Röntgenkontrolle bestätigt. Anschließend erfolgt vorübergehende Ruhigstellung durch fixierenden Verband (Schienenverband, Desault-Verband, evtl. Gipsverband). Frühzeitiger Beginn mit Bewegungsübungen und mediko-mechanischer Nachbehandlung.

Kiefergelenk: Verrenkungen des Unterkiefergelenkes gehören zu den seltenen Verrenkungen.

Klinische Zeichen: Sichtbare Verschiebung des Kiefers nach vorn und sog. Kiefersperre; der Unterkiefer kann bei etwas geöffneter Zahnreihe nicht mehr bewegt werden.

Ärztliche Behandlung: Sie besteht in der Reposition. Weiteres ist meist nicht erforderlich.

Verrenkungen der Wirbelsäule: Verrenkungen im Bereich der Wirbelsäule sind ebenfalls relativ selten. Sie entstehen bei plötzlicher Überdrehung oder extremer Beugung der Wirbelsäule, z.B. bei Verschüttung, beim Kopfsprung oder bei Sturz aus größeren Höhen. Häufiger kommt es hierbei zu Verrenkungsbrüchen. Die meisten Verrenkungen werden im Bereich der Halswirbelsäule beobachtet. Sie sind bei gleichzeitiger Quetschung des Rückenmarks oft tödlich. Nahezu immer tödlich sind Verrenkungen des 1. und 2. Halswirbels.

Klinische Zeichen: Fixation des betroffenen Wirbelsäulenabschnittes in abnormer Haltung (verdrehte Stellung, Streckhaltung usw.). Die ganze

Haltung bekommt etwas Krampfhaftes, daneben bestehen heftige Schmerzen und, als Ausdruck einer Rückenmarkschädigung, Lähmungserscheinungen.

Erste Hilfe: Flache, harte Lagerung (äußerste Vorsicht ist dabei geboten!). Sofortiges Hinzuziehen eines Arztes oder vorsichtiger Transport ins Krankenhaus.

Ärztliche Behandlung: Vorsichtige Reposition in tiefer Narkose. Anschließend Ruhigstellung (Gipskrawatte, Gipsbett). In vielen Fällen wird die Reposition auch allmählich durch Streckverband vorgenommen (z. B. durch Glisson-Schlinge).

Schultergelenk: Am häufigsten sind Verrenkungen des Schultergelenkes. Sie entstehen meist indirekt durch Fall auf Hand oder Ellenbogen bei abgespreiztem Arm. Der Oberarmkopf springt dann aus der Gelenkpfanne heraus und bleibt außerhalb der Gelenkkapsel in den Weichteilen unter dem Rabenschnabelfortsatz oder in der Achselhöhle stehen (Abb. 51).

Klinische Zeichen: Sofortige Aufhebung der Schultergelenkbeweglichkeit, deutlich sichtbares Fehlen der Schulterrundung, heftige Schmerzen, eventuell Weichteilschwellung.

Erste Hilfe: Entlastung und Ruhigstellung des Armes im Armtragetuch.

Ärztliche Behandlung: Sofortige Reposition in Narkose, anschließend für einige Tage Ruhigstellung durch Desault-Verband, frühzeitiger Beginn mit aktiven Bewegungsübungen.

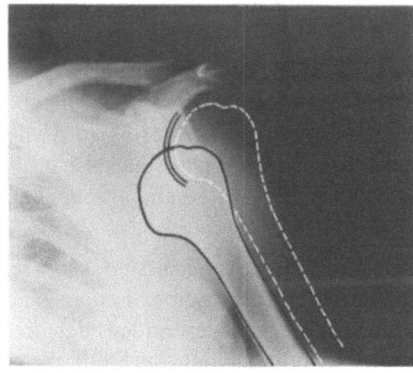

Abb. 51. Linksseitige Schultergelenkluxation bei einer 33jährigen Patientin. Der Oberarmkopf (ausgezogene Linie) steht schräg unterhalb der Schultergelenkpfanne. Die gelenkrichtige Stellung des Oberarmkopfes ist durch Strichelung markiert. Die Doppellinie verdeutlicht die Schultergelenkspfanne

Ellenbogengelenk: Nach der Verrenkung des Schultergelenkes wird die des Ellenbogengelenkes am meisten beobachtet. Sie tritt besonders bei Kindern und Jugendlichen auf und entsteht – oft bei Sport und Spiel – durch Sturz auf den Ellenbogen. Gewöhnlich rutschen dabei beide Unterarmknochen nach hinten aus dem Gelenkgefüge heraus. Zur Verrenkung der einzelnen Knochen kann es aber ebenfalls kommen.

Klinische Zeichen: Ausgedehnte Weichteilschwellung und Bluterguß, wodurch die abnorme Stellung der Knochen des Gelenkes oft überdeckt wird. Völlige Aufhebung der Beweglichkeit des Ellenbogengelenkes, heftige Schmerzen.

Erste Hilfe: Ruhigstellung im Armtragetuch, Eisumschläge oder kalte, feuchte Verbände. Es besteht die Gefahr einer Mitverletzung am Ellenbogengelenk vorbeilaufender Nerven!

Ärztliche Behandlung: Sofortige Reposition in Narkose und Desault-Verband. Später Beginn mit aktiven Bewegungsübungen.

Verrenkungen der Finger stehen zahlenmäßig unter allen Verrenkungen an dritter Stelle. Sie entstehen meist durch direkte Gewalteinwirkung. Die Verrenkung kann je nach der Entstehungsursache alle Fingergelenke betreffen.

Klinische Zeichen: Abnorme Stellung, schmerzhafte Bewegungseinschränkung, Schwellung, Bluterguß.

Ärztliche Behandlung: Reposition in Narkose, Fingerschiene, frühzeitige Nachbehandlung mit aktiven Bewegungsübungen und Handbädern.

Verrenkungen des Hüftgelenkes durch Gewalteinwirkung sind relativ selten (häufiger ist die sog. angeborene Hüftgelenkverrenkung). Bei älteren Menschen kommt es an Stelle einer Hüftgelenkverrenkung meistens zu einem Schenkelhalsbruch. *Behandlung* im Krankenhaus durch Reposition in Narkose und anschließend vorübergehend Streckverband.

Kniegelenkverrenkungen sind sehr selten, etwas häufiger sind Verrenkungen der Kniescheibe. Erstere sind fast immer mit einem massiven Kniegelenkserguß verbunden, der die Konturen des Kniegelenkes völlig verwischt und die abnorme Stellung verdeckt.

Klinische Zeichen: Abnorme Gelenkstellung, aufgehobene Kniegelenkbeweglichkeit, heftige Schmerzen.

Ärztliche Behandlung: Reposition in Narkose, Punktion des Ergusses, Ruhigstellung des Beines auf Schiene und Eisumschläge, nach Abklingen der Weichteilschwellung Gipshülse für 3–4 Wochen. Bei stärkerer Verletzung der Seitenbänder kann es zu einem Wackelknie kommen; die notwendige Ruhigstellung durch Gips dauert dann wesentlich länger, operative Maßnahmen können notwendig werden. Nach Abnahme des Gipsverbandes Beginn mit intensiver aktiver Nachbehandlung. Die Mitverletzung der Kreuzbänder hat unter Umständen die völlige Aufhebung der Stabilität des Kniegelenkes zur Folge und kann meist nur durch Operation mit Aussicht auf Erfolg behandelt werden. Manchmal müssen die Verletzten für den Rest ihres Lebens, um gehen zu können, einen Schienenhülsenapparat tragen, oder das Gelenk muß operativ versteift werden.

5.3 Die Meniskusverletzung

Sie nimmt unter den Gelenkverletzungen eine Sonderstellung ein. Es sei daran erinnert, daß man als „Meniskus" jede der 2 Knorpelscheiben bezeichnet, die im Kniegelenk zwischen den Gelenkflächen gelegen sind. Beide Knorpelscheiben befinden sich unter den Gelenkflächen der Oberschenkelknorren. Der an der Innenseite des Gelenkes gelegene Meniskus ist mit dem Innenband verbunden und wird deshalb bei Verletzungen des Bandapparates besonders leicht geschädigt. So sind auch Verletzungen des Innenmeniskus wesentlich häufiger anzutreffen als die des Außenmeniskus. Eine Meniskusverletzung kommt fast immer indirekt zustande, und zwar vorwiegend durch starke Außendrehung des Beines bei leicht gebeugtem Kniegelenk und fixiertem Fuß. Diese Bewegungen sind beim Sport besonders häufig (Skilaufen, Fußballspielen, Tennis), weswegen es sich bei der Meniskusverletzung um eine geradezu klassische Sportverletzung handelt. Meist kommt es zum Abriß des ganzen inneren Meniskus vom Seitenband, zur Absprengung von Teilen des Meniskus oder zu seiner Zerquetschung.

Klinische Zeichen: Die klinischen Zeichen der Meniskusverletzung sind: stechender Schmerz im Kniegelenk (besonders an der Seite des verletzten Meniskus), Fixierung des Kniegelenkes in leicht gebeugter Stellung („federnde Streckhemmung") und Kniegelenkerguß. Durch bestimmte Handgriffe kann der Arzt ziemlich sicher feststellen, ob es sich tatsächlich um eine Meniskusverletzung oder nur um eine Zerrung des Bandapparates mit begleitendem Kniegelenkerguß handelt. Sicheren Aufschluß gibt das Röntgenbild des Kniegelenkes nach Luftfüllung oder die Spiegelung des Gelenkes (Arthroskopie).

Ärztliche Behandlung: Sie besteht zunächst in der Punktion des Kniegelenkergusses, in der Ruhigstellung des Gelenkes und Eisumschlägen. Nach Rückgang des Ergusses Oberschenkelgipshülse für mindestens 3 Wochen. Bei wiederholten Einklemmungserscheinungen und dabei auftretender plötzlicher Bewegungssperre des Kniegelenkes operative Entfernung des verletzten Meniskus. Auch anhaltende Beschwerden und immer wiederkehrende (rezidivierende) Kniegelenkergüsse stellen eine Indikation zur Meniskusoperation dar.

5.4 Der Verrenkungsbruch (Luxationsfraktur)

Größere direkte oder indirekte Gewalteinwirkungen auf Gelenke können neben der Verrenkung eines Gelenkes den Bruch eines oder mehrerer am Gelenk beteiligter Knochen zur Folge haben. Man spricht dann vom Verrenkungsbruch.

Klinische Zeichen: Sie ergeben sich aus dem Zusammentreffen von Verrenkung und Knochenbruch mit meist sofortigem starkem Bluterguß und erheblicher Weichteilschwellung, abnormer Stellung der am Gelenk beteiligten Knochen, Belastungsunfähigkeit, Fehlen der selbsttätigen Beweglichkeit und heftigen Schmerzen. Im Gegensatz zur festen Fixierung eines Gelenkes bei Verrenkungen ist hier jedoch die Möglichkeit zu fremdtätigen Bewegungen gegeben, dabei tritt in Gelenknähe Knochenreiben auf. Die Fehlstellung der Knochen kann bei starker Weichteilschwellung mit dem Auge nicht zu erkennen sein. Den endgültigen Aufschluß gibt das Röntgenbild. Wie bei Verrenkungen ist hier in noch größerem Maße die spätere Bewegungsmöglichkeit des verletzten Gelenkes bedroht. Das weitaus am häufigsten von Verrenkungsbrüchen betroffene Gelenk ist das Fußgelenk und hier speziell das obere Sprunggelenk.

Erste Hilfe: Sofortige Notschienung und feucht-kalte Verbände oder Eisumschläge. Sofortiges Hinzuziehen eines Arztes!

Ärztliche Behandlung: Im Krankenhaus steht die sofortige Reposition mit oder ohne Operation im Vordergrund. Anschließend Ruhigstellung im Gipsverband. Nach Abnahme des Gipsverbandes sucht man durch aktive Bewegungsübungen bzw. mediko-mechanische Maßnahmen eine möglichst weitgehende Wiederherstellung der Gelenkbeweglichkeit zu erreichen.

Wirbelsäule: Verrenkungsbrüche der Wirbelsäule sind immer schwerste, oft lebensbedrohliche Verletzungen. Für sie gilt hinsichtlich Erster Hilfe und endgültiger Versorgung das bei den Knochenbrüchen und Verrenkungen Gesagte.

Schultergelenk: Verrenkungsbrüche des Schultergelenkes kommen häufig bei älteren Menschen vor. Meist handelt es sich um Oberarmkopfbrüche mit gleichzeitiger Verrenkung des Schultergelenkes.

Klinische Zeichen: Äußerlich ähnliches Bild wie bei der Schultergelenkluxation.

Ärztliche Behandlung: Die unblutige Einrichtung eines ausgerenkten Schultergelenkes bei gleichzeitigem Bruch des Oberarmkopfes kann unter Umständen außerordentlich schwierig, manchmal sogar unmöglich sein. Dann ist die „blutige Reposition" durch Operation nicht zu umgehen. Anschließend vorübergehende Ruhigstellung und frühzeitiger Beginn mit aktiven Bewegungsübungen.

Ellenbogengelenk: Verrenkungsbrüche des Ellenbogengelenkes machen in der Regel bei weit auseinandergewichenen Bruchstücken die operative Stellung und Fixierung der Bruchstücke erforderlich. Bei Kindern kommen Verrenkungen des Ellenbogengelenkes gelegentlich in Kombination mit einem suprakondylären Grünholzbruch vor.

Ärztliche Behandlung: Reposition in Narkose und Oberarmgips oder Operation.

Hüft- und Kniegelenk: Diese Verrenkungsbrüche treten gewöhnlich nur nach sehr schweren Gewalteinwirkungen auf (Verkehrsunfälle!).

Klinische Zeichen: Bei Verrenkungsbrüchen des Hüftgelenkes ist das klinische Bild dem von Schenkelhalsbrüchen ähnlich (Beweglichkeit des Gelenkes ist schmerzhaft aufgehoben, Außendrehung und Verkürzung des Beines usw.). Bei Verrenkungsbrüchen des Kniegelenkes besteht eine deutlich sichtbare Deformierung des Gelenkes mit meist erheblicher Ergußbildung und Weichteilschwellung. Die Beweglichkeit im Gelenk ist ebenfalls aufgehoben, starke Schmerzhaftigkeit.

Ärztliche Behandlung: Reposition im Narkose, Ruhigstellung durch Streckverband bei Lagerung des verletzten Beines auf Braunsche Schiene oder operative Behandlung mit Fixierung der Bruchstücke durch Nägel, Schrauben usw. Bei Kniegelenksverletzungen auch Anlegen eines Gipsverbandes.

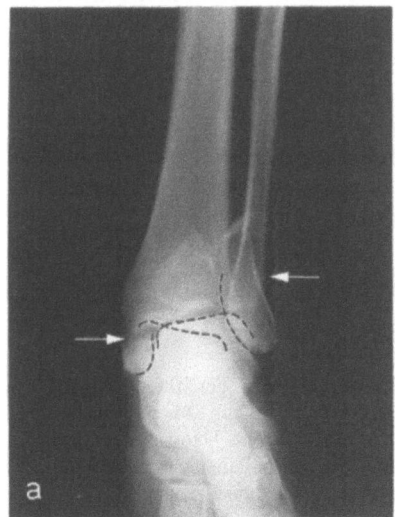 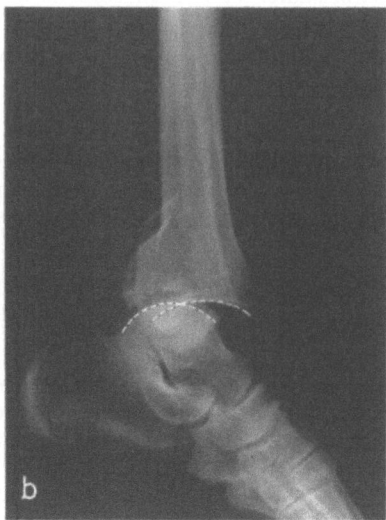

Abb. 52. a Verrenkungsbruch des oberen Sprunggelenkes (Ansicht von vorne). Die Knöchelgabel ist auseinandergesprengt, Innen- und Außenknöchel sind abgebrochen. Die Verschiebung der Bruchstücke (→ ←) ist deutlich zu erkennen, die Gelenkflächen des Schienbeins und des Sprungbeins (gestrichelte Linien) stehen nicht mehr aufeinander. **b** Seitenansicht zu Abb. 52a. Auch hier ist deutlich zu sehen, daß die Gelenkflächen von Schienbein und Sprungbein (gestrichelte Linien) nicht mehr gelenkrichtig aufeinanderstehen. Nach vorne zu klafft der Gelenkspalt weit auseinander

Fußgelenk: Der weitaus häufigste Verrenkungsbruch ist der des *oberen Sprunggelenkes*. Hier kommt es – vorwiegend bei älteren Menschen – bei Umknicken bzw. „Vertreten" des Fußes infolge der Sprödigkeit der Knochen leicht zur Sprengung der Knöchelgabel und zum Auseinanderweichen der Gelenkflächen (Abb. 52a u. b).

Klinische Zeichen: Der Fuß ist gewöhnlich nach hinten außen aus dem oberen Sprunggelenk herausgerutscht. Durch den starken Zug der kräftigen Achillessehne ist die Verformung des Gelenkes meist so erheblich, daß der Verrenkungsbruch trotz begleitendem Bluterguß und Weichteilschwellung schon bei äußerer Betrachtung deutlich zu erkennen ist.

Ärztliche Behandlung: Sie ist heute wegen der fast immer auftretenden schweren Spätschäden (Arthrose mit Teilversteifung oder Versteifung des Fußgelenkes) bei nicht ganz exakter Wiederherstellung des Gelenkgefüges vorwiegend operativ. Dabei wird die Außenknöchelfraktur verplattet und der Innenknöchel durch Schraube oder Zuggurtung stabilisiert (Abb. 33). Ist gleichzeitig der hintere untere Rand des Schienbeines (sogenanntes „Volkmannsches Dreieck") abgebrochen und hat sich an der Gelenkfläche eine Stufe gebildet, so wird das abgebrochene Knochenstück so am Schienbein angeschraubt, daß keine Stufe an der Gelenkfläche mehr besteht. Falls erforderlich zusätzliche Naht des zerrissenen Bandapparates.

6. Nachbehandlung nach Knochenbrüchen und Gelenkverletzungen

Auf die Notwendigkeit einer gezielten Nachbehandlung, am besten unter krankengymnastischer Anleitung, zur Wiederherstellung der Gelenkbeweglichkeit nach Knochenbrüchen und Gelenkverletzungen haben wir bereits in den vorangegangenen Abschnitten mehrfach hingewiesen. Nicht nur verletzte Gelenke bedürfen einer solchen Behandlung, auch die wochenlange Ruhigstellung eines nicht verletzten Gelenkes (z. B. Ruhigstellung des Kniegelenkes bei Unterschenkelbruch durch Oberschenkelgips), führt infolge Schrumpfung der Gelenkkapsel bei ausbleibender ständiger Bewegung zu einer weitgehenden Versteifung des Gelenkes. Das gleiche ist auch nach Gelenkergüssen häufig der Fall. Die Muskulatur einer lange ruhiggestellten Gliedmaße bildet sich zurück, sie wird „atrophisch". Im Bereich verletzter Knochen und Gelenke treten als Verletzungsfolgen Störungen der Blutzirkulation und eine wässrige Durchtränkung der Weichteile (Ödem) auf. Lange Zeit ruhiggestellte Knochen können kalkarm werden, besonders die körperfern von der Bruchstelle gelegenen Knochen bei Brüchen der Gliedmaßen. Wahrscheinlich spielen hierbei auch Durchblutungsstörungen eine Rolle. Ist es bei Knochenverletzungen gleichzeitig zur Zerrung oder Quetschung von Nerven gekommen, so müssen die entstandenen Lähmungserscheinungen nach Abschluß der Knochenbruchheilung behandelt werden. Dies alles ist Aufgabe der physikalischen Therapie. Sie besteht zunächst in der intensiven selbsttätigen Übung des Verletzten beim Gebrauch seiner Gelenke. Guter Wille und Energie des Patienten können Erstaunliches erreichen. Der Behandelnde wird den Verletzten daher zu zweckmäßigen Übungen anleiten und gleichzeitig die Durchblutung des verletzten bzw. lange ruhiggestellten Körperteils fördern. Dies geschieht durch Heißluft- oder Kurzwellenbestrahlungen, durch Bäder in warmem Wasser oder durch Wärmeanwendung in Form von Fango-Packungen u. a. Schon in warmem Wasser ohne Zusätze kann der Verletzte meist seine Gelenke wesentlich besser und schmerzfreier bewegen. Eisanwendung kann andererseits durch Herabsetzung der Schmerzempfindlichkeit aktive Bewegungsübungen erleichtern. Besonders bewährt haben sich auch aktive Bewegungsübungen im Bewegungsbad. Nach Verletzung von Knochen und Gelenken der Beine müssen

Gehübungen, zuerst im Gehwagen, später mit Gehstützen und Gehstock, zuletzt ohne fremde Hilfe durchgeführt werden. Nervenlähmungen werden mit Elektrisieren behandelt. Das Zucken der von den verletzten Nerven versorgten Muskulatur zeigt die Ansprechbarkeit der Nerven auf die Behandlung an. Da es für den Erfolg wichtig ist, mit all diesen Maßnahmen so früh wie möglich zu beginnen, setzt man damit am besten schon ein, sobald der Gips abgenommen bzw. die Ruhigstellung beendet wird. Daß die Möglichkeit zur frühzeitigen Einleitung der Nachbehandlung und somit zur möglichst baldigen Wiederherstellung der Gelenkbeweglichkeit bei Verletzungen von Extremitäten einer der wesentlichen Vorteile der AO-Behandlung – insbesondere bei gelenknahen Brüchen – ist, wurde bereits auf S. 62 erwähnt. Falls der Patient noch bettlägerig ist, muß man sich auf das Mögliche beschränken. Leichte Bindegewebsmassagen, selbsttätige Bewegungsübungen mit und ohne krankengymnastische Anleitung sowie, bei Nervenverletzungen, die Elektrisierungsbehandlung können auch im Bett jederzeit vorgenommen werden. Wird die Nachbehandlung von Anfang an mit entsprechender Sorgfalt und Intensität durchgeführt, so lassen sich selbst nach schweren Verletzungen mit zunächst schlechten Aussichten oft sehr befriedigende Ergebnisse und eine weitgehende Wiederherstellung der Arbeitsfähigkeit erreichen.

7. Verletzungen des Zentralnervensystems

7.1 Gehirn

Wenn wir die Verletzungen des Gehirns nicht in einem Abschnitt mit den Verletzungen des knöchernen Schädels beschrieben haben, so hat dies zwei Gründe. Erstens gehören sie, räumlich gesehen, zu den Verletzungen von Organen, welche in einer Körperhöhle gelegen sind. Zweitens soll dadurch zum Ausdruck gebracht werden, daß Gehirnverletzungen keineswegs immer mit einem Schädelbruch verbunden sein müssen. So können bei unverletztem knöchernen Schädel schwerste Hirnverletzungen bestehen, während ausgedehnte Berstungsbrüche des Schädeldaches oft keinerlei Anzeichen einer Hirnverletzung erkennen lassen. Die Beurteilung des Ernstes einer Kopfverletzung wird sich, unabhängig vom Vorhandensein eines Schädelbruches, in erster Linie nach dem Ausmaß der bestehenden Hirnverletzung richten. Ist die harte Hirnhaut unverletzt geblieben, so spricht man von einer gedeckten Hirnverletzung, ist sie eröffnet, so besteht eine offene Hirnverletzung (Infektionsgefahr!). Der Zustand eines Hirnverletzten hängt nicht immer von der Ausdehnung der Hirnverletzung sondern vorwiegend von deren Lokalisation ab, also davon, welcher Teil des Gehirnes verletzt ist. Kleine Verletzungen im Bereich lebenswichtiger Zentren können zum Tode führen, während in einigen Bezirken der Großhirnrinde selbst der Verlust von Hirnsubstanz vom Verletzten ohne weitere Folgen überstanden werden kann. Verletzungen des Gehirns reichen von der leichten *Gehirnerschütterung* bis zur schweren *Gehirnquetschung*. Daneben gibt es Hirnverletzungen, deren Bedrohlichkeit für den Verletzten weniger in der Lokalisation der Verletzung als darin gelegen ist, daß sie zum *„Hirndruck"* führen. Man teilt die gedeckten Hirnverletzungen aus verschiedenen Gründen besser auch in Verletzungen I. Grades (Gehirnerschütterung) und II. bzw. III. Grades (= leichte bis schwere Gehirnquetschung) ein. Da die Begriffe „Commotio cerebri" und „Hirnkontusion" im täglichen Sprachgebrauch jedoch noch sehr geläufig sind, haben wir die alte Einteilung aus didaktischen Gründen in den folgenden Abschnitten beibehalten.

7.1.1 Gehirnerschütterung (Commotio cerebri)

Sie ist die leichteste Form der Hirnverletzung und Folge einer stumpfen Gewalteinwirkung gegen den Schädel. Als begleitende Verletzungen finden sich nicht selten Kopfplatzwunden oder ein Schädelbruch. Die Gehirnerschütterung ist eine Schädigung des Gesamthirns, wobei offenbar vorwiegend Großhirnrinde und verlängertes Mark betroffen werden. Diese stellen als Folge der „Erschütterung" ihre Tätigkeit vorübergehend und teilweise ein. Bei der echten Gehirnerschütterung finden sich keine makroskopisch sichtbaren Veränderungen der Hirnsubstanz.

Klinisches Bild der frischen Gehirnerschütterung: Bewußtlosigkeit, Erbrechen, Blässe des Gesichts, langsamer Puls und enge, seitengleiche, in schweren Fällen auf Lichteinfall nur wenig reagierende Pupillen.
Die von seiten des Zentralnervensystems auftretenden Symptome sind allgemeiner Natur und können keiner bestimmten Stelle des Gehirns zugeordnet werden (keine „Herdsymptome").
Das Gehirn nimmt nach einiger Zeit (meist nach einigen Minuten bis Stunden, seltener nach Tagen) seine Tätigkeit wieder auf, nach Rückkehr des vollen Bewußtseins kann sich der Patient an eine bestimmte Zeit vor dem Unfall nicht mehr erinnern (Erinnerungslücke oder „Retrograde Amnesie").

Ärztliche Behandlung: Absolute Bettruhe bei Flachlagerung des Kopfes. Nach dem Erwachen gibt man leichte, zentral beruhigende Medikamente. In schwereren Fällen entwässernde Maßnahmen zur Vermeidung oder Behandlung eines Hirnödems. Dazu eignen sich besonders gut Infusionen hochprozentiger Traubenzuckerlösungen. Folgendes Behandlungsschema hat sich bei uns bewährt:
Am Aufnahmetag sofort 200 ml Osmofundin im Schuß, dann den Rest 500 ml oder 1000 ml, je nach Schweregrad, langsam einlaufen lassen. 1 × 24 mg Fortecortin und 200 mg Aldactone i.v., dann täglich mindestens 1 Woche lang 500–1000 ml Longasteril mit Sorbit infundieren. Die Dosierung richtet sich nach dem Schweregrad der Commotio.
Weiterhin 3 Tage lang 4 × 4 mg Fortecortin und 4 × 200 mg Aldactone (um 7-13-19-1 Uhr), 4 Tage lang 3 × 4 mg Fortecortin und 200 mg Aldactone (um 7-15-23 Uhr). Anschließend Laevulose oder Jonosteril zur Aufrechterhaltung der Infusion.
Kinder erhalten die halbe Dosis.
In den ersten Tagen halten Übelkeit und Kopfschmerzen meist an, daneben bestehen Schwindelgefühl und bei der geringsten Anstrengung Pulsschwankungen (Kreislauflabilität). Während die Patienten früher in jedem Falle 2–3 Wochen im Bett liegen mußten, läßt man sie heute im allgemeinen nach Abklingen der Beschwerden und nach Normalisierung der Kreislaufverhältnisse wieder aufstehen.
Nach schweren Gehirnerschütterungen können, besonders bei unzureichender Behandlung, Kopfschmerzen, Schwindel und Leistungsschwäche des Gehirns zurückbleiben.

7.1.2 Gehirnquetschung (Contusio cerebri)

Hier kommt es zu einer nachweisbaren, mit dem Auge erkennbaren Verletzung der Gehirnsubstanz. Die Verletzung kann von kleinen, umschriebenen Blutungsherden bis zur Zertrümmerung ganzer Gehirnpartien reichen. Sie kann sich an der Stelle der Gewalteinwirkung unter dem Schädelknochen befinden oder auf der gegenüberliegenden Seite des Gehirns gelegen sein. Letzteres entsteht dadurch, daß das Gehirn im Augenblick der Gewalteinwirkung an der Innenseite des der einwirkenden Gewalt gegenüberliegenden Schädelknochens aufprallt. Man bezeichnet dies als Contrecoup = Gegenschlag.

Klinisches Bild: Die Symptome der Gehirnquetschung sind meist wesentlich vielseitiger als die der Gehirnerschütterung. Zu der oft tieferen und länger anhaltenden Bewußtlosigkeit kommen die verschiedensten Zeichen eines Reiz- oder Lähmungszustandes von Gehirnzellen, deren Auswirkungen von der Lokalisation des Verletzungsherdes abhängen. Krampfanfälle wechseln häufig mit Lähmungen bestimmter Muskelgruppen. Streckkrämpfe aller Gliedmaßen sind ein bedrohliches Zeichen und deuten auf den Sitz des Herdes im Bereich lebenswichtiger Zentren hin. Die Pupillen sind oft infolge einseitigen Überwiegens der Gehirnverletzung unterschiedlich weit und reagieren nicht mehr auf Lichteinfall. Die Augen bewegen sich in Richtung auf die verletzte Hirnhälfte zuckend hin und her. Zusätzlich können durch Bluterguß infolge Gefäßzerreißung oder Schwellung der Hirnsubstanz zunehmend Hirndruckerscheinungen auftreten.

Ärztliche Behandlung: Wie bei der schweren Commotio. Zur Entwässerung des Gewebes Infusionen von Traubenzuckerlösungen, Rheomacrodex mit Sorbit u.a., dazu Reparil, Panthesin-Hydergin, Diamox u.ä., Nebennierenrindenpräparate, blutdrucksenkende und zentral beruhigende Medikamente. Ständige Sauerstoffzufuhr zur Erleichterung der Atemtätigkeit ist oft zweckmäßig. Bei mechanischer Behinderung der Atmung wird der Arzt intubieren oder einen Luftröhrenschnitt anlegen. In vielen Kliniken wird dieser bei schweren Hirnverletzungen in jedem Falle vorgenommen. Nähere Auskunft über Art und Sitz der Verletzung ergibt das EEG[1], das Echolot oder das Computertomogramm. Weitere Behandlungsmaßnahmen richten sich nach den im Einzelfall von seiten des Nervensystems bestehenden (neurologischen) Erscheinungen.

---

[1] Elektroenzephalogramm

7.1.3 Der Hirndruck (Compressio cerebri)

Treten bei Zerreißung von Blutgefäßen im Schädelinneren Blutungen auf, so müssen diese die weiche Hirnmasse zusammendrücken, da eine anderweitige Ausweichmöglichkeit infolge der starren Begrenzung durch den Schädelknochen nicht besteht. Es kommt zum Hirndruck. Die Blutung kann sich unter oder auf bzw. über der harten Hirnhaut (=Dura) entwickeln. Den zum Hirndruck führenden Bluterguß bezeichnet man nach dem Ort seiner Entstehung als intrazerebrales Hämatom (intrazerebral=im Gehirn gelegen), als subdurales Hämatom (subdural=unter der Dura gelegen) oder als epidurales Hämatom (epidural=auf der Dura gelegen). Das *intrazerebrale Hämatom* wird häufig bei Hirnquetschungen beobachtet.

Das *subdurale* Hämatom entsteht meist durch Blutungen aus kleineren Gefäßen und benötigt deshalb einige Zeit, bis es eine gewisse Größe erreicht hat. Wird das Verletzungsgeschehen nicht durch anderweitige Hirnverletzungen überlagert (z. B. die Zeichen einer Gehirnquetschung), so findet sich folgender Befund:

Klinisches Bild: Der Patient ist direkt nach dem Unfall häufig völlig beschwerdefrei. Erst mit Größerwerden des Hämatoms im Schädelinneren kommt es nach einiger Zeit zu den sog. Hirndruckzeichen: Erbrechen, Übelkeit, Bewußtseinsstörungen, Bewußtlosigkeit und „Druckpuls", d. h. der Puls wird sehr langsam und betont kräftig. Die Zeit vom Unfall bis zum Einsetzen der Hirndruckzeichen bezeichnet man als „beschwerdefreies Intervall". Reiz- und Lähmungserscheinungen seitens der vom Hämatom zusammengedrückten Hirnrinde vervollständigen das Bild. Zusätzliche Auskunft über das wirkliche Ausmaß der Verletzung geben Echolot und Computertomografie, gegebenenfalls auch die röntgenologische Darstellung der Gehirngefäße (Arteriografie), die auf der Seite des Blutergusses verdrängt sind. Zumindest eine dieser Untersuchungsmethoden ist heute vor einer Entscheidung zur Operation unerläßlich.

Ärztliche Behandlung: Sofortige Operation! Hierbei wird der Schädelknochen nach Lokalisation des Blutungsherdes eröffnet, der Bluterguß ausgeräumt und die Blutung zum Stillstand gebracht.

Dasselbe geschieht auch beim *epiduralen* Hämatom. Dieses entsteht nicht selten durch Zerreißen der mittleren Hirnhautarterie (Arteria meningea media) und kann sich dann sehr rasch entwickeln. Die Heilungsaussichten sind bei sofortiger Operation in beiden Fällen gut. Man muß deshalb

auch bei zunächst harmlos aussehenden Schädelverletzungen immer an die Möglichkeit der Entstehung eines Hämatoms in der Schädelhöhe denken.
Eine weitere Ursache des Hirndrucks kann die Bildung eines Hirnödems sein. Es handelt sich dabei um eine wässerige Schwellung der Hirnmassen nach Verletzungen, hauptsächlich nach der Gehirnquetschung. Das Hirnödem ist immer eine lebensgefährliche Komplikation. Es wird mit entwässernden und blutdrucksenkenden Medikamenten (Infusionen) behandelt.

7.2 Rückenmark

Verletzungen des Rückenmarks entstehen vorwiegend dadurch, daß benachbarte Wirbelkörper gegeneinander verschoben werden. Aber auch ein in den Wirbelkanal hinein auftretender Bluterguß kann nach Erreichen einer gewissen Größe einen Druck auf das Rückenmark ausüben, dem dieses infolge der unnachgiebigen knöchernen Begrenzung des Wirbelkanals durch die Wirbelbögen nicht ausweichen kann (Abb. 53a–c). Sowohl Verrenkungen der Wirbelsäule als auch Wirbelbrüche können Ursache von Wirbelverschiebungen sein (S. 79, 102).

Klinisches Bild: Liegt eine teilweise oder vollständige Quetschung des Rückenmarkes in Höhe der Wirbelsäulenverletzung vor, so kommt es zur Unterbrechung von Nervenbahnen in den geschädigten Bezirken des Markes. Nerven, welche unterhalb der verletzten Stelle in das Rückenmark eintreten oder aus dem Rückenmark austreten, haben die Verbindung zur „Zentrale Gehirn" verloren und sind nicht mehr in der Lage, ihre Funktion zu erfüllen. Ausmaß des Funktionsausfalles und Schwere der Verletzung hängen vom Ausmaß der Quetschung und der Höhe des Sitzes der Verletzung im Mark ab. Die Unterbrechung der vom Gehirn wegführenden Nervenbahnen führt zu Lähmungen der von diesen Nerven versorgten Körperteile. Die teilweise oder vollständige Unterbrechung der zum Gehirn hinführenden Nervenbahnen bringt Reizzustände oder Gefühls- und Empfindungsausfälle (Sensibilitätsstörungen) in den entsprechenden Körperpartien mit sich. Hat die Gewalteinwirkung das Mark in einer bestimmten Höhe in seinem ganzen Querschnitt geschädigt, was praktisch einer Durchtrennung gleichkommt, so ist unterhalb dieser Stelle ein völliger Funktionsausfall eingetreten; man spricht von einer *Querschnittslähmung.* Querschnittslähmungen im Bereich des 1. und 2. Halswirbels führen wegen Lähmung des Atemzentrums stets zum Tode. Auch tiefer im Bereich der Halswirbelsäule und der oberen Brustwirbelsäule

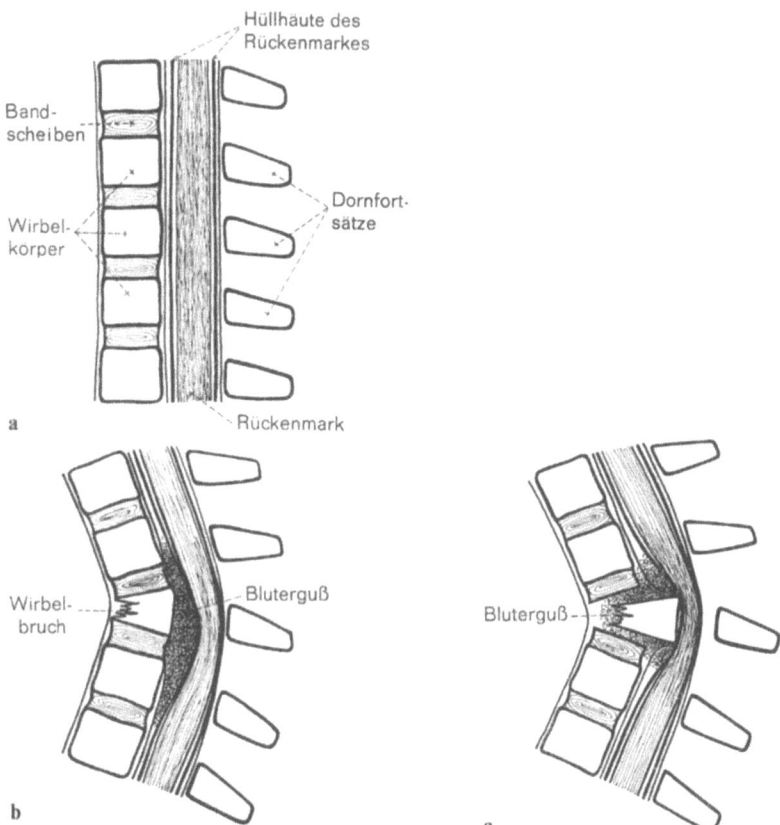

Abb. 53. a Schematische Darstellung der normalen Lage des Rückenmarkes im Wirbelkanal (Seitenansicht). **b** Typischer Stauchungsbruch des mittleren Wirbels. Der Wirbel ist an seiner Vorderkante zusammengebrochen. An der Hinterfläche des Wirbels hat sich ein Bluterguß entwickelt, der das Rückenmark im Wirbelkanal zusammendrückt. **c** Der zusammengebrochene Wirbel hat sich aus seinen festen Verbindungen gelöst und ist nach hinten in den Wirbelkanal hinein ausgewichen. Folgen sind Quetschung des Rückenmarkes und Querschnittslähmung des Patienten

gelegene Querschnittslähmungen haben infolge Stillegung lebenswichtiger Funktionen im Laufe einiger Tage oder Wochen gewöhnlich tödlichen Ausgang zur Folge. Querschnittslähmungen in Höhe der Lendenwirbelsäule sind von Lähmungen der Beine sowie der Blasen- und Mastdarmtätigkeit begleitet. Auch diese Folgen sind, falls keine Rückbildung eintritt, manchmal noch nach langer Zeit mit tödlichen Komplikationen

(z. B. schwere Infektionen) verbunden; im Überlebensfalle bedeuten sie für den Verletzten häufig ständiges Siechtum. Günstiger liegen die Verhältnisse, wenn nur ein Teil des Rückenmarkquerschnittes betroffen wurde, während ein anderer Teil der in diesem Rückenmarksabschnitt laufenden Nervenbahnen unverletzt geblieben ist, so daß die von diesen Nerven versorgten Körperpartien funktionstüchtig geblieben sind. Die jeweils geschädigten Nerven und Nervenstränge können vom Arzt durch eine eingehende Prüfung der Reflexe und der Empfindlichkeit genau ermittelt werden. Die Aussichten auf Wiederherstellung der verletzten Rückenmarksbahn sind bei völliger Durchquetschung des Marks hoffnungslos. Auch bei teilweiser Quetschung des Rückenmarks wird, da Nervengewebe nicht in der Lage ist, sich zu erneuern, trotz sofortiger intensiver Behandlungsmaßnahmen oft nur ein Teil der Funktionen wiederhergestellt werden können. Lähmungserscheinungen, die auf einer Kompression des Rückenmarks durch Bluterguß beruhen, haben unvergleichlich bessere Heilungsaussichten. Hier kann bei entsprechender Behandlung nach Rückgang des Blutergusses eine vollständige Ausheilung der Unfallfolgen eintreten.

Ärztliche Behandlung: Behandlungsmethoden der Wirbelsäulenverletzungen, S. 80. Bei Blasen- und Mastdarmlähmung ist für regelmäßige Entleerungen zu sorgen. Dies geschieht bei Blasenlähmung durch mehrmaliges Katheterisieren am Tage oder durch Einlegen eines Dauerkatheters. Der Stuhlregulierung dienen Diät, regelmäßig verabreichte milde Abführmittel und, bei Bedarf, Einläufe. Die Besserung der Nervenfunktion wird durch reichhaltige Verabfolgung von Vitamin-B-Präparaten unterstützt. Dem Entstehen eines Dekubitus ist durch entsprechende Lagerung und sorgsame Pflege vorzubeugen. Infektionen, insbesondere der aufsteigenden Harnwege, bedürfen einer sofortigen Behandlung mit Sulfonamiden, Antibiotika und harndesinfizierenden Medikamenten. Nach Ausheilung bestehender Wirbelverletzungen sind intensive mediko-mechanische Maßnahmen zur Kräftigung der Muskulatur sowie eine Behandlung der restlichen Lähmungserscheinungen durch Elektrisieren erforderlich. Wird all dies konsequent und energisch durchgeführt, so wird ein Teil der Patienten auch bei zunächst ungünstig aussehenden Verletzungen wieder in einen zufriedenstellenden, zumindest aber erträglichen Zustand gebracht werden können. Die Tätigkeit des Krankenpflegepersonals kann gerade bei diesen Patienten von außerordentlicher – für das Leben des Verletzten von ausschlaggebender – Bedeutung sein. Aber auch die *aktive* Mithilfe – insbesondere komplett querschnittsgelähmter Patienten – zu der diese ständig ermuntert werden sollten, ihr Wille, sich wieder für ihre Umwelt zu interessieren und (wenn auch unter erschwerten Umständen und mit geeigneten Hilfsmitteln) am Leben ihrer Mitmenschen teilzunehmen, ihre Energie, dies alles ist für ein einigermaßen befriedigendes Nachbehandlungsergebnis von ganz entscheidender Wichtigkeit. Was hier alles erreicht werden kann, zeigen z. B. die Leistungen Querschnittsgelähmter beim Versehrtensport, wie er in den großen Nachbehandlungszentren, etwa der berufsgenossenschaftlichen Unfallkliniken, betrieben wird.

8. Verletzungen am Hals

Verletzungen am Hals sind wegen leicht auftretender Mitverletzungen von Luftröhre, größeren Blutgefäßen und Nerven besonders gefährlich. Oberflächliche Verletzungen der Haut haben manchmal entstellende Narben zur Folge, die später eine Narbenkorrektur erfordern. Flächenhafte Brandwunden können, besonders wenn es zu Keloidbildung (S. 31) kommt, durch Schrumpfung zu Zwangshaltungen des Kopfes führen, die einer operativen Behandlung bedürfen.
Bei offenen Verletzungen der Luftröhre dringt Blut in die Atemwege ein; gurgelnde Geräusche bei der Ein- und Ausatmung sind hörbar. Bei größeren Verletzungen besteht Erstickungsgefahr. Speiseröhrenverletzungen sind, wegen der geschützten Lage der Speiseröhre, im Halsteil selten. Sie kommen meist bei Stich- und Schußverletzungen vor.
Ausgedehnte Zerreißungen größerer Arterien führen meist zu einer tödlichen Blutung, bevor der Verletzte in ärztliche Behandlung gelangt. Kleinere Verletzungen der Arterien können durch Gefäßnaht verschlossen werden. Offene Nervenverletzungen sind am Hals relativ selten. Sie haben die Lähmungen der von ihnen versorgten Muskelgruppen oder Organe zur Folge. Etwas häufiger wird ein teilweiser oder vollständiger Abriß der aus der Halswirbelsäule austretenden Nervenstränge (Plexusbrachialis, Plexus cervicalis) beobachtet, die sich in ihrem weiteren Verlauf zum Oberarmnerven vereinigen. Es kommt dadurch zu einer schlaffen Lähmung des Armes der verletzten Seite. Äußerlich sind bei solchen Plexusabrissen oft keine Verletzungen erkennbar.
Erste Hilfe: Weichteilverletzungen und Brandwunden S. 14–24. Offene Verletzungen der Luftröhre werden mit einem sterilen Verband bedeckt, die Verletzten sofort in ein Krankenhaus gebracht. Bei Verletzungen der großen Gefäße mit starken Blutungen muß das blutende Gefäß solange mit dem Finger zusammengedrückt werden, bis ärztliche Hilfe vorhanden ist.
Ärztliche Behandlung: Operative Freilegung des verletzten Gebietes. Bei Verletzungen der Luftröhre wird dieselbe wieder genäht, evtl. wird vorübergehend zur besseren Atmung eine Tracheotomiekanüle in die Luftröhre eingelegt. Verletzungen von Blutgefäßen und Nerven werden nach den üblichen Grundsätzen versorgt.

9. Verletzungen innerer Organe

Verletzungen der in Brust- und Bauchhöhle gelegenen Organe sind, wie die Verletzungen von Gehirn und Rückenmark, häufig lebensbedrohlich. Wenn sie nicht von äußerlich sichtbaren Verletzungen begleitet werden, also bei geschlossenen Verletzungen, ist das ganze Ausmaß der Unfallfolgen anfangs oft nur schlecht zu überblicken. Innere Verletzungen sind meist mit einem schweren Schockzustand oder anderweitigen alarmierenden Zeichen des Allgemeinzustandes verbunden; bedrohliche Allgemeinsymptome können jedoch zunächst auch fehlen, so daß nur unbedeutende Unfallfolgen vorgetäuscht werden. Der noch kurze Zeit nach der Verletzung gut erscheinende Zustand des Patienten kann sich aber bereits wenig später schlagartig ändern. Schon bei dem geringsten Verdacht auf Vorliegen einer inneren Verletzung ist deshalb so schnell wie möglich der Arzt hinzuzuziehen! Bis zu seinem Eintreffen absolute Ruhiglagerung des Patienten und laufende Kontrolle von Puls und Atmung!

9.1 Brusthöhle

9.1.1 Die Quetschung des Brustkorbes (Thoraxkontusion)

Infolge der durch die Nachgiebigkeit der Rippen großen Elastizität des Brustkorbes ist bei stumpfer Gewalteinwirkung die Quetschung von Brustorganen auch ohne eine gleichzeitige knöcherne Verletzung möglich. Bei schweren Quetschungen des Brustkorbes sind jedoch meist Brüche einzelner Rippen oder Rippenserienbrüche vorhanden. Alle Brustkorbquetschungen sind sehr schmerzhaft und gewöhnlich mit einem erheblichen Schockzustand verbunden. Neben Rippenbrüchen pflegen auch Quetschungen der zwischen den Rippen verlaufenden Nerven (Interkostalnerven) oder Blutergüsse im Bereich dieser Nerven heftige Schmerzen zu verursachen. Die Atembewegungen werden wegen der Schmerzen weitgehend eingeschränkt, die Atmung ist oberflächlich. Atemnot und mangelnde Sauerstoffzufuhr sind die Folge. Bei Verletzungen der Brustwand können immer in der Brusthöhle gelegene Organe mitverletzt sein.

Ärztliche Behandlung: Je nach Schwere und Ausdehnung der Verletzung sofortige Schockbekämpfung (S. 43–44)! Erleichterung der Atemtätigkeit durch Sauerstoffzufuhr, beruhigende und schmerzlindernde Medikamente. Bei geringfügigen Verletzungen feuchte Verbände und Einreibungen. Behandlung von Verletzungen innerer Organe s. folgende Seiten.

9.1.2 Der Pneumothorax

Das Prinzip der Entstehung des Pneumothorax beruht auf dem Druckausgleich zwischen Druck der Außenluft und Druckverhältnissen in der Brusthöhle. Da bekanntlich in der Brusthöhle, und zwar im Raum zwischen Lungenoberfläche und dem der Brustwand anliegenden Rippenfell, ein Unterdruck herrscht, der um etwa 6–8 mm Hg[1] geringer ist als der Druck der Außenluft, strömt bei offenen Verletzungen der Brustwand Außenluft in den Brustraum ein. Infolge dieses Druckausgleiches wird die vorher durch den Unterdruck „ausgespannte" Lunge zum Zusammenfallen gebracht (Abb. 54). Weitere Folge ist der Ausfall des betroffenen Lungenflügels für die Atmung. Ein beidseitiger Pneumothorax muß also wegen Zusammenfallens („kollabieren") beider Lungenflügel den sofortigen Erstickungstod nach sich ziehen. Der Druckausgleich kann sowohl dadurch erfolgen, daß die Außenluft durch eine Wunde in der Brustwand in die Brusthöhle eindringt, als auch dadurch, daß die Luft bei Verletzungen der Lungenoberfläche durch Bronchialsystem und Lunge in den Rippenfellraum gelangt. Bei Eindringen von Luft durch eine offene Wunde in der Brustwand (z. B. durch Schuß oder Stich) spricht man von einem *„offenen Pneumothorax"*. Legen sich die Wundränder nach der Verletzung aneinander und dichten die Wunde dadurch vollständig ab, so wird aus dem offenen Pneumothorax ein *„geschlossener Pneumothorax"*. Die eingedrungene Luft wird aufgesaugt (resorbiert) und, falls keine Infektion der Brusthöhle durch eingedrungene Erreger erfolgt (verletzender Gegenstand oder Luft), heilt der Pneumothorax ohne ernste Folgen aus. Eine nur wenig zusammengefallene Lunge kann sich mit Abnahme der Luft wieder völlig ausdehnen und sich mit ihrer Oberfläche der inneren Brustwand anlegen. Später ist dann manchmal nur noch eine im Röntgenbild erkennbare Verdickung des Rippenfells („Pleuraschwarte") einziger Zeuge des zurückliegenden Unfallgeschehens. Anders ist der Verlauf, wenn sich die Wunde infolge ihrer Ausdehnung nicht schließen

---

[1] Hg = chem. Zeichen für Quecksilber. Der herrschende Druck wird in geeichten Meßgeräten durch die Höhe einer Quecksilbersäule angegeben und kann auf der Skala des Meßgerätes in Millimetern abgelesen werden

122 Verletzungen innerer Organe

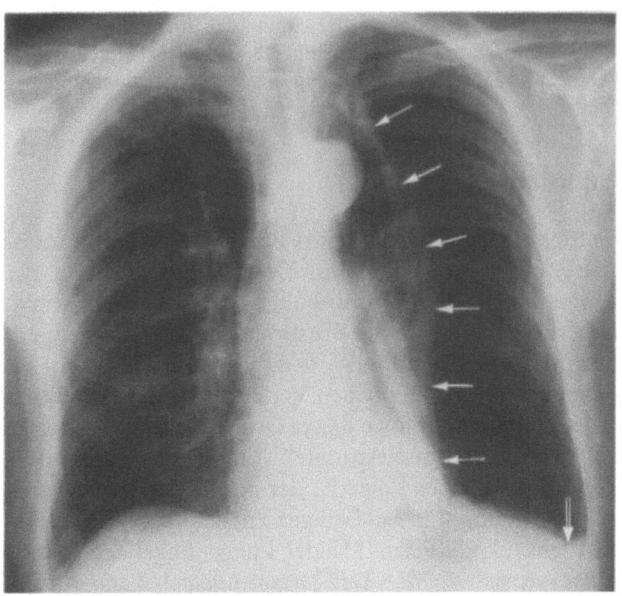

Abb. 54. Lungenübersichtsaufnahme bei einem linksseitigen Pneumothorax. Die Pfeile deuten auf die Begrenzung des zusammengefallenen linken Lungenflügels hin. Im Gegensatz zur rechten Brusthöhle ist in der linken Brusthöhle sonst keine Lungenzeichnung mehr zu erkennen. Die linke Zwerchfellkuppe kommt durch den Erguß im Zwerchfell-Rippenwinkel (⇓) nicht so scharf gezeichnet und gut gerundet zur Darstellung wie die rechte Zwerchfellkuppe

kann, wenn also der offene Pneumothorax bestehen bleibt. Es dringt dann so lange Luft in den verletzten Rippenfellraum ein, bis die Lunge vollständig zusammengefallen ist, und in der betreffenden Brustseite derselbe Druck wie außerhalb des Brustkorbes herrscht. Darüber hinaus kann es nach Erreichen dieses Zustandes zu noch bedrohlicheren Folgen kommen. Durch die unterschiedlichen Druckverhältnisse in beiden Seiten der Brusthöhle wird das dazwischen gelegene zartwandige Mittelfell, das Mediastinum, bei der Atmung hin und her bewegt. Man bezeichnet dieses Hin- und Herpendeln des Mediastinums als *Mediastinalflattern*. Dadurch werden die in dem bindegewebigen Spalt des Mittelfelles verlaufenden, zum Teil sehr empfindlichen Organe, insbesondere das Herz mit seinem Reizleitungssystem und den großen Gefäßen, ebenfalls hin- und hergezerrt. Dies bringt, zusätzlich zur Ausschaltung des Lungenflügels, ernste Gefahren für den Verletzten mit sich.

Klinisches Bild: Beim ausgedehnten geschlossenen und beim offenen Pneumothorax ist eine Beatmung des betroffenen Lungenflügels durch den Verletzten nicht mehr möglich. Klinische Folgeerscheinungen sind erhebliche Atemnot (der Atemstillstand der verletzten Brustseite ist meist äußerlich sichtbar, die Seite bewegt sich beim Atmen nicht mit), bläuliche Verfärbung (Zyanose) der Haut infolge des plötzlichen Sauerstoffmangels und kleiner, frequenter Puls. Diese Zeichen sind meist noch von den Symptomen des Schock- bzw. Kollapszustandes (Mediastinalflattern!) begleitet oder überlagert.

Erste Hilfe: Beim offenen Pneumothorax sofortiges Abdichten der Wunde, um so das Entstehen von Mediastinalflattern zu verhindern oder bestehendes Mediastinalflattern zum Stillstand zu bringen. Das Abdichten geschieht am besten mit einem festen, die Wunde zusammenziehenden und sie völlig bedeckenden Pflasterverband. Bis am Unfallort hierzu die Möglichkeit besteht, hilft notfalls auch Abdichten mit der fest auf die Wunde gepreßten Hand! Nächste Schritte sind Herbeiholen eines Arztes oder, falls dies nicht möglich ist, der sofortige Transport in ein Krankenhaus. Beim Transport ist der Verunglückte auf die *verletzte* Brustseite zu lagern, damit die gesunde Seite ungehindert atmen kann!

Ärztliche Behandlung: Die Behandlung des *geschlossenen Pneumothorax* richtet sich nach dem Ausmaß der bereits eingetretenen Veränderungen. Einmaliges Eindringen von etwas Luft in den Rippenfellraum bedarf unter Umständen keiner weiteren Behandlung, wenn sich die Wunde inzwischen geschlossen hat. Hier muß lediglich die Wunde nach den üblichen Regeln der Wundbehandlung versorgt werden. Ist dies geschehen, so wird die Luft bei anschließender Bettruhe in den folgenden Tage langsam resorbiert. Bei größeren Luftmengen, die sich dann häufig in der Spitze der Pleurahöhle („Pleurakuppe") ansammeln oder die Lunge wie ein Mantel umgeben, ist es gelegentlich notwendig, die Luft mit einer Spritze abzusaugen (abpunktieren). Nach der Verletzung aufgetretene Atemnot, stechende Schmerzen beim Atmen und Pulsbeschleunigung klingen langsam ab; die oberflächliche Atmung wird tiefer, der Puls wird langsamer und kräftiger.
Beim *offenen Pneumothorax* erfolgt der sofortige Verschluß der Wunde durch operative Wundversorgung; gleichzeitig Schockbehandlung! Nachdem diese ersten und wichtigsten Maßnahmen durchgeführt sind, ist nächstes Ziel die Beseitigung des Pneumothorax, bzw. die Wiederausdehnung der Lunge. Abgesehen von der Infektionsgefahr offener Verletzungen ist es jetzt in den meisten Fällen für die weitere Behandlung gleichgültig, ob es sich um einen vorher offenen oder von Anfang an geschlossenen Pneumothorax gehandelt hat. Die Wiederausdehnung der Lunge erreicht man durch Einlegen eines Gummischlauches (Drain) in die Brusthöhle, der an eine Saugvorrichtung, die in der Brusthöhle einen Unterdruck erzeugt, angeschlossen wird. Auf diese Weise wird durch ständiges Saugen wieder ein Unterdruck in der verletzten Brusthöhle hergestellt, dem die elastische Lunge

124 Verletzungen innerer Organe

(falls die Verletzung noch nicht allzulange zurückliegt und sich noch keine Schwarten gebildet haben) langsam folgt. Ist eine vollständige Ausdehnung erreicht, so legt sich die Lunge wieder mit ihrer Oberfläche an die Innenwand der Brust an und verklebt mit dem Rippenfell. Ständige Sauerstoffzufuhr zur Atemluft, schmerzstillende Medikamente und Kreislaufmittel sind in den ersten Tagen erforderlich.

Die für den Verletzten gefährlichste Form des Pneumothorax ist der *Spannungs-* oder *Ventilpneumothorax.* Hier strömt die Luft infolge der Beschaffenheit der Wunde zwar in den Brustraum hinein, sie kann jedoch nicht mehr heraus. Am Austreten wird sie durch bewegliche Weichteile, die sich innen wie ein „Ventil" vor die Wunde legen, gehindert. Ist der Druckausgleich zwischen Rippenfellraum und Außenluft erreicht, so führt weiteres Einströmen von Luft bei jedem Atemzug zu einem immer stärkeren Überdruck in der verletzten Brusthöhle. Durch den Überdruck wird das nachgiebige zarte Mittelfell mit seinen Orangen zur gesunden Seite hin verdrängt und so die unverletzte Lunge ebenfalls bei der Atmung behindert. Wenn diesem Vorgang nicht schnell Einhalt geboten wird, kommt es zum Tode des Verletzten durch Ersticken. Selbstverständlich kann auch beim Spannungspneumothorax die Luft nicht nur durch die Brustwand, sondern ebenso durch eine Lungenverletzung in die Brusthöhle gelangen.

Klinisches Bild: Schwerste Atemnot, Zyanose, Angstzustände. Kleiner oberflächlicher, schneller Puls.

Ärztliche Behandlung: Sofortige Verhinderung des weiteren Nachdringens von Luft durch Versorgung etwaiger äußerer Wunden! Ablassen des Überdruckes durch Punktion mit einer Kanüle oder – besser – sofortiges Anlegen einer Saugdrainage, die für die weitere Behandlung ohnehin erforderlich wird. Unter der Saugbehandlung pflegen sich kleinere Verletzungen der Lungenoberfläche durch Verkleben meist von selbst zu schließen. Geschieht dies nicht, so wird die operative Eröffnung des Brustkorbes (Thorakotomie) erforderlich.

9.1.3 Mediastinalemphysem

Ist es zu einer Verletzung des Mittelfelles gekommen, so kann bei gleichzeitiger Verletzung von Luftröhre, Bronchien, Speiseröhre, Lungen oder bei Bestehen eines Pneumothorax Luft in den Mittelfellraum (Mediastinum) eindringen. Sie breitet sich in den lockeren Gewebsspalten schnell aus und erscheint im oberen Brustbereich unter der Haut, wo sie zu einer ballonartigen Aufblähung von Brust, Hals und Gesicht führt. Bei Druck auf die Haut fühlt man deutlich Knistern des unter der Haut gelegenen luftgefüllten Fettgewebes. Neben diesem eindrucksvollen äußeren Bild kann die Luft aber auch durch zunehmenden Druck auf die im Mittelfell gelegenen dünnwandigen, großen Venen zu einer Behinderung des venösen Blutstromes zum Herzen hin und damit zu einem lebensbedrohlichen Zustand führen.

Klinisches Bild: Neben der beschriebenen ballonartigen Blähung von Brust, Hals und Gesicht kommt es zu Atemnot, bläulicher Verfärbung der Haut, sichtbarer Stauung der Halsvenen, Unruhe und Todesangst.

Ärztliche Behandlung: Mitunter bildet sich das Emphysen von selbst zurück, wenn die Übertrittstelle der Luft in den Mittelfellraum verschlossen wird (z.B., durch Wiederausdehnung der Lunge bei Rückbildung eines Pneumothorax). Ist dies nicht der Fall oder besteht akute Lebensgefahr, so muß die Stauung im Mittelfellraum durch Ablassen der Luft beseitigt werden. Dies geschieht von einem querverlaufenden Hautschnitt am Hals dicht oberhalb der Schlüsselbeingrube aus. Vor dem Verschluß der Wunde durch Naht wird eine Drainage in den Mittelfellraum eingelegt, damit auch sich neu ansammelnde Luft entweichen kann.

9.1.4 Der Hämatothorax

Unter Hämatothorax versteht man die Ansammlung von Blut in der Brusthöhle. Ursache sind meist durchbohrende Verletzungen des Brustkorbes oder Verletzung der Lungenoberfläche durch spitze Bruchstücke bei Rippenbrüchen. Der Hämatothorax kann aber auch bei Brustkorbquetschungen ohne Verletzung der Rippen durch Zerreißung von Lungengewebe und Blutgefäßen auftreten. Er wird häufig in Kombination mit einem Pneumothorax beobachtet.

Klinisches Bild: Beim Hämatothorax kommen zu den Symptomen der jeweiligen Brustkorbverletzung die Zeichen des akuten Blutverlustes: kleiner schneller Puls, Blässe, Kühlwerden der Haut, Absinken von Blutdruck und Blutfarbstoff, schwerer Schockzustand. Daneben Atembehinderung wie beim Pneumothorax.

Ärztliche Behandlung: Schnelle Hilfe ist notwendig. Nur bei kleineren Blutansammlungen kann man abwarten und mit einer Ausheilung unter konservativen Maßnahmen rechnen. Bei stärkeren Blutungen ist sofortiges Absaugen des Blutes und Ausdehnen der Lunge durch Saugdrainage erforderlich. Meist kann auf diese Weise durch festes Anlegen der Lungenoberfläche an die Brustwand die Blutung zum Stillstand gebracht werden. Muß mit einer ausgedehnten Lungenverletzung als Blutungsquelle gerechnet werden, so wird die Eröffnung des Brustkorbes und die operative Blutstillung nicht zu umgehen sein. Neben örtlicher Behandlung der

Blutung werden, entsprechend der Größe der Verletzung, Infusionen und Bluttransfusionen durchgeführt. Schockbehandlung und Verabreichung von Antibiotika.

9.1.5 Die Verletzungen des Herzens und der großen Gefäße

Nur selten kommen schwere Verletzungen des Herzens und der aus ihm austretenden großen Gefäße noch in die Behandlung des Arztes, sie führen meist vorher zum Verblutungstod. Patienten mit kleineren Verletzungen des Herzens (auch diese sind natürlich immer lebensbedrohlich) können jedoch durch rechtzeitige Operation gerettet werden. Ist es, z. B. bei Stichwunden, zu einer durchbohrenden Verletzung des Herzmuskels gekommen, so tritt unter hohem Druck Blut aus dem Herzen aus und füllt den Herzbeutel an (Hämoperikard). Infolge des hohen Druckes wird der Herzbeutel so prall gefüllt, daß das Herz in seiner Beweglichkeit behindert wird und die beiden in das Herz eintretenden dünnwandigen Hohlvenen zusammengepreßt werden. Dadurch wird die Blutzufuhr zum Herzen gedrosselt. Man bezeichnet diesen höchst bedrohlichen Zustand als Herztamponade.

Ärztliche Behandlung: Sofortige Eröffnung des Herzbeutels, Befreiung des Herzens und Verschluß der Herzwunde, andernfalls tritt nach kurzer Zeit der Tod ein. Verletzungen größerer Blutgefäße müssen durch Gefäßnaht verschlossen werden.

Wird die Wand einer Arterie nur beschädigt aber nicht vollständig zerstört, so gibt die verletzte Stelle in der Gefäßwand infolge Verlustes elastischer Fasern dem ständigen Innendruck des Blutes nach, und es entwickelt sich an dem Gefäßrohr eine langsam größer werdende pulsierende Aussackung. Man bezeichnet eine solche Aussackung als Aneurysma. Im Laufe der Zeit lagert sich in dem Aneurysmasack geronnenes Blut in Schichten ab, wodurch jedoch nur eine scheinbare Festigung der Aneurysmawand erreicht wird.

Ärztliche Behandlung: Gefäßverletzungen, die durch Naht nicht verschlossen werden können, werden mit Einsetzen einer Gefäßprothese aus Kunststoff operativ versorgt, größere Gefäßdefekte können so überbrückt werden. Da ein Aneurysma jederzeit dem Druck des Blutes nachgeben und durchbrechen kann, was bei den großen Gefäßen in der Brusthöhle eine tödliche Blutung zur Folge hat, ist auch hier die rechtzeitige Beseitigung des Aneurysma durch Operation (Gefäßplastik) erforderlich. Bei einer solchen Plastik wird nach Entfernung des verletzten Gefäßabschnittes der zurückbleibende Defekt im Gefäßrohr ebenfalls durch eine Kunststoffprothese überbrückt, wenn wegen der Ausdehnung keine Gefäßnaht möglich ist.

9.1.6 Verletzungen der Speiseröhre

Mechanische Verletzungen der Speiseröhre können von innen her, z. B. durch Verschlucken von Fischgräten oder spitzen Knochensplittern, entstehen. Sie können aber auch von außen her bei durchbohrenden Verletzungen des Brustkorbes (Schuß oder Stich) zustande kommen.

Klinisches Bild: Im ersten Falle kommt es zu Schmerzen und Fremdkörpergefühl hinter dem Brustbein, verbunden mit Schluckbeschwerden und Brechreiz oder Erbrechen, das blutig sein kann. Das Ausmaß der Beschwerden kann nach Art und Umfang des Fremdkörpers und der Verletzung sehr unterschiedlich sein. Die Hauptgefahr der Verletzungen von innen liegt im Durchspießen des verschluckten Fremdkörpers durch alle Wandschichten der Speiseröhre oder im Entstehen von Drucknekrosen. Auf diese Weise können Fäulnisbakterien aus der Speiseröhre in das Mittelfell eindringen und eine lebensbedrohliche Mittelfelleiterung hervorrufen.

Ärztliche Behandlung: Sofortige Entfernung des Fremdkörpers durch den Arzt unter Sicht des Auges mit einem dazu besonders geeigneten Instrument, dem Ösophagoskop.

Wesentlich schwerwiegender und hinsichtlich des weiteren Verlaufs noch ernster zu beurteilen sind Verletzungen der Speiseröhre von außen bei durchbohrenden Verletzungen der Brust. Hier kommt es meist zu ausgedehnten Schädigungen, die bis zur vollständigen Zerreißung der Speiseröhre reichen können. Folge davon sind starke Blutungen und die Infektion des Mittelfellraumes. Die fast immer entstehende Mittelfelleiterung kann sich in den lockeren, bindegewebigen Spalten entlang der verschiedenen Organe schnell ausbreiten.

Ärztliche Behandlung: Sofortige Operation nach dem Unfall, falls dies in Anbetracht des Allgemeinzustandes des Patienten bei den häufig gleichzeitig entstandenen Verletzungen anderer Organe der Brusthöhle überhaupt möglich ist. Verletzungen, die tiefere Schichten der Speiseröhrenwand erfaßt haben, heilen infolge Narbenbildung meist mit Verengung der Speiseröhre (Ösophagusstenose) aus.

Zu Verengungen der Speiseröhre kommt es besonders auch nach Verletzung der Speiseröhre durch chemische Mittel. Man spricht dann von *Speiseröhrenverätzungen.* Sie entstehen durch (meist versehentliches) Trinken von Säuren (Essigsäure, Schwefelsäure, Salzsäure) oder Laugen

(Natronlauge, Kalilauge, Brezellauge in Bäckereien u.a.). Auch andere Substanzen, wie Desinfektionslösungen, werden mitunter getrunken. Gewöhnlich entstehen derartige Verwechslungen durch leichtsinniges Aufheben solcher Mittel in nicht oder nur ungenügend gekennzeichneten Flaschen (z. B. Bierflaschen!). Trinken solcher Flüssigkeiten in selbstmörderischer Absicht kommt heute nur noch selten vor. Das Ausmaß der sofort einsetzenden Veränderungen der Speiseröhrenwand ist abhängig von Art, Menge und Konzentration des getrunkenen Mittels. Während bei leichten Verätzungen nur umschriebene Schleimhautbezirke geschädigt werden, kann es bei schweren Verätzungen, z. B. durch konzentrierte Säuren, zur Zerstörung des ganzen die Speiseröhre auskleidenden Schleimhautzylinders und zur Zerstörung der tieferen Wandschichten der Speiseröhre kommen. Die sehr dramatischen Zeichen dieser Verletzungen sind sofort auftretende heftige Schmerzen hinter dem Brustbein und im Oberbauch, Würgegefühl, Erbrechen (meist blutiges Erbrechen mit Erbrechen von Teilen der verätzten Schleimhaut), schwerster Schockzustand, Atemnot. Bei sehr schweren Verätzungen tritt meist in kurzer Zeit unter den Zeichen des Herz- und Kreislaufversagens der Tod ein. Gewöhnlich sind an Lippen, Zunge und Gaumen die Spuren des Ätzmittels zu sehen.

Erste Hilfe: (S. 28)

Ärztliche Behandlung: Sofortige Schockbekämpfung in üblicher Weise. Daneben werden vorsichtig Spülungen durchgeführt und die Atmung durch Sauerstoffzufuhr erleichtert. Vorbeugung vor Infektion durch Verabreichung von Antibiotika. Trotz all dieser Maßnahmen wird bei ausgedehnten Verätzungen der tödliche Ausgang infolge Kreislaufschwäche oder Durchbruch der Speiseröhrenwand mit Infektion des Mittelfellraumes häufig nicht vermieden werden können. In jedem Falle aber kommt es dann, wenn der Verletzte überlebt, zu ausgedehnten, flächenhaften, schrumpfenden Narben, die eine Verengung der Speiseröhre zur Folge haben. Da dies bei solchen Verletzungen zu erwarten ist, wird frühzeitig, meist schon in der zweiten Hälfte der ersten Woche, mit der Sondenbehandlung begonnen. Die sich verengende Speiseröhre wird dabei mit durch den Mund eingeführten Sonden immer wieder vorsichtig ausgedehnt und so ihre Durchgängigkeit aufrechterhalten. Diese Behandlung muß meist über Monate, manchmal Jahre, in Abständen vorgenommen werden. Ist es schon zu einer völligen Passagebehinderung gekommen, so muß unter Umständen bis zum Erfolg der Sondenbehandlung vorübergehend eine sog. Witzel-Fistel angelegt werden. Es handelt sich dabei um das Einlegen eines Schlauches in den Magen von einem kleinen Oberbauchschnitt aus. Von hier aus ist dann unter Umgehung der Speiseröhre eine vorübergehende Ernährung des Patienten möglich. In seltenen, besonders schweren Fällen kann auch operativ aus Darmteilen eine neue Speiseröhre gebildet werden.

9.2 Bauchhöhle

Verletzungen der in der Bauchhöhle gelegenen Organe kommen wegen des Schutzes durch die Beckenknochen meist bei Gewalteinwirkungen zustande, welche die Bauchdecken von vorne treffen. Die *offenen Verletzungen der Bauchhöhle* durch spitze, scharfe oder kantige Gegenstände sind mit dem Austritt von Bauchinhalt (meist Darmschlingen) vor die Bauchdecken und deshalb immer mit hoher Infektionsgefahr für die Bauchhöhle (Peritonitis) verbunden.

Erste Hilfe: Abdecken des vorgefallenen Bauchinhaltes mit keimfreier Gaze oder lockerem, keimfreiem Verband. Nie darf bei der Ersten Hilfe der Versuch gemacht werden, den Bauchinhalt in die Bauchhöhle zurückzuverlagern! Sofortige Einlieferung ins Krankenhaus! Absolute Nahrungskarenz! Den Patienten nichts trinken lassen!

Ärztliche Behandlung: Operation mit Rückverlagerung des vorgefallenen Bauchinhaltes in die Bauchhöhle.

Während offene Bauchverletzungen eine häufige Kriegsverletzung darstellen, sind in Friedenszeiten die *geschlossenen* oder *stumpfen* Bauchverletzungen wesentlich zahlreicher. Bei ihnen, die durch stumpfe Gewalteinwirkung gegen die Bauchdecken hervorgerufen werden, kommt es zu einer Verletzung der Bauchorgane bei unverletzt gebliebener Bauchdecke. Manchmal sind an der Bauchhaut kleine Hautabschürfungen oder Prellmarken zu erkennen, die dann ihrer Lage nach Hinweise auf das im Innern verletzte Organ geben können und Rückschlüsse über die Entstehung der Verletzung zulassen. Prellungen und Blutergüsse in den tieferen Schichten der Bauchdecken, besonders in der Nähe des Bauchfells, können heftige Schmerzen verursachen und anfangs manchmal den Verdacht auf eine Verletzung innerer Bauchorgane aufkommen lassen. Auch beim stumpfen Bauchtrauma muß solange absolute Nahrungskarenz eingehalten werden, bis eine Verletzung innerer Organe einwandfrei ausgeschlossen werden kann!

9.2.1 Blutung in die Bauchhöhle. Leber- und Milzriß (= ruptur)

Die Blutung in die freie Bauchhöhle, die „intraabdominelle Blutung" als Folge einer stumpfen Gewalteinwirkung auf die Bauchdecken, gehört zu den akut bedrohlichen Verletzungen. Sie entsteht bei Zerreißung eines blutgefüllten Organs durch Fortpflanzung des Drucks auf Bauchdecken und Bauchhöhle im Augenblick der Gewalteinwirkung. In erster Linie werden die beiden Organe betroffen, die infolge ihrer Befestigung wenig Ausweichmöglichkeiten haben und deren Oberfläche wegen der prallen Füllung des Organs mit Blut nur eine geringe Elastizität besitzt: Leber und Milz. Blutungen können auch aus verletzten Gefäßen anderer Organe stammen, doch steht hier die Blutung, im Gegensatz zur Leber- und Milzverletzung, meist nicht so im Vordergrund. Bei ausgedehnten Zerreißungen von Leber und Milz kann schon nach kurzer Zeit der Tod durch innere Verblutung eintreten, wenn es nicht rechtzeitig gelingt, die Blutungsquelle durch Operation zu verschließen. Oft handelt es sich jedoch nur um Einrisse der Organkapseln, aus denen eine ständige leichte Blutung in die Bauchhöhle erfolgt. Die rasche Erkennung solcher Blutung ist von größter Wichtigkeit, weil sonst für den Patienten wertvolle Zeit bis zur dringend notwendigen Operation verstreichen kann. Auch bei kleineren Verletzungen von Milz und Leber kann und darf man mit einer selbsttätigen (spontanen) Blutstillung des Organismus nicht rechnen.

Klinisches Bild: Das Aussehen dieser Verletzten ist blaß, ihr Gesicht wirkt eingefallen, die Stirn ist vielfach mit Schweiß bedeckt. Die Gliedmaßen fühlen sich kühl an. Die Atmung ist etwas oberflächlich, manchmal klagt der Verletzte über Atemnot (Sauerstoffmangel infolge Blutverlust!). Der Puls ist meist klein und schnell, anfangs auch oft verlangsamt. Der Blutdruck sinkt ab. Bei Druck auf den Bauch werden Schmerzen angegeben, die Bauchdecken dabei angespannt (Abwehrspannung). Druckschmerzhaftigkeit und Abwehrspannung sind im Bereich des verletzten Organs (Leber – rechter Oberbauch, Milz – linker Oberbauch) gewöhnlich besonders ausgeprägt. Häufig zeigen oberflächliche Hautabschürfungen oder bläuliche Hautverfärbung an, wo die Gewalteinwirkung stattgefunden hat. Darmbewegungen (Peristaltik) sind mit dem Stethoskop oft nur schwach wahrnehmbar. Werden bei solchen Blutungen in die Bauchhöhle wegen anfangs noch bestehender Unklarheiten Blutuntersuchungen durchgeführt, so zeigt sich ein langsames Absinken des Blutfarbstoffgehaltes (Hämoglobingehalt) und ein gleichzeitiger Anstieg der weißen Blutkörperchen. Besonders gute Anhaltspunkte für das Vorliegen eines akuten Blutverlustes liefert die Hämatokritbestimmung[2]. Schnellstmögliche Einlieferung Unfallverletzter beim geringsten Verdacht auf

---

[2] Hämatokritwert = Verhältnis der flüssigen zu den festen Bestandteilen des Blutes (wird in % angegeben)

innere Blutungen in ein Krankenhaus! Den endgültigen Aufschluß darüber, ob eine intraabdominelle Blutung vorliegt oder nicht gibt hier die heute übliche Lavage. Zu diesem Zweck wird ein dünner Katheter mittels eines Trokar perkutan in die Bauchhöhle eingeführt. Man läßt nun durch den Katheter eine bestimmte Menge klare physiologische Kochsalzlösung in den Bauchraum einfließen. Kommt diese blutig gefärbt zurück, so ist der Beweis für das Vorhandensein von Blut in der Bauchhöhle erbracht.

Ärztliche Behandlung: Nach Anlegen einer Blutkonserve und Einleitung der üblichen Schockbekämpfung sofortige Operation. Hierbei muß die Blutungsquelle aufgesucht und die Blutung so schnell wie möglich zum Stehen gebracht werden. Bei größeren Milzrissen wird das verletzte Organ in den meisten Fällen sicherheitshalber ganz entfernt werden. Da dies bei Leberverletzungen nicht möglich ist, muß hier die Blutungsquelle durch Nähte verschlossen werden. Nach der Operation wird die Auffüllung des Kreislaufes mit Blutkonserven und Infusionen, eventuell unter Zugabe von Herz- und Kreislaufmitteln, fortgesetzt.

9.2.2 Die Zerreißung von Hohlorganen (Magen, Darm)

Neben Verletzungen von Leber oder Milz kommt es beim stumpfen Bauchtrauma nicht selten zum Zerreißen der Hohlorgane des Verdauungskanals, von Magen oder Darm. Die Hauptgefahr liegt hier weniger in der Blutung, als in der durch Austreten von Magen- und Darminhalt in die freie Bauchhöhle drohenden Bauchfelleiterung. Die Gefahr einer Zerreißung von Magen (Magenruptur) oder Darm (Darmruptur) ist dann am größten, wenn sich diese Hohlorgane im Augenblick der Gewalteinwirkung im Füllungszustand befinden, also in den Stunden nach dem Essen. Die Elastizität ihrer Wand sowie ihre Möglichkeit, dem plötzlichen Druck auszuweichen, ist dann am geringsten.

Klinisches Bild: Es ist oft ähnlich dem bei der intraabdominellen Blutung, doch ist der Puls meist kräftiger und langsamer, die Zunge ist etwas trocken und beim Abhören der Darmtätigkeit herrscht im Bauch völlige Stille. Kein Abgang von Stuhl oder Winden. Wird eine derartige Verletzung nicht sofort erkannt und der Verletzte operiert, so entwickeln sich in einigen Stunden Zeichen der Bauchfellentzündung. Die Zunge wird strohtrocken, die Verletzten klagen über starken Durst, es treten Temperaturen und breite Abwehrspannung der Bauchdecken auf. Der Puls wird klein und schnell. Auch hier zeigt bei der Lavage blutig gefärbte Infusionsflüssigkeit eine intraabdominelle Verletzung an.

Erste Hilfe: Sofortige Hinzuziehung eines Arztes bzw. möglichst schneller Transport ins Krankenhaus. Dabei wird der Verletzte auf den Rücken gelegt, seine Beine werden zur Entlastung der Bauchdecken leicht angewinkelt. Man legt zu diesem Zweck unter die Knie eine zusammengerollte Decke. Auf keinen Fall darf dem Verletzten etwas zu trinken gegeben werden!

Ärztliche Behandlung: Sofortige Operation. Daneben Schockbekämpfung in üblicher Weise, Antibiotika.

9.2.3 Abriß des Mesenteriums

Eine weitere innere Verletzung, die hin und wieder beim stumpfen Bauchtrauma beobachtet wird, ist der teilweise *Abriß des Dünndarmgekröses* (Mesenterium) an seiner Wurzel. Auch hierdurch kann es zu erheblichen Blutungen in die Bauchhöhle sowie zu Ernährungsstörungen des betroffenen Darmabschnittes mit nachfolgendem Absterben des Gewebes und Bauchfellentzündung kommen.

Ärztliche Behandlung: Operation, wobei ein in seiner Ernährung gestörter Darmabschnitt entfernt werden muß.

9.3 Verletzungen der Nieren und ableitenden Harnwege

9.3.1 Nieren

Neben den seltenen offenen Nierenverletzungen (vorwiegend Stich- und Schußverletzungen) kommt es bei stumpfer Gewalteinwirkung auf die Flankengegend häufig zu geschlossenen Nierenverletzungen. Diese können vom Einriß der Nierenkapsel bis zu schweren Zerreißungen der ganzen Niere oder Abriß der Niere an ihrem „Stiel" (Harnleiter und Blutgefäße) reichen. Folge davon sind direkt nach dem Unfall massive Blutungen in das Nierenbecken oder das die Niere umgebende lockere Fettgewebe, in dem sich ein solcher Bluterguß sehr schnell ausbreiten kann. Neben Blutungen kann es im weiteren Verlauf zur Einstellung der Nierentätigkeit (Anurie) mit nachfolgender Harnvergiftung (Urämie, s. S. 280) kommen, insbesondere dann, wenn die andere unverletzte Niere aus anderweitigen Gründen in ihrer Funktion ebenfalls beeinträchtigt ist.

Klinisches Bild: Patienten mit solchen Verletzungen klagen über heftige, stechende oder drückende Schmerzen in der verletzten Flanke. Meist besteht erheblicher Schockzustand, Blässe und kleiner schneller Puls als Ausdruck der Blutung, Weichteilschwellung und starke Druckschmerzhaftigkeit der Nierengegend. Der Hämoglobingehalt des Blutes sinkt langsam ab. Charakteristisch für Nierenverletzungen aber ist der fast immer blutige Urin. Wenn dem Verletzten selbsttätiges Wasserlassen nicht möglich ist, muß der Urin durch Katheterisieren gewonnen werden. Als Begleiterscheinung der Verletzung tritt gelegentlich eine Darmlähmung mit Auftreibung des Bauches (Meteorismus) sowie Stuhl- und Windverhaltung auf.

Ärztliche Behandlung: Sofortige Operation mit Versorgung der Nierenverletzung. Bei größeren Zerreißungen des Nierengewebes ist die operative Entfernung der Niere meist nicht zu umgehen. Vor und während der Operation Schockbekämpfung in üblicher Weise und Bluttransfusionen.

9.3.2 Harnblase

Neben offenen Blasenverletzungen durch Eindringen von Fremdkörpern in den Unterbauch (Stich- und Schußwunden, Pfählungsverletzungen u.a.) kann es auch zum Zerreißen der Blase bei stumpfer Gewalteinwirkung (Fußtritt, Hufschlag, Überfahrenwerden, Verschüttung) kommen. Dies ist dann besonders leicht möglich, wenn sich die Blase zum Zeitpunkt des Unfalls im Füllungszustand befindet. Die Wand der vollen Blase ist dünner, weniger elastisch und kann wegen der Flüssigkeitsfüllung einem plötzlichen Druck von außen weniger nachgeben. Dazu kommt, daß die Blase bei stärkerer Füllung aus der schützenden knöchernen Umgebung des kleinen Beckens hochsteigt und mit ihrem oberen Anteil hinter den nachgiebigen Bauchdecken liegt. Außerdem spielen bei der Entstehung von Blasenzerreißungen auch Brüche des knöchernen Beckenringes eine Rolle. Die Hauptgefahren für den Patienten liegen während der folgenden Tage in der Entwicklung schwerer phlegmonöseitriger Entzündungen durch den in die Umgebung der Blase austretenden Urin.

Klinisches Bild: Es ist charakterisiert durch Harnverhaltung, heftige Schmerzen und Druckschmerzhaftigkeit im Unterbauch, meist mit Abwehrspannung der Bauchdecken, manchmal Erbrechen. Schockzustand. Beim Katheterisieren entleert sich – wenn überhaupt – wenig blutiger Urin. Bei weiterhin bestehender Unklarheit über das Vorliegen einer Blasenverletzung kann man durch den liegenden Katheter etwas Röntgenkontrastmittel injizieren. Die anschließende Röntgenaufnahme zeigt dann bei einer Verletzung der Blasenwand das Austreten des Kontrastmittels in die Umgebung der Blase.

Ärztliche Behandlung: Sofortige Operation mit Verschluß der Blasenwunde, Einlegen eines Dauerkatheters durch die Harnröhre, Schutz durch Antibiotika. Daneben Schockbekämpfung, Bluttransfusionen.

9.3.3 Harnröhre

Verletzungen der Harnröhre können von innen her, z. B. durch eingeführte Instrumente (auch bei unvorsichtigem, gewaltsamem Katheterisieren), entstehen oder durch Gewalteinwirkungen von außen hervorgerufen werden. Besonders häufig werden Harnröhrenverletzungen bei Pfählungsverletzungen und Beckenbrüchen (Schambeinbrüche) beobachtet.

Klinisches Bild: Wenn die Haut des Dammes bei stumpfen Gewalteinwirkungen von außen unverletzt geblieben ist, kommt es gewöhnlich zu einem ausgedehnten Bluterguß in Unterhautfettgewebe und Muskulatur. Immer besteht Harnverhaltung. Das Katheterisieren ist hier besonders gefährlich und auch meist nicht ohne weiteres möglich, es muß deshalb unbedingt dem erfahrenen Arzt vorbehalten bleiben. Man geht dabei folgendermaßen vor: Nach mehrmaligem Abtupfen der äußeren Harnröhrenöffnung mit einer milden Desinfektionslösung wird ein Gummikatheter (nur ausnahmsweise Metallkatheter) in die Blase eingeführt. Kommt kein Urin, so kann man etwas physiologische Kochsalzlösung durch den Katheder spritzen. Kommt dieselbe blutig oder gar nicht zurück, so ist eine Verletzung der Harnröhre so gut wie sicher. Bei längerer Zeitspanne zwischen Unfall und ärztlicher Behandlung kann es infolge Harnverhaltung zur Prallfüllung und Übedehnung der Harnblase mit heftigen Schmerzen im Unterbauch kommen.

Ärztliche Behandlung: Sofortige Operation. Hierbei werden die beiden Enden der Harnröhre an der Zerreißungsstelle aufgesucht und über einem in die Harnblase eingeführten Dauerkatheter wieder miteinander vereinigt. Der Dauerkatheter muß liegen bleiben, bis die endgültige Heilung erfolgt ist. Spätfolgen solcher Harnröhrenverletzungen sind infolge Schrumpfung des Narbengewebes an der Verletzungsstelle meist äußerst hartknäckige Harnröhrenverengungen (Harnröhrenstrikturen). Diese Strikturen bedürfen einer oft jahrelangen Dehnungsbehandlung (Bougierungsbehandlung) und zeigen immer wieder die Neigung zu erneuter Schrumpfung. Bei Versagen der Dehnungsbehandlung können nochmalige operative Maßnahmen erforderlich werden.

10. Verbandlehre

Die Aufgaben, die ein Verband zu erfüllen hat, können sehr unterschiedlich sein. Ein Verband kann dazu dienen, eine Wunde vor äußeren Einflüssen zu schützen und Medikamente (Salben, Puder usw.) auf ihr festzuhalten. Mit seiner Hilfe lassen sich aber auch Krampfadern ausgedrückt halten oder bei Blutzirkulationsstörungen nach Unfällen stärkere Schwellungszustände der Weichteile an den Gliedmaßen verhindern. Eine besondere Bedeutung kommt jenen Verbänden zu, mit denen Gelenke ruhiggestellt oder gebrochene Knochen nach der Einrichtung in der gewünschten Stellung gehalten werden.

Verbandmaterial

Nach dem jeweiligen Zweck eines Verbandes richtet sich das Material, das dazu verwendet wird. Für Wundverbände wird heute fast ausschließlich *Mull* oder *Gaze* genommen, ein dünnes, lockeres Gewebe aus Baumwollfasern, das sich dem zu verbindenden Körperteil gut anlegt. Mullbinden sind waschbar, aber nicht oft verwendbar. Soll der Wundverband eine stärkere Festigkeit besitzen, so kann man an Stelle von Mull oder Gaze auch *Leinenbinden* benutzen. Bei kleineren Wunden oder als vorübergehender Schutz für noch frisch verheilte Wunden kommen häufig *Heftpflasterverbände* zur Anwendung. Heftpflaster besteht aus einem festen dünnen Gewebe, an dessen einer Seite eine Klebschicht aus neutralem, nicht reizendem Kunststoff aufgetragen ist. Im mittleren Teil des Pflasters, der auf die Wunde zu liegen kommt, befindet sich Mull. Bei Druckverbänden oder elastischen Verbänden nimmt man, dem Zwecke dienend, *elastisches Material,* d. h. Binden, die auch bei straffer Wickelung noch eine gewisse Nachgiebigkeit besitzen. Gebräuchlichste elastische Verbandstoffe sind Idealbinden oder Binden, bei denen hochelastische Gummifäden in das Textilgewebe eingefügt sind. Soll der elastische Verband längere Zeit liegenbleiben, so stehen hierfür von verschiedenen Firmen elastische Binden, deren ganze Unterfläche mit einer leicht haftenden Klebefläche versehen ist, zur Verfügung (Elastoplastbinden, Porelastbinden u. a.). Diese Binden können auch für Stützverbände Verwendung finden. Als Stützverband besonders geeignet ist der Zinkleimverband. Zur Herstellung der *Zinkleimbinden* wird eine zähe im wesentlichen aus Zinkoxyd, Gelatine, Glyzerin und destilliertem Wasser bestehende Masse im Wasserbad erhitzt, bis sie flüssig ist. Nun werden Mullbinden in der weichen, klebrigen Flüssigkeit ausgiebig getränkt. Sie werden dann in noch heißem, aber für die Haut gut verträglichem Zustand angewickelt, wobei sie mit Hilfe eines Pinsels zusätzlich mit Zinkleim bestrichen werden. Fertige Zinkleimbinden sind jedoch auch im Handel erhältlich. Nach jeder Tour wird die Zinkleimbinde abgeschnitten. Für *Gipsverbände* kann man von der Industrie gelieferte Binden verwenden, in denen der Gips fest haftet; die bekannteste ist die Cellonabinde. Gipsbinden können aber auch durch Einstreuen von Gipspulver in Mullbinden selbst hergestellt werden. Die Verwendung fertig gelieferter Binden bietet allerdings in mancher Hinsicht erhebliche Vorteile. Neben den einfachen Gipsbinden sind heute auch Binden im Handel, die neben dem Gips ein wasserlösliches Kunstharz enthalten, das dem fertigen Verband eine um etwa 40% höhere Festigkeit sowie einen gewissen Schutz gegen Feuchtigkeit und Wasser verleiht (Cellaminbinde). Vor Gebrauch wird die Gipsbinde in angewärmtes Wasser gelegt, bis keine Luftblasen mehr aufsteigen. Sie wird dann leicht ausgedrückt und kann angewickelt werden. Nach einigen Minuten ist der Gipsverband zu einer festen Masse erstarrt.

10.1 Wundverbände

Die durch Naht verschlossene Operationswunde wird mit einem sterilen Verbandmull bedeckt, der mit Heftpflaster oder einem hautverträglichen Klebstoff, z.B. Mastisol (stark klebende Harzlösung), an der Haut befestigt wird. Die Anwendung von Mastisol ist besonders bei Patienten mit überempfindlicher Haut angebracht. Anstelle des Klebstoffs kann der Verbandmull auch mit Plastikfolien fixiert sowie mit einer Mullbinde oder, falls ein fester Verband (z. B. Druckverband) erwünscht ist, mit einer elastischen Binde angewickelt werden. Schließlich soll auch auf die Möglichkeit des Anlegens eines sog. *Tube-Gazeverbandes* hingewiesen werden. Hier werden mit Hilfe von Drahtgestellen unterschiedlicher Größe Schläuche aus fein gesponnenem Gewebe, die fertig geliefert werden, über den verletzten Körperteil gezogen und fixiert. Tube-Gazeverbände sind vielseitig verwendbar und eignen sich ganz besonders zum Fixieren von Verbänden an den Gliedmaßen und am Kopf (Abb. 60a–c). Bei sekundär heilenden oder eitrigen Wunden, also bei Wunden, die eine mehr oder weniger starke Flüssigkeitsabsonderung aufweisen, legt man über den Verbandmull mehrere Lagen Zellstoff, damit der Verband eine größere Saugfähigkeit bekommt. Man kann auch Zellstoff benutzen, der vor dem Sterilisieren des Verbandsmaterials in eine Mullkompresse eingelegt worden ist. Sehr vorteilhaft sind die fertig gelieferten Zellstoff-Mullkompressen (Zemuko-Kompressen). Für größere flächenhafte Wunden, z. B. Brandwunden, sind auch Platten aus nicht haftendem *Gittertüll* empfehlenswert, die mit wasseranziehender, lokalanästhetisierender und antibakterieller Salbe imprägniert sind (z. B. Solvatuell oder Sofratuell). Diese Verbände lassen eine unbehinderte Flüssigkeitsabsonderung der Wunde zu und sind leicht abzulösen. Alle Verbände bzw. Verbandstoffe, die von infizierten Wunden abgenommen wurden, sind sofort zu vernichten. Sie dürfen auf keinen Fall gereinigt und nochmals benutzt werden!

10.2 Bindenverbände

Allgemeines
Jede mit einer Binde durchgeführte Umkreisung des Körpers oder eines Körperteiles bezeichnet man als Tour oder Gang. Drei Grundtouren oder Gänge bilden die Grundlage aller Bindenverbände.

1. Kreis- oder Zirkelgang: Er steht am Anfang und Ende nahezu aller Verbände. Er verhindert ein Abrutschen der Binde und festigt den Verband.

2. Spiral- oder Schneckengang: Nach Anlegen einer Kreistour wird die Binde schraubenförmig weitergewickelt. Dies geschieht in der Regel in einfachen auf- oder absteigenden Kreisgängen; man bezeichnet diesen Verband als *Hobelspanverband* (Hobel = Dolabra; Abb. 55). Während sich die Bindengänge beim Hobelspanverband bis etwa zur Hälfte überdecken, entstehen beim *Schlangengang* (Dolabra-Serpens) zwischen den einzelnen Gängen Lücken. Er wird meist nur verwendet, um schnell von einer Stelle einer Extremität an eine andere zu gelangen. Bei Gliedmaßenabschnitten jedoch, die an Dicke zu- oder abnehmen, würde ein solcher Verband bzw. ein Hobelspanverband nicht gut sitzen, da die einzelnen Gänge schon nach kurzer Zeit abrutschen würden. Hier wird die Binde, um das Abstehen der Bindenränder bzw. die Entstehung sog. Nasenbildungen zu vermeiden, nach jedem Gang einmal umgeschlagen.

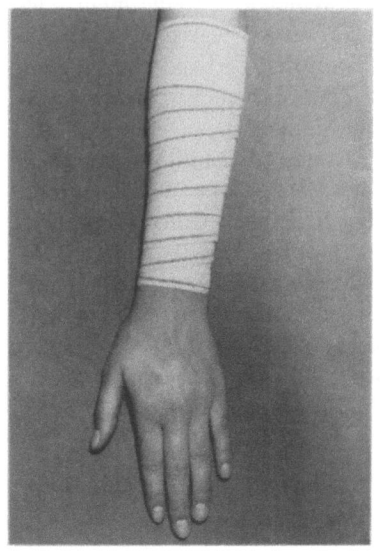

Abb. 55. Hobelspanverband. Man sieht die in Handnähe gelegene, beginnende Kreistour des Verbandes, darüber die sich zur Hälfte überdeckenden schraubenartigen Bindengänge, abschließend zum Ellenbogengelenk hin wieder ein Kreisgang

Beim Umschlagen wird die obere Kante der Binde mit dem Daumen der linken Hand fixiert (Abb. 56). Man nennt diesen Verband die *Dolabra-Reversa.*

3. Kreuz- oder Achtergang: Man unterscheidet den *Kornährenverband* (Spica), der vorwiegend zur Überbrückung einiger großer Gelenke (Schulter-, Hüft-, Fuß- und Handgelenk) dient, sowie den *Schildkrötenverband* (Testudo), der vor allem am Kniegelenk, Ellenbogengelenk und zum

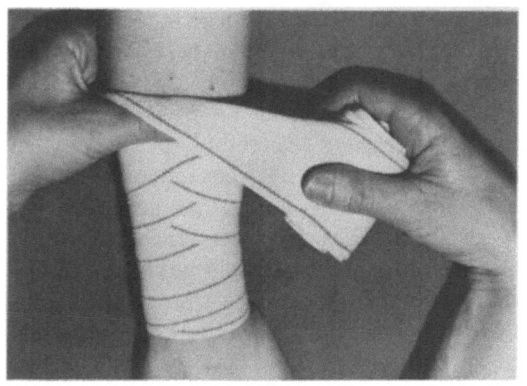

Abb. 56. Umschlag bei Bindenverbänden an konisch verlaufenden Gliedmaßen zum Vermeiden von Nasenbildungen der Bindenränder

Bindenverbände 139

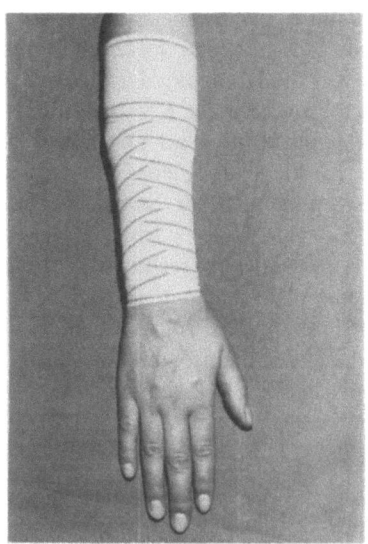

Abb. 57. Aufsteigender Kornährenverband des Unterarmes

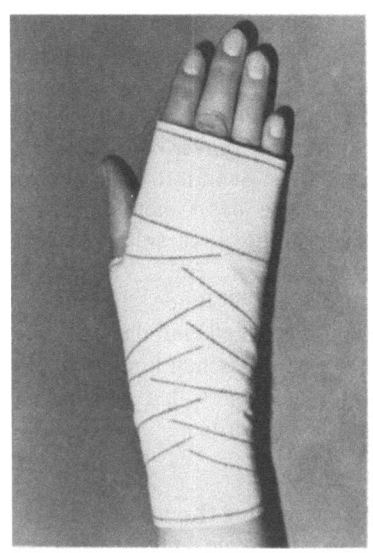

Abb. 58. Kornährenverband der Hand

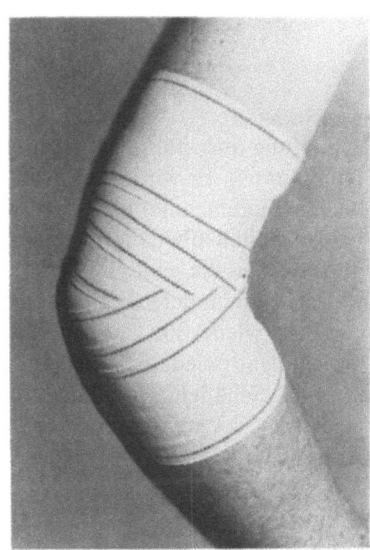

Abb. 59. Schildkrötenverband am Ellenbogen

Verbinden der Ferse angewendet wird. Beim Kornährenverband (Abb. 57 u. 58) beginnt man mit einer Kreistour, anschließend folgen mehrere Gänge, die 8-förmig angelegt werden, wobei die Kreuzung der 8 über das Gelenk zu liegen kommt. Abschließend folgt wieder die Kreisschlußtour. Ein Kornährenverband kann aufsteigend und absteigend angelegt werden. Beim Schildkrötenverband müssen sich die Touren jedes Mal an der Beugeseite des Gelenkes kreuzen und von da aus zur Streckseite hin fächerförmig ausstrahlen (Abb. 59).

Das Anlegen eines Verbandes erfolgt so, daß die rechte Hand die aufgewickelte Binde, die man als Bindenkopf bezeichnet, ergreift, während die linke Hand das lose Bindenende festhält. Das Auge muß dabei in den Spalt zwischen Bindenkopf und Bindenende hineinsehen.

Im folgenden sollen einige weitere typische Bindenverbände kurz beschrieben werden.

Druckverband (Kompressionsverband)

Er dient vorwiegend zur Einschränkung von Ergußbildungen in Gelenken und zur Verhinderung von (venösen!) Blutungen. Die versorgte Wunde oder das betreffende Gelenk (meist handelt es sich um das Kniegelenk) werden mit Schaumgummi gepolstert. Hierzu kann auch Zellstoff oder Watte benutzt werden. Darüber werden mit elastischen Binden einige feste Touren gelegt, die in ihrer Anordnung jeweils dem Sitz des Verbandes angepaßt sein müssen.

Kopfverband

Ein häufig ausgeführter Verband ist die „Mütze des Hippokrates" (Mitra Hippokratis). Er wird mit zwei Binden zugleich angelegt, wobei man mit beiden Bindenenden in Stirnmitte beginnt. Die Binden laufen dann nach beiden Seiten über die Schläfen zum Hinterkopf und überkreuzen sich dort, wobei die eine Binde um den Kopf herum weitergeführt wird, während die andere Binde über das Schädeldach zurückläuft, um sich an der Stirn wieder mit der anderen Binde zu kreuzen. Dieser Vorgang wird nun laufend wiederholt und die von vorne nach hinten und umgekehrt über das Schädeldach laufende Binde bei jeder Tour etwas weiter seitlich gelegt. Der Verband bekommt auf diese Weise ein dachziegelartiges Aussehen.

Auf die Möglichkeit des Anlegens von Tube-Gazeverbänden sei gerade beim Kopfverband, da sie hier besonders praktisch sind, hingewiesen (Abb. 60 a–c).

Bindenverbände 141

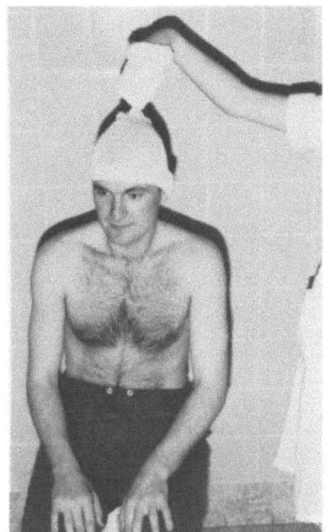

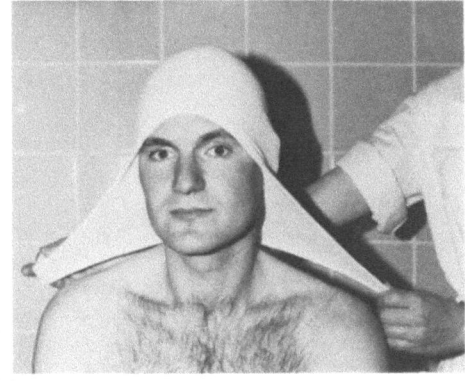

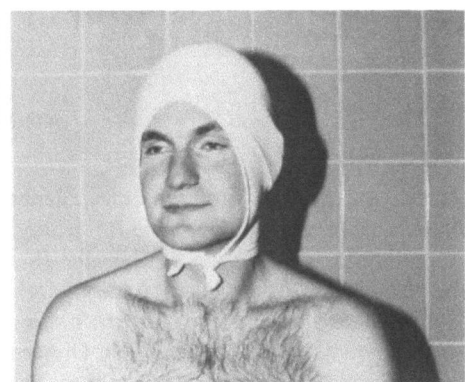

Abb. 60. a Tubegaze-Kopfverband (1. Phase). b Tubeganze-Kopfverband (2. Phase). c Fertig angelegter Tubegaze-Kopfverband

Desault-Verband (Abb. 61)
Er ist einer der am meisten verwendeten klassischen Bindenverbände. Zunächst werden die Achselhöhlen mit gepuderter Watte ausgepolstert – bei Frauen mit Hängebrüsten Unterlegen der Brüste mit gepuderter Watte – um so ein Wundwerden unter dem Verband zu vermeiden. Man beginnt mit einigen Kreistouren, mit denen der Arm der kranken Seite zunächst am Körper angewickelt wird. Dabei wird ein zusätzliches Wattepolster oder Schaumstoffkissen unter der Achselhöhle der kranken Seite eingebunden. Nun legt man das nächste Bindenende unter der gesunden Achselhöhle an. Von hier aus laufen die Touren über die Brust schräg nach oben, über die Schulter auf der kranken Seite hinweg, hinter

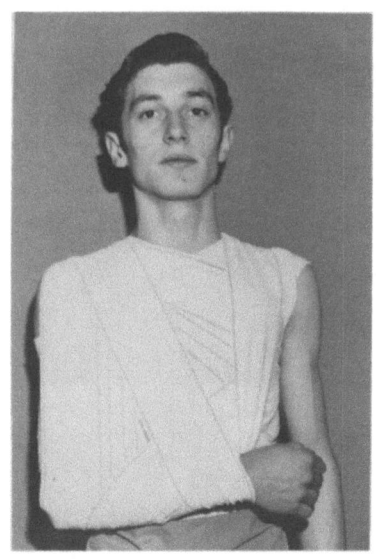

Abb. 61. Desault-Verband

dem kranken Arm herunter zum Ellenbogen der kranken Seite, unter diesem nach vorne, dann wieder schräg über die Brust zur gesunden Achselhöhle, von hier schräg über den Rücken zur kranken Schulter, über die Vorderseite des kranken Armes herab zum kranken Ellenbogen und von hier über den Rücken zur gesunden Achselhöhle, so daß der Ausgangspunkt wieder erreicht ist. Dieser Bindengang wird so oft wiederholt, bis der ganze Arm der kranken Seite bei rechtwinklig gebeugtem Ellenbogengelenk vollständig von Binden eingewickelt und am Körper fixiert ist. Als *Merkwort* für den Bindenverlauf läßt sich die Reihenfolge Achsel – Schulter – Ellenbogen = „*Asche*" verwenden.

Zum *Aufhängen der Hand* wird abschließend eine Binde benutzt, die unten um das Handgelenk geschlungen und oben um den Nacken herumgeführt wird, hinter dem man sie zusammenknotet. Der Verband kann, falls notwendig, durch einige zusätzliche Stärke- oder Gipsbinden gefestigt werden. Er wurde ursprünglich zur Behandlung von *Schlüsselbeinbrüchen* ersonnen, eignet sich jedoch auch hervorragend zur Ruhigstellung des Armes nach *Verrenkungen des Schultergelenkes* oder bei *Brüchen im Bereich des Schultergelenkes,* wenn hier aus irgendwelchen Gründen (z. B. bei alten Menschen) auf einen Thoraxgips, einen Pendelgips oder andere Behandlungsmethoden verzichtet werden soll. Man kann den kranken Arm in solchen Fällen mit zu diesem Zweck gebildeten Polstern vom Körper abspreizen. Dadurch wird eine etwas ungezwungenere Haltung des Armes im fixierenden Verband erreicht. Die unter Ober- und Unterarm gelegten Polster werden mit in den Verband eingebunden.

Dachziegelverband
Der Dachziegelverband kommt bei Rippenbrüchen, insbesondere bei Rippen-Serienbrüchen, zur Verwendung. Auf der kranken Seite des Brustkorbes werden mehrere Elastoplaststreifen dachziegelartig übereinandergeklebt. Vielfach werden die Touren auch kreisförmig um den ganzen Brustkorb herumgeführt, so daß ein gürtelähnlicher Verband entsteht (Cingulum).

Zinkleimverband
Wie Dachziegelverband und Cingulum kann auch der Zinkleimverband bereits als Stützverband bezeichnet werden.
Die Methodik des Anlegens von Zinkleimverbänden haben wir bereits anfangs bei der Erwähnung der Zinkleimbinde kurz beschrieben. Der Zinkleimverband dient vor allem dazu, Krampfadern (insbesondere bei „offenen Beinen" = Ulcus cruris) über längere Zeit hin ausgedrückt und damit blutleer zu halten oder Schwellungszustände der Beine, besonders der Unterschenkel, zu verhindern. Der Zinkleimverband ist deshalb auch ein zweckmäßiger Verband bei knöchern fest gewordenen Frakturen des Unterschenkels und der Knöchelgegend nach der Gipsabnahme und vor Beginn der mediko-mechanischen Nachbehandlung.

10.3 Ruhigstellung und fixierende Verbände

Die einfachste Form einer – allerdings sehr mangelhaften – Ruhigstellung des Armes ist dessen Lagerung im *Dreiecktuch* (Mitella). Dieses dient gleichzeitig zur Entlastung des Schultergelenkes und zum Hochhalten des Unterarmes und der Hand. Als ruhigstellender Verband wird das Dreiecktuch vorwiegend in der „Ersten Hilfe" verwendet. Es soll deshalb hier erwähnt sein.

10.3.1 Rucksackverband

Er hat die Aufgabe, bei Schlüsselbeinbrüchen die Bruchenden auseinander zu ziehen und sie gleichzeitig aufeinander zu halten. Zu diesem Zweck wird ein langer Trikotschlauch mit Watte ausgestopft. Der Verband wird so angelegt, daß die Mitte dieser wurstförmigen Binde in den Nacken zu liegen kommt. Die beiden Enden werden nun über die Schlüsselbeine nach vorne und von hier unter den mit gepuderter Watte gepolsterten Achselhöhlen nach hinten geführt. Über dem Rücken werden sie mit der anfangs in den Nacken gelegten Schleife verbunden. Auf diese Weise entsteht eine Art Achtertour, wobei der auf der kranken Seite vorn nach unten laufende Gang der Binde die Enden des Schlüsselbeines an der Bruchstelle nach unten und so den Bruch aufeinanderdrückt. Der Arm der verletzten Seite wird außerdem zur Entlastung der Schulter und Ruhigstellung des Schultergelenkes in eine Mitella gehängt.

10.3.2 Schienenverbände

Cramer-Schiene
Am vielseitigsten verwendbare Schiene ist die Cramerschiene, die heute jedoch fast ausschließlich nur noch zur vorübergehenden Schienung oder Ruhigstellung einer Extremität genommen wird. Sie ist aus Drähten hergestellt und hat das Aussehen einer Leiter. Da die Drähte sehr biegsam sind, können Cramerschienen leicht verformt und den jeweiligen Formen des Körpers angepaßt werden. Cramerschienen werden in allen Längen und Breiten geliefert, die zur Schienung einer Extremität benötigt

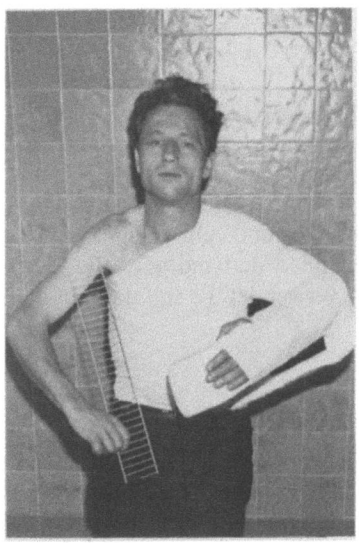

Abb. 62. Lagerung und Ruhigstellung des Armes auf einer aus Cramerschienen hergestellten Abduktionsschiene. Eine nicht gepolsterte Cramerschiene hält der Patient in der rechten Hand

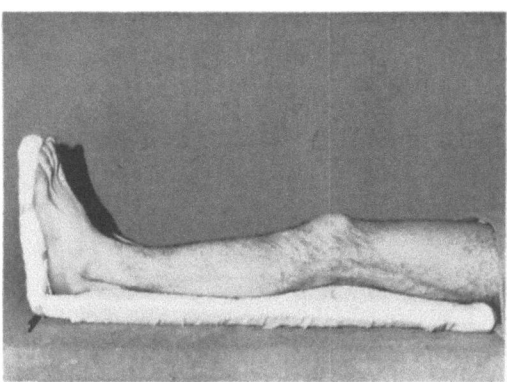

Abb. 63. Lagerung des Beines auf Volkmann-Schiene, Polster unter dem Kniegelenk

werden können. Durch Zusammensetzen mehrerer entsprechend gebogener Schienen kann die sog. Abduktionsschiene (Stukka), die gelegentlich zur Ruhigstellung eines Armes in abgewinkelter Stellung benützt wird, selbst hergestellt werden. Sie wird mit elastischen Binden am Körper angewickelt, so daß der Arm auf den dafür geschaffenen Teil der Schiene zu liegen kommt (Abb. 62). Die Abduktionsschiene findet in der modernen Unfallchirurgie kaum noch Verwendung. Cramerschienen werden vielfach noch in der Ersten Hilfe oder zur vorübergehenden Ruhigstellung bei Brüchen des Armes verwendet, bei denen wegen starker Weichteilschwellung kein sofortiges Anlegen eines Gipsverbandes möglich ist. Sie müssen vor der Benutzung mit Zellstoff, der mit Mullbinden umwickelt wird, gepolstert werden.

Volkmann-Schiene
Sie besteht aus einer Metallrinne (Abb. 63) sowie einer Fußstütze mit verschiebbarem T-Eisen und hat einen bogenförmigen Fersenausschnitt. Sie dient zur Lagerung und Ruhigstellung eines Beines. Vor Gebrauch muß die Volkmannschiene ebenfalls gepolstert werden. Die Schienen werden in verschiedenen Längen geliefert, es gibt jedoch auch in der Länge verstellbare Volkmannschienen. Bei Schienung eines Beines wegen Verletzungen oder Erkrankungen im Bereich des Kniegelenkes muß die Schiene am Oberschenkel weit genug hinaufreichen, damit eine wirkliche Ruhigstellung des Kniegelenkes gewährleistet ist.

Braunsche Schiene
Sie hat gegenüber der Volkmannschiene den Vorteil, daß sich bei ihr Hüftgelenk und Kniegelenk in halbgebeugter Stellung befinden, so daß

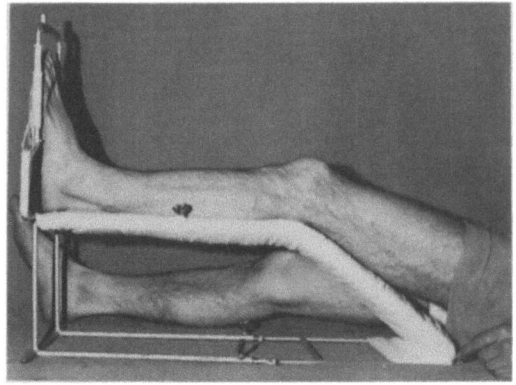

Abb. 64. Lagerung des Beines auf Braunscher Schiene

die Muskulatur des Beines entspannt ist. Bei längerer Lagerung empfindet dies der Patient als angenehm. Dazu kommt die günstigere Voraussetzung zum Abklingen von Weichteilschwellungen und Blutergüssen infolge der Hochlagerung des Beines. Die Braunsche Schiene besteht aus einem Gestell von Metallstangen, die durch Binden miteinander verbunden werden (Abb. 64). Sowohl die Braunsche Schiene als auch die Volkmannschiene sind im Gegensatz zur Cramerschiene ausgesprochene Spezialschienen für die unteren Gliedmaßen.

Böhlersche Fingerschiene
Zur Ruhigstellung von Fingern dienen vorwiegend die sog. „Böhlerschienen" oder Leichtmetallschienen, denen man infolge ihrer Biegsamkeit die jeweils gewünschte Form geben kann.

10.3.3 Gipsverbände

Sie ermöglichen am besten die Ruhigstellung von Körperteilen und das Aufeinanderhalten von Bruchenden bei eingerichteten Knochenbrüchen. Beim *zirkulären Gipsverband* werden die Gipsbinden um den ruhigzustellenden Körperteil gewickelt. Der Verband erstarrt nach kurzer Zeit und gewährleistet so eine absolut feste, der jeweiligen Form des verbundenen Körperteils angepaßte Fixierung. Dem Vorteil einer guten Fixierung von Gliedmaßen stehen beim zirkulären Gipsverband die Gefahr des Anschwellens der Weichteile im Gips und dadurch bedingte Störungen der Blutzirkulation als Nachteil gegenüber. Solche Komplikationen kann man dadurch weitgehend vermeiden, daß man den Gips (z. B. bei

Gipsverbände 147

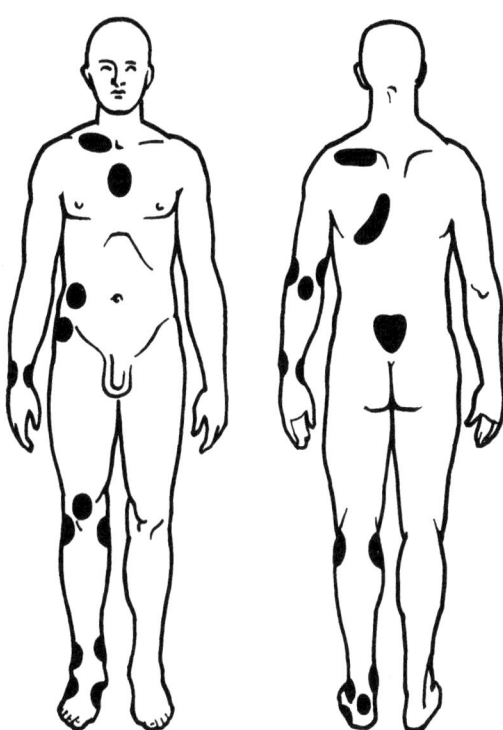

Abb. 65. Polsterpunkte beim Anlegen von Gipsverbänden. An diesen Punkten besteht Druckstellengefahr

frischen Knochenbrüchen, bei denen noch mit einer Zunahme der Weichteilschwellung gerechnet werden muß) der Länge nach spaltet. Durch dickes Polstern einer Extremität vor Anlegen des Gipsverbandes wird die Gefahr von Durchblutungsstörungen ebenfalls geringer, der Spielraum im Gips vermindert aber auch eine exakte Fixierungsmöglichkeit des Verbandes. Bei nicht gepolsterten Gipsverbänden müssen die Stellen des Körpers, an denen erfahrungsgemäß leicht Drucknekrosen auftreten können (Abb. 65), mit einem dünnen Polster versehen werden. In jedem Falle sind Extremitäten mit zirkulären Gipsverbänden nach Anlegen des Verbandes hochzulagern und gut zu beobachten. Auftretende Blutzirkulationsstörungen machen sich in dem körperfern vom Gips gelegenen Körperteil durch Anschwellen, Blauverfärbung und Kälterwerden der Weichteile (Finger, Zehen) bemerkbar. Der Gipsverband muß dann sofort so weit aufgeschnitten werden, bis wieder normale Durchblutungsverhältnisse hergestellt sind.
Vermieden werden können Durchblutungstöungen auch bei Verwendung von *Gipslonguetten.* Diese werden aus Gipsbinden in trockenem

148 Verbandlehre

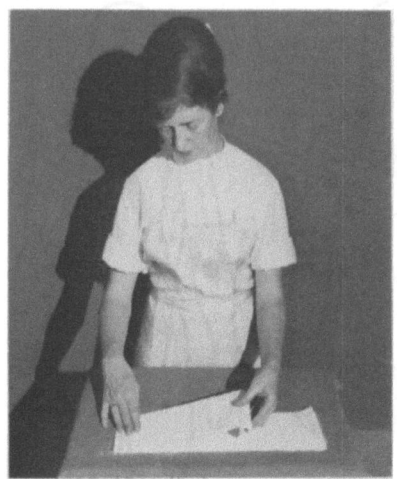

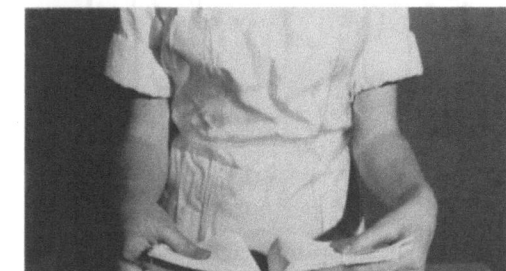

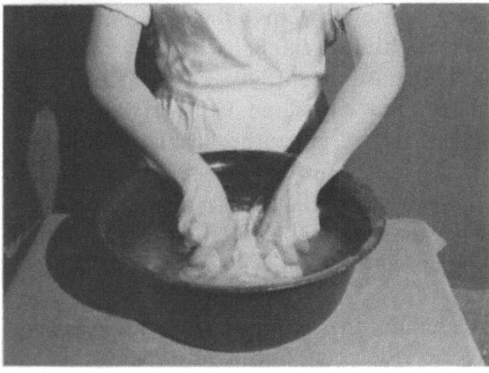

Abb. 66. a Legen einer Gipslonguette für den Unterarm.
b Die fertige Longuette wird mit beiden Händen in Falten gelegt.
c Richtiges Eintauchen der gefalteten Longuette in das Wasser.
d Wenn die Longuette vollständig durchtränkt ist, wird sie wieder mit beiden Händen gefaltet aus dem Wasser genommen und vorsichtig etwas ausgedrückt.
e An Stelle des Ausdrückens kann die Longuette auch von einem Helfer mit beiden Händen ausgestrichen werden. Dies ist besonders bei großen Longuetten (z. B. für Oberschenkelgipsverbände) zu empfehlen

Gipsverbände 149

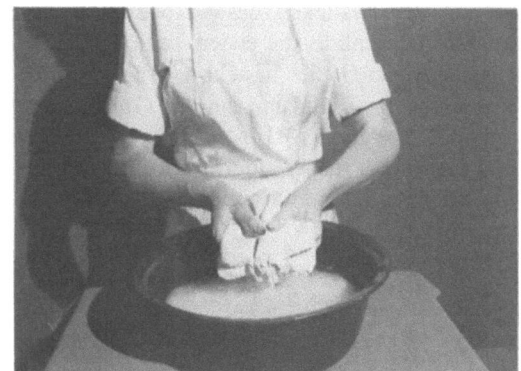

d

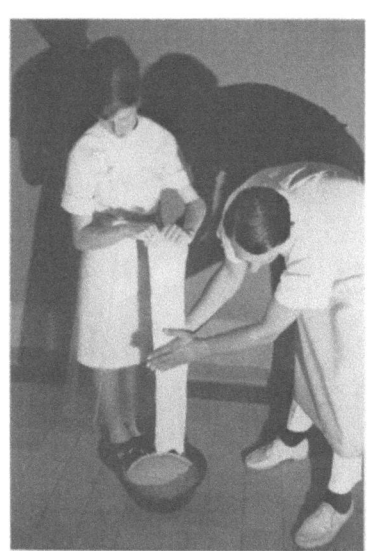

e

Zustand gelegt (Abb. 66a–e). Die erforderliche Länge und Breite einer Longuette wird vorher abgemessen. Sie wird dann in leicht erwärmtes Wasser getaucht, dem ruhigzustellenden Körperteil angelegt und mit einer elastischen Binde oder einer feuchten Mullbinde angewickelt. Dieser wird so, nach Hartwerden des Gipses, in der erwünschten Stellung gehalten. Über die Mullbinde kann man, falls keine stärkere Weichteilschwellung zu erwarten ist, nach Trocknen der Gipslonguette zur Erhöhung der Festigkeit des Verbandes noch eine Stärkebinde wickeln. Sobald anderenfalls die ersten Tage, in denen die Gefahr des Anschwellens der Weichteile besteht, vorüber sind, vervollständigt man den Gipsschienenverband mit einigen Gipsbinden zu einem zirkulären Gipsverband. Longuetten-Gipsverbände werden vorwiegend zur Ruhigstellung der Arme, insbesondere zum Fixieren des Unterarmes nach Reposition einer Radiusfraktur benutzt.

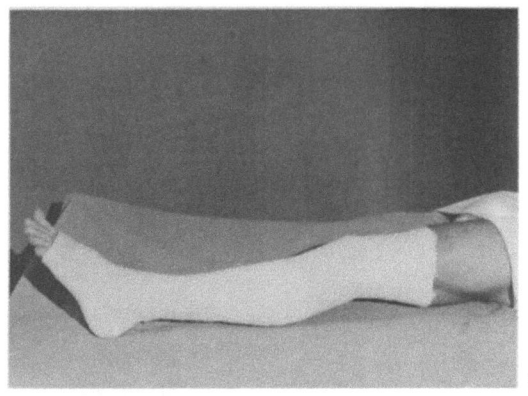

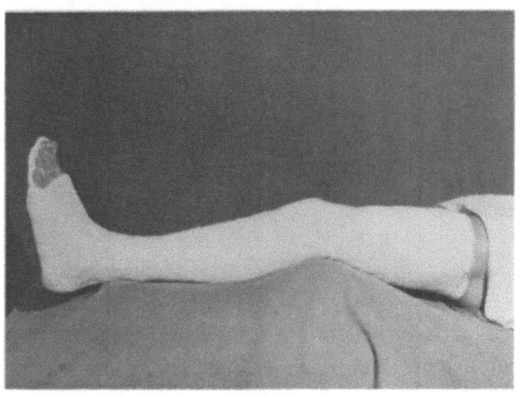

Abb. 67. a Falscher Oberschenkelgips. Das Fußgelenk befindet sich in Spitzfußstellung, das Kniegelenk ist gestreckt, der Gips reicht nicht weit genug über das Kniegelenk am Oberschenkel hinauf. **b** Richtiger Oberschenkelgips. Der Fuß steht im Fußgelenk in einem Winkel von 90°, das Kniegelenk ist leicht gebeugt (etwa 160°), der Gipsverband reicht weit am Oberschenkel hinauf

Gipsverbände 151

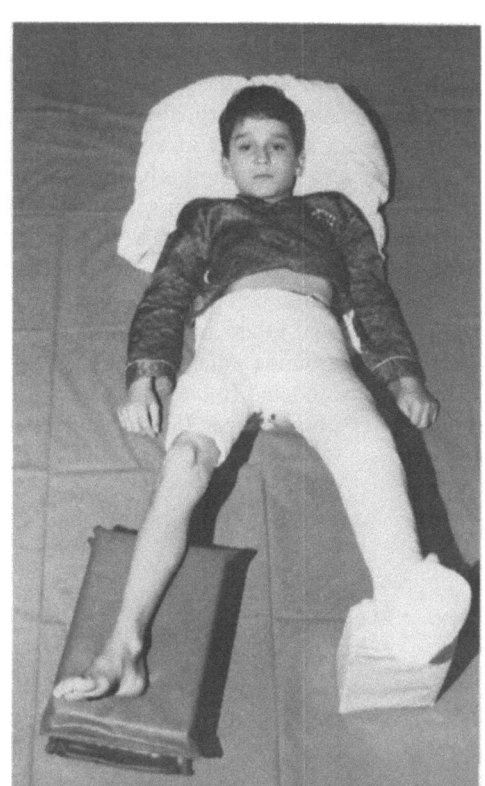

Abb. 68. Beckengips zur Behandlung einer linksseitigen Oberschenkelfraktur beim Kind

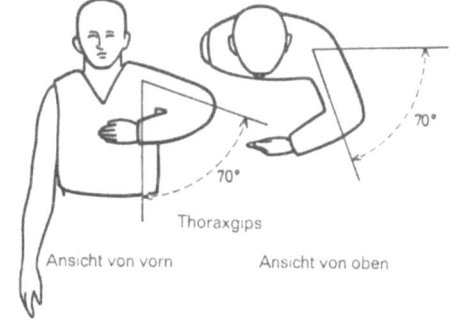

Abb. 69. Patient mit Thoraxgips. Der Oberarm soll beim Anlegen eines Thoraxgipsverbandes im Schultergelenk um etwa 70° gehoben und um 70° nach vorne gebracht werden

152 Verbandlehre

Beim Anlegen von Gipsverbänden an Gliedmaßen ist weiterhin zu beachten, daß Gelenke niemals in Fehlstellung fixiert werden dürfen. Dies gilt vor allem für das Eingipsen des Fußgelenkes in Spitzfußstellung welches unbedingt zu vermeiden ist (Abb. 67a u. b). Das Kniegelenk soll leicht gebeugt sein, etwa in einem Winkel von 160°. Beine sollen beim Anlegen eines Beckengipsverbandes in den Hüftgelenken leicht abgespreizt und etwas nach innen gedreht fixiert sein (Abb. 68). Der Oberarm soll beim Thoraxgips um etwa 70° gehoben und um 70° nach vorne gebracht werden (Abb. 69). Eine längere Fixierung von Gelenken in Fehlstellung kann bei Eintreten von Teilversteifungen schwere Folgen nach sich ziehen! Ober- und Unterschenkelgipsverbände kann man auch als Gehgipsverbände anlegen; ein Liegegips läßt sich jederzeit in einen Gehgips umwandeln. Zu diesem Zweck wird ein „Gehstollen", ein hierfür hergestellter absatzartiger Gummistollen, mit einigen Gipsbinden unter

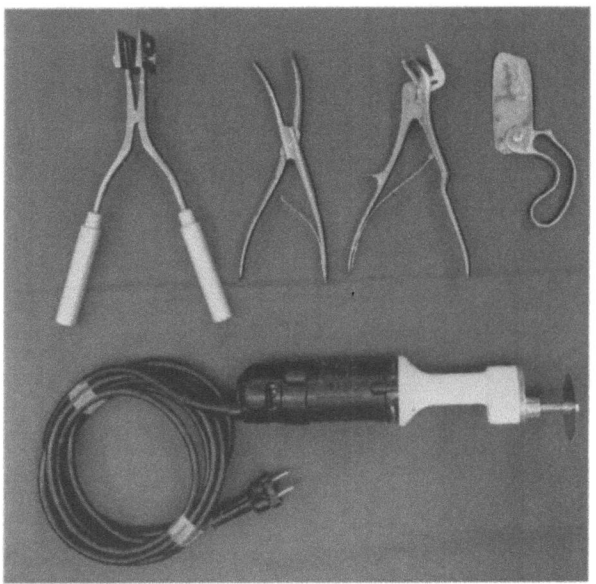

Abb. 70. Geräte zum Ausbessern und Abnehmen von Gipsverbänden. Oben von links nach rechts: Instrument zum Spreizen geschlitzter Gipsverbände, sog. Rabenschnabel zum Aufbiegen der Ränder von Gipsverbänden, Gipsschere zum Aufschneiden („Schlitzen") von Gipsverbänden, Säge zum Aufsägen von Gipsverbänden. Unten querliegend: oszillierende Säge zum Schlitzen oder Abnehmen von Gipsverbänden

der Sohle des Gipses befestigt. Statt eines Gummistollens kann man auch einen einfachen Holzklotz oder einen Gehbügel anbringen.

Zum Anfertigen eines *Gipsbettes* bringt man den Patienten so in Bauchlage, daß die Wirbelsäule leicht nach unten durchhängt. Der Rücken wird dann nach Polsterung der druckgefährdeten Stellen (Dornfortsatzreihe der Wirbelsäule, Schulterblätter) mit zuvor in Wasser getauchten breiten Gipslonguetten belegt, wobei diese die Schultern nach vorne etwas umgreifen. Die festgewordene Gipsschale wird anschließend zum Trocknen abgenommen und zurechtgeschnitten, Unebenheiten werden geglättet. Nach 2–3 Tagen ist das Gipsbett so hart geworden, daß der Patient hineingelegt werden kann.

Instrumente zum Ausbessern oder Abnehmen von Gipsverbänden sind Gipsspreizer, Rabenschnabel, Gipsmesser, Gipsschere und oscillierende Säge (Abb. 70).

10.3.4 Streckverbände (Extensionsverbände)

Der Streckverband (Abb. 71) hat die Aufgabe, zu fixieren und gleichzeitig eine Zugwirkung auszuüben. Ein solcher Zug kann auch zur Entlastung eines Gelenkes (Zug am Bein bei der Behandlung der Hüftgelenkentzündung) dienen. In den meisten Fällen wird er bei Knochenbrüchen an dem körperfern von der Bruchstelle gelegenen Teil einer Gliedmaße angebracht, er soll die Verschiebung der Bruchstücke in Längsrichtung

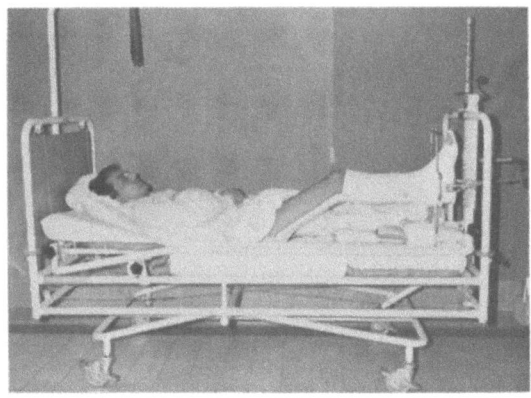

Abb. 71. Lagerung eines Patienten bei tiefsitzendem Unterschenkelschrägbruch im Extensionsverband mit Unterschenkelgips. Das Bein liegt auf Braunscher Schiene. Der Zug ist an einem durch das Fersenbein gebohrten Kirschnerdraht angebracht

(Verkürzung) verhindern. Gleichzeitig bewirkt er eine gewisse Ruhigstellung.
Bei zahlreichen Brüchen, insbesondere solchen der unteren Gliedmaßen, leitet ein Streckverband vielfach die Knochenbruchbehandlung ein. Er hat dann die Aufgabe, eine nach dem Unfall eingetretene Verkürzung zu verhindern, bis die endgültige Behandlung (z. B. Nagelung) vorgenommen werden kann.
Das Anbringen des Zuges kann bei Kindern mit Hilfe eines Heftpflasterverbandes erfolgen. Diese Methode ist jedoch wegen der nach einiger Zeit häufig auftretenden Hautschädigungen durch den Klebeverband von vielen Ärzten verlassen worden und wird nur gelegentlich bei Kleinkindern bzw. Säuglingen angewendet. Am besten ist die Ausübung des Zuges über eine Drahtextension, wie wir sie in dem Kapitel Knochenbruchbehandlung bereits beschrieben haben (S. 52).

10.3.5 Die Glissonschlinge

Mit ihr wird eine Zugwirkung auf die Wirbelsäule ausgeübt, insbesondere auf die Halswirbelsäule. Während das Bett des Patienten am Kopfende hochgestellt wird, so daß er die Tendenz hat, zum unteren Bettende zu rutschen, wird in umgekehrter Richtung über eine Ledermanschette, die Kinn und Hinterhaupt des Kranken umgreift, mit einem an einer Schnur hängenden Gewicht der Zug auf die Wirbelsäule bewirkt.

11. Die Pflege Unfallverletzter

Neben den Richtlinien der allgemeinen Krankenpflege gibt es bei der Pflege Unfallverletzter einige Besonderheiten, auf die besonders hingewiesen sein soll. Die Pflege beginnt, sobald der Verletzte ärztlich versorgt und auf Station gebracht worden ist. Ihre wesentliche Aufgabe besteht darin, den Patienten vor weiteren Schädigungen zu bewahren, ihm bei Überwindung der Unfallfolgen zu helfen und seine Beschwerden zu lindern.

11.1 Pflege bei Weichteilverletzungen

Bei *Schürfwunden* ist nach abgeschlossener ärztlicher Behandlung im allgemeinen keine Pflege mehr erforderlich.
Sind nach *Prellungen* und *Quetschungen* von größeren Weichteilbezirken der Gliedmaßen feucht-kalte Verbände angeordnet, so müssen diese öfter erneuert werden. Man verwendet dazu am besten abgekochtes, kaltes Wasser oder Wasser, dem etwas vergällter Alkohol zugesetzt ist. Durch die unter dem Verband entstehende Verdunstungskälte werden die Weichteile ständig gekühlt. Es ist darauf zu achten, daß die zu kühlenden Körperteile der Luft ausgesetzt bleiben, da sonst keine Verdunstungskälte auftreten kann! Wird z. B. um ein Bein mit Alkoholverband zum Schutze der Bettdecken ein Gummituch gewickelt, so entsteht unter dem Gummi eine feucht-warme Kammer, und der Zweck des Verbandes wird nicht erreicht, eher das Gegenteil! Aber auch der ordnungsgemäß angelegte kalte Umschlag wird nach einiger Zeit, wenn der Alkohol verdunstet ist, durch die Körpertemperatur erwärmt, so daß er erneuert werden muß. Wirkungsvoller als feucht-kalte Umschläge sind deshalb Eisumschläge. Man packt eine Reihe von Eiswürfeln in einen Plastikbeutel und legt diesen auf die zu kühlende Körperstelle. Auf diese Weise wird eine intensive Kälteeinwirkung erreicht.
Nach der ärztlichen Versorgung größerer *Platzwunden,* bei denen der Patient stationär im Krankenhaus aufgenommen wurde, sind in der Regel ebenfalls keine besonderen Pflegemaßnahmen bis zur Wundheilung mehr

notwendig. Kommt es nach einigen Tagen zum Ansteigen der Körpertemperatur, und klagt der Patient über zunehmenden Wundschmerz, so muß man an eine sich ausbreitende Wundinfektion denken.
Für die Pflege von *Quetschwunden* und *Rißwunden* gilt im wesentlichen das gleiche wie bei Platzwunden. Zur Linderung der Schmerzen genügt gewöhnlich eine entspannte Lagerung des Patienten. Sind jedoch, wie häufig bei Quetschwunden, die Schmerzen sehr stark, so ist die Verabreichung von Schmerzmitteln hin und wieder nicht ganz zu umgehen.
Auch nach *Bißwunden* ist neben ausreichender Ruhigstellung und Hochlagern des verletzten Gliedes zeitweises Wechseln der meist verordneten Alkohol- oder Rivanolverbände erforderlich. Hat es sich um einen Schlangenbiß gehandelt, so müssen außerdem Puls und Atmung regelmäßig kontrolliert werden.
Bei oberflächlichen *Schnittwunden* ist keine Pflege notwendig. Sind jedoch Sehnen, Nerven oder größere Gefäße verletzt, deren Enden bei der operativen Wundversorgung durch Naht wieder miteinander vereinigt worden sind, so wird die verletzte Extremität in der Regel nach der Operation durch einen Schienenverband (Gipsschiene oder Gipsverband) für einige Wochen ruhiggestellt und in den ersten Tagen hochgelagert. Hier ist besonders auf die Durchblutung von Fingern und Zehen zu achten. Diese dürfen nicht anschwellen, nicht kalt oder blau werden, andernfalls ist sofort ein Arzt zu benachrichtigen! Der ruhigstellende Verband muß dann etwas gelockert werden. Auftreten von Fieber oder Zunahme des Wundschmerzes müssen sorgfältig beobachtet werden, da eine Wundinfektion bei solchen Verletzungen besonders nachteilige Folgen für den Patienten haben kann (Versteifungen nach Sehnenverletzungen u.a.).
Die Pflege nach *Stichverletzungen* ist die gleiche wie bei Schnittwunden. Sind Körperhöhlen und innere Organe verletzt gewesen, so ist die anschließende Pflege des Patienten abhängig von der Art der durchgeführten Operation (s. „Verletzungen innerer Organe" S. 120 und „Nachbehandlung nach Operationen" S. 268).
Dasselbe gilt für den Zustand nach *Pfählungsverletzungen*. Auch hier richtet sich die Pflege weitgehend nach den verletzten Organen (Harnorgane, Geschlechtsorgane, Darm) und der Art der Operation. Gleiches gilt für den Zustand nach *Schußverletzungen*.
Patienten mit ausgedehnten *Verbrennungen* müssen flach im Bett gelagert werden. In den ersten Tagen hat die besondere Aufmerksamkeit der Flüssigkeitszufuhr (Getränke, Infusionen) sowie der täglich ausgeschiedenen Urinmenge zu gelten. Beide sind genau zu messen. Für ausreichende Stuhlentleerung muß gesorgt werden. Regelmäßige Kontrollen von Kör-

pertemperatur, Pulsfrequenz und Blutdruck sind vorzunehmen. Verbandwechsel sind wegen der außerordentlichen Schmerzhaftigkeit der Verletzungen vorsichtig, evtl. nach vorheriger Verabreichung eines Schmerzmittels, durchzuführen. Sobald die lebensbedrohlichen Allgemeinreaktionen vorüber sind, ist bei Verbrennungen im Bereich großer Gelenke darüber zu wachen, daß diese vom Patienten nicht längere Zeit in Beugestellung gehalten werden, da es sonst leicht zu Beugekontrakturen kommen kann (S. 30).
Nach *Erfrierungen* wird die bei der Ersten Hilfe sehr vorsichtig begonnene Erwärmung im Bett etwas intensiver fortgesetzt. Auf Herz und Kreislauf achten! Sonstige Pflege ist abhängig von den örtlichen Befunden.
Die Pflege nach *Verletzungen durch elektrischen Strom* und *Verätzungen* der Haut mit Säuren oder Laugen ist im wesentlichen die gleiche wie nach Verbrennungen. Bei Stromverletzungen muß außerdem die Herztätigkeit ständig überwacht werden.

11.2 Die Pflege Knochenbruchverletzter

Bei Brüchen des *Gehirnschädels* ist auf Einhalten strenger Bettruhe zu achten. Sonstige Pflegemaßnahmen richten sich nach begleitenden Hirnverletzungen (S. 112, 159). Brüche im Bereich des *Ober-* oder *Unterkiefers* machen in der ersten Zeit nach dem Unfall flüssige Ernährung, evtl. Sondenernährung erforderlich. Dadurch werden Kaubewegungen, die eine ausreichende Ruhigstellung der Kieferknochen verhindern würden, vermieden.
Bei Brüchen der *Wirbelsäule* muß der Verletzte im Bett hart und flach (am besten auf unter die Matrazen gelegte Bretter) gelagert werden. Über die Pflege Querschnittsgelähmter s. S. 118, 160. Die Rückenstreckmuskulatur ist täglich mit Franzbranntwein o. ä. einzureiben. Der Verletzte darf hierzu vorsichtig etwas zur Seite gedreht werden, Aufsetzen des Patienten ist streng verboten! Es ist darauf zu achten, daß an den Körperstellen, an denen die Haut dem Knochen ohne größeres Weichteilpolster dicht aufliegt (Schulterblätter, Wirbelsäulendornfortsätze, Kreuzbein), keine Druckstellen auftreten. Ist dies, besonders bei Verletzten in schlechtem Allgemeinzustand und bei älteren Menschen, doch einmal der Fall, so muß die Haut mit Zinkpaste abgedeckt werden. Stirbt sie im Bereich der Druckstellen ab, so bezeichnet man das entstandene Bild als *Dekubitus* („Wundliegen"). Der Dekubitus wird mit Salbenverbänden und durch Abdecken der umgebenden Haut mit Zinkpaste behandelt. Sowohl seiner Vorbeugung als auch seiner Heilung dienen Unterlagen, die eine Ent-

lastung der gedrückten Hautstellen bewirken (Luftkissen, Wasserkissen, aufblasbare Matratzen, Felle aus Kunststoff usw.).
Bei Brüchen des *Brustkorbes* (Rippen, Brustbein) ist auf tiefes Durchatmen und regelmäßiges Abhusten des Verletzten zu achten. Er unterläßt dies meist wegen der damit verbundenen Schmerzen. Gefahr der Lungenentzündung! Atmen und Aushusten können dadurch erleichtert werden, daß man den Verletzten im Bett in leicht sitzende Stellung bringt und in den ersten Tagen mit leichteren schmerzstillenden Medikamenten nicht spart. Die Ausdehnung der Lungen kann man auch dadurch unterstützen, daß man den Patienten Gummiballons aufblasen oder anderweitige Blasübungen durchführen läßt. Es dürfen jedoch keine Medikamente gegeben werden, die neben ihrer schmerzstillenden Wirkung zentral beruhigend auf das Atemzentrum wirken! Der Arzt ist deshalb vor Verabreichung von Medikamenten stets zu fragen. Schmerzloseres Abhusten kann man auch durch Gegendruck auf den Brustkorb mit flach aufgelegten Händen während der Hustenstöße erreichen.
Brüche des *Beckens* erfordern die besonders sorgfältige Beobachtung etwaiger im Bauch auftretender Beschwerden, der Kreislauftätigkeit (Spätblutungen!) sowie der Entleerung von Blase und Mastdarm. Ist dem Patienten selbständiges Wasserlassen nicht möglich, so muß er katheterisiert werden. Bei Stuhlverstopfung ist durch Einläufe und Verabreichung milder Abführmittel für eine regelmäßige Entleerung des Darmes zu sorgen. Auch bei Beckenbrüchen an die Gefahr des Wundliegens denken!
Die Pflege von Brüchen der *Gliedmaßen* richtet sich nach den jeweils durchgeführten Behandlungsmaßnahmen. Bei Schienenlagerung und feuchtkalten Umschlägen zum Rückgang einer Weichteilschwellung sind die Umschläge öfters zu erneuern. Nach Anlegen von Gipsverbänden müssen die Gliedmaßen zur Verhinderung von Weichteilschwellung und Blutzirkulationsstörungen hochgelagert werden (Hochhängen des Armes, Lagern des Beines auf Braunsche Schiene, S. 145). Finger oder Zehen müssen beobachtet werden; wenn sie blau oder kalt werden und vom Verletzten nicht mehr bewegt werden können, ist es, meist infolge des Gipsverbandes, zu Durchblutungsstörungen gekommen. Der Verband muß gelockert oder aufgeschnitten werden. Dies darf jedoch nur nach Rücksprache mit dem Arzt geschehen, da ein eingerichteter Knochenbruch hierbei wieder abrutschen kann! Unter Umständen muß der Gipsverband auch dann auf- oder ausgeschnitten werden, wenn vom Patienten an bestimmten Stellen unter dem Gips Druckschmerzen angegeben werden. Es könnte hier sonst zu Drucknekrosen der Haut kommen.
Bei Extensionsverbänden (Drahtextension) an Armen oder Beinen (S. 52, 153) muß der Verletzte stets so liegen, daß der Zug der Gewichte immer

in Richtung der Längsachse des gebrochenen Knochens erfolgt. Nach stabilen Osteosynthesen sind gewöhnlich keine Besonderheiten in der Pflege erforderlich. Hier genügt die Beachtung der allgemeinen Krankenpflege. Für die Pflege nach *Verrenkungen* und *Verrenkungsbrüchen* von Gelenken gelten im wesentlichen die für Knochenbrüche angegebenen Richtlinien.

11.3 Pflege bei Verletzungen des Zentralnervensystems

Verletzte mit *Gehirnerschütterung* (Commotio cerebri; S. 113) sind ohne Kopfkissen flach im Bett zu lagern. Die Flachlagerung darf auch zu täglichen Verrichtungen wie Waschen, Essen, Entleerung von Blase und Darm nicht aufgehoben werden! Solange der Patient noch bewußtlos oder benommen ist, müssen Atmung, Puls und Blutdruck in kurzen Zeitabständen, am besten halbstündlich, kontrolliert werden. Die Ernährung soll in der ersten Zeit nach Wiedererlangen des Bewußtseins leicht sein. Flachlagerung gilt auch für die Verletzten mit schwereren Formen der gedeckten Hirnverletzung (*Gehirnquetschung*, Contusio cerebri; S. 114) sowie nach Operationen wegen Hirndruckerscheinungen (S. 115). Bei Patienten, die längere Zeit bewußtlos sind und Lähmungen aufweisen, sind darüber hinaus besonders sorgfältige pflegerische Maßnahmen erforderlich. Diese Verletzten dürfen gar nicht oder nur mit einem dünnen Tuch bedeckt werden (Gefahr der Wärmestauung!). Ihre Augenlider und Lippen sind mehrmals täglich zu reinigen. Atmung sowie Blutdruck und Puls müssen ständig kontrolliert werden. Die Atemwege sind durch öfteres Absaugen des sich ansammelnden Bronchialschleims freizuhalten. Dies ist, wenn eine Tacheotomie angelegt wurde, ohne Schwierigkeiten durch die Trachealkanüle möglich. Bei mangelnder Atemtätigkeit des Patienten wird der Atemluft etwas Sauerstoff zugesetzt. Es darf jedoch nicht zu viel Sauerstoff gegeben werden, da etwas Kohlensäure in der eingeatmeten Luft zur Anregung des Atemzentrums notwendig ist! Bei Störungen der Herz- und Kreislauftätigkeit ist sofort der Arzt zu benachrichtigen, ebenso bei Auftreten von Krämpfen oder Änderungen der Bewußtseinslage des Verletzten. Für regelmäßige Entleerungen von Blase und Mastdarm muß gesorgt werden, evtl. durch Katheterisieren und Einläufe. Das Funktionieren angelegter Dauertropfinfusionen ist zu überwachen (richtige Lage der Kanüle in der Vene). Während in den ersten Tagen nach dem Unfall die Energiezufuhr durch entsprechend zusammengestellte Infusionslösungen ausreicht, muß bei Andauern der Bewußtlosigkeit am 3.–5. Tag mit der Sondenernährung begonnen werden.

Die gleiche Sorgfalt wie bei der Pflege Hirnverletzter ist nach *Verletzungen des Rückenmarkes,* insbesondere bei Querschnittsgelähmten, aufzuwenden. Gerade hier kann die pflegerische Betreuung des Patienten, zumal sein Zustand oft viele Monate anhält, von ausschlaggebender Bedeutung für Erfolg oder Mißerfolg der Behandlung sein. Die regelmäßige Entleerung von Blase und Mastdarm ist auch hier von großer Bedeutung, insbesondere dann, wenn eine Lähmung dieser Organe besteht. Absolutes Reinhalten des Verletzten und Vermeiden der Entstehung eines Dekubitus durch entsprechende Lagerung sind äußerst wichtig! Geschieht dies nicht in dem erforderlichen Umfange, so können „aufsteigende Infektionen" noch lange Zeit nach dem Unfall den Tod des Verletzten zur Folge haben.

11.4 Pflege bei Verletzungen innerer Organe

Da diese Verletzungen hinsichtlich Art, Lokalisation, Umfang etwaiger Folgen usw. sehr unterschiedlich sind und die Pflege sich weitgehend nach den durchgeführten Operationen richten muß, ist die pflegerische Betreuung bei der Beschreibung der jeweiligen Organverletzung berücksichtigt. Auch auf das Kapitel „Normaler postoperativer" Verlauf, Nachbehandlung und Pflege des Patienten" (S. 268) sei verwiesen.

Zweiter Teil

Allgemeine Chirurgie

12. Die Infektion in der Chirurgie

12.1 Infektionserreger

Unter Infektion versteht man das Eindringen von mikroskopisch kleinen Lebewesen, Krankheitskeimen, in den Organismus. Dabei muß die Schutzschicht (Epithelschicht) des Körpers durchbrochen werden, was bei den sog. „chirurgischen Infektionen" meist durch Wunden, oft durch nur kleinste Verletzungen der Körperoberfläche (Deckepithel der Haut, Drüsenepithel der Schleimhaut u. a.) geschieht. Krankheitskeime können aber auch auf natürlichem Weg in den Körper gelangen, z. B. bei der Atmung über Luftröhre und Bronchien in die Lungen oder durch die Harnröhre in die Blase („aufsteigende" Harnwegsinfektion). Letzteres ist vorwiegend bei solchen Erkrankungen der Fall, deren Therapie der inneren Medizin vorbehalten bleibt. Auch diese Infektionen können jedoch zu Krankheitsbildern führen, die einer chirurgischen Behandlung bedürfen. Beispiele hierfür sind vor allem spezifische Infektionen, z. B. die Tuberkulose.
Die Krankheitskeime oder „Infektionserreger" gehören, biologisch gesehen, zur niedrigsten Stufe der Lebewesen, z. T. lassen sie sich noch unter die niederen Pflanzenformen einordnen oder besitzen Merkmale, die sowohl ins Reich der Pflanzen als auch der niederen Tiere gehören. Man kann die uns bekannten Krankheitskeime ihrer biologischen Natur nach in vier Gruppen einteilen.

1. Viren. Ein Virus ist der kleinste Körper, der Lebenszeichen aufweist und nur mit stärkster Vergrößerung (im Elektronenmikroskop) dem Auge sichtbar gemacht werden kann. Viren haben die allen lebenden Organismen gemeinsame Fähigkeit, sich zu vermehren, sind aber dabei an das Vorhandensein lebender Zellen gebunden. Die Vermehrung geht auf äußerst primitive Weise durch Zerfall eines Virus in zwei neue selbständig weiterlebende Viren vor sich.
2. Pilze. Sie gehören zu den niedrigsten Pflanzen und vermehren sich durch Bildung von Sporen. In diese Gruppe gehört unter anderen der Erreger der Strahlenpilzerkrankung, der Aktinomyzes-Pilz.
3. Spaltpilze (Bakterien). Zu ihnen gehört die weitaus größte Gruppe der Krankheitserreger. Es sind die kleinsten uns bekannten pflanzlichen Wesen, sie besitzen aber gewisse Eigenschaften, die bereits für Tiere charakteristisch sind (z. B. Beweglichkeit vieler Spaltpilze). So kann man sie gewissermaßen als den Übergang von

der Pflanze zum Tier bezeichnen. Sie bestehen aus einer einzigen Zelle ohne Zellkern, ihre Vermehrung erfolgt entweder durch einfache Zellteilung (Zerfall der Zelle durch Einschnürung in zwei neue selbständige Zellen) oder, wie bei Pilzen, durch Sporenbildung. Sporen sind gegen Hitze und Kälte sehr widerstandsfähig, weswegen sporenbildende Keime der Sterilisation von Gegenständen, z.b. im Operationssaal, hartnäckigen Widerstand entgegensetzen können. Spaltpilze kommen in verschiedenen Formen vor, als:

kugelrunde Zellen (*Kokken*),
Stäbchen (*Bazillen*),
schraubenartig gewundene Fäden (*Spiren*).

Bakterien sind in der Natur praktisch überall vorhanden. Die örtliche Verteilung der einzelnen Arten ist, entsprechend den für sie erforderlichen Lebensbedingungen, sehr unterschiedlich. So gibt es Bakterien, die nur bei Anwesenheit von Sauerstoff gedeihen können (Aerobier), während andere unter diesen Bedingungen meist zugrunde gehen (Anaerobier). Nur ein Teil der Bakterien ruft jedoch bei Eindringen in den menschlichen Organismus Krankheitserscheinungen hervor. Die Mehrzahl der Bakterien ist für den Körper des Menschen völlig unschädlich. Eine ganze Reihe von Bakterien wird sogar vom Körper für die Aufrechterhaltung der Lebensvorgänge dringend benötigt (z.B. Kolibakterien für die Verdauungsvorgänge im Dickdarm). Ihr Fehlen kann schwere gesundheitliche Störungen, ja tödliche Folgen haben.

4. Einzellige Lebewesen (Protozoen). Sie sollen der Vollständigkeit halber erwähnt werden. Protozoen bestehen aus einem Zelleib, der einen richtigen Zellkern enthält. Es handelt sich somit um die kleinsten, einzelligen Tierchen. Die von ihnen hervorgerufenen Erkrankungen sind für die Chirurgie von relativ geringer Bedeutung.

Die größte Gruppe von Krankheitserregern findet sich, im Hinblick auf die in der Chirurgie wichtigen Infektionen, unter den Spaltpilzen. Alle anderen Erreger, Viren, echte Pilze und Protozoen, haben für die Chirurgie eine weit geringere Bedeutung. Nun ist aber das Eindringen eines Erregers in den Körper, die Infektion, noch keine Erkrankung. Erst dann, wenn auf diese Infektion Abwehrmaßnahmen des Körpers erfolgen, entsteht die „Infektionskrankheit" oder, bei örtlichen Vorgängen, die „Entzündung". Das Ausmaß einer Entzündung wird also abhängen von Art und Zahl der eingedrungenen Krankheitskeime, von ihrer Lebenstüchtigkeit (Virulenz) und von der Stärke der Abwehrreaktion des Körpers, die wiederum von dessen Abwehrkraft abhängig ist. Die Stärke der Abwehrkraft kann von den verschiedensten Umständen, z.B. dem Alter des Patienten, seiner Ernährungslage, dem Allgemeinzustand und dem gleichzeitigen Bestehen anderer Krankheiten u.a. beeinflußt werden. Die schädigende Wirkung auf den menschlichen Organismus wird entweder durch die Bakterienleiber selbst oder durch von ihnen abgesonderte Giftstoffe (Toxine) ausgeübt. Da Art und Weise des Schädigungsvorganges bei jedem Erreger die gleichen sind, wird auch die Art der Abwehrreaktion des menschlichen Körpers bei einem jeweiligen Erregertyp im wesentlichen immer die gleiche sein. Durch Eindringen eines bestimmten Erregers wird somit immer eine bestimmte Erkrankung oder Entzündung hervorgerufen. Ist der Krankheitsprozeß durch mehrere unterschiedliche Bakterienarten zustande gekommen, so spricht man von *Mischinfektion*. Normalerweise besitzen Zellen und Säfte des Organismus verschiedene Möglichkeiten, die eingedrungenen Erreger in ihrem Wachstum zu hemmen oder sie durch Auflösen abzutöten. Eine besondere Rolle fällt dabei den *weißen Blutkörperchen* zu. Gelingt es dem Körper z. B. nicht, durch sie einer örtlichen Infektion sofort Einhalt zu gebieten, so kommt es unter dem Einfluß der bakteriellen Giftwirkung zum Absterben von Zellen und Gewebe. Das abgestorbene Gewebe bildet zusammen mit weißen Blutkörperchen und wuchernden Bakterienmassen den „Eiter". Bei manchen Erregern ist die Eiterbildung geringer, hier stehen Fäulnisprozesse des mit Bakterien durchsetzten Gewebes im Vordergrund. So kann man die Krankheitskeime aufgrund der von ihnen hervorgerufenen Krankheits- bzw. Entzündungserscheinungen nach klinischen Gesichtspunkten in einige wenige Gruppen zusammenfassen.

12.1.1 Gruppe der Eitererreger (pyogene Infektionserreger)

Die weitaus meisten Eitererreger gehören zu den kugelförmigen Bakterien, den Kokken, und zwar zur Untergruppe der Staphylokokken und Streptokokken. Die *Staphylokokken*[1] haben ihren Namen vom Aussehen der Kolonien, welche sie bei ihrer Vermehrung bilden. Unter mikroskopischer Betrachtung werden sie in traubenartigen Haufen angetroffen. Sie sind die Erreger des typischen, goldgelben, rahmigen Abszeßeiters. Staphylokokkeneiter findet sich vorwiegend in abgegrenzten Entzündungsherden wie Abszessen, Furunkeln, Empyemen u.a. Staphylokokken sind hochempfindlich gegen Antibiotica, insbesondere gegen Penicillin. Sie können diese Empfindlichkeit jedoch verlieren und sog. „resistente Stämme" bilden. Dies ist vor allem bei der Unterart der hämolysierenden Staphylokokken der Fall.
Infektionen mit resistenten Staphylokokken treten mit Vorliebe in Krankenhäusern, sowohl beim Krankenhauspersonal als auch bei anderweitig im Krankenhaus Beschäftigten auf, nicht selten als schwere Darm- und Harnwegsinfekte. Man spricht in solchen Fällen von *Hospitalismus*. Auch in Krankenhäusern zugezogene Wundinfektionen – oft bei Bagatellver-

---

1 (Micrococcus pyogenes aureus oder albus)

letzungen – können aus den erwähnten Gründen einen besonders gefährlichen Verlauf nehmen.
Im Gegenatz zu Staphylokokken sind *Streptokokken* die Erreger eitriger Entzündungen, die sich mehr flächenhaft in den Gewebsspalten ausbreiten und weniger durch einen kräftigen wandartigen Wall gegen das gesunde Gewebe hin abgegrenzt sind (Phlegmonen). Die Streptokokken haben ihren Namen von der Eigenschaft, sich bei der Vermehrung so zu teilen, daß Ketten entstehen, in denen sie dann bei der Untersuchung des Eiters unter dem Mikroskop gefunden werden. Beide Kokkenarten sind fast überall vorhanden (z.B. auf der Haut!) und können deshalb bei Verletzungen, auch ohne daß eine sichtbare Verschmutzung besteht, jederzeit in eine Wunde eindringen. Die Zeitdauer vom Eindringen in die Wunde bis zum Beginn der Entzündung liegt im allgemeinen zwischen 6 bis 8 Stunden.
Ein weiterer zuweilen in eitrigen Wunden anzutreffender Erreger ist das Bacterium pyocyaneum[2]. Seine Anwesenheit ist schon ohne mikroskopische Untersuchung des Eiters leicht zu erkennen. Er hat die Eigenschaft, einen blau-grünlichen Farbstoff zu bilden, welcher den Verband intensiv färbt. Außerdem verbreitet er einen eigenartigen süßlichen Geruch. Durch den Geruch ist auch die Anwesenheit von Kolibakterien[3] im Eiter zu erkennen, der Eiter riecht dann nach Darminhalt. Kolibakterien sind als normale Bewohner des menschlichen Dickdarmes für die Verdauung von großer Wichtigkeit und daher innerhalb des Darmes völlig ungefährlich. Kommen sie jedoch in eine Wunde, z.B. bei Operationen, so können sie hier außerordentlich heftig verlaufende eitrige Entzündungen hervorrufen.

12.1.2 Gruppe der Fäulniserreger (putride Infektionserreger)

Bei dieser Gruppe von Bakterien ist die Eiterbildung nicht so ausgeprägt wie bei den pyogenen Keimen. Die Hauptmerkmale ihrer Anwesenheit im menschlichen Gewebe sind durch die Folgen ihrer zersetzenden Wirkung auf das Eiweiß gegeben. Bei dem entstehenden Eiweißzerfall werden faulig stinkende Gase gebildet. Das Gewebe stirbt ab, es entsteht klinisch das Bild der Gangrän. Die wegen ihrer Gefährlichkeit in der Chirurgie gefürchteten Fäulnisbakterien gehören zu jener Gruppe von Keimen, welche im allgemeinen nur unter Abwesenheit von Sauerstoff zu gedeihen vermögen. Anaerobe Keime sind vorwiegend in Wunden anzutreffen, die

---

2 (Pseudomonas aeruginosa)
3 (Escherichia coli)

schlecht durchblutet sind und bei denen es zur Bildung von tiefen Gewebstaschen und Buchten gekommen ist. In sie vermag der Sauerstoff der Luft nicht einzudringen, der Sauerstoff des Blutes aber fehlt wegen der Zerstörung der Blutgefäße durch die Verletzung. Besonders gefährdet sind daher ausgedehntere Gewebszerreißungen und wenig blutende Quetschwunden.

Die chirurgisch wichtigsten Krankheitserreger unter den Anaerobiern sind die Erreger des Gasbrandes und des Tetanus.

Bei den Erregern des *Gasbrandes* (Gasödem) handelt es sich um eine kleine Gruppe von Bakterien, die in solchen sauerstoffarmen Wunden angetroffen werden. Wichtigster ist der Fränkelsche Gasbrandbazillus[4], der ein Gift (Toxin) absondert, welches eine blutzersetzende Wirkung hat, sowie ein Toxin, das zu einer Flüssigkeitsdurchtränkung des Gewebes (Ödem) führt und den Gewebstod (Gangrän) hervorruft. Daneben kommt es, wie der Name sagt, zur Gasbildung. Dieser Bazillus ist nahezu überall im Erdboden vorhanden. Neben dem Fränkelschen Gasbrandbazillus gehören zu den Gasbranderregern der Novysche Bazillus des malignen Ödems, der Pararauschbrandbazillus[5] und der Bacillus histolyticus[6].

Auch der Erreger des *Wundstarrkrampfes,* der *Tetanusbazillus*[7], ist in Erde und Straßenstaub fast überall vorhanden. Er wird vorwiegend durch den Dung von Tieren (Pferd und Rind) verschleppt und deshalb besonders häufig in der Erde landwirtschaftlicher Gegenden sowie in Gartenerde angetroffen. Offene Wunden, die hier entstehen, sind daher besonders tetanusgefährdet. Tetanusbazillen sind kleine schlanke Stäbchen, die an ihrem Ende kolbig aufgetrieben sind („Tennisschlägerform"). Durch ihre Fähigkeit, unter ungünstigen Lebensbedingungen (Hitze, Kälte) sehr widerstandsfähige Sporen zu bilden, können sie sich über lange Zeit hartnäckig am Leben halten, um erst bei Eintreten günstigerer Verhältnisse wieder auszukeimen. Der Tetanusbazillus bleibt in der Wunde selbst haften und erzeugt hier sein Toxin.

12.1.3 Sonstige Erreger chirurgisch wichtiger Infektionen

An erster Stelle ist hier das *Tuberkelbakterium*[8] zu nennen. Es handelt sich um ein schlankes Stäbchen, das im Gewebe kleine Knötchen („Tu-

---

4 (Clostridium perfringens)
5 (Clostridium septicum)
6 (Clostridium histolyticum)
7 (Clostridium tetani)
8 (Myobacterium tuberculosis)

berkel") und Zellzerfall erzeugt. Das Tuberkelbakterium wurde im Jahre 1882 von *Robert Koch* entdeckt.

Der *Diphtheriebazillus*[9], der sich auch in Wunden ansiedeln und hier zu Störungen der Wundheilung führen kann, ist ein kleines Stäbchen, welches Gift absondert.

Der anaerobe *Aktinomyzespilz* ist der Erreger der Strahlenpilzerkrankung (Aktinomykose).

Die Erreger des *Milzbrandes* (Anthrax)[10] sind schlanke unbewegliche Stäbchen, die in langen Ketten wachsen. Sie gehören, wie der Tetanusbazillus, zu den Sporenbildnern und sind deshalb auch unter ungünstigen Lebensbedingungen lang lebensfähig.

Wie bereits erwähnt, entsteht bei Eindringen von Krankheitskeimen in den menschlichen Organismus das eigentliche Krankheitsbild erst durch die Abwehrmaßnahmen des Körpers gegen die eingedrungenen Erreger. Diese Abwehrreaktionen können örtlich begrenzt sein; man spricht dann von einer *Entzündung*. Reagiert vorwiegend der Gesamtorganismus mit Abwehrmaßnahmen, spricht man von einer *Infektionskrankheit*. Aber auch bei örtlichen Entzündungen kommt es neben den lokalen Abwehrmaßnahmen zu Allgemeinreaktionen des Organismus. Diese machen sich in allgemeinem Krankheitsgefühl mit Kopfschmerzen, Mattigkeit, Fieber und Pulsbeschleunigung bemerkbar. Im Blut tritt eine deutliche Vermehrung der zur Abwehr notwendigen weißen Blutkörperchen (Leukozytose) sowie eine Beschleunigung der Blutsenkungsgeschwindigkeit in Erscheinung. Auch im Gewebe werden zahlreiche komplizierte physiologisch-chemische Reaktionen, wie Säuerung des Gewebes, Zunahme des Druckes der Gewebsflüssigkeit („osmotischer Druck"), Änderungen des Verhältnisses verschiedener Salze zueinander (Natrium, Kalium, Kalzium) u.a. in Gang gesetzt. Die vorwiegend örtlichen Entzündungen sind ein Behandlungsgebiet der Chirurgie, während die meisten infektiösen Erkrankungen, die den ganzen Organismus ergreifen, der internistischen Behandlung bedürfen. Es gibt jedoch Ausnahmen, in denen Infektionen zunächst allgemeiner Natur sind, in deren Verlauf es aber dann zu einer örtlich begrenzten Absiedlung von Bakterien kommt, welche chirurgische Maßnahmen erforderlich macht oder umgekehrt.

---

9 (Corynebacterium diphtheriae)
10 (Bacillus anthracis)

12.2 Die örtliche Infektion der Weichteile

Dringen Eitererreger durch die schützende Haut in den Körper ein und üben durch ihr Toxin einen Reiz auf das Gewebe aus, so beantwortet dies der normal reagierende, gesunde Organismus mit einer Vermehrung der Blutzufuhr in dieses Gebiet. Das geschieht durch Erweiterung der kleinsten zuführenden Schlagadern (Arteriolen). Die vermehrte Durchblutung macht sich auf der Haut durch *Rötung und Temperaturerhöhung* im Entzündungsbereich bemerkbar. Aus den erweiterten Blutgefäßen treten Blutflüssigkeit und vorwiegend weiße Blutkörperchen (Leukozyten) in das umgebende Gewebe aus (Infiltration), welche den die Erreger beherbergenden Bezirk gegen die gesunde Umgebung hin abgrenzen. Den so entstandenen Schutzwall zwischen erkranktem und gesundem Gewebe bezeichnet man als „Leukozytenwall". Durch das Austreten von Blutplasma in das Zwischengewebe kommt es zu der jede örtliche Entzündung begleitenden wässerigen Durchtränkung der Weichteile, dem Ödem. Äußerlich wird das Ödem zusammen mit der Blutfülle als *Weichteilschwellung* sichtbar. Eine solche Flüssigkeitsansammlung im Gewebe führt aber auch zu einem Druck auf die kleinen Nerven und Nervenendigungen und zu einem Spannungsgefühl, welches den *Entzündungsschmerz* zur Folge hat. Der Schmerz wiederum bedingt, zusammen mit den im Gewebe eingetretenen Veränderungen, eine aktive Schonhaltung bzw. *Funktionsstörung* des entzündeten Körperteils. So kann man insgesamt 5 wesentliche Merkmale feststellen, die bei jeder echten Entzündung vorhanden sind. Es sind dies die „Kardinalsymptome" der Entzündung: Rötung (Rubor), Hitze (Calor), Schwellung (Tumor), Schmerz (Dolor) und gestörte Funktion (Functio laesa).

12.2.1 Die eitrige Infektion

Furunkel
Dringen Eitererreger in den Ausführungsgang einer Talgdrüse ein und erzeugen im Bereich des zugehörigen Haarbalges eine eitrige Entzündung, die auch zum Absterben von Gewebe um den Haarbalg herum führt, so entsteht ein Furunkel. Von einer solchen Entzündung werden besonders durch Talg verstopfte Drüsen („Mitesser") betroffen. Nicht selten bilden sich Furunkel dann, wenn bereits infizierte Mitesser ausgedrückt wurden. Furunkel können also nur da zustande kommen, wo sich behaarte Haut befindet. Erreger sind meist Staphylokokken.

Klinisches Bild: Die klinischen Zeichen sind typisch für die Staphylokokkeninfektion: umschriebene Rötung, Anschwellung der Weichteile, Erhöhung der Hauttemperatur, Schmerzen und starkes Spannungsgefühl. Bei größeren Furunkeln auch Fieber und Störungen des Allgemeinbefindens.

Im weiteren Verlauf kommt es nach Abgrenzung des Herdes gegen das gesunde Gewebe hin und nach abgeschlossener Verflüssigung des zugrundegegangenen Gewebes zum Durchbruch des Eiters durch die Haut. Der drohende Durchbruch kündet sich auf der Kuppe der Anschwellung durch das Entstehen einer Eiterpustel an, hinter der sich ein Pfropf abgestorbenen Gewebes befindet. Ist dieser ausgestoßen, so kann sich der Eiter nach außen entleeren. Die zurückbleibende Höhle verkleinert sich meist rasch und heilt unter Bildung einer kleinen Narbe aus.

Der *Nekrosepfropf darf unter keinen Umständen ausgedrückt werden,* da hierdurch der schützende Leukozytenwall zerstört wird und der Eiter sich in das gesunde Gewebe ausbreiten kann (Besonderheiten des Gesichtsfurunkels, s. S. 321).

Ärztliche Behandlung: Sie besteht in der Ruhigstellung des erkrankten Körperteils sowie Verbänden mit milden Salben (antibiotikahaltige Salben). Häufig werden auch die sog. „Zugsalben" verwendet (insbesondere Ichthyolsalbe), deren Nachteil jedoch darin liegt, daß sie leicht die umgebende Haut schädigen. Kommt es unter dieser Behandlung nicht zur spontanen Entleerung des Eiters, so kann die Eröffnung des Furunkels (Inzision) mit Ausräumung des Eiters und der abgestorbenen Gewebsteile notwendig werden.

Karbunkel

Greift eine solche Infektion infolge sehr straffer Weichteile (z.B. am Nacken) oder bei Abwehrschwäche des Patienten (z.B. bei Diabetikern) auf die benachbarten Haarbälge über, so entsteht ein Karbunkel. Bevorzugte Stelle für die Entstehung von Karbunkeln ist die Nackengegend (Scheuern des Kragens bei häufigem Schwitzen).

Klinisches Bild: Das ganze Entzündungsgebiet ist hart infiltriert, stark gerötet, die Hauttemperatur erhöht und es besteht eine sehr schmerzhafte Bewegungsbehinderung (Drehbehinderung des Kopfes beim Nackenkarbunkel). Nach Einschmelzen des Eiters entstehen auf dem Karbunkel zahlreiche nebeneinanderliegende Eiterpusteln, die jeweils zu infizierten Haarbälgen gehören (Abb. 72a u. b).

Ärztliche Behandlung: Sie kann zunächst durch Salbenverbände oder, was sich oft ausgezeichnet bewährt, durch heiße Breiumschläge mit Leinsamen, u.a.

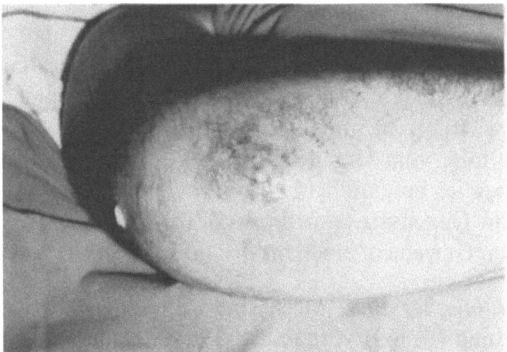

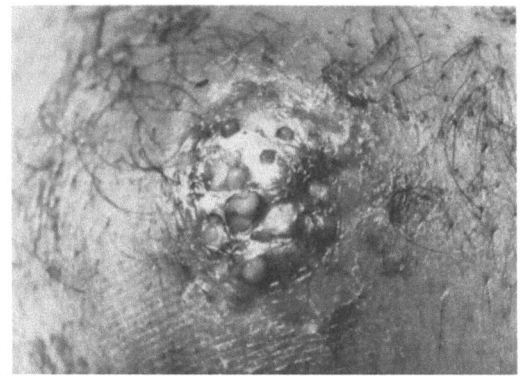

Abb. 72. a Karbunkel an der Streckseite des Ellenbogengelenkes. b Auf der Vergrößerung sind deutlich die nebeneinandergelegenen Eiterpusteln zu erkennen

erfolgen. In vielen Fällen wird dies jedoch nicht zum gewünschten Erfolg führen, so daß chirurgische Maßnahmen erforderlich werden. Die operative Behandlung erfolgt durch Ausschneiden des ganzen Karbunkels mit dem elektrischen Messer radikal im Gesunden, wobei sämtliche inzwischen abgestorbenen Gewebsteile mit entfernt werden müssen. Die zurückbleibende Höhle wird mit einem Gazestreifen locker austamponiert, sie muß langsam aus der Tiefe herauszuheilen. Weitere Behandlung mit antibiotikahaltigen Salbenverbänden oder Einlegen von Gazestreifen, die mit Merfen o.ä. getränkt sind. Nach Abklingen der akuten Entzündungserscheinungen verwendet man anstelle der antibakteriellen Salben bzw. Flüssigkeiten solche, welche die Bildung von Granulationsgewebe anregen und beschleunigen.

Das bloße Eröffnen durch einen Hautschnitt reicht beim Karbunkel nicht aus. Handelt es sich um einen Karbunkel bei einem Diabetiker, so muß neben der örtlichen Entzündungsbehandlung die Diabetesbehandlung mit Diät und Insulin durchgeführt werden.

172 Die Infektion in der Chirurgie

Abszeß

Dringen Eitererreger, es handelt sich fast immer um Staphylokokken, infolge Verletzung der Haut in tieferliegendes Gewebe ein oder werden sie durch einen verletzenden Gegenstand unter die Haut verschleppt, so bewirken sie durch ihr Gift das Absterben von Gewebe. Gleichzeitig erfolgt vom Organismus her die typische örtliche Gegenreaktion, wie sie bereits beschrieben wurde. So entsteht der Abszeß. Ein Abszeß ist also im Gegensatz zum Empyem (S. 175) eine abgegrenzte Eiteransammlung im Gewebe in einer vor der Infektion nicht vorhanden gewesenen Höhle.

Klinisches Bild: Meist sind sämtliche typischen Symptome der Entzündung (S. 169) vorhanden. Der Eiter besteht aus Bakterien, weißen Blutkörperchen und abgestorbenen Gewebsteilchen. Manchmal entleert er sich von selbst durch die Haut nach außen. In vielen Fällen ist dies jedoch im Gegensatz zum Furunkel wegen der oft größeren Tiefe seiner Lage unter der Haut nicht möglich. Der Abszeß muß dann operativ eröffnet werden.

Ärztliche Behandlung: Die Eröffnung eines Abszesses erfolgt durch einen genügend breiten Hautschnitt und breite Eröffnung der Abszeßhöhle, damit der Eiter ungehindert abfließen kann. Je nach Größe der zurückbleibenden Höhle wird in diese, um die Abflußmöglichkeit für weiterhin entstehenden Eiter aufrechtzuerhalten, eine „Drainage" eingelegt. Hierzu wird bei kleinen Höhlen eine Gummilasche oder ein Gazestreifen genügen, bei größeren Höhlen verwendet man ein Gummirohr. Dieses wird während der weiteren Behandlung stückweise gekürzt, d.h. im Abstand von einigen Tagen langsam herausgezogen, damit die Höhle aus der Tiefe heraus zuheilen kann. Zu schnelles Ziehen der Drainage würde einen vorzeitigen Verschluß der Haut und die Bildung eines neues Abszesses in der verbliebenen Höhle ermöglichen. Eine für den Patienten besonders unangenehme Form des Abszesses ist der in der behaarten Achselhöhle auftretende Schweißdrüsenabszeß. Er ist sehr schmerzhaft und neigt immer wieder zu Rezidiven (Rückfällen). Bei solchen immer wiederkehrenden Schweißdrüsenabszessen läßt sich manchmal neben der operativen Eröffnung und Ausräumung des Abszesses durch Röntgenbestrahlung eine endgültige Ausheilung erzielen.

Phlegmone

Im Gegensatz zum örtlich abgegrenzten Abszeß ist die Phlegmone eine nicht oder nur unwesentlich zum Gesunden hin abgegrenzte Entzündungsform. Die Entzündung breitet sich hier flächenhaft in den lockeren Gewebespalten des Unterhautzellgewebes und zwischen den Muskeln aus. Der typische Erreger der Phlegmone ist der Streptokokkus. Der Eiter ist nicht wie der Staphylokokkeneiter gelb und rahmig, sondern schmutzig gefärbt und wäßrig. Wegen ausbleibender Abgrenzung und Neigung zum Fortschreiten ist die Phlegmone in der Regel gefährlicher als der Abszeß.

Die Weichteile sind bei Phlegmonen oft besonders stark wäßrig durchtränkt (Ödembildung).

Ärztliche Behandlung: Während bei der Behandlung von Abszessen das Ablassen des Eiters durch Eröffnung allein meist ausreicht, ist bei der Phlegmone neben Ruhigstellung und Hochlagern des erkrankten Körperteils eine zusätzliche Behandlung mit Alkoholumschlägen, Rivanol-Verbänden und vor allem Antibiotika erforderlich. Bei eingeschmolzenen Phlegmonen werden ebenfalls breite Inzisionen angelegt. Auf diese Weise kann der Prozeß fast immer zum Stillstand und zum Abklingen gebracht werden.

Wundrose (Erysipel)

Das Erysipel ist eine durch hämolysierende Streptokokken hervorgerufene Sonderform der Phlegmone. Hier breitet sich der Entzündungsprozeß flächenhaft in den Lymphspalten der Haut aus. Das Erysipel entsteht oft bei kleinsten Hautverletzungen, häufig im Gesicht oder an den Unterschenkeln.

Klinisches Bild: Das Aussehen ist charakteristisch: der entzündete Hautbezirk ist samtartig geschwollen, flammend rot und gegen die noch gesunde Umgebung hin scharf abgegrenzt. Wie bei allen Streptokokkeninfektionen besteht eine starke Neigung zur weiteren Ausbreitung des Entzündungsprozesses. Als Nebenerscheinung häufig ausgeprägtes Krankheitsgefühl, Mattigkeit, Kopfschmerzen, Fieber und Schüttelfrost. Nur selten kommt es zur Eiterbildung in dem unter der Haut gelegenen Fettgewebe.

Ärztliche Behandlung: Ruhigstellung, feuchte Verbände (Rivanol-Umschläge) und Sulfonamide oder Antibiotika.

Panaritium

Das Panaritium ist die Zellgewebsentzündung des Fingers. Es nimmt unter den eitrigen Entzündungen eine besondere Stellung ein, insbesondere deswegen, weil schwerwiegende Folgen für die Gebrauchsfähigkeit der Hand zurückbleiben können. Das Eindringen der Eitererreger erfolgt meist durch zunächst harmlos scheinende Fingerverletzungen (kleine Stich- oder Rißwunden, Verletzungen beim Nagelschneiden usw.). Erreger sind Staphylokokken und Streptokokken. Häufig werden sie auch durch kleine Fremdkörper, wie Holzsplitter oder Glassplitter in das Gewebe hineingeschleppt. Je nach Tiefe und Befall des Gewebes kann man verschiedene Arten von Panaritien unterscheiden:

1. Nagelbettpanaritium (Paronychie).
   Die Eiterbildung erfolgt um den Fingernagel herum bzw. im Bereich des Nagelrandes.

Die Infektion in der Chirurgie

2. Hautpanaritium (Panaritium cutaneum).
Der Eiter bildet sich in der Haut und hebt die oberste Hautschicht als dünne Blase ab.
3. Unterhautpanaritium (Panaritium subcutaneum).
Der Eiter bildet sich unter der Haut. Eine Entleerung ist meist nicht mehr von selbst möglich.
4. Sehnenscheidenpanaritium (Panaritium tendinosum).
Der Eiter entwickelt sich im Bereich der Sehnenscheiden oder hat dieselben ergriffen. Gefahr des Übergreifens auf die Sehnenscheiden anderer Finger (V-Phlegmone, Hohlhandphlegmone).
5. Knochenpanaritium (Panaritium ossale).
Der Eiter hat den Knochen des Fingers ergriffen (Osteomyelitis).
6. Gelenkpanaritium (Panaritium articulare).
Der Eiter hat das Gelenk des erkrankten Fingers teilweise oder gänzlich zerstört.

Klinisches Bild: Bereits wenige Stunden nach der Verletzung tritt meist als erstes Symptom der sich entwickelnden Entzündung ein „Klopfen" im Finger auf. In den nächsten Stunden zunehmende Schmerzen, Spannungsgefühl, Anschwellen des Fingers, Rötung und Hitzegefühl.

Ärztliche Behandlung: Sie hängt vom Sitz des Panaritiums ab. Beim Hautpanaritium kann sich der Eiter manchmal von selbst durch die oberste Hautschicht entleeren. Beim Nagelbettpanaritium wird in den meisten Fällen die Entfernung des Fingernagels in Rauschnarkose erforderlich. Bei allen übrigen Formen des Panaritiums ist die operative Eröffnung des Eiterherdes gewöhnlich nicht zu umgehen. Da die Haut des Fingers, besonders an der Beugeseite (Schwielen!), sehr straff ist, kann der Eiter nicht nach außen durchbrechen, er drängt sich also nach innen zum Knochen hin bzw. in den Weichteilen der Finger handwärts. Die Schmerzen werden dann für den Patienten unerträglich. Die Behandlung besteht in breiter Eröffnung des Eiterherdes. Diese wird von der Seite her vorgenommen, damit die spätere Narbe nicht auf die Greiffläche des Fingers zu liegen kommt. Gewebsnekrosen werden mit dem Eiter entfernt und die Wunde durch Einlegen einer Gummilasche oder eines kleinen Gazestreifens offen gehalten, damit sie aus der Tiefe zuheilen kann. Ist der Knochen bereits von der Eiterung befallen (was durch Röntgenaufnahme vorher geklärt werden muß), so wird eine Teilamputation des Fingers notwendig. Hierbei muß der ganze erkrankte Knochen entfernt werden. Die Wunde am Fingerstumpf wird offen gelassen und die Wundränder werden nur ganz locker aneinandergelegt. Die weitere Behandlung nach Inzision der Panaritien erfolgt durch Ruhigstellung des Fingers auf Schiene, Penicillinsalbenverbände, später Handbäder in Kamillosan oder Kaliumpermanganatlösung.

Bei der Hohlhandphlegmone hat die eitrige Entzündung entlang der Sehnenscheiden auf die Hohlhand übergegriffen. Die ganze Hand ist stark

Die eitrige Infektion 175

angeschwollen, gerötet und schmerzhaft. Auf dem Handrücken befindet sich meist ein ausgedehntes polsterkissenartiges Ödem. Die *ärztliche Behandlung* erfolgt durch Inzisionen unter Antibiotikaschutz, Ruhigstellung auf Schiene und feuchte Verbände.

Empyem
Während sich der Eiter beim Abszeß erst eine Höhle bilden muß (Zerstören des Gewebes durch Bakterien, Abgrenzung gegen das gesunde Gewebe hin), handelt es sich beim Empyem um eine eitrige Entzündung in einer normalerweise bereits vorhandenen Höhle. Erreger sind meist Staphylokokken, mitunter auch Staphylokokken und Streptokokken oder Tuberkelbakterien, Kolibakterien u.a. gemeinsam (mischinfiziertes Empyem). Am häufigsten angetroffene und chirurgisch besonders wichtige Empyeme sind das Pleuraempyem, das Kniegelenkempyem sowie die Empyeme des Wurmfortsatzes und der Gallenblase (S. 382, 392, 395).

Lymphangitis und Lymphadenitis
(Entzündung der Lymphwege und Lymphknoten)
Im Gegensatz zu den bisher beschriebenen Entzündungsformen handelt es sich hier nicht mehr um den eigentlichen Entzündungsherd, sondern um eine bereits von ihm fortgeleitete Entzündung. Ursache dafür ist entweder die besondere Virulenz der in das Gewebe eingedrungenen Erreger oder die mangelnde Abwehrreaktion des Organismus. So gelingt es den Erregern oder ihren Toxinen, die „Lymphschranken" zu durchbrechen und entlang den Lymphbahnen (Lymphangitis) in Richtung auf das Zentrum des Körpers vorzudringen. Nächste Abfangstation sind die von dem befallenen Körperteil aus zentral gelegenen, ihm zugehörigen Lymphknoten (regionale Lymphknoten). Werden diese von der Entzündung befallen, so entsteht die Lymphadenitis (Lymphknotenentzündung).

Klinisches Bild: Die Lymphangitis ist erkenntlich an einem entlang der Lymphbahnen in der Haut verlaufenden roten Streifen. Im weiteren Verlauf des Entzündungsprozesses schwellen dann die zugehörigen Lymphknoten an (Lymphadenitis).

Ärztliche Behandlung: Ruhigstellung, feuchte Verbände (Alkohol, Rivanol) und Antibiotika. Bei Entzündungen an Gliedmaßen Hochlagerung. Bei Abszessen als Ursache ist die wichtigste Maßnahme die sofortige Eröffnung des Abszesses. Meist klingt nach Ablassen des Eiters die Lymphangitis sehr schnell ab. Bei Verschleppung der Erreger in Lymphknoten kann es dort ebenfalls zur Abszeßbildung („Lymphknotenabszeß") kommen. Behandlung ebenfalls durch Inzision und Ablassen des Eiters.

176   Die Infektion in der Chirurgie

Venenentzündung (Thrombophlebitis)
Greifen entzündliche Prozesse in Weichteilen auf Venenwände über, was besonders häufig bei Krampfadern der Unterschenkel zu beobachten ist, so kommt es in diesen Venen infolge einer entzündlichen Schädigung der Venenwand zur Blutgerinnung. Es entsteht das Bild der Thrombophlebitis. Weitere Ursachen der Entstehung einer Thrombophlebitis S. 275.

Klinisches Bild: Rötung und erhöhte Hauttemperatur, Schmerzen sowie als Folge der Blutumlaufstörungen starke Weichteilschwellung; die Haut ist straff gespannt und glänzend, oft leicht bläulich verfärbt.

Ärztliche Behandlung: Strenge Bettruhe, Hochlagern der erkrankten Gliedmaßen auf Kissen oder Schiene, Verbände mit blutgerinnungshemmenden Salben (Hirudoidsalbe, Thrombophobsalbe, Hepathrombin 30 000 u.a.), Alkoholverbände und Verabreichen von Antibiotika. Weitere Behandlungsmöglichkeiten sind Einnehmen von gerinnungshemmenden Mitteln (hier ist strenge ärztliche Überwachung und ständige Kontrolle des Prothrombinspiegels im Blut erforderlich) und die Verabreichung von Substanzen, welche die Durchblutung fördern.

12.2.2 Die Anaerobierinfektion

Die für das Leben des Patienten bedrohlichsten Infektionen durch anaerob wachsende Bakterien sind Gasbrand und Wundstarrkrampf (Tetanus). Da deren Erreger vorwiegend in Ackerboden und Gartenerde anzutreffen sind, haben die von ihnen hervorgerufenen Erkrankungen in früherer Zeit (noch im 1. Weltkrieg) bei den Kriegsverletzungen eine große, teilweise geradezu verheerende Rolle gespielt. Selbst im 2. Weltkrieg sind trotz aller Vorsichtsmaßnahmen viele Verwundete diesen beiden Infektionen erlegen. Durch die heute in allen Kulturländern üblichen Methoden der sofortigen Wundversorgung und der Tetanusprophylaxe ist der Gasbrand in Friedenszeiten fast völlig verschwunden und der Tetanus im Verhältnis zu anderen Infektionen selten geworden. Beide Erkrankungen unterscheiden sich sehr wesentlich voneinander.

Gasbrand
Klinisches Bild: Dringen Gasbranderreger (S. 167) in zerfetzte oder schlecht durchblutete Wunden ein, die ihnen wegen Mangels an Sauerstoff einen guten Nährboden liefern, so kommt es unter ihrer Toxinwirkung bereits nach einigen Stunden zu typischen Erscheinungen. Die befallene Stelle schwillt ödematös an, ihre Farbe wird infolge auftretender Zersetzung von Blut und Eiweiß bräunlich bis grünlich-bläulich. Aus der Wunde ent-

leert sich eine schmierig-wäßrige Flüssigkeit von intensiv faulig-süßlichem Geruch. Bei Betasten der aufgedunsenen Weichteile fühlt man unter der Haut ein durch die Gasbildung hervorgerufenes Knistern, welches für den Gasbrand typisch ist. Die Muskulatur verliert ihre frische rot-braune Farbe und sieht, wenn die Haut durchtrennt wird, wie „gekocht" aus. Dazu kommen heftige Schmerzen und Allgemeinerscheinungen wie hohes Fieber, Erbrechen, Lufthunger und eine eigenartige Unruhe des Patienten. Seine Gesichtsfarbe wird blaßgelblich. Der Puls ist stark beschleunigt. Verletzungen an den Beinen sind von der Infektion häufiger betroffen als Verletzungen an den Armen und am übrigen Körper. Unbehandelt beträgt die Sterblichkeit 100%!

Ärztliche Behandlung: Sie besteht bei rechtzeitig erkannten Fällen in sofortiger ausgedehnter Eröffnung der Wunde mit breiter Freilegung der Muskulatur, um möglichst viel sauerstoffhaltige Luft in die Tiefe der Wunde zu bringen. Gewebsbuchten und Taschenbildungen der Wunden müssen beseitigt werden. Die Sauerstoffzufuhr wird durch Spülen der Wunde mit Wasserstoffsuperoxyd (H_2O_2), welches Sauerstoff abspaltet, oder Kaliumpermanganatlösung unterstützt. Seit einigen Jahren hat sich die Behandlung des Gasbrandes mit der hyperbaren Sauerstofftherapie sehr bewährt. Durch Verbringen des Verletzten in eine Sauerstoffüberdruckkammer und die Einwirkung eines hohen Sauerstoffdruckes auf das Gewebe wird hier den anaeroben Gasbranderregern die wichtigste Voraussetzung für ihre Lebensfähigkeit – der Sauerstoffmangel – entzogen. Daneben Behandlung mit breitwirksamen Antibiotika. Auch Gasbrandserum wird verabfolgt. Bei bereits ausgedehnten Entzündungsprozessen kann der Patient oft nur durch sofortige hohe Amputation der betroffenen Gliedmaße noch gerettet werden. Die Wunde am Amputationsstumpf wird offen gelassen. Reichen all diese Maßnahmen nicht mehr aus und wird der Organismus auf dem Blutwege mit Gasbranderregern überschwemmt, so führt das toxische Allgemeingeschehen zum Tode des Patienten.

Tetanus

Auch der Tetanus ist, entsprechend dem gehäuften Vorkommen des Tetanusbazillus (S. 167) in Garten- und Ackererde, vorwiegend bei Verletzungen zu beobachten, die hier entstehen. Aber im Gegensatz zu gasbrandgefährdeten Verletzungen sind es oft kleine, völlig harmlos aussehende Wunden, die von der Tetanusinfektion befallen werden. Nicht selten ist auch die Tetanusentstehung nach Holzsplitterverletzungen. Da der Tetanuserreger die Fähigkeit hat, sehr widerstandsfähige Sporen zu bilden, die noch lange Zeit später unter günstigeren Verhältnissen wieder auskeimen können, muß bei nahezu allen Verletzungen mit der Möglichkeit einer Tetanusinfektion gerechnet werden. Sie ist nach Dampfkesselexplosionen auf Schiffen und nach Abtreibungen schon beobachtet worden. Der in die Verletzung eingedrungene oder eingeschleppte Tetanusbazillus bleibt in der Wunde und bildet hier sein Gift, das Tetanus-

178 Die Infektion in der Chirurgie

toxin, welches wahrscheinlich auf dem Lymphwege entlang der Nervenbahnen zu den Vorderhornzellen des Rückenmarkes vordringt, um hier seine zerstörende Wirkung auszuüben. Vom Eindringen des Erregers in die Wunde bis zum Auftreten der ersten Kankheitserscheinungen (Inkubationszeit) vergehen meist 4–21 Tage. Eine sehr kurze Inkubationszeit spricht häufig für einen besonders bösartigen Verlauf der Erkrankung.

Klinisches Bild: Gewöhnlich kommt es zu Vorzeichen wie Kopfschmerzen, Unruhezuständen und gesteigerter Erregbarkeit des Zentralnervensystems. Die eigentlichen Symptome des Tetanus setzen dann mit Dauerkrämpfen der quergestreiften Muskulatur (Starre) ein, welche in der Regel am Kopf beginnen und entlang dem Körper nach unten fortschreiten. Die Reihenfolge der Muskeln, welche von der Starre betroffen worden, ist gewöhnlich folgende: *Kiefermuskulatur* (es kommt dadurch zur Kieferklemme bei halb geöffnetem Mund, das Gesicht erscheint breit grinsend und maskenhaft = sardonisches Lächeln), *Nackenmuskulatur und Rückenmuskulatur* (die Verkrampfung der Nacken- und anschließend der Rückenmuskulatur krümmt die ganze Wirbelsäule nach hinten, so daß der Körper nur noch auf Kopf und Kreuzbein aufliegt; „hohler" Rücken), sodann *Bauchmuskulatur, Muskulatur der Gliedmaßen.* Durch die geringsten äußeren Reize (Lichtstrahl, Zuschlagen einer Türe) kann der Dauerkrampf vorübergehend in krampfartige Zuckungen der befallenen Muskelpartien übergehen. Besonders bedrohlich wird der Zustand des Patienten dann, wenn auch *Schlingmuskulatur* und *Atemmuskulatur,* insbesondere das *Zwerchfell* (Erstickungsgefahr) von der Starre bzw. den Krämpfen ergriffen werden. Das Bewußtsein des Patienten ist dabei völlig ungetrübt. Das Fieber schwankt zunächst um 38°, erst bei Auftreten von Komplikationen (z.B. Lungenentzündung infolge Atembehinderung oder Verschlucken) und im Endstadium der Krankheit vor Eintritt des Todes steigen die Temperaturen auf 40° und höher an.

Die Sterblichkeitsziffer des Wundstarrkrampfes liegt, wenn er voll ausgebrochen ist, auch heute noch sehr hoch. Zur Beurteilung des weiteren Verlaufes (Prognose) der Erkrankung sind neben der Länge der Inkubationszeit die Heftigkeit des Auftretens der Symptome und die Ausdehnung der Muskelstarre von Wichtigkeit.

Ärztliche Behandlung: Sofortige radikale operative Beseitigung der Eintrittsstelle der Erreger, die dabei mit entfernt werden. Der Patient muß in einem abgedunkelten, möglichst geräuscharmen Zimmer untergebracht werden. Er erhält sofort Tetanusserum (bei Erwachsenen bis zu 100 000 i.E., bei Kindern entsprechend weniger), davon die Hälfte intramuskulär, die andere Hälfte langsam in einer Infusion. Intravenöse Tetanusinjektionen sind gefährlich, bei intralumbalen Injektionen ist keine Wirkung zu erwarten. Überhaupt ist die Wirksamkeit von Tetanusserum bei bereits eingetretener Erkrankung geringer als dann, wenn es zur Vorbeugung gegeben wird. Weiterhin müssen Medikamente zur Herabsetzung der Krampfbereitschaft verabfolgt werden. Bei schweren Fällen legt man, um die Atemwege freizuhalten, einen Luftröhrenschnitt (Tracheotomie) an. Seit vielen Jahren hat sich die vollständige Lähmung der Muskulatur mit Curare bei gleichzeitiger künstlicher Dauerbeatmung bewährt. Der Kranke kann durch den Luftröhrenschnitt intubiert werden. Die ganze Behandlung wird so lange fortgesetzt, bis die Krampfneigung der Muskulatur zurückgeht. Tödliche Pneumonien lassen sich nicht immer vermeiden, zur Vorbeugung gibt man Antibiotika. Neben all diesen therapeutischen Maßnahmen muß der Patient mit der Sonde flüssig ernährt werden; für die regelmäßige Entleerung von Blase und Darm muß stets gesorgt sein. Die Urinmenge ist genau zu messen.

In Anbetracht der ernsten Situation, die beim Tetanus fast immer eintritt, wenn es erst einmal zur Infektion gekommen ist, sind alle Möglichkeiten zur Verhinderung der Erkrankung von besonderer Wichtigkeit. Diese Möglichkeiten sind die passive und aktive Schutzimpfung. Die *passive Schutzimpfung* besteht in der Injektion von Tetanusimmunglobulin, z. B. Tetagam, sofort nach der Verletzung. Da man einer Wunde die Tetanusinfektion nicht ansehen kann, wird vom Arzt bei Verletzungen nicht aktiv geimpfter Patienten immer prophylaktisch zumindest die passive Schutzimpfung durchgeführt werden.

Einen wesentlich länger anhaltenden Schutz als bei der passiven Immunisierung erhält man bei der *aktiven Schutzimpfung* mit einem Tetanus-Adsorbatimpfstoff, z. B. mit Tetanol. Hier werden die Gegenkörper gegen das Tetanustoxin vom Körper des Patienten selbst gebildet. Da dies aber einige Zeit erfordert, ist die aktive Schutzimpfung allein zur Verhütung der Infektionsgefahr bereits vorhandener Verletzungen umstritten. Sie wird deshalb mit der passiven Immunisierung kombiniert (*Simultan-Impfung*).

Eine weitere Möglichkeit, schnellen Impfschutz zu bekommen und gleichzeitig eine aktive Immunisierung zu erreichen, ist durch die auch empfohlene *aktive Schnellimmunisierung* gegeben. Hier wird 4–5mal in Abständen von jeweils 48 Std je 0,5 ml Tetanol injiziert. Man erhält auf diese Weise nach etwa 2 Wochen einen ausreichenden Impfschutz und vermeidet die Gefahren, die mit der Verabreichung von Fremdserum verbunden sind. Tetanuserkrankungen mit sehr kurzer Inkubationszeit lassen sich hierdurch allerdings nicht verhüten.

12.2.3 Seltenere chirurgische Infektionen

Im folgenden sollen noch einige seltene Wundinfektionen vollständigkeitshalber erwähnt werden.

Wunddiphtherie
Wunden, die trotz aller Maßnahmen keine Heilungstendenz zeigen, können mit dem Diphtheriebazillus infiziert sein. Die Wundfläche ist bei der Wunddiphtherie mit einem schmierigen grauen Belag bedeckt, die Granulationen sehen glasig aus. Die Behandlung erfolgt neben der Wundbehandlung mit Antibiotika durch Diphtherieserum.

Erysipeloid
Erysipelartige Erkrankung, die meist an Fingern und Händen auftritt und von starkem Juckreiz begleitet ist. Sie wird durch den Erreger des Schweinerotlaufs hervorgerufen. Behandlung mit Sulfonamiden und Rivanol-Verbänden, Antibiotika, Rotlaufserum, Ruhigstellung.

Milzbrand
Unter den Möglichkeiten der Milzbrandbazillus-Infektion ist chirurgisch der Milzbrand der Haut von Bedeutung. Die Infektion erfolgt gewöhnlich bei der Arbeit mit infizierten Tierfellen bzw. Häuten (Schlachter!). Der Bazillus dringt durch kleine Schrunden oder Wunden in die Haut ein. Es entsteht dann ein dem Karbunkel ähnliches Bild, wobei die Haut im Zentrum der Entzündung schwarz wird. Meist begleiten Lymphangitis und Lymphadenitis die örtliche Infektion. Die Behandlung besteht in der Ruhigstellung des erkrankten Körperteils sowie in der Verabfolgung von Milzbrandserum und hohen Dosen Penicillin.

Strahlenpilzerkrankung
In manchen Gegenden ist die durch den Aktinomyzespilz hervorgerufene Strahlenpilzerkrankung nicht selten. Sie tritt vorwiegend im Gesicht, meist an Wange oder Unterkiefer auf. Die Erreger befinden sich häufig als Schmarotzer in der Mundhöhle (kariöse Zähne, zerklüftete Tonsillen) und gelangen über kleine Schleimhautverletzungen in das Gewebe. Die Weichteile in der Umgebung der Entzündung sind hart infiltriert, der Eiter ist dünnflüssig und weißlich. *Behandlung* durch operative Ausräumung des Herdes, Sulfonamide, Antibiotika evtl. Röntgenbestrahlung.

12.3 Die eitrige Knochenentzündung (Osteomyelitis)

Die Osteomyelitis, heute oft auch als „Osteitis" bezeichnet, nimmt unter den eitrigen Entzündungen in Krankenhausbehandlung und praktischer Krankenpflege eine besondere Stellung ein, obwohl sie in den meisten Fällen von gewöhnlichen Eitererregern hervorgerufen wird; ihr zerstörender Einfluß auf Teile des Skelettsystems kann schwere Folgen für den Patienten nach sich ziehen. Außerdem neigen diese Entzündungen dazu, auch nach langen zeitlichen Zwischenräumen immer wieder aufzuflackern (Rezidivgefahr). Weitaus häufigste Erreger der Osteomyelitis sind Staphylokokken, wesentlich seltener werden Streptokokken, sehr selten auch Pneumokokken[11], Kolibakterien oder die Erreger des Typhus im Eiterherd angetroffen. Die Keime können auf dem Blutwege oder direkt durch eine Verletzung in den Knochen gelangen und hier die Entzündung auslösen.

Bei der Infektion auf dem Blutwege, der „hämatogenen Entstehung" der Osteomyelitis, gelangen die Bakterien aus anderweitig im Körper befindlichen Eiterherden in die Blutbahn und siedeln sich nun in einem Knochen, meist einem der langen Röhrenknochen (am häufigsten Oberschenkel und Schienbein) an. Die hämatogene Entstehung der Osteomyelitis wird besonders bei Kindern und Jugendlichen beobachtet, die Absiedelung der Erreger erfolgt dann meistens in der Wachstumszone der langen Röhrenknochen. In schweren Fällen können auch mehrere Knochen zugleich betroffen werden. Eiterherde, von denen eine solche Streuung in die Blutbahn ausgeht, sind Gaumenmandeln (Angina, Tonsillitis, Tonsillarabszesse), Nasennebenhöhlen (Sinusitis) und Furunkel.

Klinisches Bild: Die Zeichen der Erkrankung sind meist: akut mit Schüttelfrost auftretendes hohes Fieber, ausgeprägtes, manchmal mit Benommenheit einhergehendes Krankheitsgefühl und starke Schmerzen in der Gegend des von der Entzündung befallenen Knochens. Örtliche Entzündungserscheinungen (Schwellung, Rötung, Hitzegefühl) werden häufig erst nach einiger Zeit bemerkt, zu Beginn der Erkrankung angefertigte Röntgenaufnahmen des schmerzempfindlichen Knochens lassen oft keine krankhaften Veränderungen erkennen.

Ärztliche Behandlung: Absolute Ruhigstellung der erkrankten Gliedmaße (bei der Osteomyelitis des Oberschenkels Beckengips!) sowie Verabfolgung hoher Dosen breitwirksamer Antibiotika. Daneben muß man nach dem ursächlichen Herd („Fokus") fahnden und ihn beseitigen. Durch diese Behandlung wird es in vielen Fällen gelingen, die Erkrankung zur Ausheilung zu bringen, ohne daß Folgen zurückbleiben. Die Krankheitsdauer beträgt jedoch meist Monate. Bei Jugendlichen wird der erkrankte Knochen, wenn die frische Entzündung beherrscht ist, allmählich durch gesunden Knochen ersetzt, er wird „umgebaut". Temperatur und Beschwerden klingen langsam ab. Bildet sich die akute Entzündung jedoch nicht in der beschriebenen Weise zurück, und kommt es zur Einschmelzung des Eiterherdes, so

---

11 (Diplococcus pneumoniae)

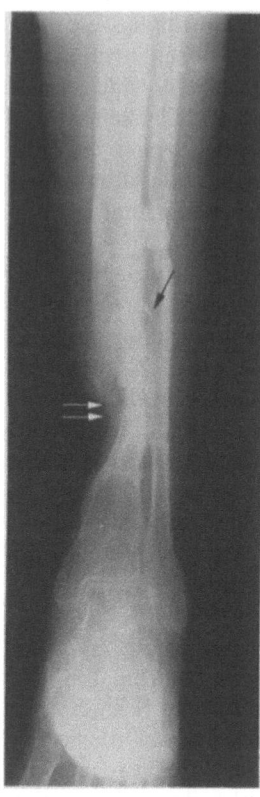

Abb. 73. Röntgenbild einer Osteomyelitis des linken Unterschenkels. Das akute Stadium des entzündlichen Knochenprozesses ist weitgehend abgeklungen. Am Schienbein ist eine deutliche Höhlenbildung zurückgeblieben (⇉), die Markhöhle ist vollständig verödet und im Bereich der entzündlichen Veränderungen nicht mehr zu erkennen. Zwischen Schienbein und Wadenbein sieht man einen kleinen, in Abstoßung begriffenen Sequester (↙)

bleiben die Temperaturen hoch und der Eiter bahnt sich einen Weg durch die Weichteile unter die Haut. Es entsteht ein osteomyelitischer Abszeß. Dieser muß eröffnet und der Eiter abgelassen werden. Durch Einlegen einer Drainage in die Wunde wird dafür gesorgt, daß auch weiterhin sich bildender Eiter abfließen kann. In der folgenden Zeit kommt es nun, ähnlich wie bei den Entzündungen der Weichteile, zur Abgrenzung des knöchernen Entzündungsherdes gegen den gesunden Knochen. Wenn das erkrankte Knochenstück abstirbt und so zum „Sequester" wird, bildet sich um den abgestorbenen Knochen herum neues Knochengewebe von zunächst oft bimssteinartigem, später elfenbeinartigem Aussehen (Totenlade). Hat sich der Sequester völlig vom Knochen gelöst, so wird er durch die eiternde Wunde oder Fistel abgestoßen. Ist die Wunde jedoch inzwischen verheilt, so bildet sich ein neuer Abszeß, mit dessen Eiterentleerung der Sequester entfernt wird. Da sich nicht immer der ganze von der Entzündung befallene Knochen auf einmal in einen Sequester verwandelt und abgestoßen wird, sondern oft nach und nach kleine Sequester entstehen (Abb. 73) kann noch lange Zeit nach dem ersten Auftreten der Entzündung immer wieder eine Abszeßbildung mit Abstoßen eines Sequesters erfolgen. (Behandlung der Osteomyelitis siehe auch S. 73.)

Auf die direkte Entstehung der Osteomyelitis bei Unfällen und nach operativer Knochenbruchbehandlung (S. 48, 62) wurde bereits mehrfach hingewiesen. Besonders häufig tritt die Osteomyelitis bei Schußverletzungen von Knochen auf, da hier die Erreger mit dem Geschoß direkt in den Knochen gelangen. Weitere Infektionsmöglichkeiten bestehen bei Übergreifen eitriger Prozesse umgebender Weichteile auf einen Knochen (z. B. Mittelohreiterung, Nasennebenhöhleneiterung, Zahnwurzeleiterung).

Klinisches Bild: Der Verlauf der Erkrankung ist ähnlich dem, der bei der hämatogenen Entstehung beschrieben wurde, nur meist nicht so plötzlich und heftig. Bei der Osteomyelitis nach Schußbrüchen (bei denen immer mit einer Infektion zu rechnen ist) und offenen Brüchen kommt es manchmal zunächst zur Sekundärheilung der Wunde. Fehlende Heilungstendenz einer solchen Verletzung oder nicht ganz abklingende Temperaturen lassen immer an die Möglichkeit des Übergreifens der Entzündung auf den in der Tiefe gelegenen Knochen denken. Allgemeinerscheinungen und stärkere Schmerzen können hier oft völlig fehlen.

Ärztliche Behandlung: Sofortige absolute Ruhigstellung und Verabreichung von hohen Dosen Antibiotika. Reicht diese Behandlung zur Beseitigung der Infektion nicht aus, so werden operative Maßnahmen erforderlich (S. 73).

12.4 Die Tuberkulose in der Chirurgie

Während sich chirurgische Maßnahmen der Tuberkulosebehandlung früher ausschließlich auf die außerhalb der Lungen gelegene Tuberkulose, insbesondere die tuberkulöse Erkrankung von Teilen des Skelettsystems, beschränkten, hat die operative Behandlung der Lungentuberkulose in den letzten Jahrzehnten ebenfalls eine große Bedeutung gewonnen. Grundlagen und Voraussetzungen für sie wurden durch den deutschen Chirurgen *Sauerbruch* (1875–1951) geschaffen, dem es 1905 als erstem gelang, Operationen im Brustkorb, die bis dahin wegen des Unterdruckes im Brustraum nicht möglich waren, durchzuführen.

Dringt das Tuberkelbakterium in den menschlichen Körper ein, was vorwiegend auf dem Luftwege geschieht, aber auch mit der Nahrung möglich ist (z. B. beim Trinken tuberkuloseverseuchter Milch), so führt dies zu charakteristischen Veränderungen: unter Einwirkung seines Toxins und der Abwehrreaktion des Organismus entstehen kleine, hirsekorngroße

Knötchen (Tuberkel), welche die Neigung haben, in ihrem Innern zu zerfallen. Sie sind außen von Granulationsgewebe umgeben. Die Masse, die den Zerfallsherd ausfüllt und vorwiegend aus zugrundegegangenem Gewebe und weißen Blutkörperchen (Leuko- und Lymphozyten) besteht, bezeichnet man wegen ihres Aussehens als „Käse". Von einem solchen Herd aus kann die Tuberkuloseinfektion auf dem Lymphwege weiter fortschreiten, sie kann aber auch in die Blutbahn einbrechen und den ganzen Organismus mit Tuberkeln überschwemmen (tuberkulöse Aussaat, Miliartuberkulose). Weiterhin können sich Tuberkelbakterien in einem oder mehreren Organen festsetzen und so zur Organtuberkulose führen. Nahezu alle inneren Organe (vorwiegend Lungen, Nieren und ableitende Harnwege, männliche Geschlechtsorgane, Darm sowie fast das ganze Skelettsystem) können befallen werden. Der Allgemeinzustand eines Patienten, Abwehrlage, Ernährungszustand, sonstige Erkrankungen usw. sind für die Tuberkuloseinfektion und den ganzen Verlauf der Erkrankung, insbesondere aber auf das Zustandekommen einer Streuung, von großem Einfluß. Lungen-Tbc s. S. 356.

12.4.1 Halslymphknotentuberkulose

Sie tritt vorwiegend im Kindesalter und im jugendlichen Alter auf. Die Infektion erfolgt auf dem Lymph- oder Blutwege. Mitunter werden mehrere benachbarte Lymphknoten befallen. Diese sind zunächst noch gegeneinander, auf ihrer Unterlage und unter der Haut verschieblich. Bei Fortschreiten des Entzündungsprozesses an der Lymphknotenoberfläche verbacken sie später miteinander und mit ihrer Umgebung. Es findet sich jetzt ein derber, nicht mehr verschieblicher Tumor, über dem sich auch die Haut nur schlecht verschieben läßt. Kommt es zur Einschmelzung, zur Eiterbildung, so entsteht das Bild des kalten Abzesses (S. 187).

Ärztliche Behandlung: Operative Ausräumung der entzündlichen Geschwulst, dabei wird möglichst das ganze befallene Drüsengewebe entfernt. Anschließend wird die Operationswunde durch Naht verschlossen. In den folgenden Tagen und Wochen kann man mittels eines Drain Streptomycin oder Isonikotinsäurehydracit (INH) in die Wundhöhle einspritzen. Zusätzliche Tuberkulosebehandlung mit Tuberkulostatika.

12.4.2 Knochentuberkulose

Das Eindringen der Erreger in Knochen erfolgt meist auf dem Blutwege. Auch diese Form der Tuberkulose wird vorwiegend bei Kindern und Jugendlichen angetroffen. Bevorzugt von der Erkrankung sind die Röhrenknochen (bei den langen Röhrenknochen das Mittelstück, bei Kindern auch die Wachstumszone = Epiphyse) und die Wirbelkörper. Nahezu alle Knochen können jedoch von der Infektion befallen werden. Nicht selten findet sich bei diesen Kranken, wenn man nach dem Herd der Streuung fahndet, eine Lungentuberkulose. Im Verlauf der Knochentuberkulose kommt es ebenfalls zur Zerstörung von Gewebe, Verkäsung, Bildung von Granulationsgewebe und, bei Übergreifen der Infektion auf die umgebenden Weichteile, zur Bildung von kalten Abszessen und Fisteln. Bei der Tuberkulose eines Röhrenknochens wird dieser durch die den Entzündungsherd umgebenden Vorgänge aufgetrieben. Dies kann bei dünnen Weichteilen (z.B. am Finger) sichtbar werden. Oft sind auch die Weichteile im Bereich des erkrankten Knochens verdickt bzw. entzündlich angeschwollen. Das Bild hat dann eine gewisse Ähnlichkeit mit der eitrigen Infektion von Knochen, der Osteomyelitis. Bei der Knochentuberkulose ist der ganze Krankheitsverlauf jedoch weniger stürmisch; die Temperaturen des Patienten sind niedriger. Abgestorbene Knochenteile (Sequester) werden, wie bei der Osteomyelitis, abgestoßen und zusammen mit dem Eiter des umgebenden Weichteilabszesses bei dessen Durchbruch durch die Haut entleert. Zurück bleibt eine Fistel, die bis in den krankhaft veränderten Knochen reicht und meist keine Tendenz zeigt, zuzuheilen.

Ärztliche Behandlung: Im Anfangsstadium der Erkrankung absolute Ruhigstellung im Gipsverband und Verabfolgung von Streptomycin und INH. So gelingt es meist, zumal bei Kindern, den Krankheitsprozeß langsam zur Ausheilung zu bringen. Ist er jedoch bereits zu weit fortgeschritten und ist schon Abszeßbildung oder Sequestrierung abgestorbener Knochenteile eingetreten, so wird die operative Freilegung und Ausräumung des Entzündungsherdes unter gleichzeitiger Behandlung mit Streptomycin und tuberkulostatischen (= tuberkulosehemmenden) Mitteln erforderlich.

Besondere Bedeutung unter den tuberkulösen Knochenerkrankungen kommt der *Tuberkulose der Wirbelkörper* (Spondylitis tuberculosa) zu. Meist werden ein oder zwei benachbarte Wirbelkörper im Bereich der Brust- oder Lendenwirbelsäule von der Infektion befallen. Die sich abspielenden Entzündungsvorgänge gleichen denen der Tuberkulose anderer Knochen, jedoch kommt es häufig zu Senkungsabszessen, die sich vom Wirbelkörper aus nach vorne entwickeln und entlang dem Musculus psoas nach unten sinken, wo sie unterhalb des Leistenbandes an der Innenseite des Oberschenkels unter der Haut erscheinen. Der bei Punktion des Abszesses gewonnene „sterile" Eiter (im Abszeßeiter lassen sich hier kulturell keine Eitererreger nachweisen; Tbc-Bazillen sind meist nur im Tierversuch nachweisbar) läßt sofort den Verdacht auf einen von einer

Wirbeltuberkulose ausgehenden Senkungsabszeß aufkommen. Röntgenaufnahmen der Wirbelsäule bringen dann die Bestätigung.

Ärztliche Behandlung: Der erkrankte Wirbel wird vom Rücken her freigelegt, der tuberkulöse Herd ausgeräumt, die zurückbleibende Höhle drainiert und täglich mit tuberkulosehemmenden Medikamenten (Tuberkulostatika) gespült. Daneben ist meist monatelange, manchmal 1–2 Jahre lange Ruhigstellung der Wirbelsäule im Gipsbett erforderlich. Anschließend muß unter Umständen vorübergehend ein Stützkorsett getragen werden, um den Zusammenbruch des erkrankten Wirbels zu verhindern.

Benachbarte erkrankte Wirbel verwachsen unter Zerstörung der Zwischenwirbelscheiben knöchern fest miteinander, es kommt zur sog. Blockwirbelbildung. Wird eine rechtzeitige intensive Behandlung versäumt oder die Wirbelsäule belastet, bevor sich die zerstörten Wirbel wieder genügend knöchern gefestigt haben, so bricht der erkrankte Wirbel gewöhnlich nach vorne zusammen, während seine Höhe hinten durch die nicht erkrankten Wirbelbögen und Gelenke erhalten bleibt. Folge davon ist die Bildung eines oder mehrerer Keilwirbel, was am Rücken äußerlich als *Buckel* oder *Gibbus* in Erscheinung tritt. Im Gegensatz zu runden Buckelbildungen bei chronisch mißbildenden Veränderungen der Wirbelsäule ist der tuberkulöse Gibbus meist mehr spitzwinklig.

12.4.3 Gelenktuberkulose

Sie kann auf dem Blut- oder Lymphwege durch Absiedelung von Tuberkelbazillen in Gelenken oder bei Durchbruch eines in der Nähe gelegenen tuberkulösen Knochenherdes in das Gelenk entstehen. Am meisten betroffene Gelenke sind Kniegelenke und Hüftgelenke. Die klinischen Erscheinungen sind Gelenkerguß (der abpunktierte Erguß ist bakteriologisch „steril", erkennbare äußere Ursachen wie Gewalteinwirkung u.a. liegen nicht vor), Bewegungseinschränkung des Gelenkes, leicht erhöhte Temperaturen sowie oft allgemeine Abgeschlagenheit und Mattigkeit. Die Blutsenkung ist stark beschleunigt. Röntgenbild!

Ärztliche Behandlung: Lange Ruhigstellung des Gelenkes im Gipsverband sowie Verabreichung von Streptomycin und tuberkulostatischen Mitteln. Manchmal auch Entlastung des Gelenkes durch Anlegen eines Streckverbandes. Ein leicht zugängiger Erguß (z. B. Kniegelenkerguß) wird vor Anlegen des Gipsverbandes abpunktiert. Dies muß absolut steril geschehen, um eine Mischinfektion durch Einschleppen von sonstigen Eitererregern mit der Punktionsnadel in das Gelenk zu vermeiden. In anderen Fällen steht an Stelle eines Ergusses die Bildung von tuberkulösem

Granulationsgewebe im Vordergrund. Die Knochen des Gelenkes werden dann spindelförmig aufgetrieben, und die umgebenden Weichteile sind verdickt, ein Bild, welches man als *Fungus* bezeichnet. Die Röntgenbilder lassen oft erst Wochen nach Beginn der Erkrankung gröbere Veränderungen der Knochen erkennen. Die Behandlung erfolgt ebenfalls zunächst konservativ nach den oben erwähnten Richtlinien. Kommt es jedoch zu ausgedehnteren Zerstörungen der Gelenkflächen, so werden operative Maßnahmen, unter Umständen die Versteifung des Gelenkes, erforderlich. Das Ausmaß der Operation richtet sich dabei nach der Art des betroffenen Gelenkes und dem Grad der Zerstörung.

12.4.4 Sehnenscheidentuberkulose

Die Infektion kann auf dem Blutwege, durch Übergreifen benachbarter tuberkulöser Prozesse oder bei Verletzungen erfolgen. Am häufigsten sind die Beuge- und Strecksehnen der Finger befallen. Die *Behandlung* besteht in der operativen Entfernung des erkrankten Gewebes.
Tuberkulöse Erkrankung einzelner Organe s. Spezielle Chirurgie.

12.4.5 Der kalte Abszeß

Vergrößert sich ein in den Weichteilen gelegener tuberkulöser Herd unter Fortschreiten der Zerfallserscheinungen, so entsteht das Bild eines Abszesses. Da beim tuberkulösen Abszeß im Gegensatz zu von anderen Erregern hervorgerufenen Abszessen, eine örtliche Temperaturerhöhung fehlt, bezeichnet man ihn als *kalten Abszeß*. Auch der sonstige Krankheitsverlauf ist nicht so stürmisch, wie er bei einem durch banale Eitererreger erzeugten Abszeß gleicher Größe zu erwarten wäre. Insbesondere fehlen bei der Tuberkulose meist höhere Körpertemperaturen. Abszesse die tief im Körper gelegen sind (z. B. Abszesse, welche von einem Wirbel ihren Ausgang nehmen), brechen häufig zunächst in einen Gewebespalt ein, in dem sie entsprechend ihrer Schwere nach unten absinken, um dann an einer ganz anderen Stelle des Körpers unter der Haut zu erscheinen. Man bezeichnet solche Abszesse als *Senkungsabszesse.*
Tuberkulöse („spezifische") Abszesse, welche durch die Haut nach außen durchgebrochen oder operativ eröffnet worden sind, heilen nach Entleerung des grünlich-gelblichen Eiters nicht so schnell aus, wie gewöhnliche eitrige Abszesse. Meist bleibt ein Gang (Fistel) zurück, aus dem lange Zeit hindurch ständig etwas grünlich-gelblich-wäßrige Flüssigkeit abgesondert wird.

12.5 Die eitrige Allgemeininfektion

Wie aus den bisher beschriebenen Krankheitsbildern hervorgeht, kommt es auch bei örtlich begrenzten Entzündungen zu Allgemeinreaktionen des Körpers, die je nach Art der Infektion und Ausmaß der Erkrankung zu allgemeinen Krankheitserscheinungen führen können. Hiervon streng zu trennen ist die *bakterielle Allgemeininfektion,* d. h. der Durchbruch von Krankheitskeimen über die Lymphschranke hinaus in die Blutbahn und damit in den ganzen Organismus. Dies geschieht, wenn der Körper mit der örtlichen Infektion nicht fertig wird. Die Ursachen können in der Virulenz der eingedrungenen Bakterien oder in der Schwächung der Abwehrkraft des Organismus (z. B. durch Alter, schlechte Ernährungsverhältnisse oder gleichzeitige andere Erkrankungen) liegen. Werden statt Bakterien deren Toxine in die Blutbahn eingeschwemmt, so bezeichnet man dies als *toxische Allgemeininfektion.* Überwiegt die Überschwemmung des kreisenden Blutes mit Erregern und ihren Toxinen, so spricht man auch von *Sepsis;* siedeln sich die in die Blutbahn eingebrochenen Erreger hingegen in anderen Organen ab und erzeugen hier weitere Entzündungsherde, so spricht man von *metastasierender eitriger Allgemeininfektion (Pyämie).* Erreger eitriger Allgemeinerkrankungen sind meist Streptokokken und Staphylokokken (in selteneren Fällen Pneumokokken, Kolibakterien u. a.), wobei Streptokokken häufiger bei der Sepsis und Staphylokokken (Neigung zur Abszeßbildung!) häufiger bei der Pyämie als Krankheitskeime gefunden werden. Ausgangspunkte (Herde) können sowohl ausgedehnte eiternde Verletzungen wie zunächst harmlos aussehende kleine eitrige Entzündungsherde sein. Besonders häufig beobachtete Herde sind bei Streptokokkeninfektionen Angina, Mittelohrentzündung, Scharlach und eitrige Venenentzündung, bei Staphylokokkeninfektionen Furunkel, Panaritien, osteomyelitische Herde, Zahn- und Nasennebenhöhleneiterungen. Die Absiedelung erfolgt meist an „schwachen Stellen" des Organismus. Bevorzugt werden Gelenke, Nieren und Lungen. Bei eitrigen Lungenerkrankungen als Ausgangspunkt sind Absiedelungen der Erreger im Gehirn (eitrige Hirnmetastasen) nicht selten.

Klinisches Bild: Klinisch nachweisbare Folgen des Einbruchs von Erregern in die Blutbahn sind zunächst eine plötzlich auftretende bedrohliche Verschlechterung des Allgemeinzustandes des Patienten. Die Temperaturkurve steigt auf 39°–40° und mehr an. Das oft schubweise Eindringen von Eitererregern in die Blutbahn bei der eitrigen Allgemeininfektion wird von einem heftigen Temperaturanstieg, der unter starken Schweißausbrüchen und Schüttelfrösten erfolgt, begleitet. Danach fällt die Körpertemperatur ebenso steil wieder ab. Solche „Temperaturzacken" können zu Beginn der Erkrankung oft mehrmals am Tage beobachtet werden. Daneben besteht ein ausgeprägtes Krankheitsgefühl, Kopfschmerzen und Benommenheit. Der Puls wird als Ausdruck der Kreislaufschädigung durch die Toxine schneller, oberflächlicher und leichter unterdrückbar, die Atmung wird ebenfalls oberflächlicher. Die Hautfarbe des Patienten wird blaß, manchmal leicht zyanotisch. Meist schwillt die Milz an („septischer Milztumor"), und infolge von toxischen Gefäßwandschädigungen kommt es zu Blutaustritten in Haut und Schleimhäute. Blutsenkung und Blutbild weisen immer auf das Bestehen einer schweren Infektion hin (stark erhöhte Blutsenkungsgeschwindigkeit, Leukozytenanstieg und sog. Linksverschiebung). Die weiteren Aussichten für den Patienten sind sehr ernst, trotz aller sofortigen Maßnahmen tritt häufig der Tod durch Zusammenbrechen des toxisch geschädigten Kreislaufes ein. Die Überlebensaussichten sind bei der Pyämie in reiner Form günstiger als bei der Sepsis.

Ärztliche Behandlung: In erster Linie Bekämpfung der Infektionserreger und Stützung des geschädigten Kreislaufes. Die Bekämpfung der Infektion erfolgt durch möglichst breitwirksame Antibiotika in hoher Dosierung. Die Antibiotika werden dem Körper intravenös oder durch Dauertropfinfusionen zugeführt, ebenso wie die Medikamente zur Stützung der Herz- und Kreislauftätigkeit. Zwischenzeitlich verabreichte Blutkonserven erhöhen, ebenso wie reichliche Gaben von Vitaminen (insbesondere Vitamin C), die Abwehrkraft des Organismus. Sauerstoffzufuhr erleichtert, falls notwendig, die Atmung. Der für die Streuung verantwortliche Eiterherd muß durch chirurgische Maßnahmen radikal beseitigt werden. In vielen Fällen wird der akut bedrohliche Zustand unter einer sofort konsequent eingeleiteten Behandlung zurückgehen. Bleiben nach Abklingen der Allgemeinerkrankungen Metastasen (Abszesse) in einzelnen Organen zurück, so müssen sie entsprechend operativ behandelt werden.

13. Erkrankungen der arteriellen Blutgefäße

13.1 Nekrose

Als Nekrose bezeichnet man abgestorbenes Gewebe. Bisher wurde die Entstehung von Nekrosen vor allem bei ausgedehnten mechanischen Verletzungen, Verbrennungen und Erfrierungen III. Grades sowie bei eitrigen Entzündungen erwähnt. Gewebe stirbt ab, wenn entweder die Zellen selbst so geschädigt werden, daß sie zugrunde gehen oder wenn die Sauerstoffzufuhr, welche die Zelle zum Leben benötigt, unterbrochen wird. Letzteres ist bei manchen Verletzungen, aber auch bei krankhaften Veränderungen der arteriellen Blutgefäße, die zum Verschluß eines Gefäßes geführt haben, der Fall. Das abgestorbene Gewebe wird vom übrigen Körper als Fremdkörper empfunden und wird wie ein solcher durch einen entzündungsähnlichen Schutzwall zum Gesunden hin abgegrenzt. Ist die Abgrenzung vollzogen, so löst sich die Nekrose ab, sie wird „abgestoßen". Zurück bleibt, wie etwa nach der Entleerung eines Abszesses, eine mit Granulationsgewebe ausgekleidete Wundhöhle, die aus der Tiefe her langsam zuwächst. Sobald die Granulationen des neuen Gewebes das Niveau der Hautoberfläche erreicht haben, wachsen – wie bei jeder sekundären Wundheilung – von den Wundrändern her Deckzellen über sie hinweg, die Wunde überhäutet sich. Zurück bleibt die Narbe. Der Ablauf des Heilungsprozesses hängt jedoch weitgehend davon ab, ob die Wundheilung keimfrei vor sich geht, oder ob es zur Infektion des abgestorbenen Gewebes kommt. Dieses gibt, insbesondere für Fäulniserreger (Fehlen von Sauerstoff!) einen ausgezeichneten Nährboden ab. Bleibt eine Infektion aus, so trocknet nekrotisches Gewebe ein und bekommt ein dunkelbraunviolettes, fast schwarzes Aussehen. Da hierdurch ein Bild entsteht, welches an das Gewebe von Mumien erinnert, bezeichnet man den Vorgang als *Mumifikation*. Wandern jedoch Eiter- oder Fäulniserreger in abgestorbenes Gewebe ein, so wird dieses infolge der zersetzenden Wirkung der Bakterien wäßrig durchtränkt, die Haut färbt sich bläulich-grünlichgelblich, es tritt Gewebezerfall ein. Daneben kommt es je nach Art der Erreger zur Entstehung von Eiter, zur Gasbildung usw. Man nennt dies *feuchte Gangrän*. Es besteht die Gefahr des Weiterschreitens der Infektion, der toxischen und bakteriellen Allgemeininfektion.

13.2 Die arteriellen Verschlußkrankheiten

Neben Unfallfolgen bilden Verschlußkrankheiten der arteriellen Blutgefäße die weitaus häufigste Ursache von Nekrosen der Gliedmaßen. Sie treten infolge z. T. altersbedingter Veränderungen der Gefäßinnenwand (Arteriosklerose) vorwiegend bei älteren Menschen auf, werden jedoch nicht selten auch schon im Alter von 30–40 Jahren (Krankheitsbild der Endangitis obliterans) beobachtet. Am häufigsten sind Männer und bei diesen am meisten die unteren Gliedmaßen betroffen („periphere Durchblutungsstörungen" der Beine). Zuckerkranke (Diabetiker) neigen leicht zu Gefäßverschlüssen, bei ihnen kommt es besonders oft zur feuchten Gangrän. Geht der Krankheitsprozeß langsam vor sich, so kann die Durchblutung des Gewebes durch weiter gewordene kleinere Gefäße (Kollateralgefäße) übernommen werden. Geschieht dies jedoch nicht oder ist der Verschluß eines größeren Arterienstammes, z. B. durch zusätzliche Thrombosebildung in dem erkrankten Gefäß, zu schnell eingetreten, so wird das körperfern (= peripher) vom Arterienverschluß gelegene Gewebe nicht mehr ausreichend mit Sauerstoff versorgt und stirbt ab.

Klinisches Bild: Gefäßerkrankungen der Beine machen sich schon frühzeitig durch Hinken bei erhöhtem Sauerstoffbedarf der Bein- insbesondere Wadenmuskulatur bemerkbar. Ein solcher Patient gibt an, er müsse, wenn er eine bestimmte Wegstrecke (100, 50, 20 Meter) gegangen sei, stehenbleiben. Nach einigen Minuten könne er wieder weitergehen. Das erkrankte Bein fühlt sich kühler an als das andere, seine Hautfarbe ist infolge des Sauerstoffmangels leicht bläulich (livide) verfärbt. Seine Pulse sind gar nicht oder wesentlich schlechter zu tasten als am anderen Bein.

Ärztliche Behandlung: Je nach dem Stadium der Erkrankung Verabreichung gefäßerweiternder Mittel (intravenös oder intraarteriell), O_2- oder CO_2-Einblasungen in die Arterien oder operative Entfernung auf die Blutgefäße verengend wirkender Nervengeflechte (Sympathektomie), um so eine Erweiterung von Umgehungsbahnen der verschlossenen Blutgefäße (Kollateralkreislauf) zu erreichen. Andere, heute oft durchgeführte Operationen haben zum Ziel, das verschlossene Blutgefäß selbst durch Eröffnen der Arterie und Ausräumen des Hindernisses wieder durchgängig zu machen oder den Blutstrom durch Einsetzen einer Kunststoffprothese wieder in den körperfern vom Verschluß gelegenen Gefäßabschnitt zu leiten (Bypaß-Operationen). Daneben Behandlung mit Wechselbädern und Vermeiden aller Faktoren, die einen verengenden Einfluß auf die Gefäße ausüben können (z. B. Nikotin). Salzarme Kost. Ist es bereits zum völligen Verschluß eines Gefäßes und zur Bildung von ausgedehnteren Nekrosen, welche gewöhnlich zuerst an den Zehen auftreten (Abb. 74), gekommen, so ist die Amputation des Beines meist nicht mehr zu vermeiden.

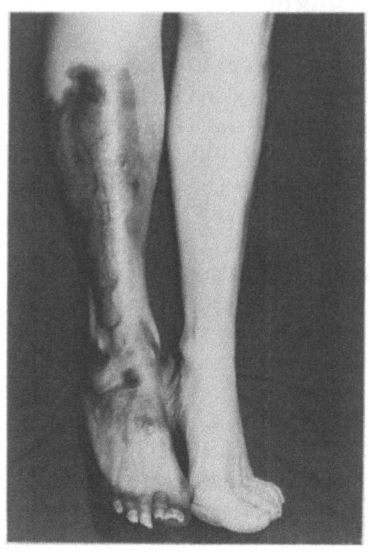

Abb. 74. Gangrän des rechten Unterschenkels bei peripheren (arteriellen) Durchblutungsstörungen

13.3 Arterielle Embolie

Eine weitere Möglichkeit der Entstehung eines arteriellen Gefäßverschlusses an Gliedmaßen ist die arterielle Embolie. Die Gerinnsel, die sich meistens bei Patienten mit Herzklappenfehlern (Mitralfehler) loslösen und aus dem linken Herzen stammen (aber auch aus anderen Gefäßen, z. B. der Aorta, kommen können), geraten mit dem Blut in die Peripherie des Körpers, wo sie je nach ihrer Größe eine Arterie unterschiedlichen Kalibers blitzartig verschließen. Der Verlauf ist deshalb besonders dramatisch.

Klinisches Bild: In der betroffenen Gliedmaße treten schlagartig heftige Schmerzen auf und sie wird unterhalb der verschlossenen Gefäßstelle weiß. Erst allmählich nimmt die zunächst weiße Hautfarbe eine fleckig-bläulich-dunkle Verfärbung an, das Gewebe stirbt ab.

Ärztliche Behandlung: Sofortige Schmerz- und Schockbekämpfung. Versuch, den Embolus mit Medikamenten, die der Blutgerinnung entgegenwirken, aufzulösen (Streptokinasebehandlung). Ist nach 2–4 Stunden kein sichtbarer Erfolg eingetreten, so muß man den verstopften Embolus durch sofortige Operation aus dem Gefäß entfernen. Zu einem späteren Zeitpunkt muß auch hier fast immer die Amputation vorgenommen werden.

13.4 Aneurysma

Unter Aneurysma versteht man eine meist sackförmige Erweiterung von Blutgefäßen. Arterielle Aneurysmen entstehen an wandschwachen Stellen einer Arterie, die dem unaufhörlichen Anpulsieren des unter starkem Druck stehenden Blutes nicht mehr standhalten können, sich erweitern und aussacken. Ursachen für solche Wandschwächen sind organische Gefäßerkrankungen (Arteriosklerose, Lues) oder Verletzungen der Gefäßwand. Die Hauptgefahr des Aneurysma liegt im plötzlichen Durchbruch des Aneurysmasackes, der bei großen Gefäßen eine tödliche Blutung zur Folge haben kann.

Ärztliche Behandlung: Operative Entfernung des das Aneurysma beherbergenden Gefäßabschnittes mit anschließender Wiedervereinigung der Gefäßstümpfe. Besser wird der entfernte Gefäßabschnitt oft durch Einsetzen einer Kunststoffprothese überbrückt.

Hämangiom, S. 200.

14. Geschwulstkrankheiten in der Chirurgie

Die Begriffe „Schwellung" oder „Tumor" wurden bei der Bechreibung entzündlicher Prozesse bereits des öfteren erwähnt. Es handelte sich dabei immer um die sichtbare Vergrößerung von Gewebsbezirken, die *nicht* durch Prozesse zustande gekommen war, welche mit echtem Zellwachstum verbunden sind. Als Beispiel sei die Entstehung eines „entzündlichen Tumors" durch vermehrte Durchblutung infizierten Gewebes und Austritt von Flüssigkeit in die Gewebespalten (entzündliches Ödem) genannt. Im Gegensatz hierzu spricht man von einer echten Geschwulst oder einem echten Tumor, wenn die Vergrößerung eines Gewebebezirkes durch Vermehrung an dieser Stelle befindlicher, oder – bei den sog. Tochtergeschwülsten – zugewanderter Körperzellen bedingt ist.

Eine solche *Zellvermehrung* ist zunächst nur unter dem Mikroskop zu erkennen und wird erst mit zunehmendem Wachstum für das Auge sichtbar. Aus irgendeinem Grunde beginnt hier eine Zelle sich zu vermehren und zwar unabhängig vom allgemeinen Wachstum des Organismus, dem sie normalerweise gesetzlich unterworfen ist. Den wachsenden Zellhaufen, der so entsteht, bezeichnet man als Geschwulst oder Tumor. Nun kann diese Zellvermehrung geordnet bleiben, d.h. das Wachstum der Geschwulstzelle kann, obwohl es unabhängig vom Körperwachstum vonstatten geht, die Gesetze der normalen Zellteilung beibehalten. Es entsteht dann ein die umgebenden Körperzellen verdrängendes Gebilde, welches gleich einem wachsenden Organ von sprossenden Blutgefäßen versorgt und von Nervenfasern durchzogen wird. Der Organismus verhält sich einer solchen Geschwulst gegenüber ähnlich wie beim Eindringen von Parasiten in den Körper, er umgibt sie mit einer bindegewebigen Kapsel und grenzt sie gegen ihre Umgebung hin ab (Abb. 75). Da diese Geschwülste nur dann, wenn sie sehr groß werden, zum Zerfall neigen, keine Tochtergeschwülste bilden und vom Chirurgen in der Regel operativ leicht entfernt werden können, bezeichnet man sie als *gutartige Geschwülste*. Ob eine solche Geschwulst für den Erkrankten jedoch wirklich gutartig ist, z.B. keinen Einfluß auf seine Lebensdauer hat, hängt oft auch von ihrer Lokalisation ab. So kann auch eine dem Wachstum nach gutartige Geschwulst, wenn sie sich im Gehirn, im Bereich lebenswichtiger

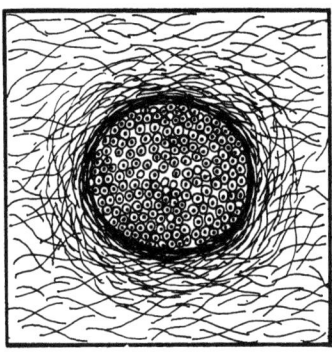

Abb. 75. Schematische Darstellung des Wachstums einer gutartigen Geschwulst. Das die Geschwulst umgebende Bindegewebe wird durch die Tumorzellen verdrängt und zu einer Kapsel zusammengedrückt

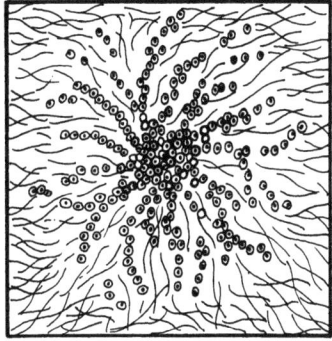

Abb. 76. Schematische Darstellung des Wachstums einer bösartigen Geschwulst. Die Tumorzellen wachsen vom Zentrum der Geschwulst aus fingerförmig in das umgebende Gewebe hinein („Infiltration")

Zentren befindet und aus irgendeinem Grunde nicht entfernt werden kann, zum Tode des Patienten führen. Doch dies sind, gemessen an der Vielzahl der zu beobachtenden gutartigen Geschwülste, Ausnahmen.

Ganz anders verläuft das Wachstum der „*bösartigen*" oder „*malignen*" Geschwulst. Ihr bekanntester Vertreter ist der *Krebs* (Karzinom). Hier teilen sich die Zellen ohne Rücksicht auf die Gesetze der normalen Zellteilung überstürzt. Dieses ungeordnete, schnelle Wachstum des Tumors hat zur Folge, daß die gleichzeitige Entwicklung von Gefäßen und Nerven bald nicht mehr Schritt halten kann und es infolgedessen schon frühzeitig zu Ernährungsstörungen und zum Zerfall des Tumors kommt. Die Zerfallserscheinungen beginnen meist im Zentrum der Geschwulst, man spricht von „zentralem Zerfall". Andererseits wachsen die Tumorzellen in der Peripherie strahlenförmig in das normale Gewebe hinein („infiltrierendes Wachstum", Abb. 76) und zerstören es. Es gibt keine Schranken, vor denen die bösartige Geschwulst Halt macht; selbst benachbarte Organe werden vom wachsenden Tumor ergriffen und ihr Gewebe nach und nach zerstört.

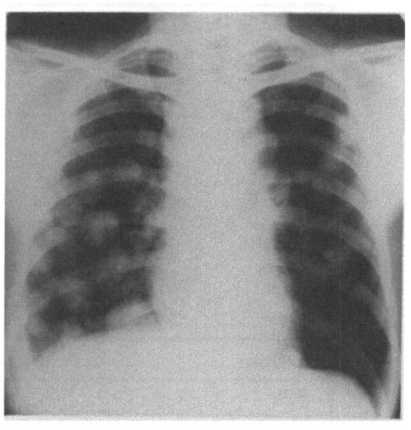

Abb. 77. Lungenmetastasen einer bösartigen Geschwulst. Die vorwiegend in der rechten Lunge deutlich sichtbaren, etwa markstückgroßen, kreisrunden Verschattungen sind hier gut zu erkennen und für Tumormetastasen in der Lunge charakteristisch

Der Einbruch von Tumorzellen in Blut- und Lymphbahnen führt zu ihrer Verbreitung auf diesem Wege. Die verschleppten Zellen bleiben irgendwo im Körper (oft an typischen Stellen) haften und bilden „Tochtergeschwülste" oder *Metastasen* (Abb. 77, 78, 79).
Am meisten bekannt und beim Krebs am häufigsten ist die Verschleppung der Tumorzellen auf dem Lymphwege. Plötzliches Auftreten von vergrößerten derben Lymphknoten im Bereich der vom Tumor zum Zentrum des Körpers ziehenden Lymphbahnen zeigt die Metastasierung an. Vergleicht man diese Eigenschaften bösartiger Geschwülste mit dem über gutartige Geschwülste Gesagten, so wird, wenn man an die Folgen für den Erkrankten denkt, die Bezeichnung „bösartig" verständlich. Hinzu kommt, daß die erfolgreiche operative Entfernung einer bösartigen Geschwulst durch den Chirurgen dann nicht mehr möglich ist, wenn in anderen Organen bereits Tochtergeschwülste entstanden oder lebenswichtige Organe vom infiltrierenden Geschwulstwachstum befallen sind. In jedem Falle aber sind zur Beseitigung bösartiger Geschwülste ausgedehnte *radikale* Operationen erforderlich. Deren Enderfolg bleibt zunächst meist ungewiß. Erst wenn mehrere Jahre nach der Operation vergangen sind (man nimmt im Durchschnitt 5–10 Jahre an), ohne daß es zur erneuten Entstehung der Geschwulst („Rezidiv") oder zur Bildung von Tochtergeschwülsten gekommen ist, kann man von Heilung sprechen.
Die Zellen bösartiger Geschwülste können aber auch durch bestimmte energiereiche Strahlen leichter zerstört werden als normale Körperzellen. Deshalb spielen die Röntgenbestrahlung sowie die Bestrahlung mit Radium, radioaktiven Substanzen, schnellen Elektronen u.a. in der Behandlung bösartiger Tumoren eine große Rolle. In vielen Fällen jedoch

Geschwulstkrankheiten in der Chirurgie 197

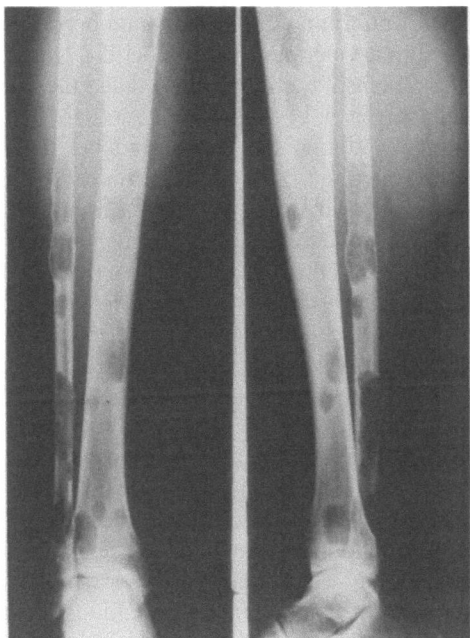

Abb. 78. Zahlreiche Tumormetastasen in den Unterschenkelknochen. Die Tochtergeschwülste haben bereits zu einer weitgehenden Zerstörung des Knochens geführt. Am Wadenbein ist der Knochen im Bereich der Metastasen nur noch papierdünn. Hier ist es, kurz nachdem diese Aufnahme gemacht worden war, zu einer sogenannten Spontanfraktur gekommen. Es handelt sich um Metastasen eines Plasmozytoms

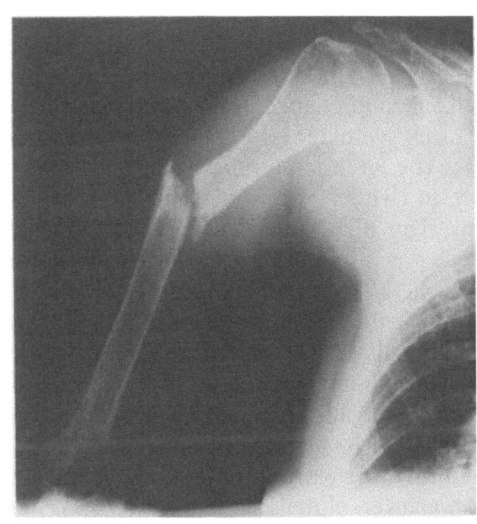

Abb. 79. Spontanfraktur im Bereich einer röntgenbestrahlten Oberarmmetastase. Es handelt sich um die Tochtergeschwulst eines Brustkrebses. Die Knochenstruktur ist an der Bruchstelle durch die Metastase deutlich verändert

wird die Strahlenbehandlung mit der operativen Behandlung kombiniert. Nach Entfernung des Tumors und bereits von ihm befallener Lymphknoten durch Operation wird dabei die Umgebung des ehemaligen Tumorsitzes intensiv bestrahlt, um so auch kleinste zurückgebliebene Tumorabsiedelungen zu vernichten. Eine weitere Behandlungsmethode ist die Hormonbehandlung, die vorwiegend bei bösartigen Geschwülsten der Geschlechtsorgane (z. B. dem Krebs der Vorsteherdrüse = Prostatakarzinom) angewandt wird. Von ständig wachsender Bedeutung ist die sog. Chemotherapie des Krebses, d.h. die Behandlung mit chemischen Substanzen, welche das Zellwachstum hemmen (Zytostatika).

Die *Ursachen der Geschwulstentstehung* sind, soweit wir das heute überblicken, verschiedenster Natur. In erster Linie ist es wohl ein auf einen bestimmten Gewebsbezirk immer wieder einwirkender *chronischer Reiz,* welcher eines Tages an dieser Stelle das Tumorwachstum auslöst. Dies trifft wahrscheinlich besonders für die Karzinomentstehung zu. Ein solcher Reiz kann thermischer, mechanischer oder chemischer Natur sein. Unter den krebserzeugenden chemischen Substanzen seien insbesondere der Tabakteer und zahlreiche Teerprodukte, vor allem Farbstoffe der Kohlenstoffreihe, genannt. Viele dieser Farbstoffe wurden lange Jahre hindurch zum Verschönern bei der Herstellung und Konservierung von Lebensmitteln benutzt. Ihre Verwendung ist inzwischen durch schärfere Lebensmittelgesetze erheblich eingeschränkt bzw. verboten worden. Mit einigen dieser Substanzen läßt sich im Tierexperiment bei langer Verabreichung kleiner Mengen (über Monate und Jahre) Geschwulstwachstum erzeugen. Bekannte Beispiele der Krebsentstehung durch chemische Substanzen, die gelegentlich beobachtet werden, sind der Lippenkrebs bei Pfeifenrauchern oder Hautkrebs bei Arbeitern, die mit Teer und Teerprodukten zu tun haben. Neben dem chronischen Reiz durch chemische Substanzen vermag eine *ständige Einwirkung kleiner Strahlendosen* auf Gewebe Krebs zu erzeugen. Bekannt ist das Auftreten des Strahlenkrebses an Händen von Röntgenärzten in den Anfängen der Röntgendiagnostik (Durchleuchtung!), als die Strahlenwirkung auf biologisches Gewebe noch wenig erforscht war. Auch hier wurde die Krebsentstehung durch tägliche kleine Strahlenmengen („chronischer Reiz") ausgelöst. Bei Einhaltungen der heutigen Schutzbestimmungen, die Bleischürzen und Bleihandschuhe für das Röntgenpersonal vorschreiben, wird diese Gefahr auf ein Minimum beschränkt. Selbstverständlich haben von radioaktiven Substanzen ausgehende Strahlen bei chronischer Einwirkung dieselben krebserzeugenden Eigenschaften wie Röntgenstrahlen. Bekannt ist das gehäufte Auftreten von Lungenkrebs bei Arbeitern in Uranbergwerken. Jahrelanger, chronischer *Entzündungsreiz* kann ebenfalls krebserzeugend

wirken. Als Beispiel sei die Krebsentstehung im Bereich oft 20 und mehr Jahre alter, nicht heilender Wunden (sog. Fistelkarzinome) genannt oder auch die plötzliche Umwandlung eines seit vielen Jahren bestehenden Magengeschwürs in eine Krebsgeschwulst (Ulkuskarzinom).
Eine etwas seltenere Ursache der Geschwulstentstehung ist die aus „versprengten Keimen". Es handelt sich dabei um Zellverbände, die bei der Entwicklung des Embryo an Körperstellen zurückbleiben, an die sie im späteren Leben nicht mehr gehören. Sie haben ebenfalls die Neigung, Geschwülste zu bilden, wobei es sowohl zu gutartigen wie zu bösartigen Geschwülsten kommen kann.
So wissen wir heute zwar vieles über das Geschwulstwachstum und seine Ursachen, auch manches über feinere Veränderungen, die unter der Einwirkung krebserzeugender Substanzen in den sich krebsig umwandelnden Zellen geweblich oder chemisch vor sich gehen. Der eigentliche, letzte Grund der Geschwulstentstehung ist uns jedoch noch unbekannt. Möglicherweise wird die Krebsbekämpfung der Zukunft vorwiegend auf dem Gebiet der Chemotherapie liegen – vorerst jedoch sind rechtzeitige Operation und Bestrahlung nach wie vor die wirksamsten Behandlungsmethoden (Krebsfrüherkennung und -vorsorge s. S. 202, 341).
Im folgenden soll zur Orientierung ein kurzer Überblick über die häufigsten Geschwülste und ihre Herkunft gegeben werden.

14.1 Gutartige Geschwülste

14.1.1 Geschwülste des Binde- und Stützgewebes

Fibrom = Bindegewebsgeschwulst.
Feingeweblicher Aufbau: derb, faseriges Bindegewebe.
Häufigstes Vorkommen: Haut und Unterhautzellgewebe.

Lipom = Fettgeschwulst.
Feingeweblicher Aufbau: Fettgewebe, meist von einer dünnen Kapsel umgeben.
Häufigstes Vorkommen: im Unterhautfettgewebe.

Neurinom = Nervengeschwulst.
Feingeweblicher Aufbau: Nervengewebe.
Häufigstes Vorkommen: Haut oder Unterhautzellgewebe, meist im Bereich von Nervenendigungen.

Gliom
Feingeweblicher Aufbau: bindegewebeartig, stammt vom Stützgewebe des Gehirns (Glia). Es handelt sich um eine nur relativ gutartige Geschwulst.
Vorkommen: Gehirn.

Chondrom = Knorpelgeschwulst.
Feingeweblicher Aufbau: Knorpelgewebe.
Häufigstes Vorkommen: im Bereich der Knorpelüberzüge von Gelenken, besonders an Röhrenknochen.

Osteom = Knochengeschwulst.
Feingeweblicher Aufbau: Knochengewebe.
Vorkommen: an allen Knochen.

Osteochondrom = Mischgeschwulst aus Knochen und Knorpel.
Feingeweblicher Aufbau: Knochen- und Knorpelgewebe.
Häufigstes Vorkommen: an den gelenknahen Enden der Röhrenknochen.

Myom = Muskelgeschwulst.
Feingeweblicher Aufbau: derbe Geschwulst aus glatten Muskelfasern (glatte = unwillkürliche Muskulatur).
Vorkommen: überwiegend in der Gebärmutter, oft in beachtlicher Größe. Seltener in der glatten Muskulatur der Wand des Magen-Darm-Kanals.

Myxom = Schleimgeschwulst (relativ selten).
Feingeweblicher Aufbau: von einer bindegewebigen Kapsel umgebener Schleim.
Häufigstes Vorkommen: in den Weichteilen der Extremitäten.

Hämangiom = Blutgeschwulst.
Feingeweblicher Aufbau: Knäuel von Blutgefäßen.
Häufigstes Vorkommen: Haut oder Unterhautgewebe, wird häufig schon bei Kleinkindern beobachtet (Blutschwamm).

Lymphangiom = Lymphgefäßgeschwulst (selten).
Feingeweblicher Aufbau: besteht aus Lymphgefäßen.
Vorkommen: Haut und Schleimhäute.

Melanom = Pigmentzellgeschwulst.
Feingeweblicher Aufbau: besteht vorwiegend aus Pigmentzellen.
Vorkommen: Haut; neigt dazu, sich in eine besonders bösartige Geschwulst umzuwandeln.

14.1.2 Geschwülste des Deckgewebes

Epitheliom = Deckzellengeschwulst.
Feingeweblicher Aufbau: mehrschichtige Anordnung von Deckzellen.
Vorkommen: Haut.

Papillom = Warze, Polyp.
Feingeweblicher Aufbau: Bindegewebszellen, die unter der Haut von Deckepithel („Warze") und unter Schleimhäuten von Zylinderepithel („Polyp") überzogen sind.
Häufigstes Vorkommen: Haut und Schleimhäute, Harnblase.

Adenom = Drüsengeschwulst.
Feingeweblicher Aufbau: blasige Geschwülste, die außen meist von einer Bindegewebskapsel umgeben sind und deren Innenauskleidung aus Drüsenepithel besteht, welches in den Hohlraum Flüssigkeit absondert, mit dem dieser dann gefüllt ist.
Vorkommen: in allen drüsigen Organen, besonders weiblichen Brustdrüsen und Eierstöcken. Beim Mann: Adenom der Prostata.

Zystadenom = blasige Drüsengeschwulst.
Feingeweblicher Aufbau: wie beim Adenom; der flüssigkeitsgefüllte Hohlraum ist besonders groß und ausgeprägt. Häufig bestehen mehrere Hohlräume getrennt nebeneinander, die Zyste ist „gekammert".
Vorkommen: überwiegend von den Eierstöcken ausgehend. Diese sog. Ovarialzystome können eine erhebliche Größe erreichen (bis 10 Liter Inhalt und mehr).

14.1.3 Mischgeschwülste

Sie bestehen, wie der Name sagt, aus mehreren Gewebearten und stammen von versprengten Keimen ab. Besonders häufig sind Parotismischtumoren (Geschwülste der Ohrspeicheldrüse) sowie Teratome und Dermoidzysten. Letztere kommen vorwiegend in den Ovarien vor. Sie enthalten meist „Anhangsgebilde der Haut", wie Haare, Nägel, Zähne u.a. Besonders häufig treten Teratome und Dermoidzysten auch in der Kreuzbeingegend auf. Dermoidzysten sind meist Ursache der sog. Steißfisteln.

14.2 Bösartige Geschwülste

14.2.1 Geschwülste des Binde- und Stützgewebes (Sarkome)

Sarkome kommen vorwiegend in jüngeren Lebensjahren, auch bei Kindern und Jugendlichen vor. Sie sind wegen ihrer großen Neigung zu frühzeitiger Metastasierung und zur Rezidivbildung nach operativer Entfernung zu den besonders bösartigen Geschwülsten zu rechnen. Oft führen sie trotz aller Behandlungsmaßnahmen in kurzer Zeit zum Tode des Patienten. Die Metastasierung erfolgt vorwiegend auf dem Blutwege (Venen). Bevorzugter Ort für die Absiedelung von Sarkommetastasen sind die Lungen. Aber auch andere Organe werden befallen. Je nach der Gewebeart, aus der sich das Sarkom entwickelt hat, kann man histologisch vier große Gruppen unterscheiden.

Das *Chondrosarkom* entsteht aus Knorpelgewebe.
Das *Osteosarkom* entsteht aus Knochengewebe.

Das *Myosarkom* entsteht aus Muskelgewebe.
Das *Lymphosarkom* entsteht aus dem Stützgewebe lymphatischer Organe, besonders der Lymphknoten.

14.2.2 Geschwülste des Deckgewebes (Karzinome)

Karzinome treten, im Gegensatz zu Sarkomen, vorwiegend im mittleren Lebensalter und bei älteren Menschen auf. Sie sind infolge ihres schnellen, die Umgebung zerstörenden Wachstums sowie ihrer Neigung zu frühzeitiger Metastasierung bösartig. Die Metastasierung erfolgt zunächst auf dem Lymphwege. Später, wenn der Krebs im fortgeschrittenen Stadium in Blutbahnen eingebrochen ist, kann auch auf dem Blutwege eine Absiedelung von Tochtergeschwülsten stattfinden.

Beim Karzinom unterscheidet man ebenfalls histologisch mehrere Typen, darunter der Herkunft nach zwei große Gruppen:

Das *Plattenepithelkarzinom* nimmt, wie der Name sagt, seinen Ausgang vom Plattenepithel, also von der Oberfläche der mit Deckgewebe überzogenen Körperpartien und Organe.

Das *Adenokarzinom* entsteht in den zylinderzelligen Schleimhäuten bzw. den drüsigen inneren Organen.

Faßt man das über *heutige Erkenntnisse und Behandlungsmöglichkeiten* auf dem Gebiet bösartiger Geschwülste Gesagte zusammen, so ergibt sich daraus, daß unsere Methoden der Krebsbekämpfung um so erfolgversprechender sind, je früher sie angewendet werden können, d. h. je früher die Geschwulst erkannt wird. Welche der beschriebenen Methoden – Operation, Bestrahlung oder Chemotherapie – im einzelnen zur Anwendung kommt, muß der Arzt je nach Art, Sitz und Stadium der Geschwulst von Fall zu Fall entscheiden. Die Kombination von Operation und Nachbestrahlung hat sich bis jetzt noch als günstigste Methode erwiesen. Das Hauptproblem der heutigen Krebsbehandlung in der Praxis aber liegt in der *Früherkennung* der Geschwülste. Es wird dadurch sehr erschwert, daß die Träger bösartiger Geschwülste häufig erst dann Beschwerden bekommen, wenn das Geschwulstwachstum schon fortgeschritten und eine radikale Entfernung des Tumors nicht mehr möglich ist. Von außerordentlicher Bedeutung sind deshalb die heute geforderten Vorsorgeuntersuchungen, die – auch dann, wenn keinerlei Beschwerden bestehen – unbedingt jährlich durchgeführt werden sollten. Sie bieten die größte Chance, einen im Anfangsstadium der Entwicklung befindlichen Tumor so rechtzeitig zu erkennen, daß bei sofortiger Einleitung der Therapie beste Aussichten auf eine Dauerheilung bestehen.

15. Die Voraussetzungen zur operativen Behandlung

15.1 Operationsrisiko

Zahlreiche Verbesserungen technischer Art, wie die Konstruktion elektrisch betriebener medizinischer Geräte, die Herstellung von Spezialinstrumenten, die Entwicklung von Narkoseapparaten und ähnliches mehr, haben in den letzten Jahrzehnten neben der wissenschaftlichen Entwicklung der Chirurgie die Heilungsaussichten durch einen operativen Eingriff erheblich gesteigert. Aber bei aller Perfektion der uns heute im Operationssaal zur Verfügung stehenden Möglichkeiten hat sich eines nicht geändert: der Patient als Mensch mit seinen geistigen und körperlichen Vorzügen und Schwächen, mit den Sorgen um seine Krankheit, seiner Angst wegen der vor ihm liegenden Operation, mit der Fähigkeit seines Körpers, diesen operativen Eingriff sowie möglicherweise auftretende Komplikationen gut zu überstehen. Letzteres wird heute oft dadurch besonders problematisch, daß infolge der medizinischen Fortschritte die Altersgrenze immer höher gerückt ist, und damit sehr viele unserer zur Operation kommenden Patienten in höheren Lebensjahren und bereits an der Grenze ihrer körperlichen Leistungsfähigkeit stehen. So sind es vielfach nicht mehr wie früher technische Probleme, vor die sich der Chirurg gestellt sieht, sondern die Fragestellung lautet einfach: kann man dem Patienten aufgrund seiner körperlichen Verhältnisse den beabsichtigten operativen Eingriff zumuten oder nicht, wie kann man den Patienten mit den vorhandenen Mitteln so weit bringen, daß er die vorgesehene Operation nach menschlichem Ermessen gut überstehen wird. Welche Maßnahmen muß man – schon vor oder erst nach der Operation – ergreifen, um eventuellen Komplikationen vorzubeugen und einen glatten Heilungsverlauf zu erreichen. Es ist daher wichtig, zu wissen, wie hoch das Operationsrisiko im jeweiligen Fall einzuschätzen ist.
So ist z. B. der Patient im *Greisenalter* nach der Operation besonders anfällig für Komplikationen von seiten des Herzens und des Kreislaufs. Lungenemphysem, chronische Bronchitis (Raucherhusten!), zerebralsklerotische Veränderungen (Altersveränderungen der Gehirngefäße) und Prostataleiden (Vergrößerung der Vorsteherdrüse) können nach der Ope-

ration zu lebensbedrohlichen Situationen führen. Ist der Grund zur Operation ein bösartiger Tumor, ein Darmverschluß oder ein eingeklemmter Bruch, so muß man das Operationsrisiko trotzdem eingehen. Handelt es sich dagegen um ein seit Jahren bestehendes Gallensteinleiden oder ein Magengeschwür ohne Komplikationen, so ist größte Zurückhaltung bei einer Operation geboten. Doch ist für die Beurteilung des Alters nicht allein die Zahl der Lebensjahre ausschlaggebend. Ein 50jähriger kann schon völlig verbraucht und ein 80jähriger noch frisch und widerstandsfähig sein.

Im Gegensatz zu alten Menschen sind *Säuglinge* besonders anfällig für Ernährungsstörungen und Infektionen. Auch hier gibt es operative Eingriffe, die keinen Aufschub dulden, zum Beispiel der Invaginationsileus (S. 385) oder die Appendizitis, während andere Operationen bei schlechtem Zustand eines Kindes ohne weiteres verschoben werden können. Die größte Widerstandsfähigkeit scheint im Alter von 15–20 Jahren gegeben zu sein.

Aber nicht nur das Alter, sondern auch die *Konstitution* des Patienten ist für die Beurteilung der Operationsgefährdung von Wichtigkeit. Magere, „drahtige" Menschen überstehen Operationen wesentlich besser und sind weniger anfällig für Komplikationen (besonders von seiten des Kreislaufs und der Atemorgane) als untersetzte, dicke Patienten. Einfacher ausgedrückt: je älter und fetter der Patient ist, um so gefährlicher wird für ihn der operative Eingriff. Die Möglichkeit der sekundären Wundheilung ist bei fetthaltigen Bauchdecken größer als bei den Bauchdecken magerer Patienten. Bestehende Leiden, zum Beispiel Diabetes, Leber- oder Nierenerkrankungen, Blutkrankheiten und andere erhöhen die Gefahr einer Operation wesentlich. Aber auch die Eigenarten mancher Operationen setzen einen bestimmten Zustand oder ein bestimmtes Alter voraus, damit ein Operationserfolg erwartet werden kann und ein zu großes Risiko vermieden wird. So gibt es eine Vielzahl von Gesichtspunkten, die man neben der Beurteilung der Erkrankung an sich beachten muß, bevor man die Entscheidung trifft: Operation oder Behandlung mit anderen Methoden; sofortige Operation oder Verschiebung auf einen späteren Zeitpunkt; ausgedehnte Radikaloperation oder Beschränkung auf den kleinstmöglichen Eingriff, der zur Besserung des Zustandes erforderlich ist.

15.2 Die Vorbereitung des Patienten zur Operation

Am Anfang soll ein kurzes Wort über die *Psyche* des Patienten und seine seelische Einstellung zur bevorstehenden Operation stehen. Für manchen

in der Krankenpflege Tätigen mag, aus reiner Gewohnheit, der neu auf die Station kommende Patient „eine Galle", „ein Magen" oder „ein Rektum" sein, ein Fall von vielen und deshalb im Ablauf des täglichen Dienstes nichts Besonderes. Für den Patienten aber, der sich hinter „diesem Fall" verbirgt, bedeutet die stationäre Aufnahme zur Operation in der Regel etwas ganz Besonderes, Schicksalhaftes, ein Ereignis, welches seine Existenz bedroht, sein Leben gefährdet.
Bewußt oder unbewußt – die meisten Menschen empfinden dies vor größeren Opeationen mehr oder weniger ausgeprägt – ist es das *Vertrauen* in die moderne Medizin, das Vertrauen zu Ärzten, Schwestern und Pflegern, das sie ihre Angst überwinden läßt. Es sollte deshalb für Arzt und Pflegepersonal eine Selbstverständlichkeit sein, auf die Sorgen *jedes* Patienten Rücksicht zu nehmen, seine Angst zu zerstreuen und sein Vertrauen zu stärken. Gerade hier kann die Schwester viel Gutes tun, zumal dann, wenn sich ein Patient, was gar nicht selten geschieht, mit seinen Sorgen an sie wendet. Natürlich wäre es falsch, diese psychischen Vorgänge im Rahmen des ganzen Krankheitsgeschehens überzubewerten. Aber Rücksichtnahme auf die seelische Verfassung gehört auch zur Vorbereitung des Patienten auf die Operation, und man soll ihre Bedeutung nicht unterschätzen! Wie oft schon hat der Wille eines Patienten, wieder gesund zu werden, sehr viel zu seiner Genesung beigetragen, und schon oft ist dieser Wille von seinen Schwestern und Pflegern im günstigen oder ungünstigen Sinne entscheidend beeinflußt worden.
Die körperliche Vorbereitung des Patienten zur Operation kann man in zwei Gebiete aufteilen, in die allgemeine und die spezielle Vorbereitung, die sich nach der jeweiligen Erkrankung richtet.
Die *allgemeine Vorbereitung* wird bestimmt durch das Alter des Patienten, seine Konstitution, seine augenblickliche körperliche Verfassung und evtl. durch zusätzlich bestehende Erkrankungen, welche die Gefahr postoperativer Komplikationen vergrößern oder heraufbeschwören können. Selbstverständlich geht allen Maßnahmen zur Vorbereitung eine eingehende Allgemeinuntersuchung voraus, bei der sich der Arzt einen Überblick über den Gesamtzustand des Patienten verschafft. Dieser Untersuchung werden in der Regel die besonderen, auf die Erkrankung abgestimmten Laboruntersuchungen, aber auch Untersuchungen, die der Feststellung der allgemeinen Operationsfähigkeit dienen, folgen. Hier sind in erster Linie das EKG sowie die Funktionsprüfungen des Kreislaufs, der Atmung und allgemeine Blutuntersuchungen zu nennen. Die Summe aller bei der klinischen Untersuchung und im Labor ermittelten Befunde ergibt dann die Grundlage für die Vorbereitung zur Operation.
Bei älteren Menschen steht naturgemäß im allgemeinen die Beurteilung

der *Herz- und Kreislauftätigkeit* im Vordergrund. Oft ist das Herz zwar noch in der Lage unter normalen Umständen bzw. bei nur geringfügigen, sozusagen alltäglichen Belastungen den Anforderungen der Blutversorgung nachzukommen. Außerordentlichen Belastungen des Körpers, wie sie Operationen darstellen, ist es jedoch nicht mehr gewachsen, da ihm die Fähigkeit fehlt, im entscheidenen Augenblick die notwendigen Kraftreserven mobilisieren zu können. In solchen Fällen ist es zweckmäßig, den Herzmuskel einige Tage vor der Operation mit entsprechenden Medikamenten, z. B. Strophanthin, zu stärken, um so einem akuten Versagen bei der zu erwartenden Mehrbelastung vorzubeugen – eine Maßnahme, die bei krankhaftem Herzbefund zur dringenden Notwendigkeit werden kann. Eine eingehende Untersuchung und evtl. Vorbehandlung des Herzens, des Kreislaufs und der Atmungsorgane ist auch aus Gründen der Narkoseverträglichkeit unumgänglich. Eine vorhandene *Bronchitis* wird man mit Inhalationen von ätherischen Ölen, evtl. auch Penicillinsprays, Transpulmon-Injektionen, Brustwickeln, Verabreichung von Hustensaft u. a. vor der Operation zum Abklingen bringen, um der Gefahr einer postoperativen Pneumonie vorzubeugen. Andererseits wird man Kranke vor Operationen ermahnen, vorsichtig zu sein, um sich nicht zu erkälten. Bei Operationen im Brustkorb ist die *Atemfunktion* von großer Bedeutung; sie kann ausschlaggebend für die Vornahme des Eingriffs überhaupt werden. Die Kenntnis der *Leberfunktion* ist besonders notwendig, falls bei der Operation bestimmte Medikamente, z. B. Barbitursäurepräparate, verabreicht werden sollen, mit denen heute viele Narkosen, auch die sog. Intubations- oder Intratrachealnarkose, eingeleitet werden. Barbiturate (z. B. Evipan, Eunarcon, Inactin usw.) werden in der Leber abgebaut und können, falls eine Lebererkrankung besteht, bei ausbleibendem Abbau durch Verbleib im Körper bedrohlich werden.

Wie eine Bronchitis die Gefahr der postoperativen Pneumonie vergrößert, können *Krampfadern* nach der Operation Ursache für thrombotische Komplikationen, wie Thrombose, Thrombophlebitis (die von einer Venenentzündung begleitete Thrombose), oder seltener eine Embolie sein. Die Vorbehandlung besteht in der Verabreichung entsprechender, die Blutströmung in den Venen bessernder Medikamente (z. B. Venostasin oder Venoplant) sowie im Anlegen von *elastischen Binden* oder Zinkleimverbänden an dem von der Krampfaderbildung betroffenen Bein.

Da sich eine *Bluttransfusion* während jeder größeren Operation bei stärkeren Blutverlusten oder nicht voraussehbaren operativen Maßnahmen als dringend notwendig – unter Umständen lebensrettend – erweisen kann, sind Bestimmung von Blutgruppe und Rh-Faktor eines Patienten sowie das Kreuzen einer Blutkonserve vor solchen Eingriffen in den meisten Krankenhäusern bereits zur Routine geworden. Bei manchen Erkrankungen werden schon als Vorbehandlung zur Operation Bluttransfusionen vorgenommen, sei es, um einen bedrohlich werdenden Blutverlust auszugleichen und zugleich eine blutstillende Wirkung auszuüben (z. B. bei der akuten Magenblutung), oder um einen Patienten in sehr schlechtem körperlichen Allgemeinzustand (z. B. Krebspatienten mit rapide eingetretenem Gewichtsverlust) durch Zufuhr hochwertigen Eiweißes für die Operation in einen besseren Zustand zu bringen. Letzteres kann jedoch auch durch Zufuhr von aminosauren Konzentraten, die in zahlreichen Infusionslösungen fertig geliefert werden, erreicht werden. Überhaupt nimmt die Verabreichung von Infusionslösungen verschiedenster Art, deren zweckdienlichste Zusammensetzung im einzelnen durch die jeweils vorliegende Erkrankung bestimmt wird, in der Vor- und Nachbehandlung bei großen chirurgischen Eingriffen einen breiten Raum ein (Abb. 80a–e, 81a–c, 82). Die Bedeutung der Infusionen liegt hier sowohl in der Flüssigkeitszufuhr an sich als auch in der Möglichkeit einer ständigen Verabreichung von Mineralsalzen und Medikamenten, die der Infusionslösung zugesetzt sind bzw. zugesetzt werden können.

Inwieweit vor manchen Operationen einige Tage Antibiotika verabreicht werden müssen, damit zum Zeitpunkt der Operation ein wirksamer Schutz des Operierten gegen Infektionserreger besteht, wird vom behandelnden Arzt von Fall zu Fall entschieden werden und sich nach der Grunderkrankung richten.

Hinsichtlich des Allgemeinzustandes des Patienten ist nun alles getan, um eine bestmögliche Ausgangsposition für die Narkose, die Operation selbst und die Tage nach der Operation zu schaffen.

Auf die Darstellung *spezieller Vorbehandlungen* bei bestimmten Erkrankungen soll hier verzichtet werden, da diese in den einzelnen Kliniken und Krankenhäusern unterschiedlich sind und eine solche Schilderung ohnehin über den Rahmen dieses Buches hinausgehen würde.

Am Abend vor dem Operationstag ist der Darm durch einen Reinigungseinlauf zu entleeren. In eiligen, akuten Fällen kann man dies auch kurz vor der Operation noch durch ein Klistier erreichen. Bei Operationen im Unterbauch ist besonders darauf zu achten, daß der Patient mit vollständig entleerter Blase in den Operationssaal gebracht wird.

15.3 Der Operationssaal

Die *Antisepsis* bildete neben der Schmerzbekämpfung eine der entscheidenden Voraussetzungen für die Entwicklung der Chirurgie. Heute wissen

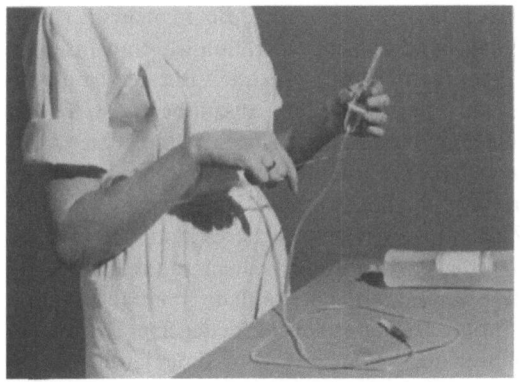

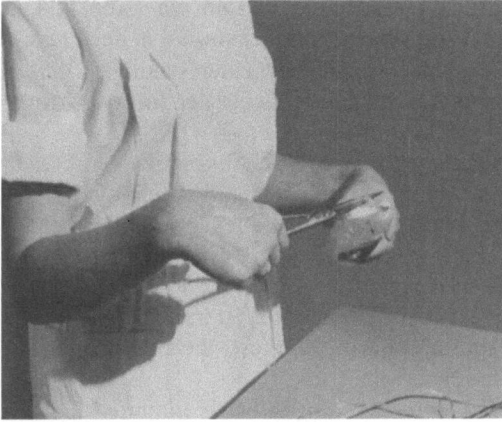

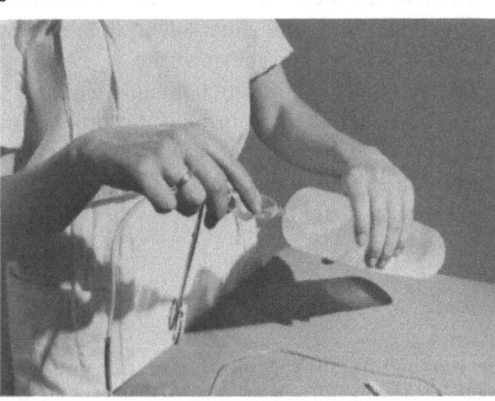

Abb. 80 a–e. Vorbereiten einer Infusion mit Plastikampulle.
a Abklemmen des Infusionsschlauches unterhalb der Tropfkammer.
b Abschneiden des Auslaufkonus an der Plastikampulle mit steriler Schere.
c Einführen der Einstichkanüle oberhalb der Tropfkammer in den aufgeschnittenen Auslaufkonus. Die Einstichkanüle wird beim Einstechen mit der rechten Hand leicht gedreht, während die linke Hand die Plastikampulle hält.
d Durch leichten Druck auf die Plastikampulle wird die Tropfkammer nun bis zur Hälfte gefüllt.
e Hochhalten der Plastikampulle und Öffnen des Infusionsschlauches. Man läßt die Luft aus dem Schlauch entweichen und wartet, bis die nachfolgende Infusionsflüssigkeit gleichmäßig aus dem Schlauchende läuft. Der Infusionsschlauch wird nun wieder an seinem unteren Ende durch eine Klemme verschlossen und die Plastikampulle an einen Infusionsständer (Abb. 82) gehängt. Die Infusion ist vorbereitet

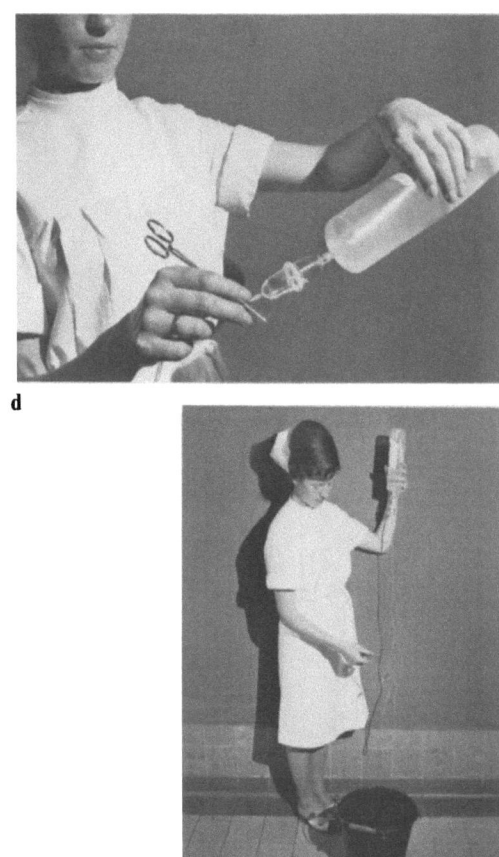

Abb. 80 d–e

wir jedoch, daß im Operationsgeschehen noch wichtiger als die Antisepsis (Keimbekämpfung durch chem. Mittel) die *Asepsis* (Keimfreiheit durch physikal. Methoden) ist. Beide zusammen – Antisepsis und Asepsis – bilden die Grundlage für die Tätigkeit im Operationssaal. Alles, was dort geschieht, hat sich ihren Erfordernissen unterzuordnen; nur so ist eine erfolgreiche operative Arbeit möglich.

Vor Einführung der Anti- und Asepsis starben so viele Patienten nach Operationen an allgemeineitrigen Infektionen, Tetanus, Gasbrand u.a., daß allein aus diesem

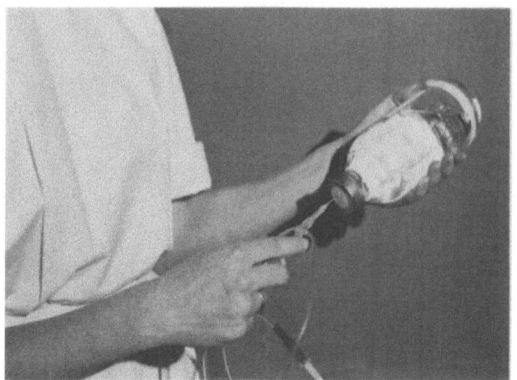

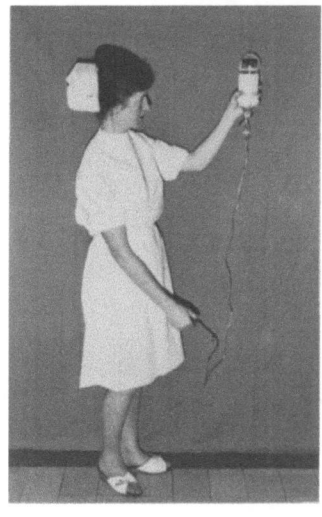
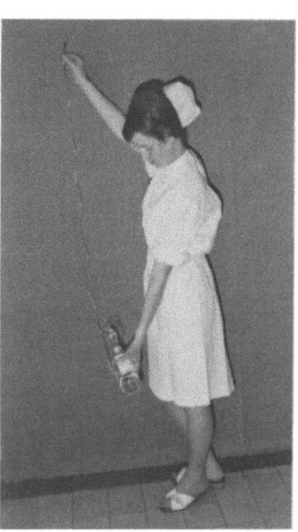

Abb. 81 a–c. Vorbereiten einer Infusion mit Glasflasche. **a** Einführen der Einstichkanüle des Schlauchsystems durch die sterile Gummikappe in die Infusionsflasche. Bei manchen Schlauchsystemen muß zusätzlich eine dicke Kanüle durch die Gummikappe eingestochen werden, so daß die aus dem Schlauch tropfende Flüssigkeit durch Luft ersetzt wird. **b** Hochhalten der Flasche bis in der Tropfkammer ein Flüssigkeitsspiegel entstanden ist. **c** Tiefhalten der Flasche, damit noch im Schlauch befindliche Luftblasen nach oben entweichen können. Anschließend wird die Flasche wie in Abb. b wieder hochgehalten, bis die Infusionslösung in gleichmäßigem Strahl aus dem Schlauchende läuft. Danach Abklemmen des Schlauches. Die Infusion ist vorbereitet. Die Flasche wird an den Infusionsständer gehängt

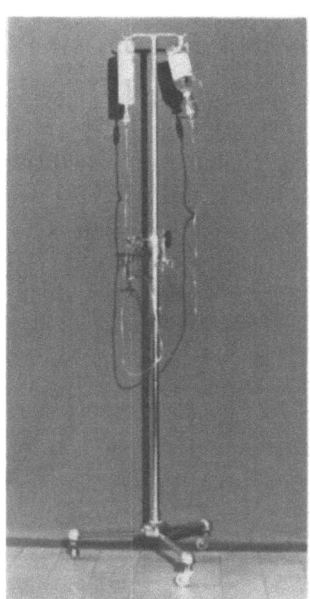

Abb. 82. Infusionsständer mit fertigen Infusionen; die eine Infusionslösung befindet sich in einer Plastikampulle, die andere in einer Glasflasche

Grunde nur lebensrettende Operationen gerechtfertigt schienen. Bei dem großen Wiener Chirurgen Billroth (1829–1894) starben von Patienten mit offenen Knochenbrüchen noch 60% an Sepsis. Wo nach Operationen die Infektion nicht tödlich verlief, da vereitelte sie doch vielfach den Erfolg des Eingriffs. Die Antisepsis geht auf eine Erkenntnis des Wiener Arztes Semmelweis (1818–1865) zurück, der aus Beobachtungen in einem Wiener Krankenhaus erstmals den Schluß zog, daß bei Geburten und Operationen offenbar durch Arzthände Krankheitskeime auf die Patienten übertragen worden waren. Durch Waschen der Hände mit dem damals bekanntesten Desinfektionsmittel, der Chlorkalklösung, konnte er die Sterblichkeit nach Geburten auf etwa $^1/_{10}$ vermindern. Die bahnbrechenden Entdeckungen Pasteurs (1861), der u.a. entdeckte, daß in der Luft Pilze existieren, welche die Zersetzung organischen Gewebes bewirken, unterstützten später die Beobachtungen von Semmelweis. Der englische Chirurg Lister (1827–1912) war der erste, der 1867 eine planmäßige antiseptische Wundbehandlung einführte. Er benutzte zur Desinfektion der Wunden, der Haut, der Hände des Operierenden sowie der Instrumente und des Nahtmaterials fünfprozentige Karbolsäurelösung. Die Luft versuchte er durch Versprühen von Karbolsäure von Krankheitskeimen zu befreien. Etwas später, gegen Ende des neunzehnten Jahrhunderts, trat mit der Dampfdesinfektion die Vermeidung der Infektionsmöglichkeit durch Reinheit und Sterilisation, die Asepsis, an die Stelle der Antisepsis. Man hatte inzwischen erkannt, daß die meisten Krankheitskeime durch Berührung der Wunden mit nicht desinfizierten Gegenständen, und nicht etwa durch die Luft, übertragen wurden. So nahm die Weiterentwicklung bis zu unseren heutigen Sterilisationsverfahren ihren Lauf.

15.3.1 Die Einrichtung des Operationssaales, seine Reinigung und Pflege

Der moderne Operationssaal (Abb. 83) soll so gebaut sein, daß er nicht zu groß ist (unnötige Wege für das Personal), er darf aber auch nicht zu klein sein, damit genügend Bewegungsfreiheit vorhanden ist. Er muß gut zu belüften sein, muß über eine ausreichende Beleuchtung verfügen und gut beheizt werden können. Die Belüftung, durch die kein direkter Zug entstehen darf, wird heute meist durch eingebaute Klimaanlagen geregelt. Die Temperatur soll im Operationssaal in der Regel zwischen 20 und 26° liegen. Große Fenster und Mattglasscheiben sorgen für gleichmäßiges, helles, blendfreies Licht. Bei Neubauten werden in die Operationssäle häufig keine Fenster mehr eingebaut. Die Beleuchtung erfolgt hier aus-

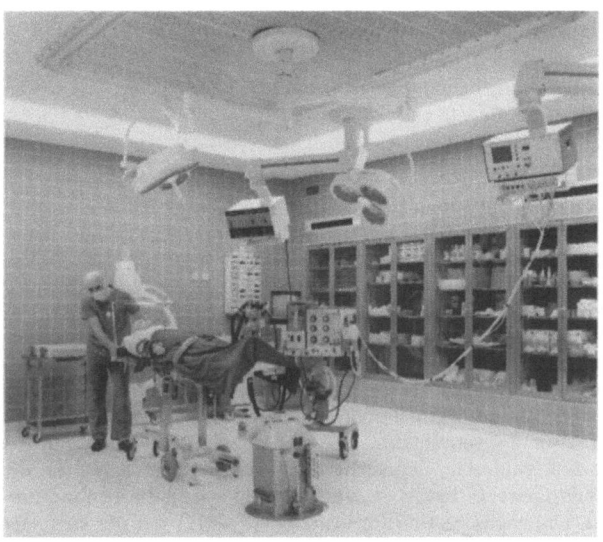

Abb. 83. Modern eingerichteter Operationssaal. Die Wände sind hoch gekachelt und abwaschbar. Keine feststehenden Schränke. Alle im Operationssaal befindlichen Geräte und Möbelstücke sind aus Metall und fahrbar, so daß sie bei der Reinigung des Raumes leicht entfernt werden können. Die Abb. zeigt, wie die Platte des Operationstisches mit einer Patientin gerade auf den Sockel des Tisches geschoben wird. Links oben zwischen den beiden schwenkbaren Lampen die Vorrichtung zum Anschluß elektrischer Geräte (Elektrochirurgie). Der Narkoseapparat (Bildmitte) ist durch Leitungen mit dem Entnahmegerät für Sauerstoff und Inhalationsnarkotika (rechts oben) verbunden

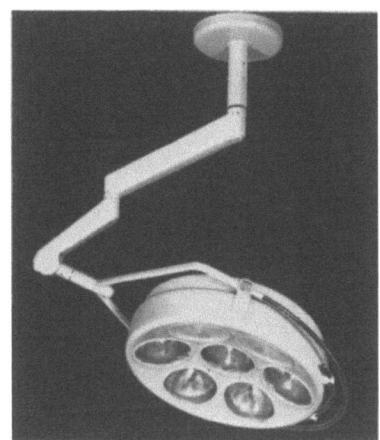

Abb. 84. Schwenkbare Operationslampe (Operationsleuchte der Fa. Original Hanau). Die Lampe ist aus mehreren kleinen, kreisförmig angeordneten Lampen zusammengesetzt, die ein blendfreies Licht liefern

schließlich durch künstliches, schattenfreies Licht. Die Beleuchtung des Operationsgebietes geschieht durch eine über dem Operationstisch angebrachte, in allen Richtungen schwenk- und kippbare Lampe. In ihr sind mehrere kleine Lampen zusammengesetzt, die kreisförmig angeordnet und etwas nach innen geneigt ihr Licht im eng begrenzten Operationsgebiet konzentrieren (Abb. 84). Die Lampe muß blendfreies Licht liefern und soll möglichst wenig Wärme ausstrahlen. Die Wände des Operationssaales müssen glatt und abwaschbar sein. Am zweckmäßigsten sind deshalb gekachelte Wände. Während als Wandfarbe früher fast ausschließlich weiß bevorzugt wurde, verwendet man heute zur Schonung der Augen Kacheln mit grünen oder blauen Farbtönen.

Alle im Operationssaal benötigten Gebrauchsgegenstände (Instrumente, Tücher, Tupfer, Nahtmaterial usw.) müssen entweder in eingebauten Wandschränken oder in eigens hierfür bestimmten Behältern aufbewahrt werden. Die Türen der Wandschränke sind verglast, um jederzeit einen Überblick über das Vorhandene zu ermöglichen. Als Behälter werden rechteckige oder runde Metallbehälter (sog. Trommeln, Abb. 85) verwendet, die auf ein fahrbares Untergestell aufgesetzt und mit Fußhebelbedienung geöffnet werden können. Sie sind verchromt oder vernickelt, so daß sie leicht saubergehalten und sterilisiert werden können. Gestrichene Behälter würden durch die Hitze beim Sterilisationsvorgang sehr schnell den Farbüberzug verlieren und zu rosten beginnen. Jede Trommel soll ihren bestimmten Platz haben, damit die in ihr befindlichen Gegenstände sofort und ohne langes Suchen greifbar sind. Das für die Trommeln Gesagte gilt ebenso für alle im Operationssaal benötigten medizinischen Geräte. Auch

214   Die Voraussetzungen zur operativen Behandlung

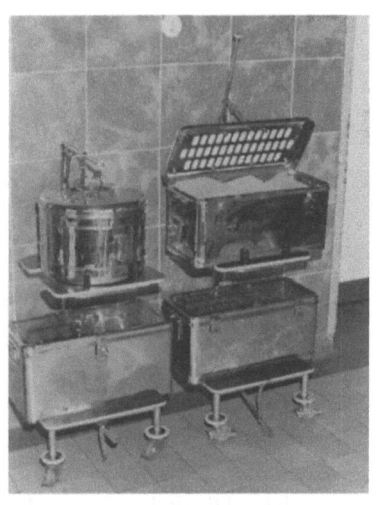

Abb. 85. Ständer mit Verbandstrommeln. Die oberen Trommeln können durch Bedienen des Fußhebels geöffnet werden. Die unten stehenden Trommeln dienen zur Reserve

diese müssen fahrbar oder zumindest leicht transportierbar, leicht sauberzuhalten und stets am gleichen Platz aufgestellt sein.

In neuerbauten Operationssälen besteht der Operationstisch heute meist aus einem versenkbaren, säulenartigen Fuß, auf den zur Operation die Platte mit dem bereits anaesthesierten Patienten aufgeschoben wird. An Stelle der oben erwähnten Trommeln verwendet man zur Sterilisation und Aufbewahrung von Instrumenten und Wäsche Container- oder Papierverpackung.

Morgens, vor dem Operieren, werden alle Gegenstände im Operationssaal nochmals kurz abgewaschen, um so auch jeden in der Nacht angesammelten Staub zu beseitigen. Zwischen den Operationen werden alle schmutzig gewordenen Gegenstände, Tupfer usw., entfernt und der Boden des Saales feucht aufgewischt. Die Reinigungsgeräte für aseptische und septische Operationsräume[1] sind streng getrennt aufzubewahren, damit nicht hierdurch Krankheitskeime verschleppt werden. Nach Beendigung der Operation wird der ganze Operationssaal ausgeräumt und gut durchlüftet. Trommeln, Ständer und Geräte werden mit einer Zephirollösung abgewaschen. Leergewordene oder angebrochene Trommeln werden ausgewechselt. Der Fußboden wird mit schwarzer Seifenlauge gereinigt und mit klarem Wasser abgegossen. Operationsschürzen und Schuhe werden von

---

[1] Aseptischer Operationssaal: In ihm werden nur völlig keimfreie = aseptische Operationen durchgeführt. Septischer Operationssaal: In ihm werden die eitrigen = septischen Operationen durchgeführt

Blut befreit und mit Zephirollösung o. ä. gereinigt. Anschließend werden die Narkosegeräte gereinigt und auf ihren Zustand überprüft. Leergewordene Lachgas- oder Sauerstoffbomben werden gegen volle ausgetauscht. Ein mit Halothan gefüllter Verdampfter (S. 249) darf nicht gekippt werden, da sonst die Gefahr besteht, daß Halothan nicht als Dampf sondern als Flüssigkeit und damit in lebensgefährlich hoher Konzentration in die Lunge des Patienten gelangt. Die auf den Narkosetischen befindlichen Behälter werden mit frischen Intubationsschläuchen, Magenschläuchen und Absaugschläuchen aufgefüllt. Der Bestand an den für Narkose und Operation erforderlichen Medikamenten wird überprüft und ergänzt. Die Intubationsgeräte (Laryngoskope, Intubationsspatel) werden gereinigt, auf ihre Helligkeit überprüft und evtl. ihre Batterien ausgewechselt. Ist dies alles geschehen, so kann der Operationssaal wieder eingeräumt und für weitere Operationen bereitgehalten werden.

15.3.2 Die Röntgengeräte im Operationssaal

Leichte, bewegliche Röntgengeräte wie die Siemens-Kugel und kleine handliche Bildschirme, auf denen das von diesen Geräten erzeugte Röntgenbild zur Darstellung kam, waren bereits in den Operationssälen der vierziger und fünfziger Jahre unseres Jahrhunderts unentbehrliche Helfer des Chirurgen. Ihr Nachteil bestand darin, daß zur Herstellung brauchbarer Bilder hohe Strahlendosen erforderlich waren, und daß es infolgedessen trotz aller Schutzmaßnahmen durch die auftretenden Streustrahlen bzw. Sekundärstrahlen zu einer nicht unerheblichen Strahlenbelastung des Patienten, der Operateure und des im Operationssaal beschäftigten Personals kam. Eine wesentliche Verbesserung dieser Verhältnisse wurde durch die Konstruktion der sog. Bildröhrenverstärker erreicht, bei denen eine erheblich geringere Strahlenbelastung in Kauf genommen werden mußte, die jedoch bei der Durchleuchtung zunächst nur einen relativ kleinen Ausschnitt des zur intraoperativen Diagnostik gewünschten Röntgenbildes lieferten. Ein weiterer Nachteil war, daß nur der Operateur das Durchleuchtungsbild durch das Okular des Gerätes sehen konnte. Gelöst wurde das Problem dann durch die Koppelung des Bildröhrenverstärkers mit einem Fernsehschirm, auf dem das Röntgenbild für alle an der Operation Beteiligten groß und deutlich sichtbar wird (Abb. 86), so daß jeder den Gang der Operation, z.B. einer Knochennagelung, verfolgen und seine ihm dabei zufallende Tätigkeit darauf einstellen kann. Die heutigen Geräte garantieren eine leichte Handhabung bei der Einstellung des Bildes, eine nur geringe Strahlenbelastung sowie durch ihre Formgestal-

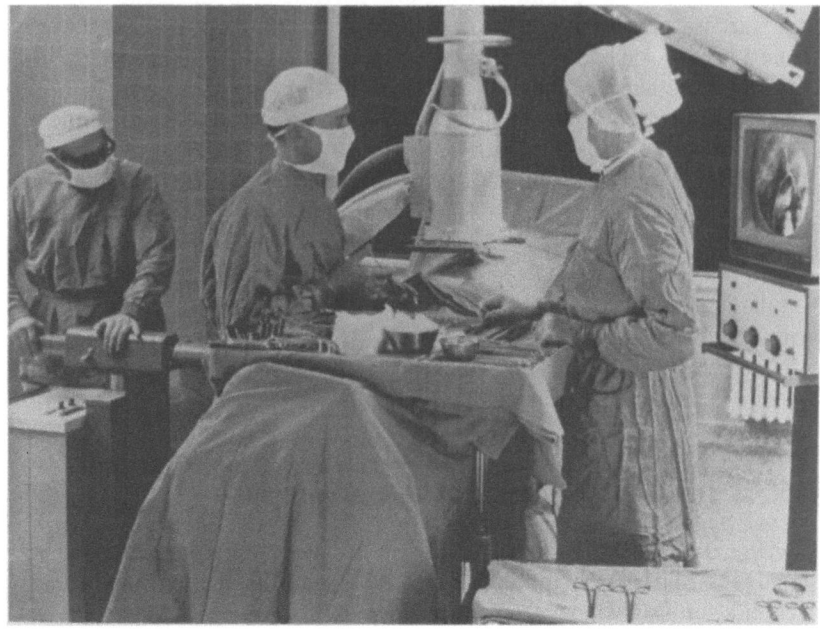

Abb. 86. Aufnahme eines Bildröhrenverstärkers mit Fernseheinrichtung während einer Gallenoperation. Von dem Operateur wird gerade das Kontrastmittel zur Darstellung der Gallengänge in das zuvor in den Ductus choledochus eingelegte Drain eingespritzt. Auf dem Bildschirm erkennt man deutlich den mit Kontrastmittel gefüllten Choledochus. (Die Abb. wurde uns freundlicherweise von der Firma Röntgen-Müller, Hamburg, zur Verfügung gestellt.)

tung und die Möglichkeit zu ihrer sterilen Abdeckung ein hohes Maß an Sterilität. Die gesamte Operationszeit wird durch die Anwendung des Bildröhrenverstärkers mit Fernsehen wesentlich herabgesetzt und die Sicherheit des operativen Eingriffes erhöht. Eine solche Einrichtung gehört heute zu jedem modern eingerichteten Operationssaal, in dem große Bauchchirurgie und Unfallchirurgie betrieben werden. Der Einsatz dieser Geräte erfolgt z. B. in der Bauchchirurgie bei der Röntgendarstellung der Gallengänge zur Feststellung von Abflußbehinderungen der Galle in das Duodenum oder in der Unfallchirurgie bei der geschlossenen Nagelung von Knochenbrüchen.

Zur Wartung der Geräte sei gesagt, daß die Herstellerfirmen für das Bedienungspersonal und ihre Kundendiensttechniker sog. Testscheiben bzw.

Phantome mitliefern. Mit deren Hilfe läßt sich das Durchleuchtungs- und Fernsehbild hinreichend gut beurteilen. Dies setzt allerdings voraus, daß der Lieferant dem Bedienungspersonal den Test vorgeführt hat. Die Testscheiben sollten etwa alle 6–8 Wochen in den Röntgenstrahlengang zwischen Röntgenstrahler und Bildverstärkerröhre gebracht werden und zwar so nahe wie möglich an die Bildverstärkerröhre heran. In Zweifelsfällen muß der örtliche Vertreter der jeweiligen Herstellerfirma zu Rate gezogen werden. Je besser das Gerät von ihm eingestellt ist, um so weniger Röntgenstrahlen benötigt man, um ein gutes Fernsehbild zu bekommen und um so geringer ist die Strahlenbelastung des Operateurs und des übrigen Operationspersonals durch die Streustrahlung.

15.3.3 Sterilisation

Voraussetzung dafür, daß bei operativen Eingriffen keine Krankheitskeime in die Wunde gelangen, ist die *völlige* Keimfreiheit aller bei der Operation verwendeten Gegenstände. Ihre vor der Operation durchgeführte „Keimfreimachung" bezeichnet man als *Sterilisation*. Keimfreiheit kann auf mehreren Wegen erreicht werden. Da die verschiedenen Stoffe, aus denen die Gegenstände bestehen, unterschiedlich auf die Einwirkung von Hitze oder chemische Lösungen reagieren, hat man für jedes Material Methoden entwickelt, die einen hohen Grad der Keimfreiheit bei möglichst geringem Materialverschleiß garantieren. Voraussetzung für die Brauchbarkeit eines Sterilisationsverfahrens ist, daß *alle* Erreger, also auch die besonders widerstandsfähigen sporenbildenden Keime, abgetötet werden. An ihnen wird deshalb das Funktionieren der Sterilisationsanlagen regelmäßig biologisch überprüft. Man verwendet hierzu Proben, die in Medizinal-Untersuchungsämtern oder entsprechenden Instituten zu erhalten sind. Es sind dies kleine Leinensäckchen oder Filterpapierpäckchen, die genau geprüfte Sporenerde enthalten. Sie werden zusammen mit dem zu sterilisierenden Material in den Sterilisations-Apparat gelegt und nach Beendigung des Sterilisationsvorganges an das Untersuchungsamt oder Institut zur Bebrütung zurückgeschickt. Beim Einlegen der Proben in den Apparat ist darauf zu achten, daß sie in das *Innere* der Wäsche, Handschuhe, Spritzen oder Schalen gelegt werden. Bei der Rückgabe müssen Art des Sterilisationsverfahrens, Temperatur und Zeit des Sterilisationsvorganges sowie die Lage der Proben im Sterilisations-Apparat genau angegeben werden. Die Zahl bei der Bebrütung noch auskeimenden Sporen zeigt, ob die Leistung des Sterilisations-Apparates ausreichend ist oder nicht.

Moderne Kliniken und Krankenhäuser verfügen heute über die Einrichtung einer Zentralsterilisation, die vom Operationspersonal unabhängig ist und von einer darauf spezialisierten Pflegekraft geleitet wird.
Die *Physikalischen Möglichkeiten,* die uns zur Erzielung weitgehender Keimfreiheit zur Verfügung stehen, sind *Auskochen* eines Gegenstandes in Wasser, Sterilisation in *heißem Dampf unter hohem Druck* und Sterilisation in *heißer Luft.*
Die im folgenden angegebenen Sterilisationszeiten dienen lediglich einer allgemeinen Orientierung. Sie sind in der Praxis im einzelnen den Prospekten zu entnehmen, welche die Lieferfirmen den Sterilisations-Apparaten beigeben.

Wäsche
Sie wird vor der Sterilisation ordnungsgemäß in eigens dafür bestimmte Behälter (Trommeln, Container, Papier) verpackt, um sie nach Beendigung der Sterilisation keimfrei aufbewahren zu können. Wäschetrommeln sind verchromt oder vernickelt und enthalten sowohl im Deckel als auch im Boden, die beide von innen mit Filtertüchern bespannt werden, zahlreiche Löcher. Durch sie kann beim Sterilisieren heißer Wasserdampf in die Trommeln gelangen und das Sterilisationsmaterial durchdringen. Sobald die Filtertücher braun werden, müssen sie erneuert werden, damit der Dampf-Luftaustausch nicht verhindert wird. Die Trommeln dürfen nicht verbeult, ihre Verschlüsse nicht defekt, ihre Schrauben und Nieten nicht gelockert sein. Der Trommeldeckel muß fest schließen. Wäsche- und Verbandstrommeln werden locker gepackt, damit der Dampf überall hingelangen kann. Die verschlossenen Trommeln werden in einen Hochdruck-Dampf-Sterilisator gebracht. Die Zeitdauer, welche zur Sterilisation erforderlich ist, hängt von der jeweiligen Temperatur und Druckerhöhung ab. So beträgt die Sterilisationszeit bei 134° Celsius und 2,3 Atmosphären-Überdruck (atü) 10 min. Bei 120° Celsius und 1,4 atü würde die erforderliche Sterilisationszeit etwa 1 Std betragen.

Gegenstände aus Gummi
Da Gummi nicht dampfdurchlässig ist, müssen alle Gummigegenstände so gepackt werden, daß der Dampf überall hinkommen kann. Gummischläuche oder Katheter dürfen nicht geknickt werden. Bei Schläuchen mit Schlauchklemmen sind dieselben ganz zu öffnen. Sterilisationszeiten: 20 min bei 120°C und 1,2 atü oder 5 min bei 134°C und 2,3 atü. Ureterenkatheter werden sterilisiert oder in Spezialhüllen mit Formalintabletten gelegt.

Heute werden in den meisten Operationssälen Einmalhandschuhe verwendet, die in allen erforderlichen Größen steril verpackt geliefert und nach dem Gebrauch bei der Operation weggeworfen werden. Gummihandschuhe werden nach der Operation unter fließend kaltem Wasser (nie warmes Wasser verwenden, da die Handschuhe sonst kleben) mit Kernseife gründlich gewaschen. Man nimmt den Handschuh in die Hand, seift ihn ein, reibt ihn leicht zwischen den Handflächen und spült ihn ab. Anschließend wird er umgedreht und mit der nach außen gekehrten Innenseite ebenso verfahren. Die gereinigten Handschuhe werden zum Trocknen über rostfreie Stangen oder in einem Trockenschrank gehängt. Sobald die Außenseite trocken ist, müssen sie gewendet und erneut aufgehängt werden, bis die andere Seite getrocknet ist. Vor dem Sterilisieren werden die völlig trockenen Handschuhe auf beiden Seiten gepudert. Man verwendet hierzu Vasenol-Handschuhpuder oder Talkumpuder. Ersterer ist vorzuziehen, da er, im Gegensatz zu Talkumpuder, auch bei Dampfsterilisation nicht körnig wird. Die gepuderten Handschuhe werden locker in eine Trommel geschichtet, wobei zwischen die Handschuhe jeweils ein Filterpapier gleicher Größe gelegt wird. So wird ein Zusammenfallen der Handschuhe verhindert und vom Wasserdampf zurückbleibende Flüssigkeit aufgesaugt.

Spritzen, Kanülen und Glasgegenstände
Auch hier werden heute fast ausschließlich Einmalspritzen und Einmalkanülen verwandt, die nach Gebrauch weggeworfen werden können. Soweit in Einzelfällen noch Recordspritzen und Kanülen verwendet werden, die für einen Widergebrauch vorgesehen sind, sind dieselben wie folgt zu behandeln: sie werden nach der Benutzung sofort in klarem Wasser mehrmals gut durchgespritzt, auseinandergenommen und die Einzelteile nochmals in klarem Wasser abgespült. Die auseinandergenommenen Spritzen und Kanülen werden etwa 20 min in kochendes Wasser gebracht. Danach werden sie mit einem weichen Tuch oder Tupfer innen und außen getrocknet. Die Kanülen prüfe man mittels eines Gebläses oder eines feinen Drahtes (Mandrin) auf ihre Durchgängigkeit. Die Spritzen werden anschließend auf ein Sieb gelegt und in den Trockensterilisator geschoben. Die Sterilisationszeit beträgt 30 min bei 170° Celsius. Die Zeit des Ansteigens der Temperatur auf 170° Celsius darf nicht in den 30 min enthalten sein.
Bei der *Trocken-Heißluft-Sterilisation* sind wesentlich höhere Temperaturen erforderlich als bei der Dampfsterilisation mit erhöhtem Druck. Heißluftapparate dürfen nicht zu eng bepackt werden, damit jedes Stück der Hitze gut zugängig ist. Die Sterilisation von Wäsche und Gummi-

handschuhen ist in heißer Luft nicht möglich, da das Material dies nicht vertragen würde. Glasschalen dürfen nicht übereinandergestellt werden, ihre Deckel sind zu öffnen. Ist die Beschickung des Heißluft-Sterilisators beendet und der Apparat eingeschaltet, dürfen nachträglich keine weiteren Gegenstände in den Apparat gelegt werden. Man würde hierdurch unübersichtliche Wärmeverhältnisse bekommen. Ist eine zusätzliche, nachträgliche Beschickung ausnahmsweise doch einmal erforderlich, so ist die gesamte Sterilisationszeit um die bereits verflossene Betriebszeit zu verlängern. Erfolgt die Sterilisation von Spritzen mit heißem Dampf, so genügt die Zeit von 3 min bei 134° Celsius und 2,3 atü.

Gassterilisation: Neben den erwähnten Sterilisationsverfahren verwendet man heute außerdem vielfach Gassterilisatoren, mit denen es möglich ist, hitzeempfindliche Instrumente oder Materialien zu entkeimen, ohne sie zu schädigen. Die Sterilisation erfolgt hier durch chemische Einflüsse bei einer Temperatur von 50 °C.

15.3.4 Die Instrumente und ihre Pflege

Nach oder schon während der Operation werden die nicht mehr benötigten Instrumente sofort mit klarem Wasser abgebürstet. Scheren und Skalpelle sind hiervon ausgenommen, da ihre Schnittflächen darunter leiden würden. Diese werden lediglich unter fließendem Wasser abgespült. Instrumente, die bei nicht-eitrigen Operationen verwendet wurden, können zur Reinigung auch etwa 15 min in eine blutlösende Flüssigkeit gelegt werden. Geschlossene Instrumente, z. B. Klemmen, Nadelhalter oder Scheren müssen vor der Reinigung geöffnet werden. Bei dieser Gelegenheit werden sie auf ihre Schließbarkeit überprüft. Instrumente, die bei eitrigen Operationen Verwendung fanden, werden mit fließendem Wasser abgespült und für etwa 1 Std in eine Desinfektionslösung gelegt. Sollen die Instrumente in Heißluft (trocken) sterilisiert werden, so sind sie vorher mit einem Tuch abzutrocknen. Bei vorgesehener Dampfsterilisation empfiehlt es sich, sie nach der Reinigung in einer 2%igen Sagrotanlösung nachzuspülen, was bei nicht ganz rostfreien Instrumenten *unbedingt* erforderlich ist. Aber auch bei verchromten Instrumenten ist dies ratsam, man vermeidet dadurch häßliche Wasserflecken und stumpfes Aussehen. Bewegliche oder verschiebliche Instrumente (Klemmen, Nadelhalter, Scheren) müssen von Zeit zu Zeit an den Gelenken geölt werden. Man benutzt dazu Paraffinöl. Bei Dampfsterilisation werden die gereinigten und vorbehandelten Instrumente nun auf ein Sieb geordnet und in

den Hochdruck-Dampf-Sterilisator gebracht. Die Sterilisationszeit beträgt bei 134° Celsius und 2,3 atü 3 min. Nach der Sterilisation werden die Siebe mit den Instrumenten in sterile Tücher verpackt, sie können so für den Gebrauch zur nächsten Operation aufbewahrt werden.
Das *Zystoskop* wird nach dem Gebrauch gründlich gereinigt und im Wärmeschrank getrocknet. Anschließend wird es in einem Behälter mit Formalin-Tabletten aufbewahrt. Es kann jedoch auch in kochendem Wasser oder im Autoklaven sterilisiert werden, wenn die empfindliche Optik zuvor entfernt worden ist. Diese wird vorsichtig mit Zephirollösung abgewaschen.
Das *Rektoskop* wird gründlich mit Sagrotanlösung gereinigt und das Rektoskoprohr sterilisiert. Leuchtstab und Optik werden mit Zephirollösung abgewaschen.
Wenn auch der Ablauf des Sterilisationsgeschehens in den einzelnen Kliniken und Krankenhäusern aufgrund der räumlichen Verhältnisse, der technischen Einrichtungen, der Verpackungsgepflogenheiten von Wäsche, Instrumenten u. a. außerordentlich unterschiedlich ist, so soll hier zusammenfassend aus didaktischen Gründen ein kurzer Überblick über den Funktionsablauf in der Zentralsterilisation unseres Krankenhauses gegeben werden. Die im Operationssaal gebrauchten Gegenstände (Instrumente, Wäsche u.a.) werden in Entsorgungscontainern trocken über eine Schleuse in die unreine Seite der Zentralsterilisation gebracht. Lediglich septische Instrumente werden grundsätzlich vorher vom Operationspersonal in entsprechende Desinfektionslösungen (z.B. 20%ige Lösung von Lysoformin 2000) gelegt. In der Zentralsterilisation werden die Instrumente aus dem Entsorgungscontainer entnommen und kommen in ein Ultraschallbad. Im Ultraschallbad befindet sich eine 2%ige Desinfektionslösung und Reinigungslösung. Diese wird täglich neu angesetzt. Nach einer 10minütigen Reinigung werden die Instrumente in ein Sprüh- und Trockenbecken gestellt. Abspritzen der Reinigungslösung mit Wasser und Trocknen der Instrumente, die anschließend in eine Pflegemilch getaucht werden. Jetzt wird jedes Instrument auf Sauberkeit und Funktionsfähigkeit geprüft und nach einer Check-Liste in die jeweiligen Siebe eingeordnet. Die Verpackung erfolgt bei uns zu etwa 95% in Containern, die restlichen 5% werden in Sterilisationspapier doppelt eingepackt oder in Papierfolie eingeschweißt. Wäsche, Tupfer und Kompressen werden ebenfalls in Container verpackt. Besondere Instrumente, Reservewäsche, Tupfer und Kompressen werden auf Wunsch einzeln in Papier oder Papierfolie eingepackt und eingeschweißt. Nach der Sterilisation werden die Instrumente auf der sauberen Seite der Zentralsterilisation gelagert und können vom Operationspersonal jederzeit abgeholt werden. Das Abholen der

Instrumente erfolgt über einen Verbindungsgang zu den aseptischen Operationssälen, so daß das Sterilgut für die aseptischen Operationssäle nur im aseptischen Bereich verbleibt.

Neben der großen Zahl von Instrumenten, die im Operationssaal speziellen Aufgaben dienen und deren Kenntnis zum reinen Fachwissen der Operationsschwester gehört, gibt es eine Reihe von Instrumenten, welche die Grundausrüstung des chirurgischen Instrumentariums darstellen und deren Bedeutung jede Schwester kennen sollte. Es handelt sich hierbei zum Teil um Instrumente, die sowohl im Operationssaal als auch auf den Stationen Verwendung finden. Darüber hinaus aber sollte ein grober Überblick, auch über das im Operationssaal benötigte Instrumentarium, zum Allgemeinwissen jeder chirurgisch tätigen Schwester gehören. Alle chirurgischen Instrumente sind aus Metall (Abb. 87–89), sie können nach jeder Operation wieder leicht gereinigt und sterilisiert werden, ohne dabei schnell zu verschleißen. Metall bietet die beste Gewähr für eine wirksame Sterilisation. Aus demselben Grunde sollen Instrumente nach Möglichkeit so konstruiert sein, daß sie glatt sind und wenig Nischen oder Ritzen aufweisen. Das Anbringen von Holz (z. B. als Griff) an einem Instrument wird daher möglichst vermieden.

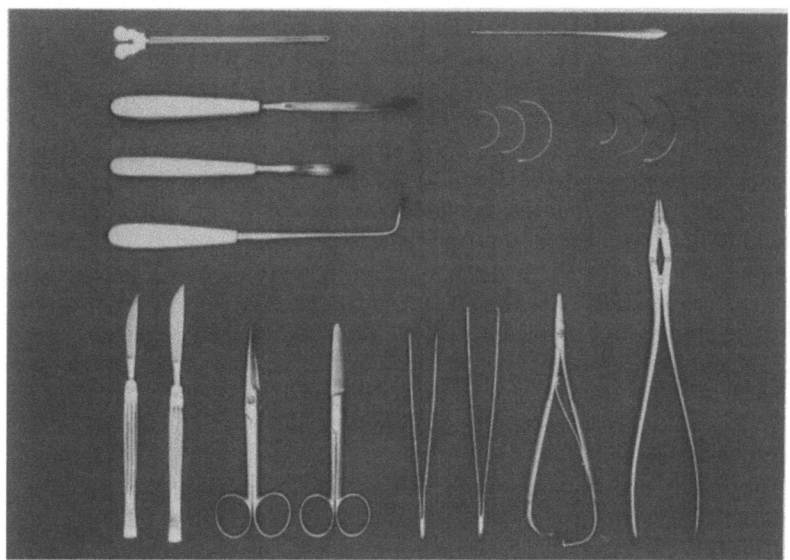

Abb. 87. Die wichtigsten Instrumente I. Obere Reihe links, von oben nach unten: Myrthenblattsonde, gebogene Sonde (nach Payr), Sonde (nach Schmieden), Unterbindungsnadel (nach Deschamps). Oben rechts: Knopfsonde, runde Nadeln, scharfe Nadeln. Untere Reihe von links nach rechts: Skalpell mit lanzettförmiger Klinge, Skalpell mit bauchiger Klinge, gebogene Schere, gerade Schere, anatomische Pinzette, chirurgische Pinzette, Nadelhalter mit Schloß, offener Nadelhalter

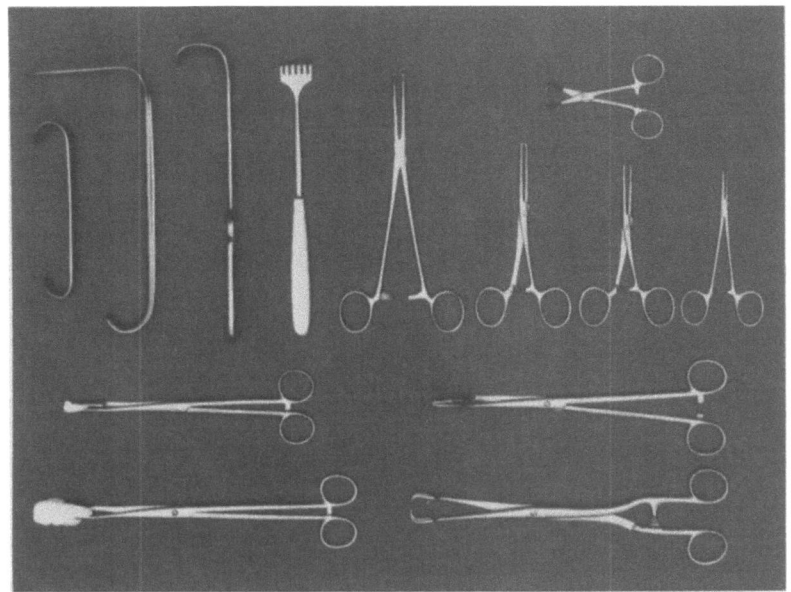

Abb. 88. Die wichtigsten Instrumente II. Obere Reihe von links nach rechts: Wundhaken (nach Roux), Wundhaken für Operationen in der Bauchtiefe, Wund- und Bauchdeckenhaken (nach Kocher), scharfer Haken (nach Volkmann), Mikulicz-Klemme, Klemme (nach Kocher), Klemme (nach Péan), Moskito-Klemme, darüber Tuchklemme. Unten links, von oben nach unten: kleiner Stieltupfer, großer Stieltupfer; unten rechts, von oben nach unten: Kornzange, Faßzange (die angegebenen Eigennamen beziehen sich nur auf die hier abgebildeten Instrumente, von jedem Instrument gibt es eine Vielzahl unterschiedlicher Modelle zahlreicher Urheber)

Das in der Chirurgie zum Schneiden verwendete Messer (*Skalpell*) besitzt eine kleine, bauchige oder lanzettförmige Klinge an einem schmalen Metallgriff. Bei Messern mit auswechselbaren Klingen kann die Klinge leicht in den Griff eingesetzt und dort befestigt werden. Meist werden heute Einmalskalpelle verwendet. Sie besitzen einen Plastikgriff und werden nach dem Gebrauch bzw. nach der Operation weggeworfen. Messer, die zum Schneiden besonders festen Gewebes (z. B. Knorpelgewebe, Schwarten usw.) gebraucht werden, sind ihrer Aufgabe entsprechend kräftiger gebaut. Man bezeichnet sie gewöhnlich als *Knochenmesser*. Für Amputationen werden gelegentlich besonders lange *Amputationsmesser* benutzt.
Zum kurzfristigen Anfassen von Gewebe gebraucht man Pinzetten; besonders gut eignen sich hierfür *chirurgische Pinzetten*. Diese besitzen an den Enden ihrer beiden Blätter Zähne, die beim Zusammendrücken ineinandergreifen. *Anatomische Pinzetten* haben demgegenüber flächenhafte, quergeriffelte Griff-Flächen; mit

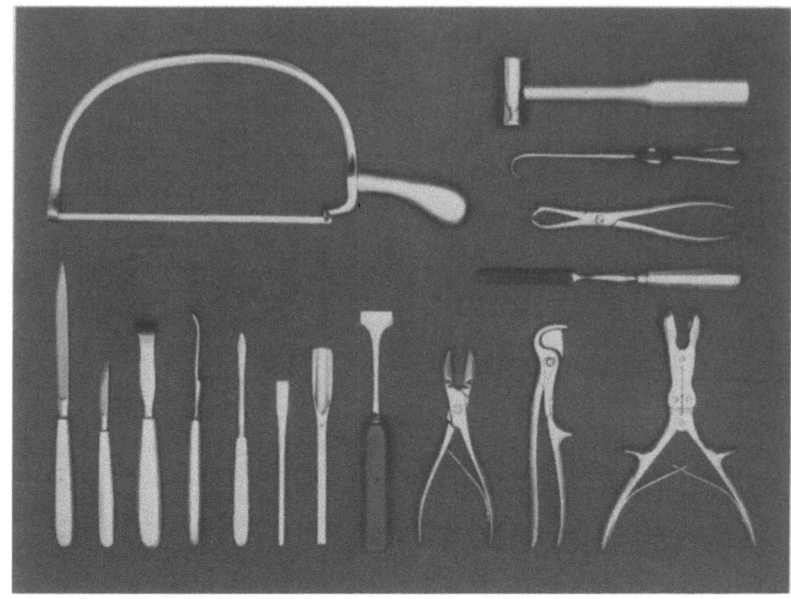

Abb. 89. Gebräuchlichste Instrumente für die Knochenchirurgie. Oben links: Knochensäge für Amputationen. Oben rechts von oben nach unten: Hammer, einzahniger Haken („Einzinker"), Knochenfaßzange, Knochenfeile. Untere Reihe von links nach rechts: Amputationsmesser, Resektionsmesser, Rasparatorium von vorne, Rasparatorium seitlich, Elevatorium, schmaler Flachmeißel, Hohlmeißel, breiter Flachmeißel, Knochensplitterzange (nach Liston = „Liston-Schere"), Rippenschere, Hohlmeißelzange (nach Lüer)

ihnen ist ein schonenderes Anfassen von Gewebe möglich. Man benutzt sie auch zum Ergreifen von Tupfern, zum Fangen von Fäden usw. Pinzetten, die der Entfernung von Splittern dienen, haben sehr lange, spitzzulaufende Blattenden.
Das Abtupfen von Blut geschieht bei Operationen mit *Mulltupfern,* die in langen Klemmen, den Kornzangen, befestigt sind. *Kornzangen* haben an ihren Enden eine Querriffelung zum besseren Festhalten der Tupfer sowie ein Schloß zum Feststellen. Mit Kornzangen werden auch sterile Instrumente gereicht, Drainagen in die Wunden eingelegt usw. Lose, d. h. nicht eingeklemmte Tupfer sollen nach Möglichkeit bei eröffneten Körperhöhlen nicht benutzt werden, da sie leicht in die Wunde geraten und nicht mehr gefunden werden können. Letzteres kann für den Operierten lebensbedrohliche Folgen haben. An Kliniken, in denen trotzdem die Verwendung loser Tupfer üblich ist, werden diese meist besonders auffallend gekennzeichnet und vor der Operation von der Operationsschwester genau abgezählt. Sie müssen nach der Operation nochmals gezählt werden und vollzählig vorhanden sein.

Klemmen dienen zum Abklemmen blutender Gefäße (Gefäßklemmen nach Kocher, Péan u.a.) sowie zum Fassen oder vorübergehenden Zuklemmen von Organen (*Faßzangen*, die für bestimmte Organe besonders geformt sind, *Magen-* und *Darmklemmen,* die gerade oder gebogen sein können, usw.). Mit *Tuchklemmen* werden Tücher zum Abdecken des Operationsgebietes an der Haut befestigt.
Neben dem Skalpell verwendet man beim Präparieren zum Schneiden und Trennen von Gewebe *Scheren.* Es gibt Scheren in den verschiedensten Größen und Formen. Sie können kurz oder lang, gerade oder gebogen sein, sie können spitze oder abgerundete Enden haben. Auch zum Abschneiden von Fäden, Drainagen u.a. sind Scheren notwendig.
Beim Unterbinden von Gefäßen oder Gewebesträngen benutzt man *Rinnensonden* (z. B. die Kochersonde), die unter dem Gefäß durchgeschoben werden. Auf der Rinnensonde wird dann die an einem Griff befestigte Unterbindungsnadel nach Dechamps, in welche der zur Unterbindung benötigte Faden eingefädelt ist, unter dem Gefäß durchgeführt.
Das Auseinanderhalten von Gewebe zum Sichtbarmachen tiefer gelegener Bezirke des Operationsgebietes geschieht mit *Haken.* Solche Haken gibt es in den verschiedensten Formen, Ausführungen und Größen. So verwendet man zum Auseinanderhalten von Haut und Unterhaut scharfe Haken (scharfe Wundhaken), zum Auseinanderhalten der Bauchdecken bei geöffneter Bauchhöhle hingegen stumpfe, runde Haken (Bauchdeckenhaken, Roux-Haken), um nicht unbeabsichtigt Verletzungen des Gewebes oder freiliegender Organe hervorzurufen. Zum Weghalten oder Beiseiteschieben innerer Organe verwendet man Leberhaken (Leberspatel), Blasenspatel u.a.
Instrumente, die in der Knochenchirurgie Verwendung finden (Abb. 89), sind *Hämmer,* verschiedene Arten von *Meißeln, Knochenfaßzangen, Elevatorien* zum An- bzw. Abheben eines Knochens, einzinkige *Knochenhaken* zum Halten eines Knochens, Zangen zum Abknabbern von Knochen (Knabberzangen nach Lüer), die *Knochenschere* nach Liston und verschiedene Arten von *Rippenscheren,* die speziell der Durchtrennung von Rippen dienen. Das Abschieben der Knochenhaut von Knochen geschieht mittels eines *Rasparatoriums.* Für Amputationen benötigt man eine *Knochensäge* und zum Glätten des Stumpfes die *Knochenfeile.* Hierzu kommt eine Reihe von Instrumenten sowie Platten, Schrauben und anderweitige Metallteile, die von der Arbeitsgemeinschaft für Osteosynthesefragen u.a. zu der durch sie entwickelten Behandlungsmethode von Knochenbrüchen angegeben wurden (s. Abb. 20, 24).
Steine werden aus eröffneten Hohlorganen mit Faßzangen oder kleinen *Löffeln* an langen Stielen entfernt. Das Auskratzen von Höhlen erfolgt mit dem *scharfen Löffel.*
Zum Nähen benutzt man in der Chirurgie *Nadeln* verschiedenster Formen und Größen. Sie sind gewöhnlich halbmondförmig gebogen, nur sehr selten (für bestimmte Zwecke) gerade. Sie können rund oder scharf sein. Gebogene Nadeln werden mit Nadelhaltern gehalten, es gibt solche mit und ohne Schloß.
Beim Verbandswechsel benötigt man neben den üblichen Scheren und Pinzetten eine *Verbandsschere* zum Abnehmen des Verbandes. Instrumente zum Abnehmen von Gipsverbänden sind *Gipsscheren, Gipssägen* oder *Gipsmesser.* Der *Rabenschnabel* dient zum Aufbiegen oder Spreizen geschlitzter Gipsverbände (Abb. 70).

15.3.5 Das Nahtmaterial

Bei dem für Operationen gebräuchlichen Nahtmaterial muß man zwischen Fäden unterscheiden, die aus organisch gewachsenem Material bestehen und deshalb vom menschlichen Körper innerhalb einer gewissen Zeit aufgebraucht werden („absorbierbares" Nahtmaterial) und Fäden, die mehr oder weniger Kunstprodukte sind und vom Körper nicht aufgenommen werden, also bestehen bleiben („nicht absorbierbares" Nahtmaterial). Welche Fäden im einzelnen für einen bestimmten Zweck verwendet werden, richtet sich nach der jeweiligen Aufgabe, die ein Faden zu erfüllen hat. So werden beispielsweise Unterbindungen von kleinen Blutgefäßen mit Katgut (absorbierbar) durchgeführt, da dasselbe so lange hält, bis die Blutgefäße durch Thromben fest verschlossen sind. Größere arterielle Blutgefäße hingegen wird man vorwiegend mit Seide oder Zwirn (nicht absorbierbar) unterbinden, da bei Katgut die Gefahr besteht, daß der Druck des Blutes dann, wenn das Katgut bereits absorbiert oder zumindest angedaut ist, noch in der Lage sein könnte, das mangelhaft verschlossene Gefäß wieder zu öffnen und eine Nachblutung zu erzeugen. Ebenso wird man für Nähte, die über längere Zeit eine stärkere Spannung auszuhalten haben, nicht absorbierbare Fäden verwenden und für Nähte, die keiner weiteren Belastung ausgesetzt sind, Katgut nehmen. Der Vorteil von Katgut, welches aus Schaf- bzw. Ziegendarm hergestellt wird liegt besonders darin, daß es im Gegensatz zu nicht absorbierbaren Fäden vom Organismus nicht als Fremdkörper empfunden wird. Neben dem Katgut gibt es heute auch *absorbierbare* Kunststoff-Fäden (Dexon, Vicryl). Sie besitzen eine hohe Knotensitzfestigkeit und Knotenreißkraft. Vom Gewebe werden sie ausgezeichnet vertragen und wesentlich langsamer absorbiert als Katgut, so daß diese Fäden erst dann ihre Haltefestigkeit verlieren, wenn die Wunde längst fest verheilt ist. Absorbierbare Kunststoff-Fäden werden deshalb besonders gern für Nähte, die längere Zeit halten aber dann doch absorbiert werden sollen (z. B. Bassininähte bei der Leistenbruchoperation, Naht der Bauchdeckenfascie u. a.) verwendet. Nicht absorbierbares Nahtmaterial wird im Gegensatz zu absorbierbaren Nahtmaterial als Fremdkörper manchmal noch Wochen und Monate nach der Operation abgestoßen, was langwierige Fadenfisteln zur Folge haben kann. Zum nicht absorbierbaren Nahtmaterial gehören Seide, Zwirn und Kunststoffäden (wie Perlon, Supramid, Mersilene u.a.), aber auch Draht. Die Annahme, daß Kunststoffäden wegen ihrer glatten Oberfläche besser einheilen würden als Seide oder Zwirn, bestätigte sich leider nicht in dem erhofften Umfang.

Das Nahtmaterial wird heute fast ausschließlich in kleinen Kunststoffpackungen, seltener noch in Flaschen verpackt und sterilisiert geliefert. Flaschen können direkt in den hierfür bestimmten Tisch der Instrumentenschwester eingesetzt und sofort in Betrieb genommen werden.

15.3.6 Die chirurgische Händedesinfektion

Alle an Operationen Beteiligten sollten stets darauf bedacht sein, ihre Hände so wenig wie möglich mit Schmutz in Berührung zu bringen. Dies gilt insbesondere für den täglichen Kontakt mit Krankheitskeimen im septischen Operationssaal und bei der Stationsarbeit. Die Fingernägel sind immer kurz geschnitten zu halten und vor dem Operieren eingehend zu säubern.

Die Entwicklung seifenähnlicher, hautverträglicher Substanzen mit bakterientötender Wirkung durch die chemische Industrie hat die früher übliche Fürbringersche Methode der chirurgischen Händedesinfektion heute verdrängt. Zur Verfügung stehen alkoholische und wäßrige Präparate. Der Grundablauf der chirurgischen Händedesinfektion ist bei ähnlichen Präparaten in etwa der Gleiche.

Waschmethode
1. 5 ml Waschpräparat gleichmäßig auf Hände und Unterarme verteilen.
2. Mit Wasser anfeuchten
3. 2½ min waschen, dabei Fingernägel bürsten
4. Entstandenen Schaum abspülen
5. Weitere 5 ml auf Hände und Unterarme verteilen
6. 2½ min waschen
7. Schaum abspülen
8. Mit sterilem Handtuch abtrocknen

Einreibemethode
1. Ca. 2 ml Vorwaschlotion gleichmäßig auf Hände und Unterarme gleichmäßig verteilen
2. Mit Wasser anfeuchten
3. Waschen, dabei Fingernägel bürsten
4. Abspülen und Abtrocknen
5. 5 ml Einreibepräparat 2½ min in Hände und Unterarme einreiben
6. Weitere 5 ml 2½ min in Hände und Unterarme einreiben.
Die Waschung muß vor jeder Operation wiederholt werden.

15.3.7 Aufgaben des Personals im Operationssaal

Die Aufgaben der im Operationssaal tätigen Schwestern und Pfleger sind vielseitig. Sie verlangen ein großes Maß an Verantwortungsgefühl, Gewissenhaftigkeit, Sorgfalt und Einsatzbereitschaft.
Die *Operationsschwester* ist der unentbehrliche Helfer des Arztes, sie muß in der Lage sein, auch in schwierigen Situationen schnell zu reagieren und im richtigen Augenblick das Richtige zu tun. Darüber hinaus ist sie die Hüterin der Asepsis. *Allen* im Operationssaal tätigen *Schwestern gemeinsam* obliegt vor und nach den Operationen die Reinigung und Pflege des Operationssaales und seiner Einrichtungen, die Pflege und Sterilisation der Wäsche, der Handschuhe, der Instrumente und Geräte. Ihre Sorge gilt der ständigen Ergänzung des Bestandes an notwendigen Medikamenten und Nahtmaterial. Stumpf gewordene Skalpelle und Scheren müssen zum Schleifen gebracht, andere nicht mehr richtig funktionierende Instrumente überholt oder zur Reparatur gebracht werden. Nach Festlegen des Operationsprogrammes für den kommenden Tag wird das Instrumentarium für jede vorgesehene Operation zusammengestellt, benötigte Spezialinstrumente müssen überprüft und gesondert vorbereitet werden.
Während der Operation fällt die wichtigste Aufgabe der „sterilen" Schwester, das heißt der *Instrumentenschwester,* zu. Diese muß, damit keine unnötigen Verzögerungen im Operationsablauf eintreten und die Zusammenarbeit mit dem Operateur reibungslos vor sich geht, in der Lage sein, den Ablauf der Operation genau zu verfolgen, um stets zu wissen, was der Operateur beabsichtigt. Hierfür sind fundamentale Kenntnisse, Einfühlungsvermögen und Erfahrung in gleicher Weise erforderlich. Ihr obliegt auch die Verantwortung dafür, daß sterile Verhältnisse gewahrt bleiben und daß nichts im Operationsgebiet zurückbleibt (Tupfer, Bauchtücher u.ä.). Die Instrumentierschwester trägt während der Operation, gleich den operierenden Ärzten, Mundschutz, sterilen Kittel und sterile Gummihandschuhe. In den meisten Kliniken und Krankenhäusern ist es verboten, den Operationssaal ohne Gummischuhe zu betreten, Straßenschuhe dürfen in ihm nicht getragen werden.
Die „unsterile" Schwester oder *Springschwester* hilft vor Beginn der Operation beim Desinfizieren des Operationsgebietes durch Zureichen der Lösungen, sie ist der Instrumentierschwester und den Ärzten beim Anziehen der sterilen Kittel behilflich und führt alle während der Operation notwendigen unsterilen Handreichungen durch. Daneben hat sie für das Säubern nicht mehr benötigter Instrumente und deren Sterilisation zu sorgen. Sie achtet darauf, daß die Stationsschwestern des operierten Patienten nach der Operation rechtzeitig zur Stelle sind, um ihn abzu-

holen und daß der nächste Patient zeitig genug gebracht wird, damit zwischen den einzelnen Operationen keine unnötigen Pausen entstehen. Ein Teil dieser, der Springschwester zufallenden Aufgaben wird auch von dem im Operationssaal tätigen Krankenpfleger übernommen. Krankenpfleger sind außerdem für die Lagerung des Patienten und – in vielen Operationssälen – für die Beleuchtung des Operationsfeldes zuständig. Neben dem Operationsbetrieb nimmt die Mithilfe beim Anlegen von Streckverbänden und Gipsverbänden sowie den sonstigen bei der Versorgung von Patienten notwendigen Maßnahmen im Tagesablauf eines Operationspflegers einen breiten Raum ein. Hierbei sind auch die jeweils bei Operationen nicht benötigten Operationsschwestern beteiligt, wie sich überhaupt die Grenzen der Arbeitsaufteilung zwischen Operationsschwestern und Operationspflegern in den letzten 10–20 Jahren an vielen Krankenhäusern weitgehend verwischt haben, dies gilt auch für das Instrumentieren.
So hat zwar jeder im Operationssaal Tätige seine eigenen Aufgaben zu erfüllen, ein reibungsloser und schneller Ablauf des Operationsprogrammes erfordert jedoch in erster Linie eine gute Zusammenarbeit aller.

15.3.8 Der Patient im Operationssaal

Etwa 15–20 min vor der Operation wird der Patient, vorbereitet mit beruhigenden Medikamenten und Atropin, entsprechend der jeweiligen Anordnung des Anästhesisten (S. 236), in den Operationssaal gefahren. Der Transport erfolgt am besten im fahrbaren Bett, damit ihm vor der Operation jegliche Aufregung oder Anstrengung, wie sie das Umlagern auf eine Trage mit sich bringen würde, erspart wird. Zum anderen steht das Bett bei Abschluß der Operation sofort für ihn bereit. In vielen Kliniken wird die Narkose in einem hierfür vorgesehenen Raum begonnen, während noch im Operationssaal die vorangehende Operation läuft, damit zwischen den Operationen kein unnötiger Zeitverlust entsteht. Außerdem wird dadurch der Patient nicht den Eindrücken der für ihn etwas beunruhigenden Atmosphäre im Operationssaal ausgesetzt. In Krankenhäusern mit beengten Raumverhältnissen läßt sich dies, trotz der Vorteile für den Operationsbetrieb und den Patienten, jedoch vielfach nicht durchführen. Der Patient wird hier schon zur Narkose auf den im Operationssaal für ihn bereitstehenden Operationstisch gelagert. Dann erfolgt die Einleitung der Narkose (S. 238).
Die Lagerung des Patienten auf dem Operationstisch richtet sich nach der Art der vorgesehenen Operation. Wenn auch entsprechend den Unterschieden einzelner Operationsmethoden verschiedene Lagerungsmöglich-

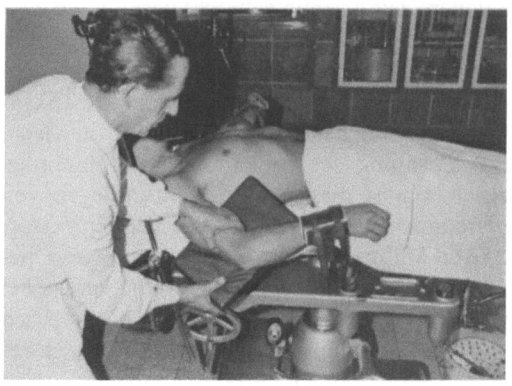

Abb. 90. Lagerung des Patienten auf dem OP-Tisch zu einer Bauch-Operation. Der Oberarm wird, um eine Schädigung des Oberarmnerven durch Druck der Tischkante zu vermeiden, unterpolstert

keiten bestehen, so gibt es doch für die meisten Eingriffe gewisse Standardlagerungen, die dem Operateur den günstigsten Zugang zum Operationsgebiet ermöglichen. Bei allen Lagerungen muß besonders darauf geachtet werden, daß die Körperstellen, an denen Nerven unter geringer Weichteilpolsterung dem Knochen aufliegen (Innenseite Oberarm, Außenseite oberer Unterschenkel), nicht auf harte Kanten zu liegen kommen. Die Entstehung von Lähmungen wird durch gute Unterpolsterung des Körperteils mit Gummikissen, Schaumstoff u. a. vermieden (Abb. 90).

Die häufigsten, im allgemeinen üblichen und wichtigsten Lagerungen sind:

1. *Operationen im Bereich des Gehirnschädels.* Bei Zugang zum Gehirn im Bereich des Stirnbeines und der Scheitelbeine wird der Patient flach auf den Rücken gelagert. Der Kopf wird so gedreht, daß das Gebiet für die Eröffnung der Schädelhöhle nach oben zu liegen kommt, d. h. bei Zugang im Bereich des linken Scheitelbeins wird der Kopf auf die rechte Seite gelegt, bei Zugang rechts auf die linke Seite.

   Bei Zugang vom Hinterhaupt her, d. h. vorwiegend bei den Operationen am Kleinhirn und im Bereich des Stammhirns, wird der Patient auf den Bauch gelagert, wobei man die Auflage für die Stirn etwas tiefer stellt, so daß der Kopf leicht nach vorn bzw. unten gebeugt ist.

2. *Bei Operationen im Bereich des Gesichtsschädels* wird der Patient gewöhnlich in Rückenlage gebracht, wobei Oberkörper und Kopf etwas schräg erhöht werden, damit er in angedeutet sitzende Stellung kommt.

3. *Kropfoperation.* Lagerung in halb sitzender Stellung, wobei die Beine in den Hüftgelenken leicht angehoben werden. Der Kopf wird nach hinten zurückgebeugt, so daß die vordere Halspartie vorspringt. Gegen Ende der Operation, wenn Halsfaszie und Haut genäht werden, muß der Kopf wieder etwas angehoben werden, damit die Spannung an der Nahtstelle nicht so groß ist.

4. *Mammaamputation.* Rücken-Flachlagerung. Der Arm der gesunden Seite wird an den Körper angelegt und am Operationstisch befestigt. Der Arm der zu

operierenden Seite wird nach oben, das heißt kopfwärts, gedreht. Er wird entweder von einer Hilfsperson gehalten oder an dem Bügel des Operationstisches über dem Kopf des Patienten befestigt.

5. *Herzoperation.* Rückenlagerung mit leicht erhöhter linker Brustkorbhälfte. Linker Arm kopfwärts gedreht.
6. *Operation an der Speiseröhre* und bei *Zwerchfellbrüchen* (Hiatushernien). Rückenlagerung mit erhöhter linker Brustkorbhälfte. Linker Arm am Körper anliegend oder kopfwärts gedreht.
7. *Lungenoperation.* a) Bauch-Hängelage. Obere Brustpartie und Becken liegen auf, übriger Teil der Brust und Lendenwirbelsäule hingegen hängen bauchwärts durch. b) Seitenlagerung mit der zu operierenden Seite nach oben.
8. *Bauchoperation.* Rückenflachlagerung, bei Operationen in einer Bauchseite wird der Operationstisch etwas zur Seite hin gekippt. Bei *Galleoperationen* wird die Oberbauchgegend im Rücken unterlegt, damit sie vortritt (Gallenbänkchen am Operationstisch!). Die Oberbauchmuskulatur muß dabei angespannt sein!
9. *Nierenoperation.* Seitenlagerung mit der zu operierenden Seite nach oben. Oberkörper und Becken werden so weit bodenwärts abgekippt, daß die Muskulatur der oben liegenden Flanke straff gespannt ist.
10. *Operationen im Unterbauch (gynäkologische Operationen, Prostataoperationen, Rektum (1. Teil der abdominosakralen Rektumexstirpation)).* Rückenlagerung, Kopf und Oberkörper werden schräg nach unten abgekippt, so daß sich die gerade Unterbauchmuskulatur straff anspannt. Bei gynäkologischen Operationen werden die Beine in der Regel gespreizt.
11. *Rektum-Operationen vom Damm her (z. B. abdominosakrale Rektumexstirpation 2. Teil).* Der Patient wird auf die linke Seite gelagert, das rechte Bein wird im Hüft- und Kniegelenk angewinkelt. Viele Chirurgen bevorzugen auch eine Art „umgekehrter gynäkologischer" Lagerung. Hierbei liegt der Patient auf dem Bauch, die Beine, die nach unten über den Operationstisch hängen, werden in den Hüft- und Kniegelenken rechtwinklig gebeugt und in den Hüftgelenken gleichzeitig auseinandergespreizt.
12. *Wirbelsäulenoperationen und Operationen von Steißfisteln.* Bauchlagerung oder Seitenlagerung.
13. *Hämorrhoidenoperationen.* Patient wird gynäkologisch gelagert, das heißt Rückenlagerung mit in den Hüft- und Kniegelenken rechtwinklig gebeugten Beinen. Die Beine werden in den Hüftgelenken gespreizt und auf den seitlich am Operationstisch angebrachten Beinstützen mit Lederriemen befestigt.
14. *Schenkelhalsnagelungen, Verschraubungen bei pertrochanteren Oberschenkelbrüchen, Hüftgelenkoperationen.* Patient wird in Rückenlagerung mit gespreizten Beinen auf den Extensionstisch gelagert.
15. *Oberschenkelmarknagelungen* (Küntscher-Nagelungen). Patient wird auf dem Extensionstisch in Seitenlagerung auf die gesunde Seite gelegt. Das oben gelegene zu operierende Bein wird im Hüftgelenk gebeugt und in die Extension eingespannt.
16. *Bei allen anderen Knochenoperationen* übliche Rückenflachlagerung auf dem Operationstisch. Der zu operierende Teil des Körpers wird, insbesondere wenn es sich um Gliedmaßen handelt, je nach den Erfordernissen unterpolstert, abgespreizt oder so gelagert, daß er besonders gut zugänglich ist.

232 Die Voraussetzungen zur operativen Behandlung

Ist die Lagerung des Patienten beendet, so wird die *Desinfektion des Operationsgebietes* vorgenommen. Bereits auf der Station ist die Haut in dem ganzen Bereich, der für die beabsichtigte Operation in Frage kommt, säuberlich rasiert worden. Die zur Desinfektion des Operationsgebietes verwendeten Lösungen sind, ebenso wie die Häufigkeit ihrer Anwendung, in den einzelnen Kliniken und Krankenhäusern verschieden. Neben Alkohol werden in der Regel für die Haut gut verträgliche desinfizierende Lösungen, wie Dibromol, Dijozol, Merfen u.a. benutzt. Das Operationsgebiet wird meist mit 2 der erwähnten Lösungen, in unterschiedlicher Reihenfolge vom Assistenten 2–3mal mit sterilen Tupfern abgewaschen. Anschließend wird es mit sterilen Tüchern, die den Assistenten von der Operationsschwester gereicht werden, abgedeckt, so daß nur der Hautbezirk, in den der Hautschnitt gelegt werden soll, frei bleibt. Die Tücher werden mit dafür bestimmten Tuchklemmen an der Haut befestigt. Bei Operationen, bei denen während der Operation geröntgt bzw. durchleuchtet wird (Knochenoperationen, Gallengangoperationen), werden die Abdecktücher statt mit Tuchklemmen mit Seidennähten an der Haut befestigt, damit bei der Röntgendarstellung keine schattengebenden Metallklemmen das Röntgenbild überlagern. Wenn abgedeckt ist, kann mit der Operation begonnen werden.

Nach Beendigung des operativen Eingriffs und der durch das Ende der Narkose noch erforderlich werdenden Maßnahmen (Extubation usw.) wird der Patient, der inzwischen verbunden worden ist, vorsichtig in das während der Operation angewärmte Bett zurückgebracht. Er wird nun sofort auf die Station (oder Wachstation) gefahren, wobei darauf geachtet werden muß, daß er unterwegs in den Fluren keinem Luftzug ausgesetzt ist, da narkotisierte Patienten für Erkältungen sehr anfällig sind. Dann beginnt die Nachbehandlung auf der Station.

16. Narkose

Unter *Narkose* versteht man den Zustand einer Schmerzausschaltung, der auf einer vorübergehenden Lähmung von Nervenzellen, vor allem der des Gehirns, beruht und gewöhnlich mit Bewußtseinsverlust und Herabsetzung der Reflexe verbunden ist. Schon im Altertum war bekannt, daß man bei operativen Eingriffen auftretende Schmerzen durch vorherige Verabreichung gewisser Säfte mildern konnte. Es handelte sich dabei meist um aus Pflanzen (indischer Hanf, Schlafmohn, Alraune) gewonnene Extrakte, denen auch häufig alkoholhaltige Getränke zugesetzt wurden. Mit der zunehmenden naturwissenschaftlichen Orientierung der Medizin auf allen Gebieten der Diagnostik und Therapie haben sich auch die Möglichkeiten und Anwendungsbereiche der Narkose stetig erweitert. Aufgrund der medikamentösen und technischen Differenzierung der Narkose bildet die *Anaesthesie,* d.h. die Wissenschaft von den Grundlagen und der Anwendung der Narkose, heute ein eigenes Fach, das in ständiger Weiterentwicklung begriffen ist.

Für die Entstehung des Narkosezustandes gibt es bisher keine eindeutige Erklärung. Es sind mehrere Theorien entwickelt worden: So sollen nach einigen Autoren die Narkotika aufgrund ihrer Fettlöslichkeit vor allem in den Zellen des Zentralnervensystems gespeichert werden. Neuere Theorien besagen, daß durch die Narkotika die Erregbarkeit der Nervenzellmembranen in bestimmter Weise verändert wird.

Die Aufgaben, die ein brauchbares Narkosemittel zu erfüllen hat, sind: Völlige Ausschaltung der Schmerzempfindung während der Operation und, wenn erforderlich, Herstellung einer völligen Muskelentspannung, so daß der Chirurg sorgfältig operieren kann. Dabei sollen die normalen, d.h. physiologischen Verhältnisse im Organismus durch das Narkosemittel möglichst wenig verändert werden. Eine Erschlaffung der Muskulatur ist jedoch – wenn überhaupt – nur durch die Anwendung gefährlich hoher Narkotika-Mengen möglich und ist auch dann nur unvollständig. Deshalb benutzt man bei der Narkose im Bedarfsfall zusätzliche Mittel, die Muskelrelaxantien. Mit ihrer Hilfe läßt sich die gewünschte Entspannung der Muskulatur vollständig herstellen. Dadurch kann gleichzeitig die Dosierung der Narkotika so gering gehalten werden, daß sie zur

Schmerzausschaltung gerade ausreicht. Auf diese Weise können große, langdauernde Eingriffe vorgenommen werden, ohne daß eine stärkere Gefährdung des Patienten durch die Narkose besteht. Da bei der Anwendung von Muskelrelaxantien gleichzeitig auch die Atemmuskulatur mit gelähmt wird, ist während dieser Narkosen künstliche Beatmung erforderlich.

Narkosemittel wirken jedoch stets nicht nur auf das Zentralnervensystem allein. Es werden grundsätzlich *alle Zellen des Organismus beeinflußt.* Nur wegen der besonderen Empfindlichkeit der Hirnzellen tritt deren Lähmung, d. h. die Narkose, ein, bevor andere Organe wesentliche Funktionsstörungen erleiden. Das Narkotikum kann in Form eines Dampfes über die Lunge verabreicht werden (*Inhalationsnarkotikum*); es kann weiter in eine Vene eingespritzt (*intravenöses Narkotikum*) und schließlich auch rektal (seltenere Anwendungsform) verabreicht werden. Je nachdem, um welches Narkosemittel es sich handelt, sind Wirkungsdauer und Art der Ausscheidung bzw. des Abbaus verschieden. Es kann z. B. wieder über die Lungen abgeatmet werden, es kann in der Leber abgebaut und anschließend durch die Nieren ausgeschieden werden, und es kann auch den Körper in unveränderter Form über die Nieren verlassen.

Die unterschiedliche Form der *Ausscheidung* der Narkosemittel muß bei der Wahl des Narkotikums berücksichtigt werden. Narkosemittel, die vorzugsweise in der Leber abgebaut werden, sollten nach Möglichkeit nicht bei lebergeschädigten Patienten benutzt werden. Ebenso muß bei nierenkranken Patienten bedacht werden, daß die Ausscheidung von Narkotika über die Niere beeinträchtigt sein kann. In diesen Fällen muß die Dosis reduziert oder besser ein solches Mittel benutzt werden, das nicht über die Nieren ausgeschieden wird.

16.1 Vorbereitung des Patienten zur Allgemeinnarkose

16.1.1 Allgemeine Vorbereitung

Voraussetzung für eine gute Allgemeinnarkose ist die sorgfältige Vorbereitung des Patienten. Blutbild (zumindest Hämoglobin und Hämatokrit) sowie Urinstatus sollten vorher durchgeführt und das Vorhandensein einer diabetischen Stoffwechsellage oder eines Nierenleidens abgeklärt bzw. ausgeschlossen sein. Herzkranke sowie alte Patienten werden vor einem operativen Eingriff wegen der depressiven Wirkung der Narkotika auf den Herzmuskel mit Digitalis vorbehandelt (digitalisiert). Patienten mit Erkrankungen der Lunge (Asthmatiker, Bronchitiker) sollten medika-

Allgemeine Vorbereitung 235

mentös so eingestellt werden, daß sie unter den gegebenen Bedingungen ein Optimum ihres Befindens erreichen. Ist bei einem Patienten eine Lungenoperation geplant, so sollte die Vorbereitung zur Operation besonders sorgfältig vorgenommen werden: Die Durchführung einer Lungenfunktionsprüfung ist erforderlich zur Klärung der Frage, ob die beabsichtigte Entfernung eines Teils der Lunge dem Patienten zugemutet werden kann. Präoperative Atemübungen unter Anleitung einer Heilgymnastin haben sich zur Linderung der Operationsfolgen sowohl in solchen speziellen Fällen als auch allgemein als Operationsvorbereitung sehr bewährt (sie sind natürlich postoperativ von ebenso großer Wichtigkeit). Bestimmte Medikamente, z. B. solche, die dem Patienten zur Blutdrucksenkung verordnet wurden, sollten nach Möglichkeit 1 Woche, mindestens aber 3–4 Tage vor der geplanten Operation abgesetzt werden, weil sie mit bestimmten Narkosemitteln zusammen (z. B. Halothan) zu massiven Blutdrucksenkungen führen können.

Der Patient muß vor der Operation *nüchtern* sein, d.h. er darf seit etwa 6 Std nichts mehr gegessen haben. Kommt es nämlich bei Patienten mit vollem Magen zu Beginn oder nach Beendigung der Narkose zum Erbrechen, so kann das Erbrochene von dem schon oder noch Narkotisierten eingeatmet (aspiriert) werden, was durch Verlegung der Atemwege den sofortigen Erstickungstod herbeiführen kann oder – falls die Erstickung verhindert werden kann – nachfolgend zu einer *Aspirationspneumonie* führt, d.h. zu einer Form der Lungenentzündung mit oft besonders schwerem Verlauf (Lungenabszeßbildungen usw.). Vor Narkosebeginn sind dem Patienten alle beweglichen Formen des *Zahnersatzes* (auch Teilprothesen) aus dem Mund zu *entfernen,* damit durch sie die Atmung während der Operation nicht behindert werden kann.

Einen Tag vor der geplanten Operation wird der Patient vom Narkosearzt besucht; er informiert sich an Hand der klinischen Befunde und eigener Untersuchungen besonders von Herz, Kreislauf und Lunge über Allgemeinzustand und Narkosefähigkeit des Patienten. Aufgrund aller Befunde ist eine Einstufung des Patienten in bezug auf das *Narkoserisiko* möglich. So besteht bei einem sonst gesunden Patienten mit einem Magengeschwür nur ein geringes Risiko. Kommt jedoch eine akute Blutungsanämie hinzu (Hb z. B. 7 g%), so ist das Narkoserisiko wesentlich erhöht. Auch wenn der Patient z. B. Allergiker ist, d.h. zu Überempfindlichkeitsreaktionen gegen Medikamente und andere Substanzen neigt, kann dies ein erhöhtes Risiko bedeuten. Unter Berücksichtigung aller derartiger Faktoren und entsprechend dem Allgemeinzustand des Patienten ordnet der Anästhesist die medikamentöse Vorbereitung des Patienten zur Operation, die sogenannte Prämedikation, an und bestimmt die Art des Narkoseverfahrens.

16.1.2 Prämedikation

Ziel der Prämedikation ist es, die Reflexaktivität beim Patienten herabzusetzen und *ihn zu beruhigen*. Die meisten Narkotika besitzen eine tonisierende Wirkung auf den Nervus vagus. Daher sind ohne Prämedikation die sogenannten Vagusreflexe in Narkose besonders gesteigert. Am Herzen kann es durch diese Reflexe zu einer Verlangsamung der Schlagfolge – möglicherweise bis zum Herzstillstand – oder zu anderen Reizleitungsstörungen (auf Pulsunregelmäßigkeiten achten!) kommen, was infolge der dadurch bedingten Verminderung der Herzleistung einen bedrohlichen Blutdruckabfall zur Folge haben kann. In der Lunge kann es aufgrund der gesteigerten Vaguswirkung zu einer vermehrten Bildung von Bronchialschleim kommen, was eine starke Behinderung der Atmung bewirken kann. Aus diesen Gründen ist daher die wichtigste Maßnahme vor einer Narkose die Gabe eines vagushemmenden (parasympathikolytischen) Medikaments wie *Atropin* oder *Bellafolin* (seltener Scopolamin). Durch diese Mittel wird gleichzeitig eine krampflösende Wirkung auf die glatte Muskulatur der Bronchien erreicht.

Bei der Prämedikation ist weiterhin die Tatsache zu berücksichtigen, daß beim Patienten vor einem operativen Eingriff infolge der verständlichen Erregung und Angst eine Stoffwechselsteigerung besteht. Sie wird häufig noch vergrößert durch Schmerzen und durch Fieber. Auch kann die Erkrankung selbst (z. B. eine Schilddrüsenüberfunktion) die Ursache einer Stoffwechselsteigerung sein. Die Folge davon wäre, abgesehen von der gefürchteten Steigerung der Reflexaktivität, eine verstärkte Kreislaufbelastung und ein erhöhter Verbrauch an Narkotika während der Narkose. Deshalb wird bei der Prämedikation außerdem noch ein Beruhigungsmittel (Sedativum) in Kombination mit einem schmerzstillenden Mittel (Analgetikum) verordnet. Als Sedativum benutzt man Atosil oder DHB (Dehydrobenzperidol); zur Analgesie gibt man gewöhnlich Dolantin oder Fentanyl.

Diese Prämedikation – Atropin oder Bellafolin als vagushemmendes Mittel zusammen mit Atosil und Dolantpn (bzw. mit DHB und Fentanyl) zur Sedierung und Analgesie – wird dem Patienten etwa 1 Std *vor Narkosebeginn intramuskulär* gespritzt. Um dem Patienten vor dem Operationstag eine ruhige Nacht zu garantieren, wird am Abend zuvor ein Schlaf- oder Beruhigungsmittel in Form von Tabletten oder auch Zäpfchen verabreicht. Bei jungen Patienten oder solchen mittleren Alters haben sich Barbiturate (z. B. Evipan, Luminal, Medomin) bewährt. Bei alten Patienten werden die sogenannten Tranquilizer (z. B. Valium oder auch Psyquil,

Taractan) bevorzugt. Es kann auch dasjenige Schlafmittel gegeben werden, das der Patient üblicherweise bevorzugt.

Neben dem Zeitpunkt der Verabreichung der Prämedikation müssen bei der Verordnung durch den Arzt noch folgende Gesichtspunkte berücksichtigt werden:

a) Bei *Kindern* wird nach dem Alter oder besser nach dem Körpergewicht dosiert; pro 10 kg Körpergewicht werden 2 Teilstriche = 0,2 ml Bellafolin bzw. Atropin injiziert. Bei Kleinkindern ist ein Beruhigungsmittel am Abend zuvor nicht erforderlich. Zur Aufhebung der Angst hat sich bei der Prämedikation von Kindern die Verabreichung von 0,1 mg DHB pro kg Körpergewicht besonders bewährt.
b) Bei *alten* Patienten und bei *Patienten in schlechtem Allgemeinzustand* wird die Dosierung des Analgetikums und des Sedativums auf ½ bis ⅓ der normalen Erwachsenendosis *reduziert* (sehr wichtig!).
c) *Fieber* kann die zusätzliche Verordnung eines fiebersenkenden Mittels (Antipyretikum) erforderlich machen.
d) Bei *Allergikern* soll zusätzlich ein sogenanntes Antihistaminicum (z. B. Tavegil – manchmal reicht die Antihistaminwirkung des Atosils aus) gegeben werden. In besonderen Fällen muß der Arzt die Verabreichung von Cortison anordnen.
e) Die Art *des Eingriffs* sollte berücksichtigt werden. Bei erhöhter Gefahr des Erbrechens (Oberbauchoperationen, Tonsillektomien, Schieloperationen) sollten Mittel gegen Erbrechen (Antiemetika) verabreicht werden; DHB (1–2 ml) besitzt neben seiner sedierenden auch eine starke antiemetische Wirkung. Eingriffe, bei denen Pressen und Husten besonders störend sind (Gaumenspalten-Operationen, Augenoperationen, neurochirurgische Operationen) verlangen eine besonders sorgfältige Prämedikation.
f) Die *verstärkende (potenzierende) Wirkung* mancher Medikamente auf die Wirkung der Narkosemittel muß berücksichtigt werden. So kann z. B. Dolantin bei Ketanest-Narkosen zu einer gefährlichen Atemdepression führen. Steht der Patient unter blutdrucksenkenden Mitteln (Antihypertonika), dann kann in Halothannarkose der Blutdruck stark abfallen.

Beispiele für Prämedikation

1. 40jähriger Mann, 75 kg, normaler Allgemeinzustand; Appendektomie
am Abend vor der Operation:
 1 Tbl. Atosil
 1 Tbl. Medomin
1 Std vor der Operation:
 1 ml Bellafolin und
 2 ml Thalamonal (Fentanyl + DHB) i.m.

2. 78jährige Frau, 60 kg; Schenkelhalsfraktur
am Abend vor der Operation:
 1 Tbl. Valium (5 mg)
1 Std vor der Operation:
 1 ml Bellafolin und
 1 ml Thalamonal i.m.

3. 3jähriges Kind, 15 kg; Leistenbruchoperation
am Abend vor der Operation:
kein Medikament oder 1 Allional-Supp. für Kinder
1 Std vor der Operation:
0,3 ml Atropin (0,15 mg) und
0,6 ml Atosil (15 mg) und
0,3 ml Dolantin (15 mg) und
0,6 ml DHB (1,5 mg) i.m.

16.1.3 Narkosevorbereitung bei Notfalloperationen

Während im normalen Kliniksbetrieb die Vorbereitung des Patienten zur Operation in der geschilderten Weise unter Beachtung der notwendigen Maßnahmen in Ruhe erfolgen kann, ist in akuten Fällen häufig ein sofortiger operativer Eingriff als lebensrettende Maßnahme erforderlich. Trotz der in diesen Fällen gebotenen Eile und dem Drängen des Chirurgen besteht immer die Möglichkeit, in aller Kürze die 3 folgenden Fragen zu klären:

1. Hat der Patient bereits *Atropin* oder *Bellafolin* erhalten? (Wenn nicht, vor Beginn der Narkoseeinleitung intravenös geben.)
2. Trägt der Patient ein *künstliches Gebiß* und ist dieses entfernt?
3. Wann erfolgte die letzte *Nahrungsaufnahme*? Bei Verdacht auf einen vollen Magen muß vor der Einleitung der Narkose ein *dicker Magenschlauch* gelegt und der Mageninhalt abgesaugt werden. Bei der Narkoseeinleitung selbst sind besondere Maßnahmen zu berücksichtigen (S. 259).

Ein Nichtbeachten dieser Grundregeln im Notfall kann für den Patienten einen reflektorischen Herzstillstand infolge fehlender Vagusblockade, eine totale Verlegung der Atemwege durch ein künstliches Gebiß oder den Tod infolge massiver Aspiration von Mageninhalt bedeuten! Besondere Vorsicht ist bei der Durchführung einer Narkose bei alkoholisierten Notfallpatienten geboten, weil Alkohol und Narkotika sich gegenseitig in ihrer Wirkung verstärken!

16.2 Narkoseeinleitung und Narkosestadien

Die Narkose soll, wenn irgend möglich, in einem dafür bestimmten Nebenraum des Operationssaales eingeleitet werden, so daß die für den Patienten nötige Ruhe gewährleistet ist. Gewöhnlich wird mit einem intravenös gegebenen Narkotikum eingeleitet, was für den Patienten am angenehmsten ist; danach wird die Narkose im allgemeinen mit einem Inhalationsnarkotikum weitergeführt.

Die Kenntnis der *vier Stadien* der Narkose ist für die Beurteilung der Narkosetiefe vor allem für den Anfänger von großer Wichtigkeit. Zwar können bei der modernen Kombinationsnarkose durch die Anwendung bestimmter Medikamente die klassischen 4 Stadien nicht mehr so deutlich unterschieden werden; dennoch bietet die Kenntnis dieser Stadien einen Schutz vor Überdosierung des Narkotikums.

16.2.1 Rausch- oder Einschlafstadium (Analgesie)

Der Patient gerät in einen rauschähnlichen Zustand, in dem er das Bewußtsein weitgehend, aber nicht völlig verliert. Er ist verwirrt (desorientiert). Charakteristisch für dieses Stadium ist vor allem die zunehmende Empfindungslosigkeit für Schmerzen aller Art, während die Reflexe erhalten bleiben. Wird der Rausch bei kurzdauernden Eingriffen (z. B. bei Inzisionen) sofort wieder abgebrochen und die Narkose nicht in ein tieferes Stadium übergeleitet, so kann sich der Patient anschließend nicht oder nur ganz verschwommen an das erinnern, was geschehen ist. Die Atmung bleibt im 1. Narkosestadium normal, d.h. gleichmäßig mit gewohnter Tiefe der Atemzüge. Die Pupillen sind eng bis mittelweit und reagieren lebhaft auf Lichteinfall.

16.2.2 Stadium der Erregung (Excitation)

Wird die Narkose vertieft, so geht sie in das 2. Stadium über, in dem der Patient das Bewußtsein völlig verliert. Jede Kontrolle seitens der Großhirnrinde ist aufgehoben. Es besteht eine gesteigerte Reflexerregbarkeit. In diesem Stadium muß der Patient äußerst sorgfältig behandelt werden. Er soll weder umgelagert, noch untersucht, noch Schmerzreizen ausgesetzt werden. Bei chronischen Alkoholikern, seltener auch bei athletisch gebauten Patienten, können manchmal starke motorische Unruhe und auf geringe Schmerzreize hin auch Tobsuchtsanfälle ausgelöst werden, insbesondere dann, wenn ungenügend prämediziert wurde. Infolge Steigerung des Brechreflexes (vor allem bei ungenügend entleertem Magen) kann Erbrechen auftreten. Die Atmung wird unregelmäßig. Die Pupillen sind erweitert, reagieren aber gut auf Lichteinfall. Die Augäpfel rollen hin und her oder sind in Schielstellung. Speichel und Bronchialschleim werden verstärkt abgesondert.

16.2.3 Toleranzstadium

Es ist dies das Stadium der Narkose, in dem der Patient ohne zu reagieren jede operative Maßnahme bewegungslos duldet (toleriert). Die Atmung wird zunehmend gleichmäßiger und ruhiger, sie entspricht jetzt etwa der Atmung des tief schlafenden Menschen. Neben völliger Bewußtlosigkeit und absoluter Unempfindlichkeit für Schmerzen zeigt die Muskulatur eine mit der Narkosetiefe zunehmende Erschlaffung. Die meisten Reflexe sind erloschen. Die Pupillen sind eng bis mittelweit und reagieren nur schwach auf Lichteinfall. Die Augäpfel sind parallel gestellt und bewegungslos infolge der Erschlaffung der Augenmuskeln. Die Absonderung von Speichel und Bronchialschleim läßt nach. – Dieser Zustand des Patienten ist der optimale für die Arbeit des Chirurgen bei allen Eingriffen. Als Grundregel für den Narkotiseur gilt jedoch, daß eine Narkose nur so tief sein soll, wie es für den Ablauf der Operation erforderlich ist. Jede unnötige Vertiefung der Narkose – auch innerhalb des relativ breiten 3. Narkosestadiums – führt zu einer zunehmenden Gefährdung des Patienten und ist daher zu vermeiden.

16.2.4 Stadium der Lähmung

Bei weiterer Vertiefung der Narkose über das 3. Stadium hinaus kommt es durch Lähmung des Atemzentrums zum Atemstillstand. Infolge Lähmung der Kreislaufzentren fällt der Blutdruck ab, und die Haut nimmt eine blasse, bläulich-graue Farbe an. Die Pupillen des Patienten sind weit und reagieren nicht mehr auf Licht. Werden nicht sofort Gegenmaßnahmen ergriffen, so kommt es zum Herzkreislaufstillstand, und der Tod tritt ein.

16.3 Narkosemittel

16.3.1 Inhalationsnarkotika

Inhalationsnarkotika werden dem Patienten mit der Atemluft, d.h. über die Lungen zugeführt und im wesentlichen auf dem gleichen Weg wieder ausgeschieden. Darauf beruht ihre relativ gute Steuerbarkeit. Unter Steuerbarkeit versteht man die Möglichkeit, die Narkose jederzeit durch erhöhte oder verminderte Zufuhr des Narkotikums zu vertiefen oder oberflächlicher zu gestalten. Dies erreicht man bei Inhalationsnarkotika durch entsprechende Veränderung ihrer Konzentration in der Einatmungsluft.

Äther: Narkoseäther – er trägt auf der Flasche die Bezeichnung „Äther pro narcosi" – ist eine klare, leicht brennbare, *explosible* Flüssigkeit, die bereits bei 35 °C siedet. Bei Lichteinwirkung und unter dem Einfluß des Luftsauerstoffs zerfällt Äther; er muß deshalb in dunklen Flaschen aufbewahrt werden, und am Vortag geöffnete Ätherflaschen dürfen nicht mehr zur Narkose benutzt werden! Ätherdämpfe sind ca. 2,4mal schwerer als Luft und können sich deshalb über dem Fußboden anreichern (Explosionsgefahr!). Äther hat einen intensiven Geruch und wirkt auf die Schleimhäute stark reizend. Die Patienten sind deshalb bei Äthernarkose oft erheblich verschleimt, insbesondere solche, bei denen eine verstärkte Neigung zur Schleimsekretion in den Atemwegen vorliegt (chronische Bronchitiker, Raucher). Bei richtiger Durchführung ist die Äthernarkose relativ ungefährlich, da der Äther eine große Narkosebreite (Konzentrationsunterschied zwischen der betäubenden und der tödlichen Dosis) besitzt. Dieser besonders für die Hand des Narkose-Unerfahrenen wesentliche Vorzug sowie der Vorteil der geringen Kosten von Narkoseäther wird leider von schwerwiegenden Nachteilen überdeckt: Die Narkoseeinleitung nimmt bei Äther relativ viel Zeit in Anspruch und wird vom Patienten als recht unangenehm in Erinnerung behalten. Das Excitationsstadium ist sehr ausgeprägt. Die Aufwachphase dauert relativ lange, und häufig stellt sich postoperativ Erbrechen ein. Schließlich stellt auch die Explosionsgefahr einen wesentlichen Nachteil dar. Aus diesen Gründen ist der Äther heute als Inhalationsnarkotikum weitgehend verdrängt worden, und zwar vor allem durch Halothan.

Halothan (Fluothane): Dieses Inhalationsnarkotikum ist eine nicht brennbare Flüssigkeit, die bei 50,2 °C siedet. Es ist etwa 4mal stärker wirksam als Äther und bewirkt keine Reizung der Schleimhäute. Da Halothan die Kontraktionskraft des Herzmuskels herabsetzt und gleichzeitig zur peripheren Gefäßerweiterung führt, kommt es bei seiner Anwendung zu einem Blutdruckabfall, der aber durch eine nicht zu hohe Anfangsdosierung und durch gleichzeitige intravenöse Volumensubstitution (Infusion) aufgefangen werden kann; besteht gleichzeitig eine Pulsverlangsamung, dann sollte sogleich Bellafolin (oder Atropin) gegeben werden. Wegen seiner relativ geringen Narkosebreite verlangt Halothan eine ständige exakte Kreislaufüberwachung (Blutdruck- und Pulsmessung). Überdosierung von Halothan kann einen gleichzeitigen Herz- und Atemstillstand zur Folge haben. Bei gleichzeitiger Anwendung von Lokalanästhetika, die

Adrenalin enthalten, kann es zu Tachycardien (schneller Puls) und Arrhythmien (unregelmäßiger Puls), unter Umständen auch zu Herzflimmern kommen. Lokalanästhetika, die während Halothannarkose eingesetzt werden, sollten kein Adrenalin und wenn doch, dann nur in einer Verdünnung von höchstens 1:200 000 enthalten. Halothan hat eine sehr gute sedierende (beruhigende) und eine weniger starke analgetische (schmerzhemmende) Wirkung. Seine muskelerschlaffende Wirkung ist ungenügend.

Lachgas (Stickoxydul, N_2O): Es ist ein nicht brennbares, geruch- und farbloses Gas, das in druckfesten Metallflaschen („Bomben") aufbewahrt wird. Es muß bei der Verabreichung mit mindestens 20% Sauerstoff (4:1) gemischt werden. Meistens wird es im Verhältnis 3:1 oder 2:1 mit Sauerstoff kombiniert gegeben. Lachgas ist wegen seiner *äußerst geringen Giftigkeit* und seiner geringen Reizwirkung auf die Schleimhäute ein sehr brauchbares und relativ unschädliches Narkosemittel. Es bewirkt bei einer Konzentration von 80% (Lachgas:Sauerstoff=4:1) eine gute Analgesie (Schmerzhemmung), doch läßt sich damit bei kräftigen Patienten keine über das 2. Stadium hinausgehende Narkosetiefe erreichen. Lachgas besitzt keine muskelerschlaffende Wirkung. Wegen seiner guten analgetischen Eigenschaften und der unter seiner Anwendung bestehenden Amnesie (Erinnerungsverlust) wird es heute praktisch bei jeder Inhalationsnarkose in Kombination mit anderen Narkotika benutzt.

Penthrane (Methoxyfluran): Es handelt sich um eine klare, charakteristisch riechende Flüssigkeit, die im Vergleich zu anderen Inhalationsnarkotika einen hohen Siedepunkt hat (104,8 °C). Bei den zur Narkose angewendeten Konzentrationen sind Penthranedämpfe nicht explosibel. Penthrane reizt die Schleimhäute nicht. Es besitzt eine gute analgetische Wirkung, die etwa 5 min nach Narkosebeginn einsetzt. Das erwünschte 3. Stadium der Narkose wird nicht so schnell erreicht wie mit Halothan; in Abhängigkeit von der gewählten Einleitungskonzentration sind im allgemeinen mindestens 15 min erforderlich. Die Aufwachphase ist nach Penthrane-Narkose stark verlängert, da das Narkotikum nur langsam über die Lungen wieder ausgeschieden wird; daher sollte seine Zufuhr rechtzeitig vor dem Ende der Operation (pro Narkose-Stunde etwa 10–15 min vorher) beendet werden. Penthrane hat im Vergleich zu Halothan eine geringere depressive Wirkung auf den Kreislauf und führt zu einer besseren Muskelerschlaffung. Es wird vor allem bei langdauernden operativen Eingriffen (z. B. in der Herzchirurgie) verwendet.

Chloräthyl (Äthylchlorid). Klare, sehr flüchtige (Siedepunkt 12,5 °C), hoch explosible Flüssigkeit. Wegen seiner geringen Narkosebreite eignet es sich nur für kurze Rauschnarkosen (höchstens 3 min lang!) oder zur Einleitung. Bei Aufsprühen auf die Haut kommt es durch die entstehende Verdunstungskälte zur Vereisung.

Cyclopropan ist ein außerordentlich explosibles, süßlich-muffig riechendes Gas, das ebenso wie Ätherdampf schwerer als Luft ist. Wegen seiner schnellen An- und Abflutung läßt sich damit rasch und ohne wesentliche Reizung der Schleimhäute eine tiefe Narkose erreichen. Dabei kann es jedoch zu erheblichen Pulsunregelmäßigkeiten kommen, vor allem bei gleichzeitiger Adrenalingabe. Da sich bei der Cyclopropannarkose wegen der großen Explosionsgefahr die Anwendung von elektrischen Geräten (Gefahr der Funkenbildung) während der Operation verbietet, ist man von seiner Verwendung weitgehend abgekommen.

Chloroform (Trichlormethan). Es handelt sich um eine klare, nicht brennbare, charakteristisch süßlich riechende Flüssigkeit, die bei 61 °C siedet. Es wandelt sich bei Lichteinwirkung in das giftige Phosgen um und darf deshalb nur in dunklen Flaschen aufbewahrt werden. Chloroform ist ein stark wirkendes Narkotikum mit allerdings recht geringer Narkosebreite. Da es eine ausgesprochene Giftwirkung auf die parenchymatösen Organe (Leber, Niere) besitzt und außerdem einen akuten Herztod herbeiführen kann, wird es heute nicht mehr als Narkosemittel benutzt.

Trichloräthylen ist eine nicht feuergefährliche Flüssigkeit. Die Einatmung seiner Dämpfe hat einen stark schmerzstillenden Effekt, bewirkt jedoch nur eine unzureichende Erschlaffung der Muskulatur. Es wird in der Geburtshilfe zur Analgesie verwendet.

16.3.2 Intravenöse Narkotika

Der *Vorteil* der intravenösen Narkose liegt im angenehmen, raschen Einschlafen des Patienten, ihre *Gefahr* in der schlechten Steuerbarkeit. Die Wirkung einer einmal injizierten Dosis ist nicht wieder rückgängig zu machen; man muß den Abbau des Narkotikums im Organismus bzw. seine (langsame) Ausscheidung abwarten. Deshalb sollte vor jeder Injektion die Überlegung stehen, welche Höhe der Dosierung des Narkosemittels angemessen ist. Außerdem sollte die vorherige Verabreichung eines Parasympathikolytikums (zur Vermeidung vagaler Reflexe) nicht vergessen werden.

Barbiturate: Sie werden in Pulverform geliefert und in destilliertem Wasser aufgelöst. Zweckmäßigerweise werden sie in 2,5–5%iger Konzentration angewendet, weil sich verdünnte Lösungen exakter dosieren lassen und besser venenverträglich sind. Die Wirkung der Barbiturate ist weniger abhängig vom Körpergewicht des Kranken als von der Injektionsgeschwindigkeit und vor allem vom Allgemeinzustand des Patienten. Die gleiche Dosis, die einen kräftigen Mann von 50 Jahren gerade zum

Einschlafen bringt, kann bei einem gleichaltrigen Patienten mit entsprechendem Körperbau, der aber an einer ausgeprägten Herzmuskelinsuffizienz leidet, den sofortigen Tod bedeuten! Etwa 1–2 min nach der Injektion des Narkotikums kommt es gewöhnlich zum Bewußtseinsverlust. Barbiturate senken in Abhängigkeit von ihrer Dosierung das Herzminutenvolumen, was sich in einem Blutdruckabfall auswirkt, und führen zu einer Verminderung der Atmung. Auf die Muskulatur haben die Barbiturate keine erschlaffende Wirkung.

Die ersten *Maßnahmen bei einer Überdosierung* von Barbituraten sind intravenöse Infusionen zur Hebung des Blutdruckes und blutdrucksteigernde Medikamente (Akrinor, Vasoxine, Effortil u. a.) sowie künstliche Beatmung mit Sauerstoff.

Die Barbiturate werden *in der Leber abgebaut* und langsam über die Nieren ausgeschieden. Deshalb sind sie bei Patienten mit schweren Leberschäden zur Narkose nicht geeignet (kontraindiziert), ebenso bei schweren Nierenschäden, bei schwerer Herzinsuffizienz sowie bei Patienten im Schock.

Die gebräuchlichsten Barbiturate sind: *Evipan* (durchschnittliche Dosierung beim Erwachsenen 0,2–0,4 g), *Trapanal* (gleiche Dosierung wie bei Evipan); in manchen Kliniken werden Inactin, Brevimytal oder Eunarcon benutzt.

Epontol (Propanidid): Es handelt sich dabei um ein ölig-flüssiges Kurznarkotikum, das eine Allgemeinnarkose von etwa 3–4 min Dauer bewirkt. Nach der Injektion wird es von der ersten Kreislaufpassage an durch unspezifische Esterasen (Fermente) in Blut und Leber rach abgebaut, was zur Folge hat, daß die Patienten postoperativ sehr schnell wieder voll ansprechbar sind. Aufgrund dieser Eigenschaft eignet es sich besonders gut für die kleine ambulante Chirurgie. Sein Wirkungseintritt zeigt sich nach der Injektion an einer anfänglich vertieften und beschleunigten Atmung. Wird es als alleiniges Narkotikum benutzt, so muß wegen der kurzen narkotischen Phase das Operationsgebiet vor Narkosebeginn steril abgedeckt und der Operateur einsatzbereit sein, so daß unmittelbar mit dem Beginn der Atemsteigerung (Hyperventilation) der Eingriff vorgenommen werden kann. Wegen der Gefahr allergischer Reaktionen sollte vor jeder Epontolinjektion eine Ampulle Tavegil i.v. gegeben werden. Kontraindiziert ist Epontol bei hämolytischen Anämien, chronischer Niereninsuffizienz und bei Schockzuständen. Dosierung: 0,3–0,5 g beim Erwachsenen.

Ketanest (Ketamine): Dabei handelt es sich um eine in Fläschchen abgefüllte, farblose Flüssigkeit. Es bewirkt durch Angriff am Zentralnervensystem eine komplette Analgesie verbunden mit oberflächlichem Schlaf, in dem merkwürdige Traumerlebnisse auftreten können. Die Reflexe sind erhalten, teilweise sogar gesteigert. Unter Ketanestnarkose kommt es zu einer vermehrten Speichelsekretion, weshalb auf jeden Fall eine Atropin-Prämedikation gegeben werden muß. Auf die Freihaltung der Atemwege muß sorgfältig geachtet werden. Wegen seiner blutdrucksteigernden Wirkung wird es zur Narkoseeinleitung bei Schockpatienten benutzt; andererseits ist es wegen dieser Eigenschaft bei Patienten mit hohem Blutdruck kontraindiziert. Ketanest hat sich besonders gut in der Kinderanästhesie bewährt, zumal es wegen seiner guten Gewebeverträglichkeit auch intramuskulär verabreicht werden kann. Die Dosierung beträgt bei intravenöser Anwendung 2 mg pro kg Körpergewicht und bei intramuskulärer Verabreichung 5 mg pro kg Körpergewicht. Bei intravenöser Verabreichung beträgt die Wirkungsdauer etwa 5–10 min, bei intramuskulärer Gabe ca. 20 min. Ist der Eingriff bis dahin nicht beendet, so kann durch Injektion von jeweils der Hälfte der initialen Dosis die Narkose verlängert werden. Die Aufwachphase ist im Vergleich zu anderen intravenösen Narkotika relativ lang. In Abhängigkeit von der Dosierung beträgt sie nach i.v.-Applikation ca. ½ Std, bei i.m.-Applikation bis zu 2 Std. Dies bedeutet, daß Patienten nach Ketanestnarkose postoperativ noch einer längeren Überwachung bedürfen. Wegen der in der Aufwachphase häufig auftretenden Traumerlebnisse, die durch äußere akustische oder taktile Reize unangenehm beeinflußt werden können, sollte während dieser Zeit auf absolute Ruhe besonders geachtet werden.

Zur Beachtung! Nach kurzdauernden ambulanten operativen Eingriffen, die in Narkose durchgeführt worden sind, kann nach abgeschlossener Aufwachphase die Koordinationsfähigkeit des Patienten trotz scheinbar wieder normalem Verhalten noch erheblich gestört sein. Die Patienten sollten deshalb nach dem Aufwachen noch etwa 2 Std unter Beobachtung ruhen und dann mit einer Begleitperson nach Hause geschickt werden. Insbesondere ist darauf zu achten, daß die Patienten nicht selbst mit dem Auto nach Hause fahren! Sie sind ferner darauf hinzuweisen, daß sie mindestens 4 Std nach der Narkose nüchtern bleiben sollen.

16.3.3 Rektale Narkose

Sie wird heute nur noch selten angewendet, allenfalls zur Narkoseeinleitung bei Kindern. Wie die intravenöse Narkose ist auch die rektale Narkose kaum steuerbar. Beispiele für rektale Narkotika sind Avertin (Dosierung 0,1 g pro kg Körpergewicht in einer 2,5%igen Lösung); Paraldehyd (Dosierung 0,5 g pro kg Körpergewicht in 10%iger Lösung).

16.4 Muskelrelaxantien

Da bei chirurgischen Eingriffen neben der völligen Schmerzausschaltung vielfach eine gute Entspannung der Muskulatur notwendig ist (z.B. bei Bauchoperationen) und mit den meisten Narkosemitteln dieser Effekt entweder nur unzureichend oder erst in sehr tiefer, für den Patienten gefährlicher Narkose erreicht wird, benutzt man für diesen Zweck zusätzlich die sogenannten Muskelrelaxantien. Sie bewirken eine Erschlaffung der quergestreiften Muskulatur (Skelettmuskulatur, Zwerchfell). Man kann auf diese Weise die Vorteile einer relativ flachen Narkose mit völliger Muskelentspannung kombinieren. Voraussetzung dafür ist jedoch die Möglichkeit zur künstlichen Beatmung des Patienten, da die Atemmuskulatur ebenfalls gelähmt wird.

16.4.1 Curare und curareähnliche Muskelrelaxantien

Dieses bekannteste Muskelrelaxans wurde aus dem Pfeilgift südamerikanischer Indianer dargestellt. Nach intravenöser Injektion hält seine Wirkung etwa 30 min an. Wird es während einer Operation angewendet, so sollte mindestens ½ Std vor dem voraussichtlichen Operationsende kein Curare mehr injiziert werden, um zu verhindern, daß im ungünstigsten Fall postoperativ noch künstlich nachbeatmet werden muß.
Alloferin und *Pancuronium* sind Muskelrelaxantien mit curareähnlicher Wirkung. Sie werden heute gegenüber Curare bevorzugt, weil sie weniger blutdrucksenkend wirken. Auch sie sollten wenigstens ½ Std vor Operationsende nicht mehr verabreicht werden.
Wenn am Ende einer Operation unter Muskelrelaxantien vom Curaretyp die Spontanatmung noch nicht völlig wiederhergestellt ist, kann die Muskelrelaxation mit Prostigmin (1–2 Amp. i.v.) aufgehoben werden. Die curareähnlichen Muskelrelaxantien werden teilweise in der Leber abgebaut und über die Nieren ausgeschieden. Bei Erkrankungen dieser Organe sollte deshalb ihre Dosierung sehr vorsichtig erfolgen. Eine absolute Kontraindikation (Anwendung auf keinen Fall!) für Curare ist das Vorliegen einer Myasthenia gravis.

16.4.2 Succinylcholin

Dieses Muskelrelaxans, das einen von Curare verschiedenen Wirkungsmechanismus hat, führt zu einer Muskelerschlaffung von nur etwa 5–10 min Dauer, weil es von Esterasen im Blut rasch abgebaut wird. (Es gibt allerdings in seltenen Fällen Patienten mit einem Mangel an diesen Esterasen; bei ihnen wirkt Succinylcholin über Stunden!) Succinylcholin wird gewöhnlich zur Intubation benutzt (S. 252).

16.5 Neuroleptanalgesie (NLA)

Bei der NLA bedient man sich zweier, ganz spezifisch wirksamer Medikamente, die intravenös verabreicht werden:

1. Durch *Fentanyl* wird eine sehr starke Analgesie und
2. durch *Dehydrobenzperidol (DHB)* eine psychische Indifferenz des Patienten bei erhaltener Ansprechbarkeit erreicht. Diese beiden Medikamente werden bei Beatmung mit Lachgas und Sauerstoff mit einem Muskelrelaxans kombiniert. Die Lachgaskonzentration sollte nicht unter 70% sein, weil sich die Patienten sonst an Einzelheiten des Operationsgeschehens – jedoch ohne Schmerzerlebnis – erinnern können. Als besondere Vorzüge sind bei diesem Anästhesie-Verfahren eine gute Stabilität des Kreislaufs, ein schnelles Erwachen und eine postoperativ anhaltende Analgesie hervorzuheben. Wichtig ist eine Flüssigkeitszufuhr von 500 ml intravenös vor Beginn der NLA.

16.6 Durchführung der Inhalationsnarkose

16.6.1 Tropfnarkose

Die einfachste Form, den Patienten das Narkotikum einatmen zu lassen, bietet die Tropfnarkose. Für sie eignen sich die Narkosemittel, die als Flüssigkeit aufbewahrt werden und deren Siedepunkt so niedrig ist, daß sie bereits unter den normalerweise im Operationssaal herrschenden Temperaturverhältnissen verdampfen (z. B. Äther). Das Narkosemittel wird auf eine Gazemaske, die dem Patienten über Nase und Mund gelegt wird, aufgetropft. Er atmet dann unter der Maske die durch Verdunstung entstehenden Dämpfe ein. Die Augen des Patienten müssen vorher mit einem Tuch bedeckt und so vor dem Narkotikum geschützt werden. Die Freihaltung der Atemwege wird durch einen in den Mund eingeführten Rachentubus (Guedeltubus) garantiert. Dieser ist so konstruiert, daß er die Zunge zurückhält und ein Zusammenbeißen der Zähne verhindert. Bei naß gewordenen Masken und solchen, auf denen sich eine Eisschicht gebildet hat, muß die Gaze ausgewechselt werden. Die gebräuchlichste Narkosemaske ist die Schimmelbusch-Maske.

16.6.2 Der Narkoseapparat

Am Narkoseapparat lassen sich 3 Abschnitte unterscheiden (Abb. 91):

a) *Die Gaszufuhr;* die Narkosegas-Quellen sind Sauerstoff (O_2) und Lachgas (N_2O).

b) *Vorrichtungen zur Dosierung* der Narkosegase und der Narkotika; Rotameter (für O_2 und N_2O), Narkosemittelverdampfer (z.B. für Halothan).

c) *das Schlauchsystem* mit Maske, Atembeutel und Absorber; es stellt die Verbindung her zwischen Narkoseapparat und Patient.

Alle 3 Abschnitte sind lückenlos miteinander verbunden; besteht an irgendeiner Stelle dieses meist recht komplizierten Systems ein Leck, so kann die Beatmung unmöglich werden, was für den relaxierten und dadurch atemgelähmten Patienten akute Lebensgefahr bedeutet. Deshalb gilt *vor Beginn jeder Inhalationsnarkose* der Grundsatz: *Prüfung des Narkoseapparates* auf seine Funktionsfähigkeit und damit auf seine Dichtigkeit.

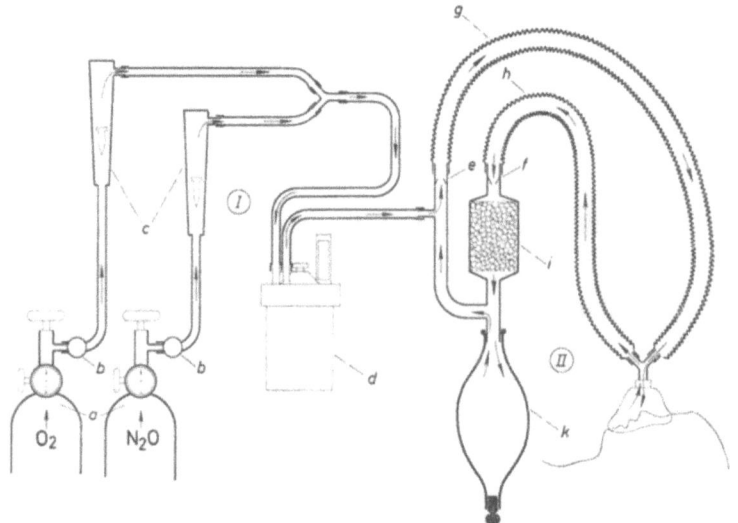

Abb. 91. Aufbau eines Narkoseapparates (L. Stöcker, Narkose, Thieme-Verlag, Stuttgart 1972). *a)* Druckflaschen für Sauerstoff und Lachgas; *b)* Feinregulierung für die Gaszufuhr zum Gasdurchflußmesser (Rotameter (*c*)); *d)* Narkosemittelverdampfer; *e)* Inspirationsventil; *f)* Expirationsventil; *g)* Reptilschlauch, Inspirationsschenkel; *h)* Reptilschlauch, Expirationsschenkel; *i)* Absorber für die ausgeatmete Kohlensäure; *k)* Atembeutel

Zu a): Als Narkosegas benutzt man die Kombination von Sauerstoff und Lachgas. Sauerstoff wird in blau gekennzeichneten und Lachgas in grau markierten Druckflaschen („Bomben") aufbewahrt. Außer dieser unterschiedlichen Farbkennzeichnung sind die Anschlüsse der Sauerstoff- und der Lachgas-Flaschen zum Narkoseapparat verschieden, eine unbedingt erforderliche Sicherheitsmaßnahme, die vor den fatalen Folgen einer Verwechslung schützt. Die Gasflaschen sind unter Druck, der bis 200 atü betragen kann, gefüllt. Deshalb ist ihnen ein Druckminderer vorgeschaltet. Wichtig ist, daß der Sauerstoffdruckminderer weder gefettet noch geölt werden darf, sonst besteht Explosionsgefahr. Vor dem Anschließen einer Gasflasche ist das Flaschenventil durch kurzes Öffnen auszublasen. Hierdurch wird im Ventil befindlicher Schmutz oder Rost entfernt. Der Füllungszustand der Gasflaschen kann an einem Druckmesser (Manometer) abgelesen werden. Grundsätzlich sollte man sich vor Beginn jeder Narkose über die noch vorhandene Sauerstoff- und Lachgasmenge informieren. Mit einer nur noch kleinen Sauerstoffmenge sollte niemals eine Narkose begonnen werden. Die Gefahr, daß das Fehlen von Sauerstoff zu spät bemerkt wird, ist – wie immer wieder auftretende Narkosezwischenfälle dieser Art beweisen – viel zu groß! Häufig kommt dann jede Hilfe für den Patienten zu spät.

Eine wesentliche Erleichterung, durch die das Auswechseln der Gasflaschen entfällt, ist die Einrichtung einer *zentralen Gasversorgung,* wie sie heute in größeren Krankenhäusern meist besteht. Jedoch auch eine zentrale Sauerstoff- und Lachgasanlage kann einmal ausfallen! Deshalb sind Sauerstoff- und Lachgas-Druckflaschen auch hier für den Notfall unentbehrlich.

Selbst bei völligem Versagen des Narkoseapparates bzw. der Gaszufuhr sollte man nicht den Kopf verlieren! Es beseht immer die Möglichkeit einer Mund-zu-Mund-Beatmung bzw. der Mund-zu-Tubus-Beatmung (Abb. 4 a)!

Zu b): Von der Sauerstoff- und der Lachgas-Versorgung besteht je eine Schlauchverbindung zu einem Gasdurchflußmesser, dem *Rotameter.* Hier kann die für den Patienten erforderliche Gasmenge in Liter pro Minute eingestellt werden. Gewöhnlich werden Sauerstoff und Lachgas in einem Verhältnis von 1:3 oder 1:2 angeboten. Beide Gase werden in einem Schlauch vereinigt und zu dem sogenannten *Verdampfer* geleitet. Wie wir bei der Besprechung der Narkoseeigenschaften des Lachgases gesehen haben, ist dieses zwar ein gutes Analgetikum, aber mit ihm ist nur eine oberflächliche Narkose möglich. Deshalb benutzt man ein zweites Inhalationsnarkotikum – heute ist dies gewöhnlich Halothan, manchmal auch Penthrane (früher Äther) – welches eine flüssige Beschaffenheit hat, in dem Verdampfer zum Verdunsten gebracht und dabei von dem Sauerstoff-Lachgas-Gemisch mitgerissen wird. An einer Skala auf dem Verdampfer kann man die gewünschte Konzentration des betreffenden Inhalationsnarkotikums im Narkosegas-Gemisch einstellen. Man kann also an dem Verdampfer einen zuführenden und einen abführenden Schlauch, durch die der Gasstrom geht, finden. Der ableitende Schlauch führt zu dem Schlauchsystem (c), das die Verbindung zum Patienten herstellt.

Zu c): Zwei sogenanne *Reptilschläuche* (relativ dicke, gefältete Gummischläuche) stellen über eine Maske oder den Endotrachealtubus (S. 252) die Verbindung zum Patienten her. Da der Patient abwechselnd ein- und ausatmen muß, sorgen je ein *Einatmungs- und Ausatmungsventil* für die richtige Strömung des Gases; gewöhnlich enthalten diese Ventile als bewegliche Teile je ein dünnes Glimmerplättchen. Die vom Patienten ausgeatmete Kohlensäure wird in dem Absorber – einem Gefäß, das sich gewöhnlich im Ausatmungsschenkel des Schlauchsystems befindet – mit

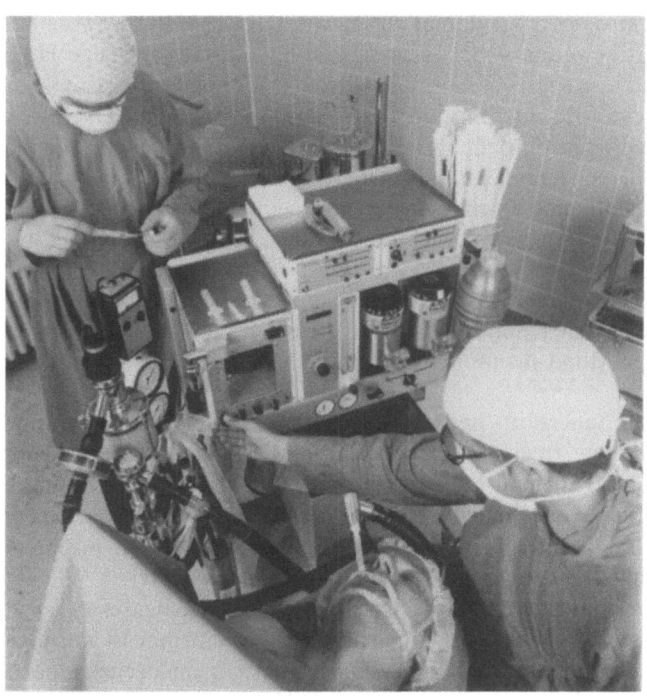

Abb. 92. Narkoseapparat („Romulus" der Fa. Dräger) in Betrieb

Hilfe des darin befindlichen *Atemkalkes* auf chemischem Weg gebunden und dadurch aus dem System ständig entfernt. Der gelblich-weiße Atemkalk ist nur für wenige Narkose-Stunden ausreichend und muß regelmäßig ausgewechselt werden. Seinen Verbrauch erkennt man an seiner Farbänderung ins Grau-Violette.

Der *Atembeutel* dient als Reservoir für das dem Patienten anzubietende Gasgemisch. Durch seine Kompression kann bei gleichzeitig auf die Mund-Nasen-Region dicht aufgesetzter Mase bzw. bei Verbindung mit dem Endotrachealtubus die künstliche Beatmung vorgenommen werden. Mit einem Überdruckventil, das in „cm Wassersäule" einstellbar ist, kann überschüssiges Narkosegas-Gemisch bzw. überschüssiges Beatmungsvolumen an die Umgebung abgegeben werden. – Gesamtansicht eines Narkoseapparates siehe Abb. 92.

Das oben beschriebene Narkosesystem entspricht einem sogenannten *halbgeschlossenen System*, d.h. dem Patienten wird das Narkosegas-Gemisch im Überschuß angeboten, wobei das überschüssige Gas an die Umgebung abgegeben wird. Im sogenannten *geschlossenen System* besteht dagegen keine Verbindung zur Umgebungsluft. Die vom Patienten abgegebene Kohlensäure wird kontinuierlich vom Absorber aufgenommen, und mit der eingestellten Narkosegas-Menge wird lediglich der von dem Patienten verbrauchte Sauerstoff ersetzt. Das geschlossene System ist zwar ausgesprochen Narkosemittel-sparend, es findet jedoch wegen der Gefahr unkontrollierter Gasverluste und der Möglichkeit einer CO_2-Retention (CO_2-Vergiftung) keine Anwendung mehr.

Beim sogenannten *halboffenen System* werden die vom Patienten ausgeatmeten Gase völlig an die Umgebung abgegeben, d.h. sie kehren nicht in das Narkose-System zurück; somit ist ein Absorber für Kohlensäure nicht erforderlich. Mit zwei Ventilen werden Ein- und Ausatmungs-Gasstrom voneinander getrennt. Ein solches halboffenes System *muß bei Säuglings- und Kleinkind-Narkosen* (bis ca. 20 kg Körpergewicht) angewendet werden, da mit ihm der sogenannte Totraum des Narkosesystems stark verkleinert werden kann und zugleich – bei reichlicher Gaszufuhr – eine Kohlensäureretention sicher vermieden werden kann.

Der Vollständigkeit halber sei das *offene System* erwähnt. Es liegt dann vor, wenn sowohl Zufuhr wie Abfuhr der Narkosegase unmittelbar aus der bzw. in die Umgebungsluft erfolgen. Ein derartiges offenes System besteht bei der ursprünglichsten Form der Inhalationsnarkose, der Tropfnarkose (S. 247); der Patient atmet hier durch die Gaze-Maske, auf die das Narkotikum (Äther) aufgetropft wird, spontan ein und aus.

16.7 Endotracheale Intubation

Durch Einführen des sogenannten *Endotrachealtubus,* eines elastischen Schlauches, in die Luftröhre (Trachea) kann eine sichere Freihaltung der Atemwege und damit eine sichere Belüftung der Lunge erreicht werden. Die Endotrachealtuben (Abb. 93) besitzen gewöhnlich am unteren (in der Trachea liegenden) Ende eine Gummimanschette; sie kann mit Luft aufgeblasen werden und legt sich dann der Innenwand der Trachea so an, daß eine völlige Abdichtung zwischen Luftröhre und Tubus-Außenwand erfolgt. Die Anwendung dieses Verfahrens kann lebensrettend sein, wenn die Gefahr einer Aspiration besteht, etwa von Blut aus Verletzungen oder Operationswunden im Mundbereich oder von erbrochenem Mageninhalt (bei vollem Magen, bei Darmverschluß). Der Endotrachealtubus wird in der Regel durch den Mund eingeführt.

Technik der Intubation: Nachdem zuerst der Narkoseapparat auf seine Funktionstüchtigkeit geprüft wurde, legt der Arzt bei dem mit Atropin und beruhigenden Mitteln prämedizierten Patienten einen venösen Zugang an – bei längeren Eingriffen gewöhnlich auch eine Infusion. Daraufhin wird ein intravenöses Narkotikum (Trapanal, Evipan, Epontol) injiziert. Dem Patient wird über die Maske des Narkoseapparats reiner Sauerstoff zum Atmen angeboten, um eine gute Aufsättigung des Blutes mit Sauerstoff zu erreichen und damit Zeit für den gewöhnlich bei Atemstillstand durchzuführenden Intubationsvorgang zu gewinnen. Sobald der Lidreflex (Zucken des Augenlids bei Berühren der Wimpern) erloschen, der Patient also eingeschlafen ist, wird ein kurzwirkendes Muskelrelaxans (Succinylcholin) injiziert. Hiermit wird folgendes erreicht: Im Zusammenhang mit der allgemeinen Erschlaffung der quergestreiften Muskulatur erschlaffen auch die Stimmbänder, die normalerweise den Zugang zur Luftröhre einengen, und man kann den Tubus sehr viel leichter und ohne die Stimmbänder zu verletzen in die Trachea einführen. Die Wirkung des Succinylcholins setzt etwa 1–2 min nach der Injektion ein und ist häufig an feinen, am ganzen Körper auftretenden Muskelzuckungen zu erkennen. Nun läßt sich am völlig entspannten und bewegungslosen Patienten – auch die Atmung steht still – der Mund leicht öffnen. Mit der rechten Hand (am besten mit Mittel- und Zeigefinger einerseits und dem Daumen andererseits) werden obere und untere Zahnreihe (bzw. Ober- und Unterkiefer) möglichst weit voneinander entfernt und so der Mund weit offen gehalten. Die linke Hand faßt das bereitliegende *Laryngoskop* (Abb. 93), ein Metall- oder Kunststoffspatel mit Beleuchtungsquelle zur Darstellung der Stimmritze. Es wird vom rechten Mundwinkel des Patienten aus vorsichtig in Mund und Rachen vorgeschoben und dabei etwas schräg gehalten, so daß die Zunge zur linken Seite und gegen den Mundboden gedrängt wird. Das Ende des gebogenen Laryngoskops wird weiter kehlkopfwärts geschoben, hinter den in der Tiefe sichtbaren Kehldeckel geführt und etwas angehoben, wodurch die Stimmritze – kenntlich an den weißlichen, zeltdachförmig gestellten Stimmbändern – sichtbar wird (Abb. 94a). Hat man sich auf diese Weise die Stimmritze dargestellt, so ist die Intubation – das Hineinschieben eines passenden

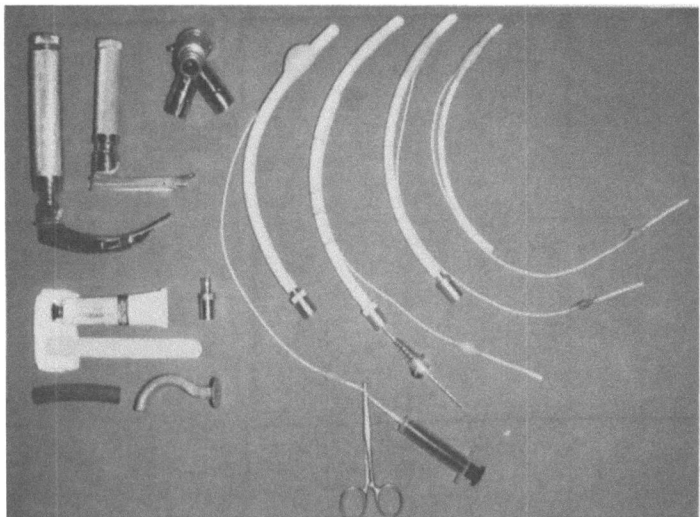

Abb. 93. Notwendige Geräte für die Intubation. Oben von links nach rechts: gebogenes, großes Laryngoskop, gerades, kleines Laryngoskop, Zwischenstück zur Verbindung von Tubus und Schlauchsystem des Narkoseapparates, Tubus mit aufgeblasener Manschette, Tubus mit eingelegtem Mandrin, etwas kleinerer Tubus und Tubus für Kinder. Unten links: Gleitmittel für den Tubus mit Holzspatel zum Aufstreichen, Anschlußstück für den Tubus, Hartgummistück zum Sperren der Zahnreihen, Rachentubus nach Guedel

Endotrachealtubus durch die Stimmritze in die Trachea – meist kein Problem mehr. Dazu faßt man mit der freigewordenen rechten Hand den bereitliegenden und zuvor mit einem gallertigen Lokalanästhetikum als Gleitmittel im Manschettenbereich eingeschmierten Tubus und führt ihn unter Sicht in die Trachea ein (Abb. 94b). Diese Sichtkontrolle ist deshalb wichtig, weil der Tubus noch kurz vor Erreichen der Stimmritze abweichen und in der Speiseröhre landen kann! Nach erfolgter Intubation wird die Gummimanschette des Tubus mit einer luftgefüllten Spritze aufgeblasen und dieser dadurch gegen die Trachea abgedichtet ("abgeblockt"). Ein Gummikeil wird zwischen die Zahnreihen geschoben, um zu verhindern, daß der Patient nach Abklingen der Muskelerschlaffung auf den Tubus beißt, und der Tubus wird sofort mit dem Schlauchsystem des Narkoseapparas verbunden. Bei der nun einsetzenden Beatmung wird die richtige Lage des Tubus kontrolliert: Liegt der Tubus in der Trachea? Das heißt, hebt und senkt sich der Brustkorb infolge der Füllung und Entleerung der Lungen? Werden *beide* Lungen richtig belüftet (am sichersten durch Abhören des Brustkorbs feststellbar)? Oder ist der Tubus zu tief – in einen der beiden Hauptbronchien – eingeführt worden?
Die Intubation kann in ähnlicher Weise auch ohne Anwendung eines Muskelrelaxans, z.B. in tiefer Narkose, vorgenommen werden. Auch bei Patienten in sehr

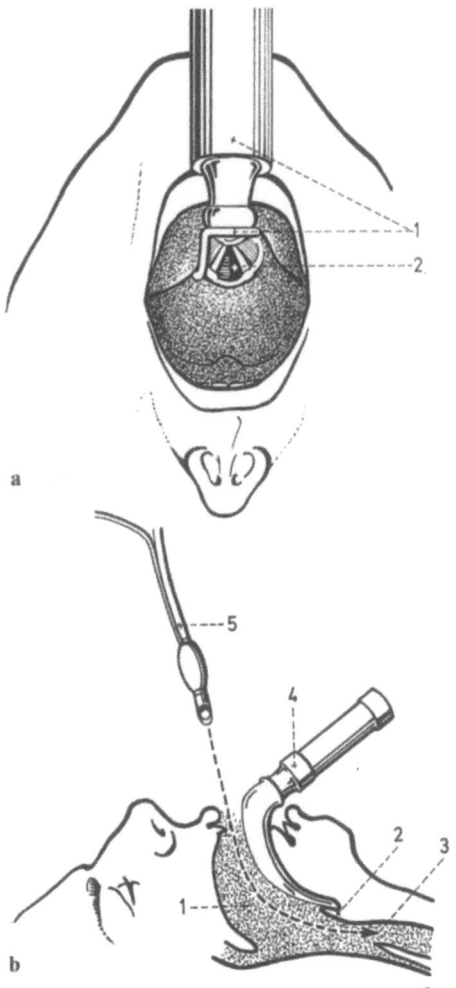

Abb. 94. a Schematische Darstellung der Intubation von vorne. Ansicht der Stimmritze und des Einganges in die Luftröhre, wie sie der Anästhesist beim Einführen des Tubus hat (1. Laryngoskop, 2. Stimmritze). Blick auf die erschlafften, auseinanderstehenden Stimmbänder. b Schematische Darstellung der Intubation (Seitenansicht). Die Zunge wird mit dem Laryngoskop (4) nach unten gedrückt, so daß sich die Stimmritze entfaltet und der Eingang in die Luftröhre (3) zum Einführen des Tubus (5) sichtbar wird (1. Mundhöhle, 2. Kehldeckel = Epiglottis)

schlechtem Allgemeinzustand kann man häufig auf die Muskelrelaxation verzichten. *Beachte:* Unter bestimmten Bedingungen, etwa bei Kieferklemme oder bei teilweiser Verlegung der oberen Luftwege, ist die Anwendung von Muskelrelaxantien zur Intubation kontraindiziert!

In manchen Fällen ist es vorteilhaft, den Endotrachealtubus statt durch den Mund durch ein Nasenloch einzuführen (*nasale Intubation*). Dies gilt z. B. dann, wenn im Bereich des Mundes (Kieferchirurgie) operiert werden muß.

16.8 Allgemeine Richtlinien für die Durchführung einer Narkose und für die Vermeidung von Komplikationen

16.8.1 Voraussetzungen für den Narkosebeginn

Grundsätzlich sollte vor Beginn einer jeden Narkose das Narkosegerät auf seine Funktionstüchtigkeit überprüft werden. Ein funktionsfähiger Sauger (zur Entfernung von Schleim, evtl. auch von Erbrochenem) sollte bereitstehen. Ein griffbereiter, auf Dichtigkeit der Manschette geprüfter Endotrachealtubus, ein intaktes Laryngoskop sowie ein Gummikeil vervollständigen die wichtigsten vorbereitenden Maßnahmen. Häufig soll „nur mal schnell" eine kurze Narkose gemacht werden, aber gerade durch übereiltes Handeln können die unangenehmsten Komplikationen entstehen. Die *routinemäßige Kontrolle folgender 3 Punkte:* 1. Ist der Patient prämediziert? 2. Sind Zahnprothesen entfernt? 3. Ist der Patient nüchtern? kostet nicht mehr als 1 min Zeit. Dagegen können Zwischenfälle infolge Nichtbeachtung dieser Punkte für den Patienten verhängnisvolle Folgen haben und einen stundenlangen Zeitaufwand nötig machen.

16.8.2 Kreislaufüberwachung und Narkosetiefe

Während der Narkose werden Blutdruck und Pulsfrequenz in regelmäßigen Abständen kontrolliert, denn sie sind wichtige Indizien zur Beurteilung des Narkoseverlaufs. Als Grundregel gilt, daß die *Narkosetiefe* nach dem Verhalten des Kreislaufs bemessen werden soll. Dabei können große Unterschiede je nach Alter und Allgemeinzustand des Patienten bestehen. Alte Patienten (über 70 Jahre) benötigen im allgemeinen nur die Hälfte bis ein Drittel der üblichen Dosis. Allgemein gilt: *Je schlechter der Zustand des Patienten, desto oberflächlicher die Narkose*, d.h. um so weniger Narkosemittel wird verwendet. So kann bei einem Patienten in sehr schlechtem Kreislaufzustand mit entsprechend instabilen Kreislaufverhältnissen eine Narkose allein mit Sauerstoff und Lachgas im Verhältnis 1:1 unter Benutzung von Muskelrelaxantien völlig ausreichend sein. Bei Patienten, die sich im Kreislaufschock (Blutdruck unter 80 mmHg systolisch) befinden – z.B. infolge starker Blutverluste nach Unfall – werden in der Regel zunächst die Kreislaufverhältnisse durch Transfusion gebessert, bevor mit der Narkose begonnen wird.
Bei *zu tiefer Narkose* (Überdosierung von Narkosemittel) kommt es zu Blutdruckabfall, der mit entsprechenden Kreislaufmedikamenten (z.B. Akrinor, Effortil, Vasoxine) bekämpft und bei Inhalationsnarkosen durch

Herabsetzen der Narkosemittel-Konzentration in der Atemluft behoben werden kann. Andererseits können Blutdruck- und Herzfrequenzanstieg (insbesondere wenn mit Schwitzen verbunden) Ausdruck einer *zu flachen Narkose* sein, sofern eine ungenügende Lungenbelüftung mit den Folgen des Sauerstoffmangels und der Kohlensäureanhäufung als Ursache ausgeschlossen werden kann.

16.8.3 Komplikationen bei der Atmung

Abgesehen von einem nicht funktionsfähigen Narkoseapparat können während der Narkose eine Reihe von mechanischen Behinderungen der Atmung auftreten.

Bei *Maskennarkosen* (nicht relaxierter Patient) ist die nach hinten gesunkene Zunge die häufigste Komplikation. Die Zunge verlegt hierbei teilweise oder ganz den Zugang zur Luftröhre. Durch Einlegen eines sogenannten Guedeltubus (oraler Tubus, siehe Abb. 95 d), der den Zungengrund von der Rachenhinterwand abdrängt, und durch anschließendes Hochheben und Verschieben des Unterkiefers (man soll versuchen, die untere Zahnreihe vor die obere Zahnreihe zu stellen) wird gewöhnlich die Beatmung schlagartig gebessert. Ist diese Maßnahme ohne Effekt, so kann ein anderes mechanisches Hindernis die Ursache sein: Seltener ist eine Zahnprothese, deren Herausnahme vergessen wurde, der Grund für die Atemhinderung; häufiger kommt es vor, daß der Patient trotz Prämedikation hochgradig verschleimt ist und die Sekretmassen eine effektive Atmung nicht zulassen. In diesem Fall muß intubiert und gründlich abgesaugt werden. Bei zu oberflächlicher Spontanatmung des Patienten soll die Atmung manuell mit Hilfe des Atembeutels unterstützt werden. Eine solche Beatmung ist jedoch wirkungslos und sogar gefährlich, wenn plötzlich erbrochen wird. Hier ist schnellstes Handeln oberstes Gebot: Es muß sofort intubiert und abgesaugt werden, um ein Eindringen des Mageninhaltes in die Lungen zu verhindern. Eine unterstützende Beatmung des Patienten kann schwierig sein, wenn die Atemmaske mit dem Gesicht des Patienten schlecht abschließt („maskenunfreundliches Gesicht") und das Narkosegas seitlich wegströmt. Dies ist gewöhnlich der Fall bei alten Menschen, die Zahnprothesen-Träger sind. Deshalb wird man hier bei länger dauernden Eingriffen immer die Intubation der Trachea vornehmen.

Bei *Intubationsnarkosen* ist der Zugang zur Lunge zwar prinzipiell gesichert, doch sind auch hier Komplikationen bei der Beatmung möglich. Der Tubus kann zu tief eingeführt sein, so daß nur *eine* Lunge, meist die rechte, belüftet wird; der Tubus muß dann einige Zentimeter zurückge-

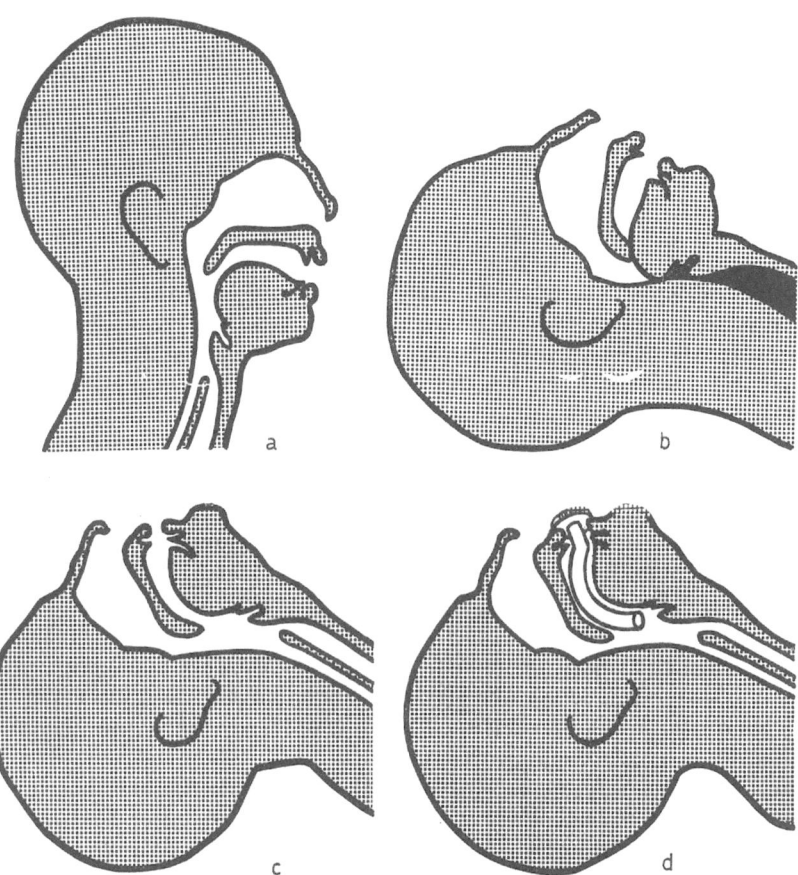

Abb. 95 a–d. Freihalten der Atemwege. **a** Schematische Darstellung der normalen anatomischen Verhältnisse. **b** Bei Rückenflachlagerung eines in tiefer Narkose befindlichen Patienten sinkt dessen Unterkiefer zurück, der Zungengrund legt sich vor den Eingang der Luftröhre. **c** Durch Hochhalten des Unterkiefers bei nackenwärts gebeugtem Kopf und Aufeinanderstellen der Zahnreihen verhindert man die in Abb. 95 b dargestellte Verlegung der Atemwege. **d** Auch durch Einlegen eines Guedeltubus (bei bewußtlosen Unfallverletzten auch Safar-Tubus oder Oro-Tubus) wird das Zurücksinken des Zungengrundes verhindert, die Atemwege bleiben frei

zogen werden. Wurde ein Endotrachealtubus aus Gummi benutzt, so kann dieser abgeknickt sein. Diese Komplikation kann durch die Benutzung eines sogenannten Woodbridge-Tubus verhindert werden, in dessen Wand sich eine Metallspirale befindet, die ein Abknicken unmöglich macht. Weiterhin kann sich nach anfänglich leichter Belüftung die Lunge nur noch sehr schwer, d. h. mit hohem Beatmungsdruck blähen lassen; hier kann eine Ansammlung von Bronchialsekret die Ursache sein (Therapie: gründliches Absaugen). Im ungünstigsten Fall ist das Ende des Tubus durch Sekret verstopft. Bevor man hier aber einen Wechsel des Tubus vornimmt, sollte zunächst die Luft aus der Tubusmanschette zur Kontrolle vorübergehend abgelassen werden; denn eine zu stark aufgeblasene Manschette kann sich vor die Tubusöffnung verlagern und sie dadurch verschließen. In diesem Fall wird man beim erneuten Füllen der Manschette weniger Luft zum Abdichten verwenden.

Klinische Zeichen für eine schlechte Beatmung sind *Kreislaufstörungen* (Puls- und Blutdruckveränderungen) und vor allem eine *Dunkelfärbung* des Blutes (ein Zeichen für Sauerstoffmangel). Treten diese Symptome auf, so ist eine umgehende genaue Prüfung der Beatmung und gegebenenfalls schnellstes Handeln erforderlich, weil eine längere Zeit bestehende schlechte Beatmung zu unregelmäßigem Puls und schließlich zum Herzstillstand führen kann. Beim nicht relaxierten und zur Eigenatmung fähigen Patienten kann sich eine Behinderung der Atemwege durch unregelmäßiges Heben und Senken des Brustkorbes, durch eine sogenannte Schaukelatmung, sowie durch Einziehungen der Zwischenrippenräume und der Schlüsselbeingruben zu erkennen geben. Die wiederholte *Kontrolle der Atembewegungen* wird auch vom erfahrenen Anästhesisten nie unterlassen. Auf diese Weise wird er frühzeitig – noch bevor Kreislaufstörungen und Dunkelfärbung des Blutes auftreten – die Störung erkennen und entsprechende Maßnahmen ergreifen. Beim intubierten, künstlich beatmeten Patienten erkennt man eine Behinderung der Beatmung zuerst am erhöhten Beatmungsdruck. Als Kontrollmöglichkeit für die Sauerstoffversorgung des Gewebes eignen sich schließlich noch sehr gut die Fingernägel des Patienten; sie sollten wiederholt auf ihre rosige Beschaffenheit inspiziert werden.

16.8.4 Durch den operativen Eingriff bedingte Kreislaufstörungen

Solche Störungen können *reflektorisch* entstehen, z.B. durch Zug am Nervus vagus (Folge: Puls- und Blutdruckabfall; Therapie: Atropin). Bei

Operationen im Brustkorb muß darauf geachtet werden, daß das Herz und die abgehenden großen Gefäße nicht abgedrückt werden (Folge: plötzlicher massiver Blutdruckabfall). Grundsätzlich sollte sich der Narkotiseur über den Operationsablauf ständig informieren; nur so kann er sich auf operativ bedingte Kreislaufstörungen, vor allem auf solche infolge Blutverlust, einstellen. *Größere Blutverluste* (über 600 ml) sollten während der Operation durch Transfusion ersetzt werden.

Zur *Abschätzung des Blutverlustes* werden zu der im Sauger vorhandenen Blutmenge zusätzlich noch einmal 30–50% an Volumen hinzu addiert als Ersatz für den Verlust durch Tücher und Tupfer. Bei Knochenoperationen kann der im Sauger erscheinende Verlust nur einen kleinen Teil des tatsächlichen Verlustes ausachen. Blutverluste sind dann höchst alarmierend, wenn sie zu einem Blutdruckabfall unter 80 mmHg systolisch führen!

16.8.5 Besonderheiten der Lagerung und Narkoseeinleitung bei Patienten mit vollem Magen

(Ileus, eiliger Kaiserschnitt, Unfallpatienten, Peritonitis, Urämie)

Oberkörper in halbsitzender Stellung (etwa 30–40° erhöht) lagern. *Dicken Magenschlauch* legen und Mageninhalt gründlich absaugen. 3–5 min lang reinen Sauerstoff über die Maske *spontan atmen* lassen; auf gar keinen Fall den Patienten beatmen! Eine *Hilfsperson* muß mit dem Absaugschlauch (Sauger an!) bereitstehen. Narkose mit intravenösem Narkosemittel (am besten Epontol) beginnen oder mit einem Inhalationsnarkotikum (Sauerstoff-Lachgas-Halothan). Dabei den Patienten nicht in der Lagerung verändern und in Ruhe lassen. Den entblößten Oberkörper aufmerksam beobachten, ob sich durch Schaukelbewegungen im Oberbauch Erbrechen ankündigt. Succinylcholin spritzen, die Stimmritze sogleich mit dem Laryngoskop einstellen und sobald die Muskelerschlaffung ausreicht, intubieren. Falls bei der Intubation Mageninhalt hochsteigt, was besonders beim Ileus trotz vorheriger Magenentleerung leicht möglich ist, durch die Hilfsperson sofort den Kehlkopf des Patienten von außen gegen die Wirbelsäule drücken lassen (Versperren der Speiseröhre), schnell intubieren und die Tubusmanschette mit Luft sicher abblocken. Anschließend kann der Patient in die für die Operation gewünschte Lagerung gebracht werden. – Am Ende der Operation die Extubation (Herausziehen des Tubus aus der Trachea) erst dann vornehmen, wenn der Patient *wach* ist. Bei noch bestehender Narkose ist wegen der

fehlenden Schluck- und Hustenreflexe die Gefahr der Aspiration ebenso groß wie während der Einleitung.
Merke: Die Aspiration von Mageninhalt ist die häufigste Ursache für Todesfälle in Narkose!

16.9 Unterkühlung (Hypothermie) und sogenannter künstlicher Winterschlaf

Es hat sich gezeigt, daß die *Unterkühlung* des Patienten bei einigen Operationen, insbesondere bei solchen am Herzen und an den großen Gefäßen sowie in der Hirnchirurgie, große Vorteile bietet. Der auf Temperaturen von 32–29 °C unterkühlte menschliche Organismus zeigt eine Stoffwechselsenkung und damit eine Verminderung des Sauerstoffverbrauchs auf etwa 50% gegenüber dem Bedarf bei Normaltemperatur. Hierdurch ist eine länger anhaltende Abklemmung lebenswichtiger Arterien möglich, ohne daß es zu irreparablen Schäden kommt. Eine Unterkühlung erreicht man durch Kombination von bestimmten, das Zentralnervensystem stark beruhigenden Medikamenten mit äußeren Abkühlungsmaßnahmen, wie Anblasen mit kühler Luft, Umgeben mit kaltem Wasser, mit Eisbeuteln usw. oder durch direkte Abkühlung des Blutes, die bei Herzoperationen mit Hilfe der Herzlungenmaschine vorgenommen werden kann. Wichtig ist hierbei, daß die normalerweise bei Unterkühlung auftretenden Gegenregulationen des Organismus (wie z.B. Muskelzittern), die eine starke Erhöhung des Stoffwechsels und damit des Sauerstoffverbrauchs verursachen, auf medikamentösem Wege ausgeschaltet worden sind.

Der früher mit Medikamenten hervorgerufene *„Künstliche Winterschlaf"* führt nur bei gleichzeitiger Senkung der Körpertemperatur zu einer Reduzierung des Sauerstoffverbrauchs unter den Grundumsatz und entspricht dann der Unterkühlung.

17. Örtliche Betäubung – Lokalanästhesie

Die örtliche Betäubung bietet auch heute, da es möglich geworden ist, durch Zuhilfenahme von Relaxantien relativ oberflächliche, für den Patienten gut verträgliche Narkosen durchzuführen, immer noch Vorteile. Diese sind besonders bei dem Patientenkreis gegeben, der aufgrund seiner physiologischen Verhältnisse jede Art von Vollnarkosen schlecht verträgt. Hier sind vor allem alte Menschen und Patienten mit bestimmten Organerkrankungen, z. B. schweren Leberschäden, zu nennen. Die örtliche Betäubung hat auch den Vorteil, daß der Patient nicht unbedingt nüchtern zu sein braucht, was dann von Bedeutung sein kann, wenn sofort nach der Einweisung operiert werden muß.

Die Analgesie wird nach entsprechender Vorbereitung des Patienten durch Aufsprühen des Medikaments auf Haut bzw. Schleimhaut (Oberflächenanästhesie, Kälteanästhesie) oder durch Einspritzen in das Gewebe erzeugt. Durch Einspritzungen werden entweder die den Schmerz aufnehmenden peripheren Nervenendigungen betäubt (Infiltrationsanästhesie) oder die Nervenbahnen, die vom Ort des Schmerzes zum Gehirn ziehen, unterbrochen (Leitungsanästhesie, Spinalanästhesie).

17.1 Methoden der Lokalanästhesie

17.1.1 Kälteanästhesie

Sie ist die älteste Methode der örtlichen Betäubung. Man erreicht sie durch Aufspritzen von Chloräthyl auf die Haut, das infolge rascher Verdunstung eine starke Verdungstungskälte erzeugt, die zur Eisbildung und zum Gefrieren der Hautoberfläche führt. Die Haut wird dadurch unempfindlich. Da das Gefrieren der Haut jedoch ebenfalls sehr schmerzhaft ist und in „Vereisung" ohnehin nur Inzisionen (infolge der gebotenen Eile oft unzureichend) vorgenommen werden können und da heute weit bessere Möglichkeiten der Schmerzausschaltung zur Verfügung stehen, hat diese Methode in der Chirurgie keine Bedeutung mehr.

17.1.2 Oberflächenanästhesie der Schleimhäute

Sie findet vor allem in der Augenheilkunde, in der Zahnheilkunde, in der Hals-Nasen-Ohren-Heilkunde, in der Urologie und bei der endotrachealen Intubation (zur Anästhesie des Kehlkpfs) Verwendung. Lösungen von Kokain (4–10%ig), Pantocain (0,5–2%ig) oder Xylocain (1–4%ig) werden auf die Schleimhaut aufgesprüht. Diese wird schon nach kurzer Zeit völlig unempfindlich. In der Urologie wird die Lösung mit einer eigens dafür konstruierten Spritze in Harnröhre und Harnblase gebracht. In der Hals-Nasen-Ohren-Heilkunde, aber auch in der Zahnheilkunde wird die Oberflächenanästhesie der Schleimhaut oft als vorbereitende Betäubung für die anschließende Einspritzung von Lokalanästhesie-Mitteln in tiefere Gewebsschichten benutzt (z.B. bei Operationen der Gaumenmandeln und bei Zahnextraktionen).

17.1.3 Infiltrationsanästhesie

Das Operationsgebiet wird je nach Größe mit unterschiedlichen Mengen einer Lösung des betreffenden Lokalanästhetikums (Tabelle 1)

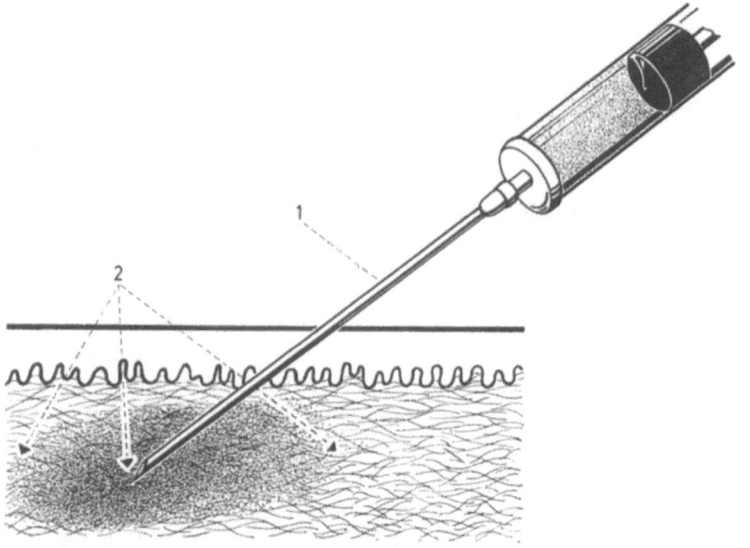

Abb. 96. Örtliche Betäubung: Infiltrationsanästhesie. 1. Injektionskanüle, 2. mit dem eingespritzten Lokalanästhetikum durchsetzter („infiltrierter") Weichteilbezirk

Tabelle 1

Name	Wirkungs-dauer	Übliche Konzentration für			Maximaldosis	
		Infiltrations-Anästhesie	Leitgs.-Anästhesie	Lumbal-Anästhesie	ohne Adrenalin	mit Adrenalin
Scandicain	2–4 Std	0,5–2%	0,5–2%	4%	0,3 g	0,5 g
Xylocain	2–4 Std	0,5–2%	0,5–2%	5%	0,3 g	0,5 g
Novocain	1 Std	0,5–2%	4%	–	0,5 g	1,0 g

infiltriert. Häufig wird der Lösung zur Senkung der Durchblutung Adrenalin in hoher Verdünnung zugesetzt. Die Infiltration erfolgt durch Einspritzen in das Gewebe des Operationsgebietes (Abb. 96), wozu bei größeren Bezirken lange Kanülen erforderlich sind. Die Einspritzung muß etwa 10 min vor Beginn der Operation erfolgen, damit bis dahin eine ausreichende Betäubung eingetreten ist.

17.1.4 Leitungsanästhesie

Hier wird die Schmerzleitung unterbrochen, indem das Betäubungsmittel in die Nähe der in das Operationsgebiet ziehenden Nervenbahnen gespritzt wird. Man nimmt häufig stärker konzentrierte Lösungen als zur Infiltrationsanästhesie (Tabelle 1); andererseits werden wesentlich kleinere Mengen benötigt. Die Leitungsanästhesie eignet sich besonders gut zu Operationen an den Gliedmaßen (z. B. Oberstsche Leitungsanästhesie in der Nähe der Fingergrundgelenke s. Abb. 97; Plexusanästhesie).

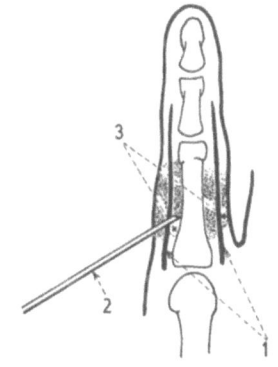

Abb. 97. Örtliche Betäubung: Leitungsanästhesie. 1. Fingernerven, 2. Injektionskanüle, 3. Infiltrierter Weichteilbezirk. Die in den Finger ziehenden Nerven werden an dieser Stelle durch das Lokalanästhetikum betäubt, die Schmerzleitung wird unterbrochen

Bei der Leitungsanästhesie an Fingern und Zehen darf dem Lokalanästhetikum kein Adrenalin zugesetzt werden, da seine gefäßverengende Wirkung hier zu schweren Durchblutungsstörungen mit nachfolgender Nekrose führen kann.

17.1.5 Spinalanästhesie (Lumbalanästhesie)

Hier werden kleine Mengen eines Lokalanästhetikums in den sogenannten Lumbalsack, genauer: in den Zwischenraum zwischen den beiden weichen Hirnhäuten des Rückenmarks, den sogenannten Subarachnoidalraum injiziert (Abb. 98). Der Lumbalsack ist mit der Hirnflüssigkeit, dem Liquor, gefüllt. Bei der Spinalanästhesie wird eine speziell für diesen Zweck konstruierte Nadel mit Mandrain unter streng sterilen Bedingungen (Hautdesinfektion, Abdecken mit sterilen Tüchern, sterile Handschuhe) in der Mittellinie zwischen den Dornfortsätzen des 2. und 3. Lendenwirbels, manchmal auch etwas höher oder tiefer, eingestochen. Die Nadel wird schräg nach oben vorgeschoben, bis die Nadelspitze die harte Hirnhaut des Rückenmarks, die Dura, durchdrungen hat und im Lumbalsack liegt, was nach Entfernen des Mandrains an dem herausträufelnden Liquor zu erkennen ist. Nun wird das Lokalanästhetikum

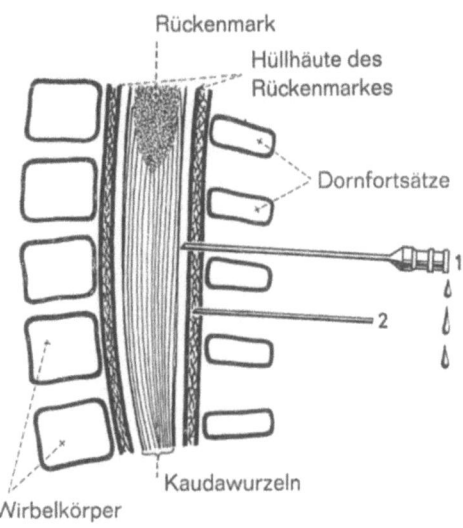

Abb. 98. Schematische Darstellung zur Lumbal- und Periduralanästhesie. 1. Die Spitze der Kanüle liegt im Lumbalsack, es tropft Liquor ab. 2. Die Spitze der Kanüle liegt im Periduralraum

injiziert. Zur Spinalanästhesie befindet sich der Patient in sitzender Stellung oder in Seitenlage.
Die richtige *Lagerung des Patienten* ist bei der Spinalanästhesie eine wichtige Voraussetzung für die Durchführung und das Gelingen. Der Rücken des Patienten muß gut gekrümmt sein, damit die Dornfortsätze weit voneinander entfernt und gut zu tasten sind („Kinn an die Binde", „Katzenbuckel machen", Knie anziehen). Von der Lagerung des Patienten hängt es auch ab, wie hoch das eingespritzte Anästhetikum entlang dem Rückenmark emporsteigen kann, und damit, bis zu welchen Nervenwurzeln die lähmende Wirkung des Anästhetikums reicht. Je tiefer Kopf und Oberkörper gelagert werden, desto höher kann das Lokalanästhetikum im Subarachnoidalraum emporsteigen. Der Kopf sollte aus Sicherheitsgründen stets höher als der übrige Körper liegen.
Komplikationen ergeben sich vor allem aus einer zu großen Ausdehnung des gelähmten Rückenmarksabschnittes, was durch Fehler bei der Lagerung des Patienten bedingt ist. Durch *Aufsteigen des Anästhetikums bis zum verlängerten Halsmark* können die dort lokalisierten Zentren betroffen und dadurch Atmung und Kreislauf gelähmt werden. Weiterhin kann es nach Injektion des Lokalanästhetikums zum *Kreislaufkollaps* kommen, und zwar infolge einer Erweiterung der Blutgefäße in der unteren Körperhälfte (Gefäßnervenlähmung); man begegnet dieser Kollapsneigung dadurch, daß man vor Beginn der Spinalanästhesie eine Infusion (am besten einen Plasmaexpander wie Haemaccel, Macrodex) verabreicht. Wegen der Gefahr des Blutdruckabfalls muß bei der Spinalanästhesie der Blutdruck in regelmäßigen Abständen gemessen werden. Eine weitere Komplikation kann schließlich die *bakterielle Infektion der Hirnhäute* (Meningitis) sein, die dann auftritt, wenn die Sterilität bei der Injektion nicht gewährleistet war.

17.1.6 Peridural-(Epidural-)Anästhesie

Hier gelten für Sterilität und Lagerung die gleichen Grundsätze wie bei der Spinalanästhesie. Das Anästhetikum wird jedoch mit einer bestimmten Technik *außerhalb der Dura* in den Wirbelkanal – in den sogenannten Periduralraum, in dem die aus dem Lumbalsack austretenden Nerven verlaufen – injiziert. Es besteht keine Verbindung zum Subarachnoidalraum und dementsprechend kann auch kein Liquor aus der Nadel abträufeln. Die Gefahr des Emporsteigens des Lokalanästhetikums besteht im Prinzip nicht, ist jedoch bei fehlerhafter Technik nicht ausgeschlossen.

17.2 Medikamente zur Lokalanästhesie

Die am häufigsten verwendeten Substanzen sind das Scandicain (Mepivacain), das Xylocain (Lidocain) und das Novocain (Procain). Wirkungsdauer, Anwendung und Dosierung sind der Tabelle 1 (S. 263) zu entnehmen. Kokain wird wegen der leicht auftretenden Vergiftungserscheinungen und Suchtgefahr nur noch selten, vorwiegend zur Schleimhautanästhesie benutzt (Kokainspray). – Der Zusatz von Adrenalin zum Lokalanästhetikum (verminderte Durchblutung, verlängerte Wirkung) erfolgt in einer Verdünnung von 1 : 100 000–1 : 200 000.

Beachte: Auch bei der Lokalanästhesie sollte die *Prämedikation* (wenigstens Atropin) niemals vergessen werden (Gefahr reflektorischer Störung von Atmung und Kreislauf auch hier gegeben!).

17.3 Zwischenfälle bei der Lokalanästhesie

17.3.1 Überdosierung

Hierbei kommt es einerseits zu einer Erregung des Zentralnervensystems und andererseits zu einer Verschlechterung des Kreislaufs. *Beachte:* Überdosierungssymptome können bereits bei kleinen Mengen Lokalanästhetikum auftreten, wenn dieses versehentlich direkt in die Blutbahn injiziert wird.

Klinische Zeichen: Der Patient wird unruhig, blaß, neigt zu Schweißausbrüchen, klagt über Kopfschmerz und Luftnot (manchmal wird er fälschlicherweise als „hysterisch" angesehen). Bei der Kontrolle des Kreislaufs fallen Pulsbeschleunigung und Blutdruckabfall auf. Schließlich treten Bewußtseinsstörungen, klonisch-tonische Krämpfe auf, und es kann zu Kreislauf- und Atemstillstand kommen.

Ärztliche Behandlung: Horizontallagerung des Patienten, bei Blutdruckabfall Hochlagern der Beine. Sauerstoffzufuhr. Bei Krampfanfällen werden *kleine* Barbituratmengen (z. B. 100–200 mg Trapanal) intravenös gegeben, um die zentrale Übererregbarkeit zu dämpfen. Um einen schweren Blutdruckabfall zu beherrschen, werden Plasmaexpander zur Auffüllung des Kreislaufs und blutdruckhebende Mittel (Akrinor, Effortil, Vasoxine oder andere) gegeben. Bei Atemlähmung ist sofortige Intubation und Sauerstoffbeatmung, bei Kreislaufstillstand sofortige äußere Herzmassage (s. S. 9) erforderlich. Zentral erregende Mittel (Analeptika – z. B. Cardiazol, Coramin, Lobelin, Micoren) sind kontraindiziert.

17.3.2 Überempfindlichkeit (Allergie) gegen das Lokalanästhetikum

Überempfindlichkeitsreaktionen sind selten und reichen von harmlosen Erscheinungen (Hautausschlag, urticarielles Exanthem) bis zu lebensbedrohlichen Reaktionen (Krampf der Stimmritze und der Bronchien = Laryngo- und Bronchospasmus; Kreislaufversagen = Anaphylaktischer Schock). Die Therapie entspricht der bei anderen allergischen Reaktionen.

17.3.3 Überempfindlichkeit gegen Adrenalin im Lokalanästhetikum

Die *klinischen Anzeichen* dieser Komplikation sind denen einer Überdosierung des Lokalanästhetikums selbst in manchem ähnlich. Auch hier wird der Patient unruhig, klagt über Luftnot und Engegefühl in der Brust (pektanginöse Beschwerden) und hat einen beschleunigten Puls. Im Unterschied dazu zeigt der Patient jedoch keine blasse, sondern eine gerötete Hautfarbe, und der Blutdruck ist gesteigert.

Ärztliche Behandlung: Beruhigungsmittel; gegen die pektanginösen Beschwerden kann Nitrolingual verabreicht werden.

17.3.4 Zwischenfälle bei der Spinal- und der Periduralanästhesie

S. 264, 265.

18. Normaler postoperativer Verlauf, Nachbehandlung und Pflege des Patienten

Die Tage nach einer Operation bzw. der „normale postoperative Verlauf" werden beim Patienten durch zwei Phasen bestimmt:
1. Überwindung der unmittelbaren Folgen des operativen Eingriffs (Blutverlust, Operationsschock, Narkose usw.).
2. Normalisierung seiner durch die Operation gestörten oder unterbrochenen Funktionen.

Beim Wiederaufwachen aus der Narkose empfindet der Operierte in zunehmendem Maße den *Wundschmerz,* der nach manchen operativen Eingriffen, z. B. Operationen im Oberbauch, Knochenoperationen u. a., besonders heftig sein kann. Starke Schmerzen sind nicht nur quälend für den Patienten, sondern wirken sich auf den Allgemeinzustand und den ohnehin belasteten Kreislauf nachteilig aus. Die *Schmerzbekämpfung* ist daher in den ersten Stunden und Tagen nach der Operation von großer Wichtigkeit. Sie wird in der Regel mit Injektionen von schmerzstillenden Medikamenten durchgeführt, da Tabletten und Tropfen noch nicht verabreicht werden können. Am stärksten wirksam sind die sogenannten Opiate (Morphin, Dolantin, Polamidon und andere), die neben ihrer schmerzstillenden gleichzeitig eine beruhigende Wirkung haben; sie können bei zu hoher Dosierung die Atmung lähmen! Wegen der Gefahr der Gewöhnung werden Opiate meist nur während der ersten 2–3 Tage verordnet. Eine sehr gute schmerzstillende Wirkung, die an die der Opiate heranreicht, besitzen Dromoran, Fortral und Valoron N. Auch Kombinationen mit Spasmolytika haben oft einen guten schmerzstillenden Effekt. Die Verordnung der schmerzstillenden Mittel (Analgetika) erfolgt unter Berücksichtigung von Alter und Allgemeinzustand des Patienten durch den Arzt.

Die *Herz- und Kreislauftätigkeit* wird durch Medikamente, die den Herzmuskel stärken (Strophantin i.v., Lanicor, Novodigal, Cordabromin-Digoxin) und durch Kreislaufmittel (Effortil, Akrinor, Novadral und andere) unterstützt. Wieviel, wie oft und wie lange man diese gibt, hängt vom Einzelfall (Alter, Zustand, Art und Schwere der Operation) ab. Die meisten Kreislaufmittel können sowohl intravenös als auch subcutan gespritzt oder in Dauertropfinfusionen verabreicht werden. *Intraoperative Blutverluste* sollten bereits im Operationssaal ausgeglichen sein. Falls es postoperativ zu stärkeren Blutungen kommt, muß weiter transfundiert werden. Da Schwester und Pfleger postoperativ den engsten Kontakt zum Patienten haben, werden sie häufig als erste etwaige Nachblutungen beobachten und den Stationsarzt darauf hinweisen. Jeder Arzt wird ihre Aufmerksamkeit zu schätzen wissen. Bei größeren Operationen werden dem Patienten gewöhnlich postoperativ intravenöse Infusionen gegeben; falls notwendig, werden sie auch in den folgenden Tagen beibehalten (siehe Infusionstherapie S. 313).

Patienten, bei denen eine *Infektion* nach der Operation noch nicht als beherrscht gelten kann oder bei denen eitrige Erkrankungen bestehen, deren Fortschreiten auch nach der Operation befürchtet werden muß, erhalten Antibiotika zur Behandlung oder Vorbeugung. Welche antibiotischen Mittel gegeben werden, richtet sich vor allem nach der Art der Erreger sowie nach Schwere, Ausdehnung und Lokalisation der Infektion. Man hat die Möglichkeit, mit Hilfe von Abstrichen, die aus der infizierten Körperregion gewonnen werden, eine Resistenzbestimmung der Krankheitserreger gegenüber den verschiedenen Antibiotika vornehmen zu lassen, so daß der Arzt das am besten wirksame Mittel verordnen kann. Infizierte Wunden und örtliche eitrige Entzündungen werden bei der Operation gewöhnlich drainiert, damit der Eiter nach außen abfließen kann; dazu wird ein Gummi-Drain in die Wundhöhle gelegt. Drainierte Wunden machen wegen des reichlichen Wundsekrets häufigere Verbandwechsel erforderlich. Der Drain wird in Abständen von einigen Tagen zentimeterweise aus der Wunde herausgezogen und gekürzt, damit die Wundhöhle aus der Tiefe heraus zuheilen kann.

Der frischoperierte, insbesondere der an den Bauchorganen operierte Patient klagt nach dem Erwachen aus der Narkose und während der nächsten Tage meistens über heftiges *Durstgefühl*. Zwar kann es durch die heute übliche Verabreichung von Infusionen wesentlich gemildert werden, ist aber manchmal so stark, daß auch beherrschte Patienten entgegen dem wichtigen Gebot nichts zu trinken, mit allen Mitteln versuchen, Flüssigkeit zu sich zu nehmen. Da aber größere Flüssigkeitsmengen, die der Patient jetzt trinken würde, in dem noch nicht normal funktionierenden Magen als „Teich" stehen bleiben, wäre die Gefahr einer Aussackung und völligen Erschlaffung des Magens (Magenatonie) gegeben. Besonders nach Operationen am Verdauungssystem kann die Nichteinhaltung des Trink- und Eßverbots zu lebensbedrohlichen Komplikationen führen. Zur Linderung des Durstgefühls feuchtet man postoperativ zunächst die Lippen hin und wieder mit Borglyzerin o.ä. an. Am 1. Tag nach der

Operation kann nach den meisten Eingriffen schlückchenweise Tee aus der Schnabeltasse gegeben werden, auf keinen Fall aber gärende Obstsäfte! Am 2. postoperativen Tag kann man in der Regel etwas großzügiger werden, doch bleibt man am besten zunächst bei gebundenen Flüssigkeiten (Suppe). Im übrigen hat hier jedes Krankenhaus seine eigene Methode.

Ein außerordentlich wichtiges Problem ist die Wiederaufnahme der *Blasentätigkeit*. Gewöhnlich können Operierte am Abend des Operationstages erstmals wieder Wasser lassen. Ist ihnen dies nicht möglich, so kann man sie – zumal bei starkem Harndrang – katheterisieren. Oft gelingt es aber schon durch Ablenkung des Patienten den anfänglichen Krampf des Blasenschließmuskels zu lösen. Das Geräusch fließenden Wassers, das Eintauchen der Hände in warmes Wasser, unter Umständen auch eine Spritze Doryl, leisten hier gute Dienste. Nicht selten gibt es Kranke, die im Liegen kein Wasser lassen können, während sie die Blase entleeren können, wenn sie auf den Nachtstuhl gesetzt werden; ab wann der Patient aufgesetzt werden darf, bestimmt der Arzt.

Von noch größerer Bedeutung ist die Wiederaufnahme der *Darmtätigkeit*, besonders nach Bauchoperationen. Die Operation, insbesondere die Eröffnung der Bauchhöhle, führt zunächst immer zu einer Ruhigstellung des Darmes. Erst am Tag nach der Operation setzen die Darmbewegungen wieder ein, aber sie sind noch ungeordnet und unregelmäßig, so daß der Patient im Bauch ein Kneifen verspüren kann. Winde, die nicht spontan abgelassen werden und starke Beschwerden machen können, finden häufig durch Einführen eines Darmrohres ihren natürlichen Weg. Im Normalfall haben sich spätestens am 2.–3. postoperativen Tag die Darmbewegungen wieder eingespielt; der Patient bekommt den ersten Stuhlgang. Mit dem meist am Abend des 2. oder am Morgen des 3. Tages gegebenen Einlauf erleichtert man die Entleerung des vielfach in den unteren Darmabschnitten etwas eingedickten Stuhles. Hat das Abführen funktioniert, so fühlt sich der Patient erleichtert und wesentlich wohler; das Spannungsgefühl in dem zuvor etwas geblähten Leib ist verschwunden, der Wundschmerz nach Bauchoperationen läßt deutlich nach. Auch die nach der Operation leicht angestiegenen Temperaturen (meist Werte bei 38 °C) und die etwas erhöhte Pulsfrequenz fallen wieder auf die Normalwerte (Temperatur 37 °C, Puls bei 70–80/min). Der Patient hat die gefährlichste und, soweit es sein Krankheitsgefühl betrifft, unangenehmste Phase nach der Operation überstanden. Wenn die Wunde primär heilt, ist hinsichtlich der unmittelbaren Operationsfolgen keine besondere Behandlung mehr erforderlich.

Es hat sich gezeigt, daß ein *frühzeitiges Aufstehenlassen* für die Verhütung von bestimmten postoperativen Komplikationen (Lungenentzündung, Thrombosen, Lungenembolie) von großer Wichtigkeit ist. Hier sind die Meinungen der Ärzte ziemlich ungeteilt, wenngleich im einzelnen hinsichtlich des Zeitpunktes und der Art des Vorgehens unterschiedliche Auffassungen bestehen. Zugleich wird dem Patienten durch frühzeitiges Aufstehenlassen das Gefühl vermittelt, daß es nach glücklich überstandener Operation wieder aufwärts geht – ein nicht zu unterschätzender psychischer Faktor. In jedem Falle ist es aber zweckmäßig, schon am 1. Tag nach der Operation mit *Atemübungen und Bettgymnastik* zu beginnen, besonders bei Patienten, bei denen frühzeitiges Aufstehen nicht durchführbar ist.

Bei Patienten, die längere Zeit liegen müssen, kann es, besonders wenn sie die Rückenlage einhalten, leicht zum *Wundliegen* (Dekubitus) kommen. Er entsteht durch länger anhaltenden Druck der Unterlage, der zu Durchblutungs- und Ernährungsstörungen der Haut führt. Besonders gefährdet sind alle Körperteile, bei denen die Haut ohne dickeres Weichteilpolster zwischen Knochen und Unterlage gelegen ist (Steißbeingegend, Fersen, Schulterblätter). Durch Lagewechsel, häufiges Abreiben mit Franzbranntwein, sorgfältige Hautpflege, Luft- oder Wasserkissen läßt sich die Entstehung eines Dekubitus weitgehend verhindern. Ist es zu Dekubitus gekommen, so empfiehlt sich neben der Entlastung des betreffenden Hautbezirks sein Abdecken mit Zinkpaste oder ähnlichen Präparaten.

19. Die häufigsten postoperativen Komplikationen

19.1 Störungen der Herz- und Kreislauftätigkeit

Postoperative Komplikationen von seiten des Herzens und des Kreislaufs sind bei Kindern und Menschen in jüngeren Lebensjahren selten. Sie werden vor allem im *Alter* beobachtet und sind die Folge mangelnder Kraftreserven oder ungenügender Kompensationsmöglichkeiten eines Kreislaufsystems, das oft schon vor der Operation Veränderungen aufwies, ohne daß dies klinisch in Erscheinung trat. Hier seien z. B. die arteriosklerotischen Wandveränderungen der Gehirngefäße erwähnt. Bei solchen Kranken können infolge unzureichender Durchblutung des Gehirns nach der Operation Verwirrtheitszustände auftreten. In ungünstigen Fällen kann es trotz aller Behandlungsmaßnahmen bei ständiger Verschlechterung der Kreislauftätigkeit zum Tode kommen. Auch die *Konstitution* des Patienten spielt eine große Rolle. Kurz gebaute, fette Patienten sind für postoperative Kreislaufstörungen viel anfälliger als schlanke Patienten.

Wenn die Patienten postoperativ mehr oder weniger ansprechbar auf Station gebracht werden, so ist zu beachten, daß die intraoperativ verabreichten Narkosemittel erst nach Stunden den Körper vollständig verlassen und sich daher noch über längere Zeit auf den Kreislauf des Frischoperierten klinisch auswirken können. Deshalb sind zur Beurteilung der Herz- und Kreislaufverhältnisse, auch wenn deren Zustand von der Voruntersuchung her bekannt ist, *nach der Operation regelmäßige Kontrollen von Puls und Blutdruck* erforderlich. Da sich größere Blutverluste während der Operation (z. B. bei Knochenoperationen) manchmal schwer abschätzen lassen, sollen nach allen größeren Operationen *Hämatokrit und Hämoglobin* möglichst bald bestimmt werden. Aus dem Grad einer evtl. festgestellten Anämie kann die Notwendigkeit einer Bluttransfusion abgeschätzt werden. Sind Hb, Hkt, Puls und Blutdruck jedoch zunächst normal und kommt es im Verlauf der postoperativen Beobachtung zu einem plötzlichen oder allmählichen Pulsanstieg und einem gleichzeitigen Blutdruckabfall, so ist dies ein Zeichen von Volumenmangel. Wenn die Haut des Patienten kühl und feucht und sein Aussehen blaß ist, besteht

Verdacht auf eine *Nachblutung,* und der Stationsarzt sollte von den veränderten Kreislaufverhältnissen schnellstens unterrichtet werden. Störungen der Herztätigkeit können sich durch Unregelmäßigkeiten in der Schlagfolge (Rhythmusstörungen) bemerkbar machen. Diese *Rhythmusstörungen* können medikamentös behandelt werden, jedoch ist für ihre exakte Diagnose und für eine gezielte Therapie die Aufnahme eines Elektrokardiogramms (EKG) erforderlich.

Ärztliche Behandlung: Zur Behandlung postoperativ auftretender Herzmuskelschwäche oder sonstiger Störungen der Herztätigkeit eignen sich vor allem Digitalis-Präparate (z.B. Novodigal, Lanicor, Cordabromin-Digoxin) und Strophantin. Letzteres wird vor allem dann gewählt, wenn man eine rasche Wirkung erreichen will. Bei schnellem Puls und gleichzeitigen Rhythmusstörungen wird in den meisten Fällen ein Digitalispräparat gegeben. Die Entscheidung trifft der Arzt.
– Die Behandlung der postoperativen Kreislaufschwäche kann die Auffüllung eines nur noch mangelhaft gefüllten Gefäßsystems oder die Kräftigung des Gefäßsystems zum Ziel haben. Ersteres erreicht man mit Infusionen, die gleichzeitig dazu benutzt werden können, dem Kranken als Dauertropfinfusion die notwendigen Medikamente zuzuführen. Zur Kräftigung des Gefäßsystems stehen uns eine Vielzahl von Kreislaufmitteln zur Verfügung, die gewisse Unterschiede in Stärke und Art ihrer Wirkung aufweisen (Akrinor, Effortil, Peripherin, Novadral, Vasoxine und andere). Daneben gibt es Kreislaufmittel mit länger anhaltender Wirkung (z.B. Depot-Novadral, Depot-Effortil). Erwähnt sei, daß auch Nebennierenrinden-Präparate eine kreislaufstabilisierende Wirkung haben können (z.B. Solu-Decortin, Ultracorten), doch finden sie nur in besonderen Notfällen Anwendung.

19.2 Störungen der Atmung

(s. S. 302; Intensivpflege)

19.3 Lungenentzündung (Pneumonie)

Gegenüber der echten infektiösen Lungenentzündung unterscheidet sich die postoperative Lungenentzündung vor allem dadurch, daß sie zu Kreislaufstörungen, die primär postoperativ auftreten können, in enger Beziehung steht. Bei schlechten Kreislaufverhältnissen und Versagen der Herzkraft vermag das Herz das Blut nicht mehr oder nur noch ungenügend aus den tiefstgelegenen Körperteilen, d.h. bei bettlägerigen Patienten aus den tiefsten Lungenabschnitten weiterzubefördern, so daß das Blut dort in den Gefäßen, der Schwerkraft folgend, liegenbleibt. Zusätzlich sammelt sich in den tiefsten Lungenabschnitten Sekret an, das von den Bronchialdrüsen abgegeben und von gesunden Patienten normalerweise abgehustet wird. Die abhängigen Lungenpartien können somit blutreich, mit gestautem Sekret gefüllt und luftarm sein; sie bieten dann einen günstigen Nährboden für Krankheitserreger, die sich hier bald ansiedeln und die eigentliche Lungenentzündung hervorrufen. Zwerchfellhochstand infolge eines geblähten Leibes kann diesen Zustand ebenfalls begünstigen. Aus diesen Gründen muß es das Bestreben der postoperativen Behandlung sein, solche Blut- und Sekretstauungen erst gar nicht aufkommen zu lassen. Vielmehr muß rechtzeitig dafür gesorgt werden, daß Herz und Kreislauf normal funktionieren und die Lungen gut belüftet sind. Um ersteres zu erreichen, wird der Herzmuskel bereits vor der Operation gekräftigt und – falls erforderlich – der Kreislauf gestützt. Diese Behandlung wird bei gefährdeten Patienten auch postoperativ fortgesetzt (S. 207, 273). Die Voraussetzung für eine bestmögliche Belüftung der Lungen schafft man, indem man die Patienten auffordert, regelmäßig und kräftig durchzuatmen und abzuhusten. Dieses so wichtige Abhusten ist wegen des damit verbundenen Wundschmerzes oft gar nicht so leicht zu erreichen. Neben der Verabreichung von Schmerzmitteln kann man es den Patienten leichter machen, indem man ihnen rät, während des Hustenstoßes mit den Händen flach auf die Wunde zu drücken und so den Schmerz zu mildern. Die Atmung kann durch Injektion von Kampferpräparaten gefördert werden. Eine bessere Lösung des oft zähen Bronchialschleims und damit ein leichteres Abhusten erreicht man mit der Inhalation von ätherischen Ölen. In vielen Kliniken werden regelmäßige Atemübungen durch Krankengymnastinnen mit gutem Erfolg vorgenommen. Es ist zweckmäßig, einem Patienten bereits vor der Operation zu sagen, weshalb es für ihn so wichtig ist, gut durchzuatmen und abzuhusten; er wird dann mehr Verständnis zeigen und besser mithelfen. Um schließlich dem *Zwerchfellhochstand* bei geblähtem Leib zu begegnen, muß für den Abgang der Winde gesorgt werden, was durch das Legen eines Darmrohres gefördert werden kann. Außerdem sollte rechtzeitig abgeführt werden.

Aus den oben angeführten Ursachen für die Entstehung der postoperativen Lungenentzündung kann abgeleitet werden, welche Patienten postoperativ besonders gefährdet sind. Es sind dies schwerkranke Patienten, die bei schlechten Kreislaufverhältnissen nicht mehr die Kraft besitzen, tief durchzuatmen und abzuhusten, und natürlich auch somnolente und bewußtlose Kranke. Besonders gefährdet sind auch alte und fettleibige Patienten, da gerade sie dazu neigen, nicht richtig durchzuatmen und sich in den ersten Tagen nach der Operation nur wenig zu bewegen.

19.4 Thrombose und Thrombophlebitis

Für die Entstehung von Thrombosen (Blutgerinnung in Venen) sind nach unseren heutigen Erkenntnissen drei Bedingungen von wesentlicher Bedeutung:

1. Gefäßveränderungen
2. Schlechte Kreislauf- und Strömungsverhältnisse in den venösen Blutbahnen
3. Veränderungen in der Gerinnungsfähigkeit des Blutes.

Gefäßveränderungen bei jungen Menschen sind selten. Mit fortschreitendem Alter nehmen sie erheblich zu. Während früher in den Gefäßschäden die Hauptursache für die Thrombenentstehung gesehen wurde, erkennt man heute den schlechten Kreislauf- und Strömungsverhältnissen des Blutes, insbesondere aber den postoperativ auftretenden Veränderungen der Blutgerinnung entscheidende Bedeutung zu. Ungünstige Verhältnisse der venösen Blutstrombahn liegen z. B. in Krampfadern vor, da hier das Blut aus den engen Gefäßen der Peripherie plötzlich in die oft sackartig erweiterten Abschnitte gelangt und dort langsamer fließt. Unebenheiten der veränderten Gefäßinnenwände fördern ein Hängenbleiben fester Blutbestandteile. An diesen hängengebliebenen Teilchen werden unter dem Einfluß von Gerinnungsstoffen neue Blutkörperchen angelagert, und so entsteht das Blutgerinnsel, der Thrombus. Daß dieser Vorgang vor allem bei älteren Menschen auftritt, ist verständlich. Warum aber gerade nach Operationen? Nach jeder Operation werden in der Wunde Zerfallsstoffe freigesetzt, die in die Blutbahn gelangen. Durch sie wird gemeinsam mit dem Calcium des Blutes das im Blut vorhandene Prothrombin in Thrombin umgewandelt. Thrombin wiederum führt einen Teil des im Blut befindlichen gelösten Fibrinogens (ein Eiweiß) in fädiges, festes Fibrin über. Letzteres bringt Blutplättchen und andere Blutkörperchen zum Verklumpen. Dieser Vorgang spielt sich vor allem in Venen mit geringer Blutströmung, z. B. in den Venen des kleinen Beckens und der Beine ab. Geht dieser Prozeß sehr intensiv vor sich und kommen die oben unter 1 und 2 erwähnten Umstände hinzu, so steigt die Gefahr der Thromboseentstehung sprunghaft an. Neben alten Menschen sind auch fettleibige Patienten gefährdet. Operationen unterhalb des Zwerchfells sind mit erhöhter Thrombosegefahr verbunden, vor allem Operationen an den im Unterbauch gelegenen Organen. Meist tritt die Thrombose in den unteren Extremitäten und in den Venengeflechten des kleinen Beckens auf. Während sie in den Beinen frühzeitig in Erscheinung tritt, kann sie in den Beckenvenen völlig unbemerkt bleiben. Sie äußert sich hier allenfalls in einer venösen Abflußstauung mit Schwellung eines oder beider Beine, während es bei Thrombose der Beinvenen selbst zu schmerzhafter Anschwellung der betreffenden Stelle, meist in der Wadengegend oder an der Innenseite des Oberschenkels (entsprechend dem Verlauf der großen Venen) kommt. Kommen hier entzündliche Erscheinungen hinzu – man spricht dann von Thrombophlebitis – so wird die Haut gerötet, und es tritt Fieber auf. Vielfach tastet man dann, wenn es sich um eine Thrombophlebitis in oberflächlichen Venen handelt, schmerzhafte derbe Knoten oder Stränge.

Ärztliche Behandlung: Besserung von Kreislauftätigkeit (Kreislaufmittel) und venöser Durchblutung. Wichtigste Maßnahmen sind zunächst absolute Bettruhe sowie Senkung des Prothrombinspiegels durch gerinnungshemmende Substanzen (Marcumar, Liquemin) bei fortlaufender Kontrolle des Prothrombinspiegels mit dem sogenannten Quicktest. Dabei soll der Quickwert auf etwa 20% erniedrigt gehalten werden; bei niedrigeren Werten besteht Blutungsgefahr. Thrombosen der Beine behandelt man örtlich mit Hochlagern des Beins auf Braunscher Schiene, feuchten Verbänden und mit Hirudoid- oder Thrombophob-Salbe u.a., die jene gerinnungshemmenden Substanzen enthalten, die Blutegel in ihre Saugwunden bringen. Ist das akute Stadium vorbei, so legt man dem Patienten vor dem ersten Aufstehen einen festen Verband (Zinkleim, Elastoplast) an. Der Verband soll etwa 3 Wochen liegen bleiben. Danach ist noch für längere Zeit ein allmorgendliches Umwickeln mit elastischen Binden zweckmäßig.

Von besonderer Wichtigkeit ist jedoch die Thromboseprophylaxe. Man verabfolgt zu diesem Zweck bereits vor der Operation eine subcutane Injektion, z.B. von Calciparin oder Heparin-Dihydergot. Diese Injektionen werden postoperativ täglich so lange fortgesetzt, bis die Bettlägerigkeit des Patienten gänzlich beendet ist, mindestens jedoch 7–10 Tage. Bei Patienten mit Krampfadern der Beine legt man vor der Operation elastische Wickel oder elastische Strümpfe an. Auf die Bedeutung des frühzeitigen Aufstehens nach Operationen zur Vorbeugung gegen postoperative Thrombosen und Embolien wurde bereits aus S. 270 hingewiesen.

19.5 Lungeninfarkt und Lungenembolie

Löst sich in einem thrombosierten Blutgefäß ein Thrombus (Gerinnsel) los und gerät in das strömende Blut, so wird aus dem zuvor festsitzenden Thrombus ein „Embolus", der über die Hohlvene zum rechten Herzen befördert wird und von da über die Lungenschlagader (Pulmonalarterie) in die Lunge gelangt. Der weitere Ablauf hängt von der Größe des Embolus ab. Ist er klein, d.h. im allgemeinen kommt er aus einer kleineren Vene, so wird er bis in die Peripherie der Lungenarterien vordringen und erst dort ein Gefäß verstopfen. Es ist dann zu einem *Lungeninfarkt* gekommen. Stammt der Embolus jedoch aus einer großen Vene, so ist er meist groß, bis daumendick; er wird unter Umständen bereits in der ersten großen Aufzweigung der Lungenarterie hängenbleiben und schlagartig die Durchblutung eines ganzen Lungenflügels ausschalten. Dieses Ereignis bezeichnet man als *Lungenembolie* im engeren Sinne, bei besonders dramatischem Ablauf auch als massive oder fulminante (blitzartige) Lungenembolie, die fast immer tödlich endet. – Embolien treten meist zwischen dem 7. und 14. Tag nach der Operation auf.

Klinisches Bild: Bei der Embolie kleinerer und mittlerer Lungenarterien (Infarkt) kommt es plötzlich zu heftigen stechenden Schmerzen in der betroffenen Brustseite, begleitet von Atemnot, blaß-kühler Haut und oberflächlichem Puls (Blutdruckabfall). Der Arzt stellt bei der Ausschaltung eines größeren Lungenbereichs eine Dämpfung über dem betroffenen Gebiet fest, die anfangs jedoch auch fehlen kann. Im Röntgenbild sieht man, entsprechend dem ausgefallenen Gefäßgebiet, eine dreieckige Verschattung in der Peripherie der Lunge mit der Basis zur Thoraxwand hin. Kommt es zum Aushusten von blutigem Sputum, so ist dies ein sicherer Beweis dafür, daß es sich um eine Embolie mit jetzt bestehendem Infarkt gehandelt hat. Manchmal geht der Infarkt in den folgenden Tagen infolge Einwanderung von Bakterien in den nicht durchbluteten Lungenbezirk in eine Infarktpneumonie – eine Lungenentzündung auf dem Boden des Infarkts – über.

Bei der Embolie der großen Lungengefäße, der sogenannten (fulminanten) Lungenembolie, ist der Ablauf hochdramatisch. Gewöhnlich bricht der Patient beim Aufstehen, oft morgens beim Waschen, blitzartig zusammen. Ist er nicht sofort tot, so ist er doch meist fast pulslos oder der Puls ist sehr schnell und oberflächlich; die Atmung ist so flach, daß sie kaum wahrnehmbar ist. Die Pupillen sind mittelweit bis weit, die Haut ist blaß, kalt und schweißig.

Ärztliche Behandlung: Sofortige Verabreichung von Sauerstoff! Bei schwerem Kreislaufkollaps Gabe von Kreislaufmitteln und Cortison, Verabfolgung von antispastischen Mitteln (z. B. Eupaverin, Euphyllin, Papaverin) zur Lösung der begleitenden Gefäßkrämpfe. Bei nicht zu schlechten Kreislaufverhältnissen sofortige Verabreichung von starken Analgetika (z. B. Morphin, Dolantin), die durch die Beseitigung der Schmerzen ein besseres Durchatmen ermöglichen und den Patienten beruhigen. Langfristig muß eine Behandlung mit gerinnungshemmenden Mitteln (Liquemin, Marcumar) eingeleitet werden.
Der Vollständigkeit halber soll erwähnt werden, daß es verschiedentlich gelungen ist, den Embolus durch sofortige Eröffnung des Brustkorbes und der Lungenschlagader zu entfernen und den Patienten dadurch zu retten (Trendelenburgsche Operation); sie ist jedoch nur innerhalb einer ganz kurzen Zeitspanne nach Eintritt der Embolie durchführbar (Wiederbelebungszeit etwa 4 min) und wird daher schon aus technischen Gründen nur selten in Frage kommen.
Vorbeugungsmaßnahmen s. S. 270, 276.

19.6 Störungen der Magen- und Darmtätigkeit

In den Stunden nach der Operation tritt mitunter *Erbrechen* auf, das noch als Folge der Narkose anzusehen ist. Besonders häufig ist dies nach Äther-Narkosen der Fall, selten wenn andere Inhalationsnarkotika, z. B. Lachgas, Halothan, verwendet wurden. Die Art der Narkoseverabreichung allein ist allerdings nicht maßgebend. Auch nach Narkosen, bei denen das Narkotikum injiziert wurde, wird Erbrechen beobachtet. Eine Behandlung ist meist nicht erforderlich, doch sollte man solche Patienten keinesfalls am Operationstag trinken lassen. Am Tag nach der Operation ist der Brechreiz gewöhnlich von selbst abgeklungen.

Wesentlich ernster zu beurteilen ist das Erbrechen, welches nach Bauchoperationen um den 3.–4. Tag auftreten kann. Hier muß man an eine beginnende *Magenlähmung (Magenatonie)* denken. Diese Patienten haben gewöhnlich ein „haloniertes" Aussehen (auffallend tiefliegende, von Schatten umgebene Augen) sowie eine trockene, mitunter etwas borkige oder klebrige Zunge. Vielfach klagen sie, trotz ausreichender Flüssigkeitszufuhr, über starkes Durstgefühl.

Ärztliche Behandlung: Zunächst sofortiges Einführen eines Magenschlauches oder einer Duodenalsonde (Abb. 99). Dies geschieht am besten durch die Nase, da die Sonde dann, falls sie liegengelassen werden soll, keinen Brechreiz erzeugt. Läßt sich aus der Sonde nur etwas Magensaft absaugen, so kann sie wieder entfernt werden. Befinden sich jedoch im Magen große Mengen an Flüssigkeit (unter Umständen gallig gefärbt), so ist der Magen vollständig zu entleeren und die Sonde liegen zu lassen. Der Mageninhalt sollte in regelmäßigen Abständen abgezogen werden, oder es wird ein Dauersog an die Sonde angelegt. Gleichzeitig verabfolgt man

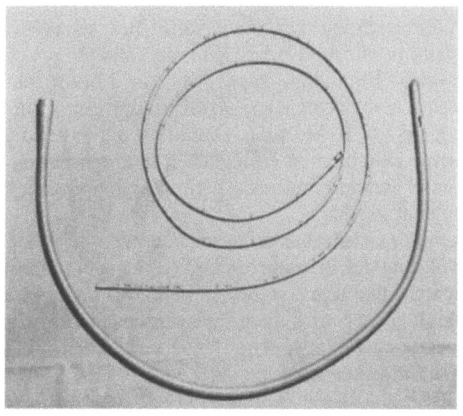

Abb. 99. Duodenalsonde und Magenschlauch. Die auf der Sonde im Abstand von 5 cm angebrachten Striche zeigen beim Einführen der Sonde die Länge des bereits eingeführten Stückes an

peristaltikanregende Medikamente (Prostigmin, Bepanthen oder Mestinon in einer Dauertropfinfusion).

Die Magenatonie ist nach Eingriffen in der Bauchhöhle immer als sehr bedrohliche Komplikation anzusehen. Möglichst frühzeitig einsetzende Gegenmaßnahmen sind die Voraussetzung für den Erfolg der Behandlung darauf sei ganz besonders hingewiesen!
Bei Patienten, bei denen aus der Duodenalsonde Dünndarminhalt abgezogen wird oder die sogar *Darminhalt erbrechen,* besteht Verdacht auf ein in tieferen Darmabschnitten gelegenes Hindernis. Dieses muß durchaus nicht ein mechanisches Hindernis sein, ein gelähmter Darmteil wirkt in gleicher Weise, da der Darminhalt nur bis zu dem gelähmten Abschnitt (wegen der hier fehlenden Peristaltik) aber nicht darüber hinaus transportiert wird. Der Darminhalt staut sich schließlich bis in den Magen zurück, aus dem er durch Erbrechen entleert wird. Dies kann sogar mit Dickdarminhalt geschehen; es kommt zum Koterbrechen (wird auch als Miserere bezeichnet). Die *postoperative Darmlähmung* (paralytischer Ileus) erstreckt sich meist sehr schnell auf den ganzen Darm. Der Leib ist dann stark gebläht, der Abgang von Stuhl und Winden bleibt aus. Näheren Aufschluß darüber, ob es sich um eine echte Darmlähmung handelt oder um ein mechanisches Hindernis, gibt das Abhören der Darmgeräusche, die bei der Darmlähmung fehlen, bei mechanischen Hindernissen aber in der Regel gesteigert sind. Bei der Röntgenaufnahme des Bauches im Stehen findet man sog. Spiegelbildung (s. Abb. 122, S. 387) in den Darmschlingen.

Ärztliche Behandlung: Neben sofortigem Legen einer Magensonde und eines Darmrohres zusätzlich Verabreichung von hochprozentiger Kochsalzlösung intravenös, von peristaltikanregenden Medikamenten (Prostigmin) und von Kreislaufmitteln, am besten in Dauertropfinfusionen. Zusätzliche Maßnahmen sind die Anwendung des Lichtkastens zur intensiven Wärmung des Bauches und wiederholte Hebe-Senk-Einläufe (einfache Einläufe sind meist erfolglos). Der nach Bauchoperationen auftretende paralytische Ileus ist immer eine lebensbedrohliche Komplikation, die, wenn es nicht kurzfristig gelingt, sie zu beseitigen, oft in kurzer Zeit durch Überschwemmung des Organismus mit giftigen Stoffwechselprodukten aus dem Darminhalt (Intoxikation) zum Tode führt. An manchen Krankenhäusern ist das Anlegen einer Dünndarmfistel eine therapeutische Maßnahme; man versucht von hier aus den Darminhalt abzuleiten.

Gelegentlich kommt es nach Bauchoperationen zum *Aufstoßen* (Singultus), das meist völlig harmlos ist und schnell vorübergeht. Manchmal kann es aber auch hartnäckig sein und die durch die Operation ohnehin schon geschwächten Kranken sehr plagen. Es ist auf krampfartiges Zusammenziehen der Zwerchfellmuskulatur infolge eines Reizzustandes im Bauchraum zurückzuführen. Die Behandlung besteht zunächst in der Verabreichung von Medikamenten, die einen dämpfenden Einfluß auf die Psyche des Patienten ausüben, Psyquil oder Valium haben sich z. B. hierfür bewährt. Hilft dies nicht, so sollte eine Magensonde gelegt und der Mageninhalt abgesaugt werden.

19.7 Das akute Nierenversagen

Nicht nur nach operativen Eingriffen an den Nieren selbst oder an den ableitenden Harnwegen, sondern nach allen größeren Operationen kann es vorkommen, daß die Nieren ihre Tätigkeit einschränken oder gar einstellen. Man bezeichnet ein Absinken der Tagesurinmenge unter 500 ccm als *Oligurie;* bei einer Urinausscheidung von weniger als 100 ccm in 24 Std spricht man von *Anurie.* Ursache kann ein zu starker Blutdruckabfall während der Operation sein, der zu einer Mangeldurchblutung des Nierengewebes geführt hat, von der sich die Nieren nicht oder nur sehr langsam erholen. Die Grenze für das Zustandekommen einer Nierenschädigung durch Blutdruckabfall liegt bei Werten unter 70 mm Hg systolisch. Eine Ursache für eine schwere Nierenfunktionsstörung kann auch in der Anwesenheit von Substanzen im Blut liegen, die die Urinausscheidung blockieren (z. B. freies Hämoglobin; Myoglobin nach schweren Muskelquetschungen). Folge der Oligurie bzw. der Anurie ist das Zurückbleiben von sogenannten „harnpflichtigen" Stoffen im Körper, das heißt von Substanzen, die der Organismus nur über den Urin ausscheiden kann, z. B. die stickstoffhaltigen Abbauprodukte des Eiweißes. Bleibt die Nierenfunktionsstörung bestehen, so kommt es zu einer zunehmenden Vergiftung des Organismus mit diesen Stoffen, zur *Urämie.* Zur Vermeidung bzw. zur frühzeitigen Erkennung dieser gefährlichen Komplikation ist es wichtig, die täglich ausgeschiedenen Urinmengen zu kontrollieren, vor allem nach größeren Operationen. Im allgemeinen kommt die Urinproduktion nach der Operation sofort wieder in Gang. Scheidet der Patient nicht aus, so muß man zunächst an eine postoperativ gar nicht so seltene *Blasenentleerungsstörung* denken. Liegt sie vor, so wird man sie meist medikamentös (z. B. mit Doryl) beheben können. Bleibt der Erfolg aus, so muß die Blase katheterisiert werden, allein schon, um den Verdacht auf eine Nierenfunktionsstörung zu klären.
Hat sich der Verdacht auf ein Nierenversagen bestätigt und gelingt es nicht, die Urinausscheidung in Gang zu bringen, so kommt es neben der zunehmenden Ansammlung der harnpflichtigen Stoffe, die sich im

Anstieg des sogenannten Rest-N[1] (Abbauprodukte des Eiweißes, Normalwert 28–40 mg%) anzeigt, zu Störungen im Wasser- und Elektrolythaushalt. Der Patient wird zunehmend schläfrig und benommen, seine Zunge wird trocken; Kopfschmerzen, Schwindelgefühl, Erbrechen, Lähmung der Magen- und Darmtätigkeit kommen hinzu. Oft erst nach mehreren Tagen tritt schließlich bei tiefer Bewußtlosigkeit (urämisches Koma) der Tod ein.

Ärztliche Behandlung: Voraussetzung für eine effektive Behandlung der Niereninsuffiziens sind die Normalisierung des Blutdrucks und die Herstellung normaler Wasser- und Elektrolytverhältnisse im Organismus. Die Oligurie versucht man zunächst medikamentös durch die Gabe von harntreibenden Medikamenten (Diuretika, z.B. Lasix) und durch die intravenöse Verabreichung von hochprozentigen, diuretisch wirkenden Lösungen (20%iges Mannit, 40%iges Sorbit) zu beseitigen. Zur Verbesserung der Nierendurchblutung kann zusätzlich Euphyllin gegeben werden. Sind diese Maßnahmen erfolglos und ist es bereits zur Anurie gekommen, so muß die Flüssigkeitszufuhr energisch beschränkt werden, damit es nicht zur Überwässerung des Organismus mit Wasseransammlung in Lungen und Gehirn kommt (Lungenödem, Hirnödem). Die Ernährung sollte eiweißfrei sein (neuerdings auch eine spezielle eiweißarme Diät), der Kalorienbedarf sollte nach Möglichkeit mit Kohlenhydraten (40%ige Traubenzucker-Infusion) und Fett gedeckt werden. In schweren Fällen muß, falls die technischen Möglichkeiten zur Verfügung stehen, eine Behandlung mit der sogenannten „künstlichen Niere" durchgeführt werden.

19.8 Die Entzündung der Ohrspeicheldrüse (Parotitis)

Gelegentlich kommt es nach Operationen, häufig zwischen dem 2. und 5. postoperativen Tag, zu einer Entzündung der Ohrspeicheldrüse (Parotitis). Sie tritt vorwiegend bei Patienten mit schlechtem Allgemeinzustand und bei älteren Menschen auf. Die Ursache liegt im Eindringen von Bakterien in einen der in die Mundhöhle mündenden Ausführungsgänge der Ohrspeicheldrüsen, was normalerweise durch den ständig fließenden Speichel verhindert wird. Die eingedrungenen Erreger rufen im Drüsengewebe die – häufig eitrige – Entzündung hervor. Es kommt zu einer, der Mumps ähnlichen, jedoch wenigstens zu Anfang einseitigen starken Anschwellung des Drüsengewebes (das Ohrläppchen ist dabei abgehoben). Hohe Temperaturen begleiten die Entzündung oft. Diese postoperative Komplikation war früher sehr gefürchtet und führte häufig zum Tode. Sie kann heute meistens beherrscht bzw. vermieden werden.

---

1 Rest-N (Rest-Stickstoff) = Menge des Stickstoffs, die aus dem Blutserum nach Entfernung der Eiweißstoffe noch gewonnen werden kann

Die Vorbeugung besteht in sorgfältiger Mundpflege, um so das Wuchern von Bakterien in der trockenen Mundhöhle möglichst einzuschränken. Die Speichelsekretion muß durch Kaugummi, saure Bonbons und ähnliches nach Möglichkeit angeregt werden, eine Maßnahme, die auch bei bereits aufgetretener Entzündung von Nutzen ist.

Ärztliche Behandlung: Verabreichung hoher Dosen von Breitband-Antibiotika. Die örtliche Behandlung erfolgt mit Rotlichtbestrahlung, Enelbin-Packungen und Watteverbänden sowie durch Spülungen des Mundes, z. B. mit Hexoral. Kommt es zur Bildung eines Abszesses, so muß ein solcher eröffnet werden.

19.9 Der postoperative Verlauf bei Zuckerkranken

Wenn die Zuckerkrankheit (Diabetes mellitus) auch seit der Entdeckung des Insulins ihren akut lebensbedrohlichen Charakter verloren hat, so bildet sie doch immer bei Operationen eine zusätzliche Gefahr für den Patienten. Die schlechte Durchblutung des Gewebes und die Neigung zu Eiterungen, die für den Diabetiker charakteristisch sind, führen postoperativ zu Störungen der Wundheilung. Dazu kommt die anscheinend wechselseitige Beeinflussung von Wunde und Zuckerkrankheit: Wunden heilen besser, wenn der Blutzuckerspiegel in normalen Grenzen gehalten wird; umgekehrt können die Belastung durch die Operation bzw. die postoperative Entstehung eines Abszesses oder einer sonstigen Wundheilungsstörung den Blutzucker ansteigen lassen.
Wegen der Neigung zum Kreislaufkollaps ist bei Diabetikern eine gute Kreislaufüberwachung und bei Bedarf die rechtzeitige Anwendung von Kreislaufmitteln wichtig. Die größte Gefährdung des Diabetikers nach Operationen besteht jedoch in der völligen Entgleisung des Stoffwechsels mit nachfolgendem *diabetischem Koma,* das eine lebensgefährliche Komplikation ist. Häufig kann ein drohendes Koma an folgenden charakteristischen Symptomen erkannt werden: Zunehmender Durst, Übelkeit, Erbrechen, Hinfälligkeit, manchmal heftige Leibschmerzen. Schließlich kommt es zur Bewußtlosigkeit (= Koma), bei der sich eine tiefe Atmung, die sogenannte Kußmaulsche Atmung einstellt. Der Blutdruck ist niedrig, der Puls beschleunigt, die Haut ist trocken und gerötet. Eine Kontrolle des Blutzuckers zeigt einen Anstieg auf ein mehrfaches der Norm. Als Folge des gestörten Zucker- und Fettstoffwechsels sammeln sich saure Stoffwechselprodukte (Acetessigsäure, Aceton u. a.) im Blut an, das heißt, es kommt zur metabolischen Acidose (S. 304). Das Vorhandensein von Aceton ist manchmal deutlich am charakteristischen Geruch der Aus-

atmungsluft zu erkennen. Im Urin lassen sich ebenfalls Aceton und Acetessigsäure nachweisen.

Ärztliche Behandlung: Sofortige Verabreichung von Insulin (Altinsulin wegen der besseren Dosierbarkeit) und ausreichende Zufuhr von Infusionen mit Elektrolyten (besonders Kalium); zum Ausgleich der Acidose wird Natriumbicarbonat und/oder Trispuffer (THAM) intravenös gegeben.

Wird Insulin in zu hoher Dosierung verabreicht, so kommt es zum *hypoglykämischen Schock,* einer Komplikation durch die Therapie, mit der stets gerechnet werden muß. Der Patient wird psychisch erregt, häufig hat er Heißhunger. Es kommt zu Herzklopfen, Schweißausbruch, Schwindelgefühl. Dieser Zustand kann in eine Bewußtlosigkeit übergehen, bei der auch Krämpfe auftreten. Für die Behandlung ist höchste Eile geboten; sie besteht in der Verabreichung von Zucker, wenn möglich auf normalem Wege (per os), sonst intravenös.

Der Blutzuckerspiegel des Diabetikers muß vor der Operation nach Möglichkeit auf normale Werte eingestellt werden, wenn die Gefahr der geschilderten Komplikationen auf ein Minimum reduziert werden soll. Diese Einstellung erfolgt am besten mit Alt-Insulin anstelle von Depot-Insulin, mit dem insulinbedürftige Diabetiker in der Regel eingestellt sind. Nach der Operation sind laufend Blutzuckerkontrollen erforderlich, zunächst mehrmals täglich, später einmal täglich. Manchmal kann nach der Operation eine gänzliche Neueinstellung des Diabetes notwendig sein; sie erfolgt, wie alle übrigen Maßnahmen, nach den Richtlinien der Diabetesbehandlung.

Merke: Patienten, die scheinbar stoffwechselgesund sind, können eine klinisch nicht manifeste Störung der Insulinproduktion haben (sogenannter latenter Diabetes), der unter den Belastungen der Operation entgleist. Also auch bei scheinbar stoffwechselgesunden Patienten beim Auftreten entsprechender Symptome an eine diabetische Komplikation denken!

19.10 Die Nachblutung

Nachblutungen sind bei exakt ausgeführten Operationen glücklicherweise ein seltenes Ereignis. Wenn sie jedoch auftreten, können sie in kürzester Zeit eine lebensbedrohliche Situation hervorrufen. Äußerste Wachsamkeit, die genaue Kenntnis der klinischen Zeichen und die Fähigkeit, schnell zu handeln, sind deshalb für diejenigen, die den Patienten betreuen, eine unerläßliche Voraussetzung.

Ursache der Blutung ist meist eine aufgegangene oder abgerutschte Unterbindung, mit der bei der Operation ein Blutgefäß verschlossen worden war. Ist das Blutgefäß beim Lösen der Unterbindung noch nicht durch einen genügend festen Thrombus verschlossen, so beginnt es zu bluten. Mitunter kann die Ursache einer Nachblutung aber auch darin liegen, daß eröffnete Blutgefäße während der Operation nicht bluten, weil der Blutdruck erniedrigt ist; sie werden daher beim Unterbinden übersehen und beginnen postoperativ zu bluten, wenn der Blutdruck sich normalisiert.

Störungen der Gerinnungsfähigkeit des Blutes sind eine weitere wichtige Ursache postoperativer Nachblutungen, sie können vielerlei Ursachen haben. Ausgedehnte operative Eingriffe, bei denen bestimmte Gewebsfaktoren in die Blutbahn gelangen, können von einer Gerinnungsfähigkeit des Blutes gefolgt sein (sogenannte Verbrauchskoagulopathie). Weiter besteht bei bestimmten Erkrankungen, so z. B. bei Gelbsucht (Ikterus) manchmal eine erhöhte Blutungsneigung infolge einer Verminderung bestimmter Gerinnungsfaktoren im Blut. Schließlich ist bei Patienten mit angeborenen Gerinnungsstörungen (z. B. Blutern) schon bei kleinen Eingriffen mit Nachblutungen – oft in schwerer Form – zu rechnen.

Die Erkennung einer Nachblutung ist dann einfach, wenn das Blut aus der Wunde nach außen gelangt. Schwer zu erkennen und oft schon deshalb bedrohlicher sind Nachblutungen nach innen, in die großen Körperhöhlen oder in die Hohlorgane. Hier sind die klinischen Zeichen manchmal stürmisch, aber von Schock- oder Kollapszuständen anderer Ursache anfangs schlecht abzugrenzen. Patienten mit Nachblutungen werden plötzlich blaß, ihre Stirn wird kühl und schweißbedeckt. Der Puls wird klein und schnell, oft tritt Übelkeit auf und manchmal wird über Atemnot geklagt. Zur Klärung des Verdachtes auf eine Nachblutung ist die sofortige Hämoglobin- und Hämatokritbestimmung erforderlich!

Ärztliche Behandlung: Anlegen einer Blutkonserve; sie dient nicht nur als Blutersatz, sondern hat – wenn es sich um eine Frischblutkonserve handelt – auch eine blutstillende Wirkung. Daneben werden blutstillende Medikamente (z. B. Tachostyptan, Reptilase, Clauden oder evtl. Epsilon-amino-capronsäure) verabreicht. Zur Behandlung der eigentlichen Nachblutungsquelle können an von außen zugänglichen Körperstellen Tamponanden mit blutstillender Gaze durchgeführt werden. Diese Maßnahme ist jedoch nur bei Nachblutung aus kleinen Blutgefäßen, insbesondere aus venösen Blutgefäßen, wirkungsvoll. Handelt es sich bei der Blutungsquelle um eine spritzende Arterie, so bleibt meist nichts anderes übrig, als die Blutungsquelle freizulegen und das Gefäß zu unterbinden. Inwieweit eine größere Nachoperation zur Beseitigung der Nachblutung durchgeführt werden muß, hat der Chirurg zu entscheiden. Beim Verdacht auf eine Gerinnungsstörung kann in größeren Krankenhäusern mit eigenem „Gerinnungslabor" ein Gerinnungsstatus gemacht und die Störung ggf. durch die Analyse der einzelnen Gerinnungsfaktoren ermittelt werden. Dies erlaubt oft die erfolgreiche Therapie der Blutungsneigung durch Ersatz des fehlenden oder gestörten Faktors. Konzentrierte Gerinnungsfaktoren sind z. b. in folgenden Präparaten enthalten: Cohn-Fraktion, PPSB, Konyne.

19.11 Postoperative Infektionen

Die häufigste postoperative infektiöse Störung ist die *Wundeiterung*. Ihre Ursache liegt in erster Linie im Einschleppen von Eitererregern in die Wunde während der Operation, was allerdings bei strenger Einhaltung des Asepsis im Operationssaal weitgehend vermieden werden kann. Bei Operationen eitriger Erkrankungen (z. B. eitrige Appendizitis) oder bei Eingriffen mit Eröffnung des Magen-Darmtraktes läßt sich oft eine erhöhte Infektionsgefährdung der Wunde nicht vermeiden. Gelegentlich heilen auch Fäden, insbesondere nicht resorbierbares Nahtmaterial, nicht reizlos ein, und es kommt zu Fadenfisteln.

Ärztliche Behandlung: Eröffnung der Wunde, Ablassen des Eiters und Wunddrainage. Bei Fadenfisteln müssen die Fäden, welche die Ursache der Fadenfistel sind, entfernt werden.

Wesentlich schwerwiegender ist eine Infektion, die sich in der Tiefe abspielt, besonders die *Infektion der großen Körperhöhlen*. Infektionen der Schädelhöhle s. S. 325, Infektionen der Brusthöhle s. S. 343. Die Infektion der Bauchhöhle kann sich örtlich begrenzt auf die Bildung eines Abszesses beschränken. Sie kann sich aber auch zur allgemeinen Bauchfellentzündung, der sogenannten diffusen Peritonitis (S. 368) entwickeln. Beim Abszeß in der Bauchhöhle wird das Befinden des Patienten in der Regel – abgesehen von starken Schmerzen im betreffenden Abschnitt des Bauches und Fieber von ca. 39 °C – nur mäßig beeinträchtigt. Die Zunge bleibt meist feucht, und der Puls entspricht der Höhe des Fiebers. Bei der Untersuchung findet sich neben starkem Durckschmerz eine mehr oder weniger ausgeprägte, aber örtlich begrenzte Abwehrspannung der Bauchdecken. Mitunter entsteht im Bereich der Entzündung eine leichte Vorwölbung oder man tastet in der Tiefe einen Widerstand (Resistenz), der normalerweise hier nicht vorhanden ist. Allerdings können sich Abszesse in der Bauchhöhle an Stellen bilden, an denen sie sich der äußeren klinischen Untersuchung entziehen (z. B. Abszesse zwischen Leber und Zwerchfell). Man kann dann nur indirekt, aus dem Allgemeinbefinden, der Schmerzlokalisation und dem Fieber, auf ihr Vorhandensein schließen. Die Röntgenuntersuchung leistet hier wertvolle zusätzliche Hilfe.

Die *diffuse Peritonitis* ist im Unterschied zum örtlichen Abszeß immer ein schweres, akut lebensbedrohliches Krankheitsbild. Die Patienten fühlen sich schwer krank, sind auffallend geschwächt, häufig benommen und sehr unruhig. Die Zunge ist trocken, oft rissig, es besteht starkes Durstgefühl. Der Leib ist anfangs meist hart gespannt und äußerst druckempfindlich. Später, mit zunehmender Darmlähmung, wird er gebläht und aufgetrieben. Darmgeräusche sind nicht wahrnehmbar, und der Abgang von Winden und Stuhl bleibt stets aus. Es bestehen hohe Temperaturen, der Puls ist klein und schnell. Durch Austritt großer Flüssigkeitsmengen aus dem Gewebe in die Bauchhöhle, der außerdem zum Verlust von Eiweiß und Kochsalz aus Blut und Geweben führt, droht der Patient auszutrocknen. Eine Folgeerscheinung des Flüssigkeitsverlustes und der Bakterientoxine ist neben Kreislaufstörungen eine Funktionsschädigung der Nieren, die bis zur Anurie reichen kann.

Ärztliche Behandlung: Der lokale Abszeß kann zunächst mit Antibiotika und Eisblase konservativ behandelt werden, meist wird aber seine Eröffnung und Drainage notwendig. Bei der diffusen Peritonitis müssen Infusionen (Elektrolyt- und Eiweißlösungen) mit hohen Dosen von Breitbandantibiotika, gegebenenfalls Bluttransfusionen verabreicht werden. Nötig ist außerdem eine intensive Behandlung mit Kreislaufmitteln, weil es durch das Eindringen von Bakteriengiften in die Blutbahn zu schweren toxischen Kreislaufschädigungen kommt. Durch Operation wird – wenn möglich – die Infektionsquelle beseitigt und der Eiter mit Drainagen abgeleitet. Todesursache ist meist der Kreislaufzusammenbruch, wenn es nicht gelingt, die Infektion zu beherrschen und den Darm wieder in Gang zu bringen (s. unter Darmlähmung S. 279, 369). Wichtig ist eine dauernde Entleerung des Mageninhaltes mit Hilfe einer Magensonde. Häufig wird auch ein Dauersog an eine bis in den Dünndarm vorgeschobene Sonde angeschlossen (z. B. Miller-Abbot-Sonde).

20. Intensivpflege

Sind bei einem Patienten lebenswichtige Grundfunktionen, nämlich Herz-Kreislauf-System, Atmung, Niere, Gehirn oder Stoffwechsel bedrohlich gestört, so werden eine ständige Überwachung und eine intensive, auf die rasche Aufhebung der Störungen gezielte Therapie notwendig. Da der hierzu erforderliche große personelle und apparative Aufwand von einer Allgemeinstation nicht aufgebracht werden kann, ist man in mittleren und großen Krankenhäusern dazu übergegangen, spezielle Intensivstationen einzurichten. An mittelgroßen Krankenhäusern mit operativ tätigen Fachgebieten werden häufig auf diesen Stationen auch solche Patienten postoperativ überwacht, bei denen größere Eingriffe mit zu erwartenden oder bereits vorhandenen Komplikationen vorgenommen wurden; Frischoperierten- und Intensivbehandlungs-Station sind hier miteinander kombiniert.

Folgende Krankheitsbilder kommen für eine Intensivbehandlung in Betracht:

Insuffizienz der Atmung;
Schockzustände (z. B. nach schweren Unfällen oder Verbrennungen, nach Herzinfarkt oder Lungenembolie);
tiefe Bewußtlosigkeit (z. B. nach Schädelhirntraumen, nach Hirnoperationen, nach Schlaganfall, bei akuten Stoffwechselentgleisungen wie diabetisches Koma u. a., bei Vergiftungen);
akute Niereninsuffizienz;
postoperative Komplikationen, wie Magendarmatonie, Peritonitis, Blutungen einschließlich Gerinnungsstörungen, u. a.,
wiederbelebte Patienten (nach Herz-Kreislauf-Stillstand, Atemstillstand);
Wundstarrkrampf (Tetanus);
Herzoperationen.

Die Intensivpflege fordert von Schwestern und Pflegern spezielle Kenntnisse, die in der heute üblichen Krankenpflegeausbildung in der Regel nicht vermittelt werden können. Das Pflegepersonal muß daher in der besonderen individuellen und apparativen Überwachung geschult sein, es sollte in der Lage sein, bei plötzlich auftretendem Kreislaufstillstand diesen zu erkennen und bis zum Eintreffen des Arztes erste Wiederbelebungsmaßnahmen durchzuführen (Beatmung mit O_2-Maske, evtl. Intubation, externe Herzmassage). Pfleger und Schwestern sollten eine genaue Kenntnis der Wirkungen und Gefahren der in der Intensivtherapie notwendigen medikamentösen und Infusionsbehandlung haben. Somit reichen die in der Intensivtherapie vom Pflegepersonal zu bewältigenden Aufgaben manchmal nahe an den Bereich ärztlicher Tätigkeiten heran. Natürlich bleiben die Anordnung und Dosierung von Medikamenten in der Hand des Arztes, doch basiert die Effektivität einer Intensivstation wesentlich auf dem aktiven, verantwortungsbewußten und aufmerksamen Pflegepersonal. Im folgenden werden einige Grundzüge der Intensivpflege abgehandelt.

20.1 Infektionsprophylaxe

Durch *besondere räumliche Anordnung* wird die Intensivstation gegenüber dem übrigen Kliniksbereich abgegrenzt und von jedem Durchgangsverkehr ausgeschlossen. Ein Schleusensystem mit *Umkleidemöglichkeit* (anlegen von Schutzkleidung und von Schuhen, die nur auf der Intensivstation getragen werden bzw. von Einmal-Plastikschuhen, Kopfbedeckung) dient dem hygienischen Schutz. Besteht für die Intensivstation keine Schleuse, so kann zumindest an Ein- und Ausgang eine „*chemische Barriere*" angelegt werden: Ein saugfähiger, mit einer stark desinfizierend wirkenden Lösung getränkter Nylonteppich dient zur Ausschaltung der Keimverschleppung durch die Schuhsohlen. Um die Luftkeime in den Räumen zu reduzieren, ist die Anwendung einer *Ultraviolett-Bestrahlung* möglich. Wegen der Gefahr des Einschleppens von Erregern ist der Besuch von Angehörigen der Intensivpflege-Patienten auf der Station nicht gestattet, eine Maßnahme, die verständlicherweise menschliche Probleme aufwerfen kann. Nur in Ausnahmefällen und erst auf ausdrückliche ärztliche Erlaubnis hin kann das *Besuchsverbot* aufgehoben werden.
Als weitere Maßnahmen zur Infektionsprophylaxe sind zu beachten: *Gründliche Händedesinfektion* (Seife reicht nicht aus, zusätzlich chemische Desinfizienten, z.B. Rapidosept, Baktosept, Satinasept, H-5-Händedesinfiziens; werden chemische Desinfektionsmittel nicht vertragen, so müssen *Einmalhandschuhe* benutzt werden). Bei septischen Patienten sind Einmalhandschuhe obligatorisch. Die Bedienung der Waschgelegenheiten muß mit Fuß oder Ellenbogen möglich sein. Grundsätzlich sollten nur *Einmalhandtücher* benutzt werden. Einmalgeräte aus Kunststoff (z.B. Spritzen, Infusionsbestecke, Absaug- und Urin-Katheter) sind ein guter

Schutz gegen Infektionsübertragung und sollten deshalb auf Intensivstationen ausschließlich benutzt werden. Allerdings ist ihre Anwendung mit hohen Kosten verbunden, und sie sollten deshalb nicht gedankenlos verschwendet werden. Selbstverständlich müssen Instrumente und Instrumentenbehälter sowie Inhalations- und Beatmungsgeräte regelmäßig sterilisiert oder desinfiziert werden. Das sterile Abpacken von mehreren kleinen Instrumentenbehältern und Verbandmaterialkästchen hat sich bewährt. Bei beatmeten Patienten empfiehlt es sich, in regelmäßigen Zeitabständen *Abstriche* von der Trachea (Luftröhre) bzw. vom Endobronchialsekret (Schleim, der aus den tieferen Lungenabschnitten gewonnen wird) zu machen und in ein bakteriologisches Institut einzuschicken, um sie auf Krankheitserreger und deren Antibiotikaresistenz untersuchen zu lassen. Um das zu untersuchende Sekret steril (Handschuhe!) aufnehmen zu können, kann man einen steril abgepackten Sekretauffangbehälter aus Kunststoff benutzen. Sekrete und Abstriche aus anderen Körperregionen können ebenfalls auf Anweisung des Arztes zur *Testung auf Erreger und Antibiotikaresistenz* gewonnen und eingeschickt werden. Jedes Zimmer mit allen technischen Einrichtungen ist einer *regelmäßigen vierteljährlichen Desinfektion* zu unterziehen (desgleichen möglichst nach jedem Todesfall). Filter von Klimaanlagen müssen regelmäßig überprüft werden, da sich in ihnen Bakterien ansammeln können. Luftbefeuchter und Inhalationsgeräte sind regelmäßig zu desinfizieren. Nach jedem Patientenwechsel müssen Bett und Matratze sorgfältig gereinigt und desinfiziert werden.
Jeder Mitarbeiter auf einer Intensivstation sollte zur Beachtung der hygienischen Maßnahmen stets folgende Problematik vor Augen haben: Es handelt sich bei der Intensivpflegestation um eine Konzentration schwerstkranker Patienten, die entweder bereits von schweren bakteriellen Infektionen betroffen sind oder infolge ihrer Erkrankung eine auf ein Minimum herabgesetzte Resistenz besitzen und damit hochgradig infektionsgefährdet sind. Deshalb sind bei der Intensivpflege besonders hohe Anforderungen an die Sauberkeit zur Vermeidung von Infektionsübertragungen zu stellen. Mit Hilfe von Antibiotika können zwar Infektionserreger gezielt bekämpft werden, doch wird dieser Kampf aussichtslos, wenn die Keime Resistenzen entwickeln! Deshalb: Jeder Handgriff muß unter dem Gesichtspunkt der Infektionsprophylaxe durchgeführt werden.

20.2 Allgemeine pflegerische Maßnahmen

Um das Wundwerden der Patienten zu verhindern, sollten schwer aufliegende oder stark schwitzende Körperstellen gepudert werden!

Moltexunterlagen sind besonders zu empfehlen, da sie auch Flüssigkeiten gut aufnehmen und bei Verschmutzung leicht erneuert werden können. Besondere Aufmerksamkeit ist der *Lagerung der Patienten* zuzuwenden. Bei Rückenlage sollten die Knie leicht gebeugt (Rolle unter die Knie) und der Oberkörper etwas erhöht sein. Um die Ausbidlung eines Spitzfußes zu verhindern, sollte ein Bettkasten am Fußende so angebracht werden, daß jede Fußsohle in ihrer ganzen Fläche ein Widerlager findet. Als zusätzliche Maßnahmen zur Vorbeugung gegen Dekubitalgeschwüre, die sich besonders bei längerer Intensivbehandlung leicht ausbilden können, werden *Wasserbetten* oder *Antidekubitusmatratzen* benutzt (bei letzteren werden verschiedene Schlauchsysteme wechselweise mit Luft gefüllt und entleert). Kranke, die nur eine unzureichende Eigenbeweglichkeit im Bett aufweisen, sollten nach Möglichkeit alle 2 Stunden umgelagert werden: beginnend mit einer Seite, anschließend Rückenlage, danach die andere Seite, usw.

Motorisch unruhige Patienten werden mit besonderen *Arm- und Beinmanschetten* fixiert. Derartige Manschetten eignen sich auch gut zur Ruhigstellung von Armen, bei denen venöse Zugänge zur Infusionstherapie angelegt werden. Bei der Benutzung von Schienen zur Ruhigstellung muß darauf geachtet werden, daß eine gute Polsterung vorhanden ist und daß keine Strangulationen auftreten. Mit ansprechbaren Patienten sollten mindestens 1–2mal täglich aktive *Atmungs- und Bewegungsübungen* vorgenommen werden.

20.2.1 Pflegerische Besonderheiten bei bewußtlosen oder künstlich beatmeten Patienten

Nicht intubierte Patienten müssen regelmäßig alle 2 Std unter Umgehung der Rückenlage wechselweise *seitlich gelagert* werden (s. Abb. 2 u. 3 stabile Seitenlagerung eines Bewußtlosen). Um die Hornhaut der Augen bei fehlendem Lidschluß vor Austrocknung zu schützen, sollte mehrmals täglich eine neutrale *Augensalbe* (z. B. Bepanthen-Augensalbe) appliziert werden. Die *Mundpflege* ist mit besonderer Aufmerksamkeit vorzunehmen, da Krusten, die sich hier ansammeln, einen besonders guten Nährboden für Bakterien darstellen. Die Reinigung des Mundes kann mit Watteträgern vorgenommen werden, die mit Hexoral, Kamillosan, oder mit anderen Mitteln getränkt sind. Ein für jeden Patienten gesondert zusammengestelltes und neben seinem Bett befindliches Kästchen für die Augen-, Mund- und Nasenpflege, welches Salbe, Watteträger, Mulltupfer, Mullkompressen sowie Mundpflegemittel enthält, hat sich gut bewährt.

Künstlich beatmete Patienten sollte in regelmäßigen Zeitabständen sorgfältig mit weichem Absaugkatheter abgesaugt werden (bei zähem Bronchialschleim Verabreichung von 3–5 ml steriler Kochsalzlösung oder auch von Natriumbicarbonat-Lösung zur Bronchialtoilette). Zum Abschluß empfiehlt es sich, mit einem Atembeutel (z. B. Pendelsystem oder Ambu-Beutel) die Lunge des Patienten zu blähen.

20.2.2 Psychische Betreuung der Intensiv-Pflege-Patienten

Bei der allgemeinen Hektik und der Notwendigkeit der apparativen Überwachung besteht für das Pflegepersonal wie für die Ärzte die Gefahr, daß in dem Patienten nicht mehr der Mensch mit seiner Individualität gesehen wird, sondern, daß er wie eine Sache behandelt und besprochen wird. Der Schwerkranke bedarf jedoch einer besonderen psychischen Führung. Dadurch, daß das Pflegepersonal zeitlich und räumlich einen besonders engen Kontakt zu dem Patienten hat, besitzt es die Möglichkeit, einen beruhigenden Einfluß auszuüben, dem Patienten immer wieder Mut zuzusprechen, seine Ängste zu zerstreuen, ihn zur aktiven Mitarbeit aufzufordern, kleine Wünsche (wie Befeuchten der Lippen, Kühlung der Stirn) zu erfüllen, u. dgl.

Diese Möglichkeiten der Einflußnahme, die sich auf die Genesung beschleunigend auswirken, sollten sich Pfleger und Schwestern stets vor Augen halten und als Faktor in die Therapie miteinbeziehen. Man sollte sich nicht dadurch entmutigen lassen, daß wegen der Schwere der Erkrankungen die Sterblichkeit auf der Intensivstation gegenüber der Allgemeinstation immer relativ hoch sein wird – eine Tatsache, die andererseits auch zu starken psychischen Belastungen des Pflegepersonals führt.

20.3 Allgemeine Patientenüberwachung

Eine ordnungsmäßige Intensivpflege erfordert höchste Aufmerksamkeit, da sich der Zustand des schwerkranken Patienten in kürzester Zeit verändern kann und bei zu spätem Erkennen einer Notsituation möglicherweise jede Hilfe zu spät kommt. Voraussetzung für eine genaue Verlaufskontrolle ist eine *exakte Protokollführung* bei jedem Patienten. Es werden folgende Werte gemessen und protokolliert:

1. Blutdruck
2. Puls

3. Temperatur
4. Atemfrequenz (bei beatmeten Patienten auch Atemminutenvolumen)
5. Urinausscheidung
6. Blutverlust
7. Flüssigkeitsverluste aus Magen- bzw. Duodenalsonden
8. Zentraler Venendruck.

20.3.1 Blutdruck

Die unblutige Methode der Blutdruckmessung nach Riva Rocci erfolgt mit Hilfe einer Blutdruckmanschette, die am Oberarm eng angelegt, befestigt und anschließend mittels eines Gummiballes aufgeblasen wird. An dem zugehörigen Manometer kann der Anstieg des ausgeübten Druckes abgelesen werden. Man pumpt bis über den zu erwartenden Blutdruckwert auf. Nun wird bei der *auskultatorischen Methode* ein Stethoskop in der Ellenbeuge aufgesetzt, und zwar über dem Verlauf der dort befindlichen Arterie (etwa 2 Querfinger nach innen und oben von der Mitte der Ellenbeuge) und der Druck in der Manschette mit Hilfe der am Gummiball sich befindenden Ventilschraube allmählich abgelassen. Man muß dabei mit Hilfe des Stethoskops darauf achten, wann erstmals ein Geräusch über der Arterie in der Ellenbeuge zu hören ist. Der zu diesem Zeitpunkt auf der Manometerskala angezeigte Druck gibt den sogenannten *systolischen Blutdruck* an. Bei weiterem allmählichem Ablassen des Druckes nimmt das intermittierende schabende Geräusch zunächst an Lautstärke zu (es entsteht dadurch, daß bei jedem Herzschlag Blut durch die mit der Manschette komprimierte Arterie gepreßt wird) und wird wieder leiser. Das Geräusch verschwindet schließlich, wenn durch den Manschettendruck keine Behinderung des Blutstromes mehr stattfindet, und der zu diesem Zeitpunkt gemessene Manschettendruck gibt den sogenannten *diastolischen Blutdruck* an. Der Blutdruck kann auch *palpatorisch* ohne Stethoskop gemessen werden. Man tastet zunächst den Puls der Arteria radialis am Handgelenk und bläst anschließend die Blutdruckmanschette über den zu erwartenden Blutdruck auf, d.h. bis der zuvor palpierte Puls verschwindet. Nun wird der Manschettendruck ganz allmählich abgelassen und darauf geachtet, bei welchem Druck der Radialispuls erstmals wieder zu tasten ist. Dieser Druck stellt den systolischen Blutdruck dar. Eine Messung des diastolischen Blutdruckes ist mit dieser Methode nicht möglich.

Der normale Blutdruck eines jungen Menschen liegt bei ca. 120 mm Hg systolisch und bei ca. 80 mm Hg diastolisch (120/80 mm Hg).
Symbole für Blutdruckmessungen im Protokoll sind:

auskultatorische und palpatorische Methode

Fehlerquellen und Irrtümer bei der Messung des Blutdruckes können aus folgenden Gründen auftreten:

1. Durch *falsches Verhältnis von Armumfang zu Manschettenbreite.* Ist die Manschettenbreite gegenüber dem Armumfang zu groß, so werden zu niedrige Drucke gemessen. Deshalb müssen bei Kindern und Säuglingen besondere Kinder- und Säuglingsmanschetten verwendet werden. (Ebenso umgekehrt: Ist der Armumfang im Vergleich zur Manschettenbreite zu groß, so werden zu hohe Blutdrucke gemessen.)
2. Am *linken und rechten Arm* können *unterschiedliche Blutdruckwerte* gemessen werden. In solchen Fällen sollte stets mit dem Blutdruckwert auch die Armseite protokolliert werden.
3. *Bei unregelmäßiger Schlagfolge* des Herzens (bei der sogenannten absoluten Arrhythmie) kann die Bestimmung des Blutdruckes schwierig werden, da wiederholte Meßwerte verschieden ausfallen können (je nachdem, ob das Herzschlagvolumen größer oder kleiner ist).
4. Bei Patienten, die sich *im Schock* befinden, bzw. deren periphere Gefäße eng gestellt sind, kann häufig der Blutdruck peripher nur sehr schwer oder überhaupt nicht auskultiert werden. Dies trifft auch für Patienten in Hypothermie (S. 260) zu.

Grundsätzlich gilt: *Sinkt der systolische Blutdruck auf 80 mm Hg oder gar darunter, so muß sofort der zuständige Arzt zugezogen werden!* Falls es sich um einen Patienten handelt, der zuvor unter einem Hochdruck gelitten hat (z. B. 190 mm Hg systolisch), so kann bei ihm ein Blutdruckabfall auf beispielsweise 120 mm Hg systolisch bereits höchste Alarmstufe bedeuten!

20.3.2 Puls

Durch Auszählen der Pulsfrequenz (Anzahl der Pulse pro Minute) erhält man einen ersten orientierenden Hinweis auf den Zustand des Patienten. Für den Erwachsenen kann eine Pulsfrequenz im Bereich von 70–100 pro min als normal angesehen werden. Kommt es zu einem plötzlichen *Pulsfrequenzanstieg* über die Norm und sind Fieber oder psychische Erregung des Patienten (z. B. wegen Schmerzen) nicht die alleinige Ursache, so muß in der Intensivpflege stets an *2 Gefahren* gedacht werden. Erstens: Der Frequenzanstieg kann infolge eines *Volumenmangels* und zweitens: Er kann wegen *Herzversagens* erfolgt sein. Die Lage des Patienten kann sich somit bedrohlich verändert haben, so daß der Arzt unbedingt über den Pulsfrequenzanstieg informiert werden sollte. Ebenfalls größte Aufmerksamkeit erfordert ein plötzlicher *Pulsfrequenzabfall.* Seine Ursache kann in einem *erhöhten Hirndruck* (besonders bei Schädelverletzungen daran denken!), in einer *Störung der Erregungsüber-*

leitung im Herzen (Herzblock) oder in einer *Überdosierung mit Digitalispräparaten* liegen.
Bei herzkranken Patienten mit Arrhythmien kann manchmal ein sogenanntes *Pulsdefizit* beobachtet werden. Die auskultatorische Auszählung der Töne über dem Herzen und die gleichzeitige Palpation der peripheren Pulse ergibt verschiedene Werte, von denen der palpatorische der niedrigere ist. Es empfiehlt sich, bei diesen Patienten beide Werte (zentraler u. peripherer Puls) zu protokollieren.

20.3.3 Temperatur

Während der Narkose ist die Wärmeregulation beim Patienten gestört, so daß die Patienten postoperativ je nach Dauer der Operation mehr oder weniger ausgekühlt sind (Erwachsene ca. 1–2 °C). Kinder, vor allem Säuglinge, sind besonders empfindlich gegenüber Auskühlung und sollten deshalb besonders gut überwacht werden (postoperativ Wärmflasche, Vorsicht vor Verbrennung!).
Bei Hirnverletzten kann es infolge hochgradiger Schädigung der Wärmeregulation (die durch ein Zentrum im Gehirn erfolgt) zur völligen Entgleisung der Körpertemperatur kommen, was genaue Überwachung und gegebenenfalls besondere Maßnahmen erforderlich macht.
Abgesehen von der üblichen Temperaturmessung mit dem Quecksilberthermometer wird auf Intensivstationen zunehmend die Temperatur auch fortlaufend mit Hilfe von Thermoelementen gemessen, die gewöhnlich rektal eingeführt werden.

20.3.4 Atemfrequenz

Beim Erwachsenen beträgt die Zahl der Atemzüge pro Minute durchschnittlich 10–20. Da durch die Atmung der Sauerstoffbedarf des Organismus gedeckt wird, bedeutet – abgesehen von psychischer Erregung – die Zunahme der Atemfrequenz, daß der Organismus nur unzureichend mit Sauerstoff versorgt wird, bzw. daß ein erhöhter Sauerstoffbedarf besteht. Eine über längere Zeit gesteigerte Atemfrequenz von 30–40 pro min sollte an die Möglichkeit denken lassen, eine ursächlich unzureichende Lungenbelüftung durch künstliche Beatmung zu verbessern. In diesen Fällen sollte ein Anästhesist hinzugezogen werden. Bei schweren Schädeltraumen und nach Hirnoperationen ist die Überwachung der Atmung ganz besonders wichtig. Diese Patienten können ganz plötzlich einen Atemfrequenzabfall bis zum Atemstillstand bekommen. Die einzige lebensrettende Maßnahme ist hier die sofortige Intubation (falls noch nicht vorgenommen) und die künstliche Beatmung.

20.3.5 Urinausscheidung

Bei allen Patienten, die nur auf intravenösem Wege ernährt werden, muß ein Dauerkatheter in die Blase zur Ableitung und Messung des Urins gelegt werden, da *für die Berechnung der Flüssigkeitszufuhr die Urinausscheidung als Orientierungsgröße* benutzt wird. Wegen der Gefahr einer aufsteigenden Infektion muß das Anlegen eines Dauerkatheters unter streng sterilen Bedingungen vorgenommen werden (nur sterile Katheter, am besten Einmalkatheter, benutzen, sterile Handschuhe anziehen, die Katheterspitze vor dem Einführen mit sterilem Gleitmittel benetzen). Gewöhnlich wird der Urin in sterilen Plastikbeuteln gesammelt, die graduiert sind und insgesamt 1500 ml Inhalt fassen können. Besteht bei Patienten der Verdacht auf eine beginnende Nierenfunktionsstörung (z. B. bei Schockpatienten infolge schwerer Unfälle oder Verbrennungen, u. a.), so ist eine exakte stündliche Urinmessung unbedingt erforderlich. Für diesen Zweck ist die Graduierung der Plastikbeutel (100 ml pro Teilstrich) zu ungenau. Deshalb wird hier der Urin häufig in Meßzylindern aufgefangen; praktischer und hygienischer ist jedoch ein spezielles kleineres Auffanggefäß, welches beispielsweise wie beim *Braunometer* dem Plastikbeutel vorgeschaltet ist. An diesem kleineren Vorlaufbehälter können Urinmengen von 5–150 ml abgelesen werden. Ist das kleinere Auffanggefäß gefüllt, so kann beim Braunometer durch Öffnen einer Absperrschraube der Urin direkt in den 1500 ml fassenden Plastikbeutel abgelassen werden. Die *untere Grenze der stündlichen Urinausscheidung* beträgt 30 ml beim Erwachsenen, wird sie unterschritten, muß sofort der Arzt benachrichtigt werden.

20.3.6 Blutverluste aus Drainagen

Mit besonderer Sorgfalt müssen Thoraxdrainagen (z. B. nach Lungen- oder Herzoperationen) kontrolliert werden. In den ersten Stunden unmittelbar postoperativ besteht gewöhnlich noch ein mäßiger Blutabgang (etwa 100 ml pro Std) aus der Drainage. Um ein Verstopfen durch Blutgerinnsel zu vermeiden, sollten die Schläuche in regelmäßigen Abständen „gemolken" werden. Beträgt die Blutung jedoch 300 ml in der ersten Stunde oder mehr, so muß unverzüglich der Operateur informiert werden. Er entscheidet darüber, ob möglicherweise eine Rethorakotomie

(nochmaliges Öffnen des Brustkorbes) zur Blutstillung oder andere Maßnahmen vorgenommen werden.
Ebenso können die Blutverluste aus anderen Drainagen (z. B. nach Knochenoperationen) nicht unerheblich sein und sollten genauestens protokolliert werden, so daß, falls erforderlich, ein entsprechender Blutersatz vorgenommen werden kann.

20.3.7 Flüssigkeitsverluste aus Magen- bzw. Duodenalsonden

Um eine genaue Bilanz für Ein- und Ausfuhr aufstellen zu können, ist nicht allein eine exakte Protokollierung der ausgeschiedenen Urinmenge, sondern auch der auf anderem Wege abgegebenen Flüssigkeiten notwendig. So können beispielsweise über die Magensonde manchmal 2 l Magensaft und mehr pro Tag ausgeschieden werden. Aus diesem Grunde wird die Magensonde gewöhnlich auch mit einem graduierten Plastikbeutel zur Messung der Flüssigkeitsmenge verbunden. Der gleichzeitige Elektrolytverlust sollte in der Bilanzierung (S. 314) ebenfalls berücksichtigt werden.

20.3.8 Zentraler Venendruck

Durch Bestimmung des zentralen Venendruckes ist eine Beurteilung des zirkulierenden Blutvolumens möglich. Der *normale zentrale Venendruck beträgt 4–12 cm Wasser*. Liegt der Venendruck unter 4 cm Wasser, so besteht ein Volumenmangel, es muß also infundiert bzw. transfundiert werden. Bei der Erhöhung des zentralen Venendruckes über 15 cm Wasser ist an 2 Ursachen zu denken: Entweder ist eine beginnende Herzinsuffizienz dafür verantwortlich, oder eine Übertransfusion hat zur Erhöhung des zentralen Venendruckes geführt. In jedem Falle muß die Zufuhr von Flüssigkeit zunächst eingestellt werden! Sowohl bei zu hohem als auch bei zu niedrigem Venendruck sollte unverzüglich der Arzt informiert werden.

Technik der Venendruckmessung: (Abb. 100). Ein venöser Katheter wird nach zentral, d. h. in die obere oder untere Hohlvene vorgeschoben (z. B. von der Ellenbeuge, von der Jugularvene oder von einer Beinvene aus). Die zentrale Lage wird durch Röntgenkontrolle gesichert. Nun wird der Patient horizontal (d. h. flach) gelagert; die Zuleitung des venösen Katheters ist mit einem Dreiwegehahn versehen. Die beiden freien Anschlüsse werden einerseits mit einer Infusion und andererseits mit einem durchsichtigen Kunststoffschlauch, z. B. mit einem steril abgeschnittenen Schlauchstück aus einem Infusionsbesteck, verbunden. Dieser Schlauch, der mindestens 50 cm lang sein sollte, ist mit dem offenen Ende nach oben vor einer cm-Skala am Infusionsständer befestigt. Durch entsprechende

Zentraler Venendruck

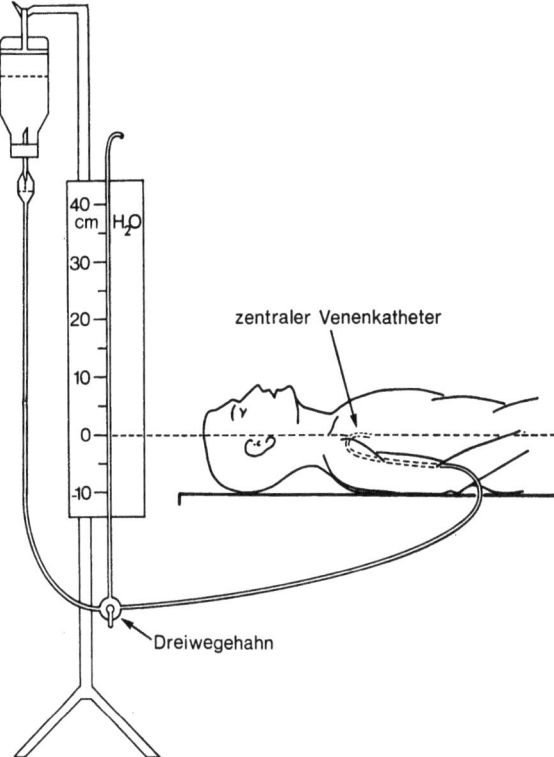

Abb. 100. Messung des zentralen Venendruckes am flach liegenden Patienten

Stellung des Dreiwegehahns wird nun dieser Schlauch aus der Infusionsflasche gefüllt. Die nun folgende Einstellung ist die wichtigste und schwierigste zugleich: Der Nullpunkt der cm-Skala, vor der sich der durchsichtige Kunststoffschlauch befindet, muß in Höhe des rechten Herzvorhofes gebracht werden (da sich die Druckmessung auf die Druckverhältnisse in diesem bezieht). Als Orientierung kann man die Höhe des Herzvorhofes in einer Ebene annehmen, die etwa 10 cm oberhalb der Auflagefläche des Patienten zu denken ist. Ist der Skalen-Nullpunkt in diese Ebene gebracht worden, so wird der Dreiwegehahn so gestellt, daß der Kunststoffschlauch vor der Skala durchgehend mit dem zentralen Venenkatheter verbunden ist. Der zentrale Venendruck läßt nun den Flüssigkeitsspiegel im Schlauch an einer Stelle der Skala zum Stehen kommen, die diesen Druck in cm Wasser angibt. Kleine im Rhythmus der Atemfrequenz auftretende Druckschwankungen zeigen die richtige Lage des Katheters an. Der Patient sollte während der Messung ruhig liegen, nicht pressen und nicht husten.

Zur Venendruckmessung sind heute auch fertige Venendruckbestecke im Handel (z. B. Venotonometer).

20.4 Überwachungsapparate (Monitoren)

Mit Hilfe von Überwachungsgeräten können lebenswichtige Funktionen des Herzens und Kreislaufs, der Atmung sowie der Temperatur auf elektrischem Wege fortlaufend kontrolliert werden. Die gemessenen Werte sind hierbei auf Anzeigeskalen oder Schirmbildern (Oszilloskopen) ablesbar und können – je nach Größe der Überwachungseinrichtung – häufig auch aufgeschrieben oder auf einem Band gespeichert werden. In der Regel lassen sich an diesen Geräten für die registrierten Meßwerte, beispielsweise für die Herzfrequenz, obere und untere Grenzen einstellen, wodurch bei Über- oder Unterschreitung des willkürlich festgesetzten Grenzwertes Alarmsignale optisch oder akustisch bzw. beides ausgelöst werden. Diese Form der elektronischen Überwachung bietet eine wesentliche und häufig auch unbedingt notwendige Erleichterung für die Intensivpflege. Es muß jedoch betont werden, daß ein elektrisches Gerät unvorhersehbar ausfallen kann! Nach wie vor ist der persönliche Kontakt zum Patienten unerläßlich und oft entscheidend für die Erkennung von Gefahren! Die Apparate für die Patientenüberwachung können entweder unmittelbar neben dem Patientenbett *(individuelle Überwachung)* oder zentral *(zentrale Überwachung)* angebracht sein. Eine optimale Einrichtung stellt die *kombinierte Überwachung* dar, d. h. es wird sowohl neben dem Patientenbett als auch von zentraler Stelle aus elektronisch überwacht.

Es wurden von den einzelnen Firmen sehr verschiedenartige Überwachungsgeräte entwickelt. Wegen der Vielfalt der Systeme sollen an dieser Stelle nur einzelne Überwachungsprinzipe besprochen werden.

Die häufigste Kombination ist die *Überwachung von EKG, Herz-* bzw. *Pulsfrequenz.* Zusätzlich können oft auch *Atemfrequenz* und *Temperatur* fortlaufend kontrolliert werden. Bei einer noch aufwendigeren Form der Überwachung werden weiterhin die arteriellen Drucke, zusätzlich manchmal auch der zentrale Venendruck elektronisch registriert.

20.4.1 EKG-Monitor

Die Überwachung des EKG erfolgt über einen Bildschirm, das Oszilloskop (Abb. 101). Vor dem Befestigen der EKG-Elektroden wird die Haut des Patienten mit Äther oder Alkohol an den beabsichtigten Ableitestellen fettfrei gemacht und auf die Elektroden ausreichend Elektrodenpaste aufgetragen. Nun werden die Elektroden an der Brustwand in sicherem Kontakt mit der Haut befestigt. Die *Brustwandelektroden* haben gegen-

EKG-Monitor

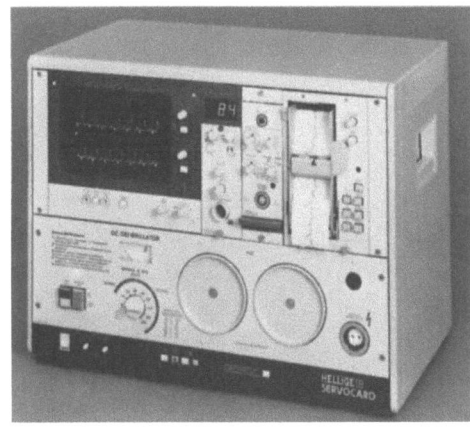

Abb. 101. Patientenüberwachungsgerät mit EKG-Bildschirm (links oben) sowie (daneben) Zahlenanzeige der aktuellen Herzfrequenz. Mit Hilfe der darunter angeordneten Stellknöpfe wird der tolerierte Bereich der Herzfrequenz eingestellt, bei dessen Über- bzw. Unterschreiten ein Alarmsignal gegeben wird. Im rechten oberen Teil des Gerätes kann das EKG geschrieben werden. Links neben dem Schreiber befindet sich eine herausnehmbare Schrittmachereinheit. Die Verabreichung eines Elektroschocks und damit eine Defibrillation des Herzens ist mit Hilfe des unteren Abschnittes des Gerätes möglich („Servocard" der Fa. Hellige, Freiburg)

über den sonst üblichen Extremitätenableitungen den Vorteil, daß sie den Patienten am wenigsten belästigen. Die EKG-Elektroden werden über ein Verbindungskabel mit dem eingeschalteten Monitor verbunden, der nun das charakteristische Bild des EKG ausstrahlt. *Störungen* in der EKG-Kurve entstehen bei unzureichendem Kontakt zwischen Haut und Elektroden, oder bei ungenügender oder eingetrockneter Elektrodenpaste, oder bei locker sitzenden elektrischen Anschlüssen oder auch durch Muskelzittern. Das auf dem Oszilloskop des EKG-Monitors sichtbare Kurvenbild dient vor allem zur Beurteilung des Ablaufs der Herzstromkurve, die sich aus der P-Zacke des Vorhofs, dem nachfolgenden QRS-Komplex der Kammererregung und aus der T-Welle der Erregungsrückbildung zusammensetzt. Aus ihr lassen sich Hinweise auf mögliche Störungen der Herztätigkeit gewinnen. Neben dem EKG-Oszilloskop ist auf dem Monitor gewöhnlich eine *Skala für die Herzfrequenzmessung* angebracht. An dieser Skala befinden sich zwei verschiedene Marken, mit deren Hilfe ein gewünschter Herzfrequenzbereich (z. B. zwischen 60 und 120) eingestellt werden kann. Steigt nun die Herzfrequenz über diesen

300 Intensivpflege

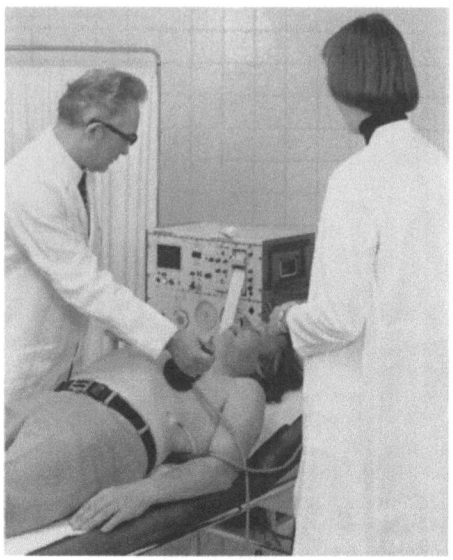

Abb. 102. Defibrillation des Herzens mit dem Patientenüberwachungsgerät der Fa. Hellige am geschlossenen Thorax. Während die eine Schockelektrode auf der Abb. am Rücken links unterhalb des Herzens zu erkennen ist, wird die andere Elektrode auf die linke vordere Brustwand über das Herz gesetzt

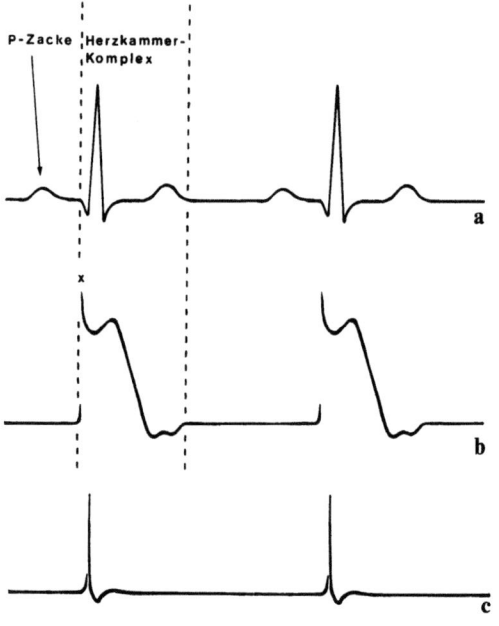

Abb. 103a–c. EKG-Kurven.
a EKG eines gesunden Menschen.
b Schrittmacherimpuls (x) mit nachfolgendem verändertem Herzkammerkomplex.
c Elektrischer Impuls des Schrittmachers ohne nachfolgende Kammeraktivität, Herzstillstand!

Bereich oder wird sie langsamer, so gibt der Apparat Alarm (gewöhnlich akustisch und optisch).
Der EKG-Monitor ist häufig mit einem *Defibrillator* kombiniert. Eine solche Kombination empfiehlt sich besonders bei solchen Patienten, die unter schweren Herzrhythmusstörungen leiden und bei denen die Gefahr besteht, daß es zu einem plötzlichen Kreislaufstillstand kommt (z. B. wegen Herzkammerflattern oder Kammerflimmern). Durch rechtzeitige Verabreichung eines *Elektroschocks* mit Hilfe dieses Defibrillators können bestimmte Patienten wiederbelebt und gerettet werden.

Die Defibrillation wird vom Arzt mit Hilfe von 2 Elektroden (sogenannte Schockelektroden oder Löffel) vorgenommen, über die kurzfristig ein elektrischer Strom geleitet wird (Abb. 102). Vor dem Anlegen ist darauf zu achten, daß reichlich Elektrodenpaste auf die Metallflächen der Elektroden gebracht wird, um beim Patienten Hautverbrennungen zu vermeiden.

Beurteilung des EKG bei Patienten mit Herzschrittmachern

Beim EKG eines gesunden Menschen kann man die Kontraktion der Vorhöfe des Herzens an der sogenannten P-Zacke und daran sogleich anschließend die Kontraktion der Herzkammern (sogenannter Kammerkomplex) in einem charakteristischen Kurvenverlauf (Abb. 103a–c) erkennen. Bei manchen Patienten muß mit Hilfe eines *Herzschrittmachers,* d. h. durch Aussendung eines elektrischen Impulses, der in bestimmten Zeitabständen gegeben wird, die Tätigkeit des Herzens auf elektrischem Wege ausgelöst und unterhalten werden. Diese elektrischen Impulse des Herzschrittmachers setzen in der Regel vor dem Kammerkomplex ein und sind im EKG an einer charakteristischen spitzen Zacke zu erkennen, auf die nun unmittelbar die ausgelöste Kammerkontraktion erfolgt. Das Bild des Kammerkomplexes kann dabei in seinem Verlauf verändert sein (Abb. 103 b). Auf das Vorhandensein des Kammerkomplexes muß bei überwachten Patienten mit Herzschrittmachern stets geachtet werden. Wird nämlich die Herzkammer durch den elektrischen Impuls des Herzschrittmachers nicht zur Kontraktion gebracht, so ist weiterhin auf dem EKG-Monitor die Zacke des Schrittmacherimpulses zu sehen (Abb. 103c), obwohl das Herz still steht!

20.4.2 Blutdruck-Monitoren

Der Blutdruck kann automatisch in bestimmten Zeitabständen, die frei gewählt werden können, *unblutig* kontrolliert werden. Hierbei benutzt die

Technik anstelle des Stethoskops, mit welchem man üblicherweise den Blutdruck hört, ein Körperschallmikrophon, welches unter der Blutdruckmanschette liegt.
Außerdem gibt es die *blutige* Blutdruckmessung, die gegenüber der unblutigen Methode den Vorteil hat, daß sie sehr viel genauer ist. Bei der blutigen Blutdruckmessung wird in eine Arterie (gewöhnlich die Arteria radialis) ein dünner Plastikkatheter eingeschoben und dieser mit einem Druckaufnehmer (Statham) verbunden. Der registrierte Druck ist fortlaufend an der Skala eines Monitors ablesbar. Gewöhnlich kann man den Druck gleichzeitig auf einem Oszilloskop in Form einer Druckkurve sehen. Wichtig ist bei der blutigen Blutdruckmessung, daß der in der Arterie befindliche Katheter öfter durchgespült wird, damit er nicht wegen Bildung eines Thrombus verstopft. Es gibt auch Druckaufnehmer, die kontinuierlich mit sehr kleinen Flüssigkeitsmengen durchspült werden.

20.4.3 EEG-Monitor

Durch Ableitung der Hirnströme = Elektroenzephalogramm (EEG) kann eine Aussage über eine bestehende Hirnschädigung und möglicherweise auch über ihre Prognose gemacht werden. Eine Beurteilung dieser komplizierten Kurven wird vom Facharzt (Neurologe, Neurochirurg) vorgenommen.

20.5 Überwachung der Atmung

20.5.1 Ursachen für Störungen der Atmung

Postoperativ kann es zu einer Verminderung der Atmung dadurch kommen, daß noch eine Nachwirkung der Narkosemittel, die auf das Atmungszentrum hemmend wirken, vorliegt. Außerdem können die während der Operation verwendeten Muskelrelaxantien (Muskelerschlaffungsmittel, S. 246) postoperativ noch teilweise wirksam sein, wodurch die Atmungsmuskulatur nur unzureichend arbeitet und vor allem die Gefahr besteht, daß durch Zurückfallen der Zunge der Patient erstickt (S. 256). Schwierigkeiten bei der Intubation können postoperativ ein *Kehlkopfödem* mit entsprechender Atembehinderung zur Folge haben. Der Kehlkopf von Kleinkindern ist besonders empfindlich gegenüber Intubationsschäden und neigt sehr leicht zur Ödembildung. Eine besondere Überwa-

chung der Atmung ist bei den Patienten angezeigt, die schon vor einer Operation infolge einer Lungenkrankheit (z. B. Asthma, chronische Emphysem-Bronchitis) an der Grenze ihrer Leistungsfähigkeit stehen. Postoperativ kann bei diesen Patienten die Atmung so unzureichend werden, daß die Anwendung von Beatmungsapparaten erforderlich wird.
Weitere Ursachen für Atmungsstörungen sind *Schädigung des Atemzentrums* durch andere Medikamente (z. B. Schlafmittel, Opiate) durch schwere Schädeltraumen oder durch Hirntumoren. *Verletzungen der Brustwand* (Rippenfrakturen mit den Folgen von Haematothorax, Pneumothorax) können ebenfalls zu einer hochgradigen Einschränkung der Atmung führen. Eine *Verlegung der Atemwege,* außer infolge zurückgefallener Zunge oder Fremdkörper, ist möglich bei chronischen Bronchitiden durch angesammelte Sekretmassen, weiterhin bei Kehlkopfödem oder bei Kehlkopftumoren durch Einengung der Luftröhre. Durch *Aspiration* (= Einatmung) *von Magensaft* können große Abschnitte der Lunge für die Atmung ausfallen.

20.5.2 Klinische Zeichen der Ateminsuffizienz

Durch aufmerksame Beobachtung des Patienten kann häufig ein geschultes Auge *Störungen der Atembewegungen* und damit der Atmung sofort erkennen: Wird die Atemhilfsmuskulatur benutzt (was besonders deutlich an der angespannten Halsmuskulatur und den über beiden Schlüsselbeinen zu beobachtenden Einziehungen zu sehen ist), so ist dies ein Zeichen von beginnender oder bestehender Ateminsuffizienz. Eine *paradoxe Atmung* (d.h. eine Atemform, bei der sich während der Einatmung der Bauch stark vorwölbt und der Brustkorb dagegen einsinkt), entsteht vor allem bei Verlegung der oberen Atemwege und auch beim Spannungspneumothorax (S. 124). Ein pfeifendes Atemgeräusch, *Stridor* genannt, ist häufig bei Einengungsprozessen im Bereich der oberen Luftwege (z. B. Kehlkopfödem, Tracheomalazie nach Strumaoperationen) während der Einatmung zu hören. Kommt es zu einem Stridor während der Ausatmung, so liegt die Einengung gewöhnlich in den tieferen Atemwegen (z. B. spastische Bronchitis). Außer über den Ablauf der Atembewegungen kann durch Beachtung der Atemfrequenz (S. 294), durch *Beurteilung der Hautfarbe (Cyanose)* und des Verhaltens des Patienten (z.B. plötzlich auftretende psychische und motorische Unruhe) der Eindruck von einer aufgetretenen Atemstörung gewonnen werden. Besteht der Verdacht einer Atmungsstörung, so kann vom Arzt die Analyse der Blutgase nach der Methode von Astrup angeordnet werden.

20.5.3 Die Blutgasanalyse

Zunächst wird das Blut aus einer Arterie oder dem Ohrläppchen des Patienten entnommen. Daraus werden gewöhnlich folgende Werte bestimmt: Der Sauerstoffpartialdruck des Blutes (p_{O_2}), der Kohlensäurepartialdruck (p_{CO_2}), die Wasserstoffionenkonzentration (pH), das Standardbikarbonat (STB) und der Basenstatus (BE).

Die *Normalwerte* für eine Blutgasanalyse liegen zwischen:

p_{O_2}: 85–95 mm Hg
p_{CO_2}: 38–42 mm Hg
pH: 7,38–7,42
STB: 21–26 mval/l
BE: ±3

Mit der Blutgasanalyse kann nicht nur die Sättigung des Blutes mit Sauerstoff einerseits und der Bestand des Blutes an Kohlensäure andererseits bestimmt und damit die Atmung beurteilt werden, sondern es ist gleichzeitig eine Beurteilung der Stoffwechsellage durch *Analyse des Säure-Basenhaushaltes* möglich: Von einer *Azidose* spricht man, wenn der pH Wert des Blutes niedriger als 7,38 ist, von einer *Alkalose*, wenn er höher als 7,42 liegt. Die Ursache für das Auftreten einer Azidose kann in einer unzureichenden Abatmung der Kohlensäure liegen, es liegt dann eine *respiratorische Azidose* vor. Oder es besteht eine Anhäufung von sauren Stoffwechselendprodukten (z. B. bei Zuckerkrankheit von Ketosäuren, Acetessigsäure, u. a.), man spricht dann von einer *metabolischen Azidose*. Die Behandlung erfolgt durch Gaben von Natriumbicarbonat und/oder THAM (Trispuffer).

Die Berechnung der erforderlichen Bicarbonatmenge erfolgt vom Arzt nach der Formel:

Basendefizit × 0,3 × kg Körpergewicht = ml Natriumbicarbonat.

Die *respiratorische Alkalose* entsteht durch zu starke Atmung, wobei zu viel Kohlensäure abgegeben wird. Die Therapie besteht in diesem Fall beim beatmeten Patienten in einer Verminderung der Atmung. Eine *metabolische Alkalose* kann sich ausbilden durch Säureverluste (z. B. durch Erbrechen oder Magensaftverlust über Sonden). Therapeutisch kann man 1/10-normale Salzsäure oder die fertige, säuernd wirkende Lösung Tutofusin Alk geben.

Bevor es jedoch zu ausgeprägten Störungen des Säure-Basen-Gleichgewichtes kommt, vermag der Organismus über *eigene Kompensations-*

möglichkeiten zu regulieren. Dazu dienen Eiweißkörper im Blut als Puffersysteme; weiterhin ist die Niere dazu fähig, je nach Bedarf mehr Säure oder mehr alkalische Stoffwechselendprodukte auszuscheiden, und schließlich kann über die Lunge mehr oder weniger Kohlensäure abgeatmet werden.

20.5.4 Behandlung von Atmungsstörungen

Vorausgesetzt, daß nicht die zurückgefallene Zunge die Atmung postoperativ beim Patienten blockiert (Therapie: Guedel-Tubus), ist die einfachste Maßnahme zur Besserung einer unzureichenden Atmung die *Verabreichung von Sauerstoff* über nasale Katheter (Sauerstoffzufuhr 3 L/min) oder über eine Sauerstoff-Plastikmaske (Sauerstoffzufuhr 8–10 L/min). Handelt es sich um Asthmatiker oder um Patienten mit einer spastischen Bronchitis, so hat sich die *Anfeuchtung der Atemluft* mit Hilfe von Inhalationsapparaten bewährt. Gleichzeitig können *Medikamente zum Inhalieren* angeboten werden, die den Bronchialschleim verflüssigen und lösen (z. B. Bisolvon, Mucolyticum Lappe) und die auf die Bronchien erweiternd und damit spasmolytisch wirken (z. B. Alupent, Aludrin).
Ist jedoch trotz Sauerstoffgabe aufgrund des klinischen Bildes (angestrengte Atmung, evtl. Cyanose, Stridor) und der Blutgasanalyse die Atmung weiter insuffizient, so muß nach erfolgter Intubation (S. 252) eine künstliche, d. h. maschinelle Beatmung vorgenommen werden.

20.5.5 Künstliche Beatmung

Sie kann entweder die ungenügende Atmung des Patienten unterstützen; man spricht dann von *assistierter Beatmung*. Muß das Beatmungsgerät ganz allein die Atmungsarbeit übernehmen, dann liegt *kontrollierte Beatmung* vor.
Eine kontrollierte Beatmung erfordert eine außerordentlich *sorgfältige Überwachung* und Pflege des Patienten, denn falls dabei das Beatmungsgerät aussetzt, dann ist der Patient in spätestens 4 min (= Wiederbelebungszeit) verloren! Um eine optimale Beatmung zu gewährleisten, müssen folgende Werte in regelmäßigen Zeitabständen kontrolliert werden: Atemfrequenz, Atemminutenvolumen, Blutgasanalyse. Gleichzeitig werden Blutdruck und Puls gemessen, die häufig als erste Zeichen einer ungenügenden Beatmung ansteigen können. Um Ansammlungen von Sekret und damit eine schlechte Lungenbelüftung zu vermeiden, sollte in

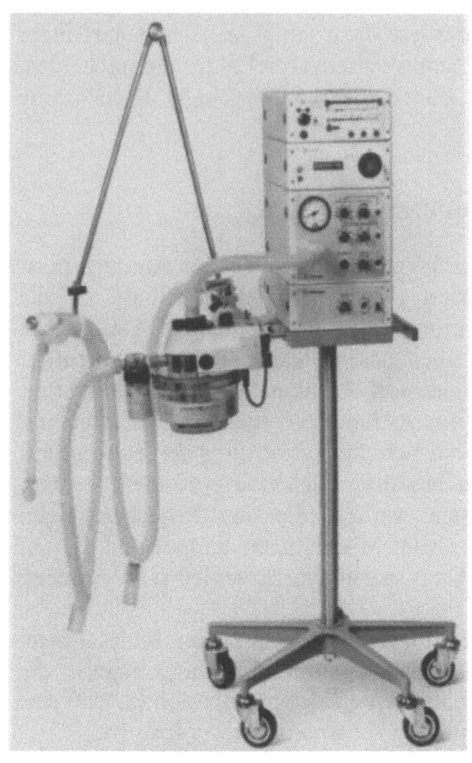

Abb. 104. a Gerät zur assistierenden Beatmung („Pulmolog" der Fa. Dräger, Lübeck)

regelmäßigen Abständen die Lunge des Patienten unter Beachtung der Sterilität (sterile Katheter und Handschuhe) *endobronchial abgesaugt* und anschließend *gebläht* werden. Das Blähen der Lunge ist zur Vermeidung von Atelektasen, d.h. nicht belüfteten Lungenabschnitten erforderlich. Weiterhin ist darauf zu achten, daß die eingeatmete Luft vom Beatmungsgerät aus mit Wasserdampf gesättigt wird; wenn nötig, ist steriles Wasser nachzufüllen. Ist abzusehen, daß eine künstliche Beatmung über einen längeren Zeitraum (länger als 3 Tage) durchgeführt werden muß, so ist es notwendig, eine *Tracheotomie* (S. 331) anzulegen und den Patienten über eine Trachealkanüle zu beatmen (Abb. 106).

Respiratoren (Beatmungsgeräte): Man unterscheidet nach der Arbeitsweise *druckgesteuerte* (Dräger-Pulmolog, Bird, Bennet) und *volumengesteuerte*

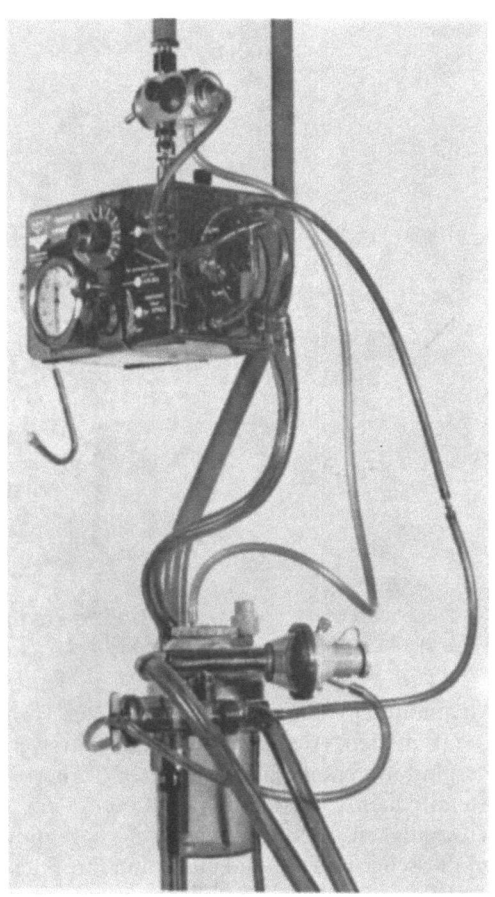

Abb. 104. b Bird-Respirator

(Engström, AV_1 der Fa. Dräger) sowie *kombiniert*, auch *zeitlich* gesteuerte Respiratoren (Abb. 104a u. b, 105a u. b, 106).

Aufgrund der sehr unterschiedlichen Arbeitsprinzipien der im Handel befindlichen Respiratoren ist die Aufstellung eines allgemeinen Schemas für ihre Bedienung nicht möglich. Es sei jedoch auf ein Hilfsmittel hingewiesen, mit dem die Arbeitsweise von Respiratoren verständlich gemacht werden kann und mögliche Fehlerquellen bei der Beatmung genauestens demonstriert und studiert werden können: Anstelle des Patienten ist ein Lungen-Modell (eine Art Blasebalg) an das jeweilige Beatmungsgerät anzuschließen. Falls am Respirator zur Bestimmung des

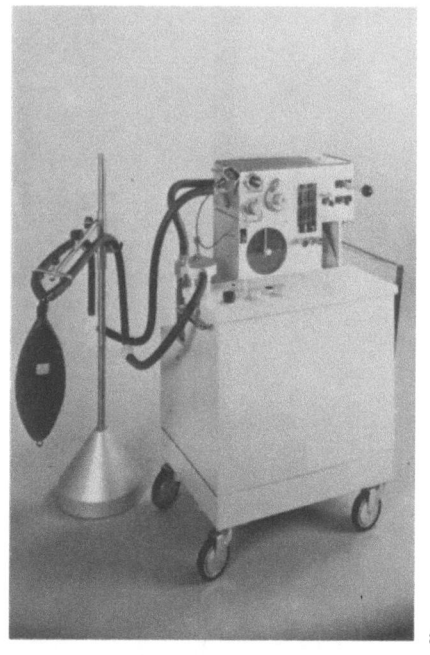

Abb. 105. a Engström-Respirator. b „AV$_1$" der Fa. Dräger, Lübeck. Auch dieses Gerät kann sowohl zur Narkose als auch zur Kontrollierten Beatmung auf der Intensivpflegeabteilung eingesetzt werden

Atemminutenvolumens kein Volumeter vorhanden ist, muß ein solches Gerät in den Atemkreislauf eingebaut werden. Nun können alle am Respirator veränderlichen Größen variiert werden (Atemzugsvolumen, Atemfrequenz, Verhältnis Einatmung zu Ausatmung, Strömungsgeschwindigkeit des Beatmungsgases – sog. „flow", Beatmungsdruck, endexpiratorischer Druck), und man kann ihre Rückwirkungen auf das Lungenmodell prüfen sowie Fehlbeatmungen simulieren. Undichtigkeiten am Respirator oder innerhalb der Schläuche werden mit dieser Methode sicher herausgefunden.

20.5.6 Pflege des tracheotomierten Patienten

Da beim tracheotomierten Patienten die Anfeuchtung der Einatmungsluft durch den Nasen-Rachenraum wegfällt, ist die *Anfeuchtung der Atemluft* mit Hilfe von Inhalatoren oder geheizten Verdampferkesseln auch bei Spontanatmung zu beachten. Um Schleimansammlung zu verhindern, sollten regelmäßig Absaugungen vorgenommen werden. Hierfür ist bei strengster *Wahrung der Sterilität* ein nicht zu harter Absaugkatheter zu

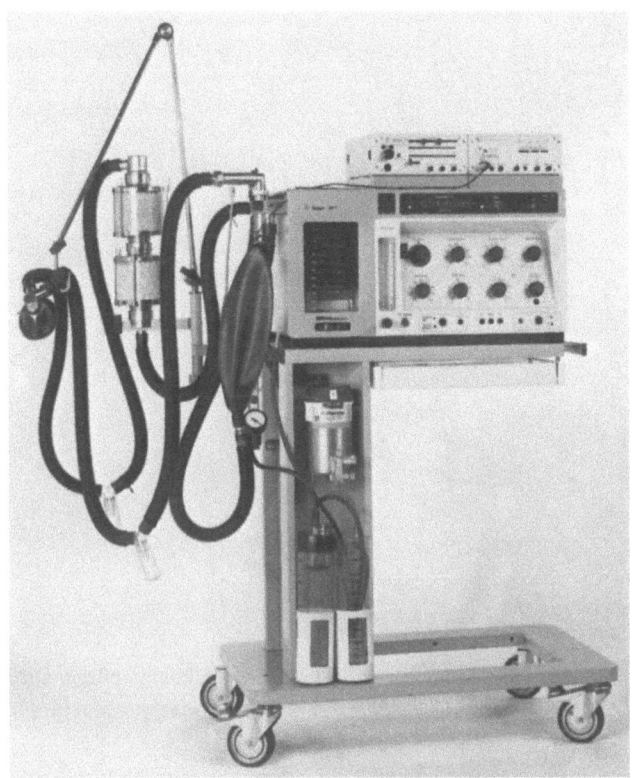

Abb. 105 b

verwenden, um Blutungen zu vermeiden. Gut geeignet sind die mit einer gebogenen Spitze versehenen Metras-Katheter. Um eine Aspiration zu verhindern, muß besonders bei Bewußtlosen kontrolliert werden, ob die Manschette der *Trachealkanüle* mit Luft aufgeblasen ist. Allerdings soll der Manschettendruck nicht zu groß sein wegen der Gefahr von Druckgeschwüren in der Luftröhre, aus denen es zu lebensbedrohlichen Blutungen kommen kann. Kanülen für den tracheotomierten Patienten s. Abb. 107.

20.6 Überwachung des Kreislaufs

Die Überwachung des Kreislaufs betrifft vor allem den arteriellen Blutdruck, die Pulsfrequenz sowie die Regelmäßigkeit der Herzschlag-

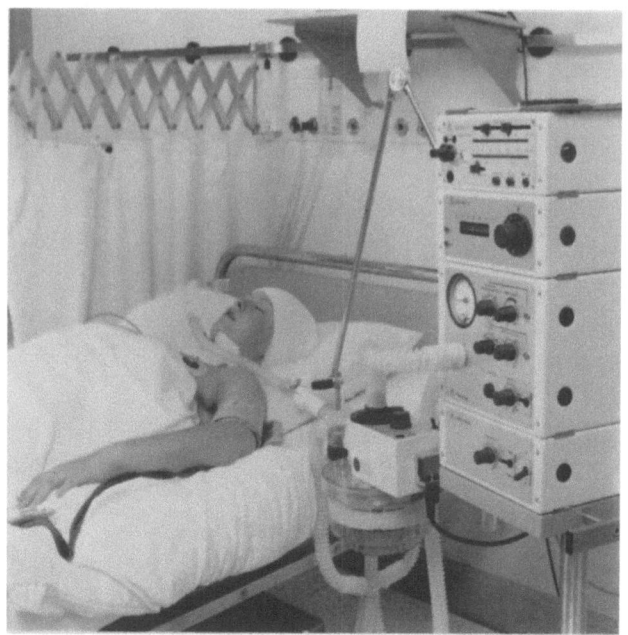

Abb. 106. Der „Pulmolog" im Einsatz in der Intensivpflege. Die Beatmung erfolgt hier über eine Trachealkanüle

folge. Da Kreislaufstörungen akut einsetzen können und oft lebensbedrohlich sind (siehe 20.7, Herz-Kreislauf-Stillstand), leisten die Monitoren hier bei der Überwachung wertvolle Hilfe (S. 298).

20.7 Akuter Herz-Kreislauf-Stillstand und Wiederbelebung

Die wesentlichen *Symptome* des Herz-Kreislauf-Stillstandes sind:

1. Bewußtlosigkeit
2. fahle (aschgraue) Hautfarbe
3. Pulslosigkeit
4. Atemstillstand
5. Weite, lichtstarre Pupillen
6. Null-Linie im EKG, wenn angeschlossen.

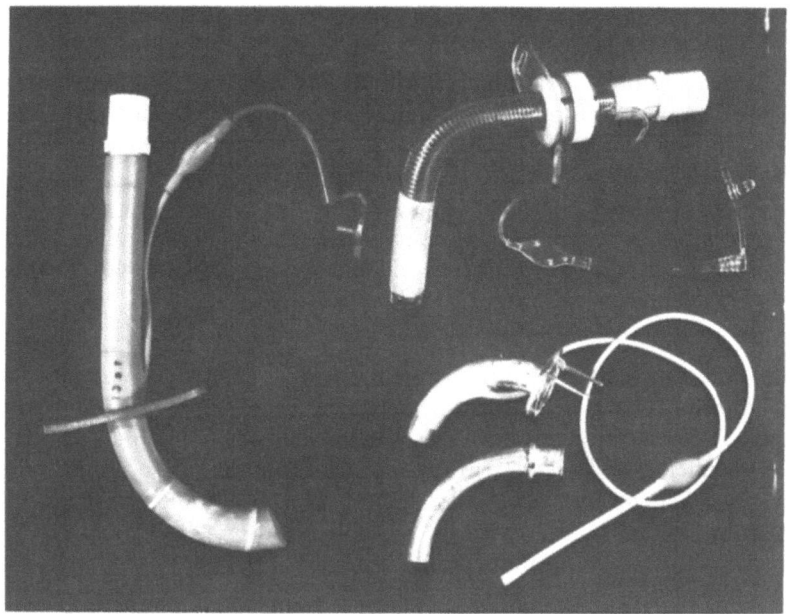

Abb. 107. Trachealkanülen. Links: Gummikanüle, rechts oben: flexible Stahlplastikkanüle nach Rügheimer, rechts unten: Silberkanüle mit herausnehmbarem Innenteil. Alle Kanülen mit aufblasbarer Gummimanschette

Die Diagnose eines Herz-Kreislauf-Stillstandes muß innerhalb von Sekunden gestellt werden, um sofort handeln zu können! Denn: Die Chance für erfolgreiche Wiederbelebungsmaßnahmen ist *nach 4–6 min* vertan: Erfolgt eine Reanimation (Wiederbelebung) später, so muß – auch wenn sich der Kreislauf des Patienten wieder erholen sollte – mit irreversibler (nicht rückgängig zu machender) Hirnschädigung gerechnet werden! Der Versuch einer Wiederbelebung ist sinnvoll bei plötzlichem, nicht erwartetem Herzstillstand – auch wenn er wiederholt auftritt – solange mit einer Besserung des Grundleidens (Unfall, Zustand nach Operation, etc.) gerechnet werden kann. Nicht sinnvoll sind Wiederbelebungsmaßnahmen bei Patienten im Endstadium unheilbarer, tödlich verlaufender Erkrankungen (z. B. bösartiger Tumoren).

Therapie des Herz-Kreislauf-Stillstandes: Die beiden ersten und wichtigsten Maßnahmen bei der Therapie des Herz-Kreislauf-Stillstandes kann jede geschulte Intensiv-Schwester bzw. jeder entsprechend ausgebildete Pfleger sofort vornehmen:

1. *Beatmung:* Im Notfall Mund-zu-Mund oder Mund-zu-Tubus-Beatmung (Abb. 4a), sonst Beatmung mit Beutel oder Beatmungsgerät über Maske oder Tubus am besten mit reinem Sauerstoff. Zuvor muß man sich jedoch davon überzeugen, ob die Atemwege frei sind.
2. *externe Herzmassage* (S. 9).
   Beachte: Für eine effektive Herzmassage muß unter dem Körper des Patienten eine feste Unterlage vorhanden sein (Brett unter den Thorax des Patienten legen!).
3. sofort nach *ärztlicher Hilfe* rufen!

Die weiteren Maßnahmen werden auf Anordnung des Arztes vorgenommen, können aber wesentlich unterstützt und beschleunigt werden, wenn das Pflegepersonal den Ablauf dieser Maßnahmen kennt und die nötigen Medikamente und Geräte (EKG-Apparat, Defibrillator) so schnell wie möglich herbeibringt. Trotz aller Eile sollte jedoch Ruhe und Umsicht bewahrt werden!

Folgende *Medikamente* werden zur Wiederbelebung benötigt:

1. Suprarenin (=Adrenalin)
2. Alupent
3. Kalzium (10%ig)
4. Natriumbicarbonat (zunächst mindestens 100 ml der 8,4%igen Lösung).

Wegen der besseren Dosierungsmöglichkeit wird 1 ml Suprarenin gewöhnlich mit 9 ml physiologischer Kochsalzlösung zur Verdünnung aufgezogen; auf die gleiche Weise kann man auch 1 ml Alupent verdünnen. Diese Medikamente werden in der vom Arzt angegebenen Dosierung intravenös oder direkt in das Herz (lange Nadel bereithalten) injiziert. Noch während oder vor der medikamentösen Therapie werden – falls nicht schon vorhanden – EKG-Elektroden angelegt und der Monitor angeschlossen. Aufgrund des EKG-Bildes entscheidet der Arzt, ob mit Hilfe des Defibrillators eine Elektroschockbehandlung des Herzens vorgenommen wird. Zu einer erfolgreichen Wiederbelebung gehört weiterhin eine *Volumenzufuhr* (Macrodex, Hämaccel) und Digitalisierung, falls nicht schon durchgeführt.

20.8 Die parenterale Ernährung

Patienten, die sich nicht oder nur unzureichend auf natürlichem Wege ernähren können, bekommen die für sie lebenswichtigen Nährstoffe, wenn möglich, enteral über eine Magensonde zugeführt. Falls dies jedoch nicht möglich ist, müssen sie *parenteral* ernährt werden, d. h. die Nährstoffe werden über eine Vene zugeführt. Eine nur für kurze Zeit geplante parenterale Ernährung erfolgt über Metall- oder besser Plastik-Kanülen (z. B. Braunüle), die in oberflächlich verlaufenden Venen eingeführt werden. Da es bei diesem Verfahren häufig nach wenigen Tagen zur Venenentzündung kommt, bevorzugt man bei länger dauernder parenteraler Ernährung *zentral-venöse Zugänge*. Diese gewinnt der Arzt mit Hilfe von Einmal-Plastikkathetern, die durch die Haut in die Vene z. B. von der Ellenbeuge aus 40–50 cm eingeführt werden. Wenn dies nicht gelingt, wird die Vene freigelegt (Venae sectio), der Katheter eingeführt und bis in die großen Körperstamm-Venen weitergeschoben. Auch durch Legen eines *Subclavia-(Anonyma-)Katheters* kann ein zentral-venöser Zugang gewonnen werden. Hierbei wird die unter dem Schlüsselbein verlaufende Vene punktiert und ein Kunststoffkatheter herzwärts vorgeschoben. Die richtige Lage des zentralvenösen Katheters wird durch Röntgenkontrolle geprüft. Beim Anlegen der Infusionslösungen ist die Wahrung der Sterilität oberstes Gebot!

Allgemeine Richtlinien für die parenterale Ernährung:

Die intravenöse Ernährung muß vier Aufgaben erfüllen:

1. Der tägliche Flüssigkeitsbedarf muß gedeckt werden.
2. Es müssen Kalorien (in Form von Kohlehydraten, Eiweiß und Fett) zugeführt werden.
3. Der Elektrolythaushalt (Natrium, Kalium, Chlor, Calzium, Spurenelemente) muß ausgeglichen werden.
4. Lebenswichtige Vitamine müssen verabreicht werden.

Der durchschnittliche *Flüssigkeitsbedarf* des Erwachsenen beträgt normalerweise 2500 ml pro Tag. Es werden täglich etwa 800 ml Wasser über Haut und Lungen (Perspiratio insensibilis), 200 ml über den Stuhl und 1500 ml durch die Nieren ausgeschieden. Beim Patienten können zusätzliche Wasserverluste, z. B. über eine Magensonde, bei Erbrechen, durch starkes Schwitzen bei Fieber und in großem Umfang bei Verbrennungen u. a. auftreten. Diese müssen bei der Flüssigkeitszufuhr berücksichtigt werden. Die Urinausscheidung kann je nach Art der Erkrankung sehr stark schwanken. Deshalb wird die tägliche Flüssigkeitszufuhr so berechnet, daß man die Harnausscheidung der vergangenen 24 Std als Grundlage nimmt und zu dieser Menge die Perspiratio insensibilis sowie die möglichen anderen Flüssigkeitsverluste hinzurechnet. Soll eine bestimmte Flüssigkeitsmenge über 24 Std verteilt infundiert werden, so kann man die *Tropfgeschwindigkeit der Infusion* nach folgender Formel berechnen:

$$\text{Tropfenzahl pro min} = \frac{\text{Infusionsmenge (ml)}}{3 \times \text{Infusionsdauer (Stunden)}}$$

Etwa 20 Tropfen entsprechen 1 ml.

Beispiel: Für 1000 ml/24 Std wird eine Geschwindigkeit von etwa 14 Tropfen pro min eingestellt.

Der durchschnittliche *Kalorienbedarf* eines Erwachsenen beträgt normalerweise in Ruhe etwa 2000 Kilokalorien pro 24 Std. Dieser Bedarf kann jedoch beim Patienten durch Stoffwechselsteigerung infolge von Fieber oder von Krampfanfällen (Tetanus, Schädelhirntrauma) beträchtlich erhöht sein.

Die Zufuhr von Kalorien in Form von *Kohlehydraten* erfolgt durch Glucose- oder Lävuloseinfusionen, die als 5-, 10-, 20- oder 40%ige Lösungen angeboten werden. Die hochprozentigen Zuckerlösungen bewirken jedoch häufig Entzündungen an der Venenwand. Deshalb sollte man sie nur sehr langsam und nach Möglichkeit über zentral-venöse Katheter verabreichen. Weiterhin können auch Sorbit und Xylit, zwei Zuckeralkohole, intravenös gegeben werden. Mit 1 g Kohlehydrat werden etwa 4 Kilokalorien zugeführt.

Der tägliche Bedarf an *Eiweiß* wird mit Infusionslösungen gedeckt, die die lebensnotwendigen Aminosäuren (z.B. Phenylalanin, Leucin, Methionin, Lysin, u.a.) enthalten. Eine derartige Infusionslösung ist z.B. das Aminofusin. Mit 1 g Aminosäuren werden zugleich ebenfalls etwa 4 Kilokalorien zugeführt.

Fette haben einen hohen Kaloriengehalt; mit 1 g Fett werden etwa 9 Kilokalorien zugeführt. Fetthaltige Infusionslösungen (z.B. Lipofundin) dürfen nur langsam verabreicht werden, da sonst Nebenwirkungen, wie Übelkeit, Erbrechen, Schüttelfrost, Hautausschläge entstehen. Bei bestimmten Erkrankungen (Leberschäden, Gerinnungsstörungen, Thrombosen) dürfen sie nicht gegeben werden.

Die Normalwerte für die wichtigsten *Serum-Elektrolyte* sind:

Natrium: 135–150 mval/l
Kalium: 3,8–5,0 mval/l
Chlor: 98–106 mval/l
Calzium: 4,5–6,0 mval/l

Der tägliche *Elektrolytbedarf* des Erwachsenen liegt normalerweise bei 100 mval Natrium, 50 mval Kalium und 120 mval Chlorid. Der Bedarf an einzelnen oder an allen Elektrolyten kann bei vielen Erkrankungen jedoch gesteigert (Verbrennungen, Fisteln, usw.) oder auch vermindert sein (bei Anurie z. B. keine kaliumhaltigen Infusionen geben!). Bei kaliumhaltigen Infusionslösungen ist darauf zu achten, daß die Einflußgeschwindigkeit so bemessen wird, daß eine Zufuhr von 20 mval Kalium pro Std nicht überschritten wird (würde diese Menge bei einem Patienten mit normalem Serum-Kalium z. B. innerhalb von 3 min einlaufen, so käme es mit Sicherheit zu einem Herzstillstand!).

Als *Vitamine* können zugeführt werden: Vitamin C, Vitamin B-Komplex, und bei bestimmten Gerinnungsstörungen Vitamin K.

Dritter Teil
Spezielle Chirurgie

Um eine Erkrankung planmäßig und gezielt behandeln zu können, ist es wichtig, ihre Merkmale zu erkennen, diese richtig zu deuten und eine Vorstellung von ihren Ursachen, bzw. ihrem Zustandekommen zu haben. Die meisten aller Erkrankungen bauen sich auf den in den zurückliegenden Abschnitten beschriebenen krankhaften Veränderungen auf. Faßt man diese in größere Gruppen zusammen, so finden sich im wesentlichen vier immer wiederkehrende Krankheitsursachen:

1. Mißbildungen (angeborene Veränderungen),
2. Entzündungen,
3. Geschwulstbildungen,
4. Verletzungen.

Letztere wurden bereits in dem Kapitel „Unfallheilkunde" eingehend beschrieben.

Die Erkennung und Deutung eines Krankheitsbildes bezeichnet man als Diagnose. Sie ergibt sich aus der Erhebung der Vorgeschichte des Patienten (Anamnese), der Schilderung seiner Klagen sowie aus dem bei der klinischen Untersuchung erhobenen Befund. Eine exakte Diagnosestellung ist unentbehrliche Grundlage jeder erfolgreichen Behandlung (Therapie).

21. Erkrankungen des Kopfes

21.1 Gehirnschädel

Verletzungen, S. 76

21.1.1 Mißbildungen

Gelegentlich werden Abweichungen von der normalen Schädelform des Menschen beobachtet, z.B. *Asymmetrien des Schädels,* der sog. *Turmschädel* oder die *Mikrozephalie,* eine Unterentwicklung des Schädelknochens, welche meist mit einer Unterentwicklung des Gehirns einhergeht (Hydrozephalus, S 325).

Ärztliche Behandlung: Treten Hirndruckerscheinungen auf, so muß der Schädel eröffnet („trepaniert") und das Gehirn entlastet werden. Bestehen gleichzeitig Mißbildungen des Gehirns, so ist eine auf längere Sicht erfolgreiche ärztliche Behandlung oft nicht möglich.

Häufiger sind „*Spaltbildungen*". Das sind Knochenlücken in der Mittellinie des Schädels, die bei der Entwicklung des Kindes im Mutterleib (Embryonalstadium) zurückgeblieben sind. Durch diese Lücken können sich Teile des Gehirns (Enzephalozele), seiner Häute (Meningozele) oder von Gehirn und Häuten (Enzephalomeningozele) unter die Kopfhaut vorzwängen.

Ärztliche Behandlung: Frühzeitige Operation. Oft sind diese Kinder jedoch nicht lebensfähig, zumal dann, wenn zusätzlich schwerere Mißbildungen des Gehirns vorliegen.

21.1.2 Entzündliche Erkrankungen

Kopfschwartenphlegmone: Eitrige Entzündungen unter der Kopfhaut. Da sich der Eiter wegen deren Dicke meist nicht von selbst entleeren kann, ist gewöhnlich chirurgische Eröffnung erforderlich.

320 Erkrankungen des Kopfes

Die eitrige *Schädeldachosteomyelitis* kann Folge örtlich fortgeleiteter Entzündungen (z. B. nach Unfällen) sein oder bei der bakteriellen Allgemeininfektion durch auf dem Blutwege dorthin gelangte Eitererreger hervorgerufen werden. Ihre Zeichen sind die bei Entzündungen üblichen: Rötung und Wärme der Haut, Schwellung der Weichteile, Schmerzhaftigkeit.

Ärztliche Behandlung: Verabreichung von Antibiotika und operative Entfernung der abgestorbenen Knochenteile (Sequester).

21.1.3 Geschwülste

An gutartigen Geschwülsten werden *Hämangiome, Fibrome, Osteome* und *Chondrome* beobachtet. Im Bereich der behaarten Kopfhaut kommt es häufig zu den sog. Balggeschwülsten (*Grützbeutel, Atherome*). Dies sind aus verstopften Talgdrüsen entstandene, mit eingedicktem Talg gefüllte Gebilde.
Sarkome des Schädeldachknochens sind selten. Gelegentlich kommt es im Schädeldach zu Metastasen bei bösartigen Geschwülsten der Brust und der männlichen Geschlechtsorgane.

Ärztliche Behandlung: Operative Entfernung der Geschwulst. Bei bösartigen Geschwülsten anschließend zusätzliche Strahlenbehandlung.

21.2 Gesichtsschädel

Verletzungen, S. 78

21.2.1 Mißbildungen

Auch hier überwiegen die bei der embryonalen Entwicklung entstehenden Spaltbildungen. *Hasenscharten* (Spaltbildungen der Oberlippe) werden mit und ohne gleichzeitige Spaltbildung des Oberkiefers und Gaumens (Kiefer-Gaumenspalte) beobachtet. Die schwerste Form der Spaltbildung, die vollständig durchgehende Lippen-Kiefer-Gaumenspalte, bezeichnet man als *Wolfsrachen*.

Klinisches Bild: Die Veränderungen sind schon beim Neugeborenen an der Spaltbildung der Oberlippe deutlich zu erkennen. Die Ernährung dieser Kinder kann wegen ihrer Unfähigkeit zu saugen (besonders beim Wolfsrachen) außerordentlich schwierig sein. Kinder mit Gaumenspalten können nur undeutliche, verwaschene Laute hervorbringen.

Ärztliche Behandlung: Operativer Verschluß der Spaltbildungen. Die Operation ist bei der Hasenscharte nach Anfrischen der Wundränder meist ohne Schwierigkeiten möglich und kann schon vom 3.–4. Lebensmonat an durchgeführt werden. Der Verschluß einer Gaumenspalte durch Plastik wird etwas später, etwa im 4.–5. Lebensjahr, vorgenommen. Wichtig ist hier frühzeitiger Beginn der systematischen Spracherziehung durch geschulte Lehrkräfte.

Sonstige seltener vorkommende Mißbildungen im Bereich des Gesichts sind Über- oder Unterentwicklung des Unterkiefers, Fehlentwicklungen der Zunge, Fehlen oder Verformungen eines oder beider Ohren, Fehlentwicklung der Nase. Ihre *Behandlung* ist Aufgabe der kosmetischen Chirurgie.

21.2.2 Entzündliche Erkrankungen

Alle eitrigen Entzündungen im Bereich des Gesichtes bergen die Gefahr des Übergreifens der Infektion auf das Schädelinnere mit nachfolgenden lebensbedrohlichen Komplikationen in sich. Hier sind besonders der Oberlippenfurunkel und das Erysipel des Gesichts zu nennen.

Furunkel an Oberlippe oder Wangen gehen gewöhnlich mit einer besonders mächtigen ödematösen Weichteilschwellung der ganzen betroffenen Gesichtshälfte einher. Sie führen zu einer erheblichen Beeinträchtigung des Allgemeinbefindens mit ausgeprägtem Krankheitsgefühl, starken Schmerzen und hohen Temperaturen.

Ärztliche Behandlung: Antibiotika, Rotlichtbestrahlung oder warme Packungen und flüssige Ernährung. Absolutes Sprech- und Kauverbot! Meist bildet sich so die Entzündung zurück. Kommt es trotzdem zur Einschmelzung, so wird die Eröffnung des Eiterherdes erforderlich.

Auch *Karbunkel* (S. 170) werden in der behaarten Gesichtshaut hin und wieder gesehen. Seltener sind Phlegmonen des Gesichts. Hier ist vor allem die *Mundbodenphlegmone* zu erwähnen. Sie führt zu einer bretthart en Infiltration des Mundbodens.

Das *Erysipel* (S. 173) tritt häufig im Gesicht auf und führt ebenfalls unter hohen Temperaturen zu einer schweren Beeinträchtigung des Allgemeinbefindens. Es ist an der dem Erysipel eigenen charakteristischen flammend roten, samtartigen, scharf begrenzten Schwellung der Haut zu erkennen.

Ärztliche Behandlung: Antibiotika und Sulfonamide. Letztere haben gerade beim Erysipel oft einen besonders guten Erfolg.

Seltenere Infektionen des Gesichts sind der *Schweinerotlauf* (Erysipeloid, S. 180) und die *Lues.* Diese kann, ebenso wie die *Hauttuberkulose,* schwere Zerstörungen des Gesichts zur Folge haben.
Vorwiegend die Gegend des Mundbodens wird von der *Strahlenpilzerkrankung* (Aktinomykose S. 180) befallen. Das ganze erkrankte Gebiet ist hart infiltriert. Im weiteren Verlauf der Erkrankung kommt es zu Einschmelzungsherden und Fisteln.

Ärztliche Behandlung: Antibiotika evtl. Röntgenbestrahlung.

Unter den entzündlichen Erkrankungen in der Mundhöhle ist neben der *Zahnfleischentzündung* (Gingivitis), bei welcher das Zahnfleisch schmerzhaft gerötet ist, die durch den *Soorpilz* hervorgerufene Entzündung der Mundhöhle (*Stomatitis*) zu nennen. Sie tritt vorwiegend bei Menschen mit schlechtem Allgemeinzustand auf und führt zu grau-weißlichen Belägen der Mundschleimhaut.

Behandlung: Mundpflege, Pinseln mit Myrrhentinktur und Besserung des Allgemeinzustandes.

Die in der Chirurgie wichtigen *Entzündungen* der Ohrspeicheldrüse werden vorwiegend bei Patienten mit schlechtem Allgemeinzustand nach Operationen beobachtet (S. 281).
Entzündungen der Kieferknochen (*Kieferosteomyelitis*) entstehen selten auf dem Blutwege, meist durch Übergreifen eitriger Zahnerkrankungen auf den Kiefer. Spielt sich die Entzündung in Nähe eines Kiefergelenkes ab, so entsteht das Bild der *Kieferklemme.* Der Kiefer steht bei leicht geöffnetem Mund im Gelenk fest und kann nicht mehr bewegt werden.

Ärztliche Behandlung: Antibiotika und Rotlichtbestrahlung oder warme Packungen. Zahnbehandlung!

21.2.3 Geschwülste

Eine Reihe von gutartigen und bösartigen Geschwülsten werden am Kopf und im Gesicht beobachtet.
Atherome sind nicht selten. Daneben kommen an echten gutartigen Geschwülsten häufig *Warzen, Fibrome* und *Hämangiome* (S. 199 ff.) vor.

Ärztliche Behandlung: Operative Entfernung.

Oft findet man im Gesicht die *Pigmentzellgeschwülste* (S. 200). Sie reichen in ihrem Aussehen von behaarten Warzen bis zu den sog. Muttermalen und haben die Neigung, sich bei Verletzungen irgendwelcher Art (z. B. Verätzungen oder ungenügender operativer Entfernung) in besonders bösartige Geschwülste zu verwandeln.

Ärztliche Behandlung: Besondere Vorsicht ist bei der Behandlung erforderlich, operative Entfernung weit im gesunden Gewebe!

Eine typische Geschwulst des Gesichtes ist der von der Ohrspeicheldrüse ausgehende *Parotismischtumor* (S. 201). Als echte Mischgeschwulst entsteht er aus versprengten Keimen und besteht aus Gewebe verschiedener Herkunft.

Ärztliche Behandlung: Operative Entfernung der Geschwulst. Aufgrund der anatomischen Verhältnisse kann es hierbei leicht zur Verletzung des Nervus facialis kommen.

Unter den bösartigen Geschwülsten der Weichteile des Gesichtes ist neben der bereits erwähnten bösartig gewordenen Pigmentzellgeschwulst (Melanosarkom) der Hautkrebs alter Menschen zu nennen. Er tritt entweder als kleines flaches, langsam wachsendes Geschwür mit hartem Rand (*Ulcus rodens*) an Wange, Stirn oder Nasenrücken auf oder als schnell wachsende, sehr bösartige und frühzeitig zur Bildung von Lymphknotenmetastasen neigende Geschwulst im Bereich der ganzen Gesichtshaut (*Stachelzellkrebs*). Zur letzten Gruppe gehört auch der an der Lippe (fast immer Unterlippe) entstehende *Pfeifenraucherkrebs* (Abb. 108).

Ärztliche Behandlung: Radikale operative Entfernung der Geschwulst bis weit ins gesunde Gewebe hinein, anschließend Röntgennachbestrahlung.

Als sehr bösartig gelten auch die *Zungencarcinome*. Sie entwickeln sich meist zunächst als kleine Knoten an Zungenrand oder Zungengrund. Infolge schnellen Wachstums kommt es frühzeitig zum geschwürigen Zerfall der Geschwulst. Auch hier bilden sich oft bald Lymphknotenmetastasen.

Ärztliche Behandlung: Operative Entfernung und Nachbestrahlung oder alleinige Röntgen- oder Radiumbestrahlung. Bei allen Zungenkrebsen werden die örtlichen Lymphknoten vor Beginn der Bestrahlung operativ ausgeräumt.

Die *Oberkieferkarzinome* nehmen gewöhnlich von der Epithelauskleidung der Kieferhöhle ihren Ausgang und führen zur Zerstörung des Knochens.

Ärztliche Behandlung: Operative Entfernung des Oberkieferknochens im Gesunden und anschließend Röntgennachbestrahlung.

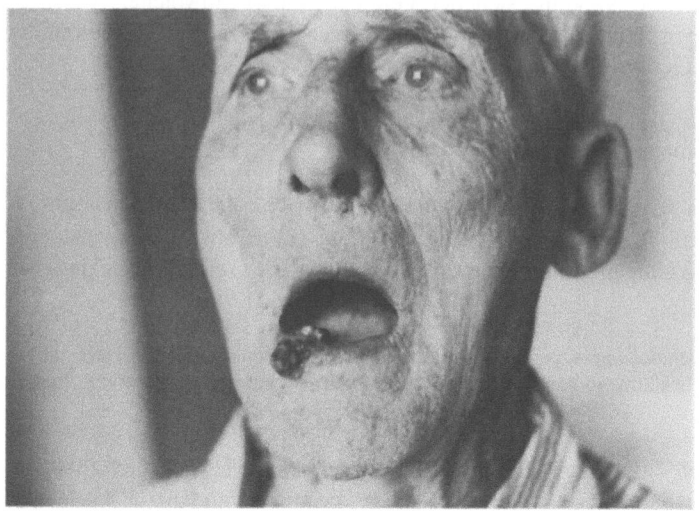

Abb. 108. Carcinom der Unterlippe (sog. „Pfeifenraucherkrebs") bei einem 81jährigen Mann

Neben den von den Weichteilen des Gesichts ausgehenden Geschwülsten gibt es eine Reihe von Knochengeschwülsten, deren Aufzählung hier zu weit führen würde. Erwähnt seien unter den bösartigen Geschwülsten lediglich die *Osteosarkome* und die sog. bösartigen *Riesenzellgeschwülste*.

21.3 Gehirn

Verletzungen, S. 112

21.3.1 Mißbildungen

Die durch angeborene Spaltbildung des Schädels zustande kommenden Mißbildungen (Enzephalozele und Meningozele) haben wir bereits auf S. 319 erwähnt. Falls die Veränderungen nicht allzu ausgeprägt sind, kann man sie operativ zu beseitigen versuchen.

Ärztliche Behandlung: Enzephalozelen werden in die Schädelhöhle zurückverlagert, bei Meningozelen wird der Bruchsack abgetragen. Anschließend muß die Lücke im Schädel plastisch verschlossen werden.

Ist es bei Neugeborenen und Kleinkindern infolge Behinderung des Liquorabflusses oder gänzlichen Verschlusses der Liquorwege zu einem angeborenen Wasserkopf (Hydrozephalus) gekommen, so ist unter gewissen Voraussetzungen ebenfalls eine *operative Behandlung* möglich. Der Hydrozephalus macht sich durch eine oft gewaltige Zunahme des Schädelumfanges mit Auseinanderweichen der kindlichen Schädelnähte und Fontanellen bemerkbar. Unterbleibt die rechtzeitige Umgehung des Hindernisses (anderweitige Ableitung des Liquors), so kommt es im weiteren Verlauf zu Krampfanfällen, neurologischen Veränderungen und zunehmender Geistesschwäche.

21.3.2 Entzündliche Erkrankungen

Sie fallen nur z. T. in den Behandlungsbereich der Chirurgie. Sie entstehen entweder direkt durch Eindringen von Erregern in die Schädelhöhle bei offenen Schädelverletzungen, fortgeleitet bei Infektionen des Gesichts (Gesichtsfurunkel, Infektionen der Nasennebenhöhlen) oder auf dem Blutwege metastatisch durch Absiedelung von Krankheitskeimen im Schädelinnern bei allgemein-eitrigen Infektionen.

Die *eitrige Hirnhautentzündung* (Meningitis) verläuft besonders stürmisch. Erreger sind meist Staphylokokken oder Streptokokken.

Klinisches Bild: Schnell ansteigendes hohes Fieber. Heftige Kopfschmerzen, Benommenheit, Erbrechen, Krämpfe, Lähmungen, Nackensteife, Überempfindlichkeitserscheinungen der Haut, gesteigerte Reflexe. Häufig Ausfälle von Hirnnerven. Anfangs verlangsamter, später beschleunigter Puls. Bei der Lumbalpunktion erhält man trüben Liquor, bei dessen bakteriologischer Untersuchung die Eitererreger nachgewiesen werden können. Neben den banalen Eitererregern können auch andere Keime (Pneumokokken, Meningokokken, Tuberkelbakterien) eine Meningitis erzeugen. Der Krankheitsverlauf ist dann nicht so stürmisch, besonders bei der tuberkulösen Meningitis. Nach Ausheilung einer Meningitis kann infolge Verklebung der Hirnhäute und Behinderung des Liquorabflusses ein (erworbener) *Hydrozephalus* entstehen.

Ärztliche Behandlung: Bei bakteriellen Streuungen und fortgeleiteten Infektionen chirurgische Beseitigung des Infektionsherdes sowie wiederholte Lumbal-Punktion, wobei gleichzeitig Antibiotika in den Lumbalsack eingespritzt werden. Daneben allgemeine Verabreichung von Antibiotika in hoher Dosierung. Gaben von Herz- und Kreislaufmitteln!

Auch der *Hirnabszeß* kann, wie die Hirnhautentzündung, direkt, fortgeleitet oder metastatisch entstehen.

Klinisches Bild: Hier kommen zu den Allgemeinsymptomen – hohes Fieber, Unruhezustände, Delirien, Kopfschmerzen, Erbrechen, Krämpfe – die Zeichen einer bestimmten Lokalisation des Krankheitsprozesses im Gehirn (Herdsymptome): Lähmungen von bestimmten Muskeln, Muskelgruppen oder ganzen Gliedmaßen, Sprachstörungen, Gleichgewichtsstörung u.a. Zur Klärung der Diagnose werden die Untersuchung des Augenhintergrundes (Stauungspapille), Lumbalpunktionen, Subokzipitalpunktionen, die Liquoruntersuchung sowie Röntgenuntersuchungen (nach Luftfüllung der Gehirnkammern oder Darstellung der Hirngefäße, S. 327) herangezogen.

Ärztliche Behandlung: Anfangs Verabreichung von hohen Dosen Antibiotika, Punktionen des Abszesses und örtliches Einbringen von Antibiotika in den Abszeß. Später, nach Ausbilden einer kräftigen Abszeßkapsel, operative Entfernung des ganzen Abszesses einschließlich der Kapsel.

21.3.3 Geschwülste

Die wichtigsten Hirntumoren sind ihrer Entwicklung nach *Meningiome* (von den Hirnhäuten abstammend, gutartig), *Neurinome* (von Gehirnnerven abstammend, gutartig), *Hypophysentumoren* (von der Hypophyse abstammend, gutartig), *Angiome* (Gefäßgeschwülste des Gehirns, gutartig) und *Gliome* (vom Stützgewebe des Gehirns ausgehend, relativ gutartig). Daneben gibt es bösartige Hirngeschwülste, wie Glioblastome, Sarkome u.a. Außerdem kommen blasige Geschwülste (Zysten) und Metastasen von Tumoren anderer Organe (Lungenkarzinom, Prostatakarzinom, Mammakarzinom) vor.

Klinisches Bild: Wie das subdurale Hämatom (S. 115) und der Hirnabszeß (s.o.) ist auch der Hirntumor ein raumverdrängender Prozeß, d.h. er führt mit seinem Größerwerden zu wachsendem Hirndruck und dessen charakteristischen Zeichen: zunehmend heftige Kopfschmerzen, Schwindel, Brechreiz, Erbrechen, Pulsverlangsamung und Benommenheit bis zur Bewußtlosigkeit. Bei der Untersuchung des Augenhintergrundes findet sich eine Stauungspapille. Im Gegensatz zum subduralen Hämatom fehlt in der Vorgeschichte ein Unfallereignis, gegenüber dem Hirnabszeß bestehen keine Zeichen der Entzündung (Fieber u.a.). Andererseits kommen auch hier zu den allgemeinen Zeichen des Hirndrucks die Symptome, die durch die jeweilie Lokalisation des Tumors im Hirn und dadurch bedingte örtliche Erscheinungen (sog. Lokal- und Nachbarschaftssymptome) ausgelöst werden: Krämpfe oder Lähmungen bestimmter Muskelgruppen, Gleichgewichtsstörungen, Sehstörungen, Sprachstörungen, Hörstörungen u. a. weisen auf den genauen Sitz des Tumors hin.

Neben eingehender neurologischer, augen- und ohrenärztlicher Untersuchung sowie der chemischen Untersuchung des Liquors (schon bei der Lumbalpunktion erkennt man an der Steigerung des Liquordruckes einen raumverdrängenden Prozeß) kann man mit Hilfe der Röntgenuntersuchung die Lokalisation des Tumors genau bestimmen. Da das Gehirn selbst röntgenologisch nicht ohne weiteres sichtbar wird, muß man zu indirekten Methoden seiner Darstellung greifen. Dies geschieht, indem man durch Punktion Luft in die Hohlräume des Gehirns (Ventrikel) füllt. Im Röntgenbild kann man nun erkennen, wenn ein solcher Hohlraum durch eine Geschwulst zusammengedrückt wird (Ventrikulografie). Man kann aber auch die Arterien des Gehirns durch Einspritzung von Kontrastmitteln in die Halsschlagadern füllen und sieht im Röntgenbild nun, an welcher Stelle die Blutgefäße von dem Tumor verdrängt werden (Arteriografie). Sie laufen dann um den Tumor herum. Wichtige Hinweise auf den vorliegenden Befund sind heute durch die Computertomografie möglich, eine Untersuchung, die für den Patienten wesentlich ungefährlicher ist, als die Arteriografie. Weiteren Aufschluß über das Vorhandensein eines Tumors gibt das *Elektroenzephalogramm* (EEG). In ihm werden die Aktionsströme der Ganglienzellen des Gehirns registriert und aufgezeichnet.

Ärztliche Behandlung: Die operative Entfernung von Hirntumoren erfordert, ebenso wie deren Diagnostik und die postoperative Behandlung, ein so hohes Maß an speziellen Kenntnissen und Erfahrung, daß sie heute ausschließlich dem dazu spezialisierten Neurochirurgen vorbehalten bleibt. Bei den Operationen wird das Gehirn über dem Tumor durch Aufklappen eines großen viereckigen Knochenstückes freigelegt. Das Knochenstück wird später, bei Ende der Operation, wieder in die Schädellücke eingesetzt. Von der freigelegten Fläche des Gehirns aus dringt man nun unter möglichster Schonung der Gehirnsubstanz vorsichtig zum Tumor vor. Auch bei Tumoren, welche nicht mehr entfernt werden können, tritt durch die Druckentlastung bei der Operation eine vorübergehende Besserung des Zustands des Patienten ein. Bei bösartigen Geschwülsten Röntgennachbestrahlung.

22. Erkrankungen am Hals

Verletzungen, S. 119

22.1 Mißbildungen

22.1.1 Zysten

Aus Geweberesten, die bei der Entwicklung des Embryo, vorwiegend von den Kiemengängen her, zurückgeblieben sind, entstehen blasige Geschwülste, die *Halszysten*. Man unterscheidet die in der Mittellinie des Halses gelegenen „medialen" und die seitlich davon gelegenen „lateralen" Halszysten. Kommt es zur Infektion der Zysten, so brechen sie durch die Haut nach außen durch und hinterlassen Fisteln, aus denen sich dann eine meist schleimig-wässrige Flüssigkeit entleert.

Ärztliche Behandlung: Radikale operative Entfernung der Zysten und Fistelgänge.

22.1.2 Halsrippen

Man versteht darunter gelegentlich beobachtete Rippen des 7. Halswirbels. Die Rippen können einseitig oder doppelseitig vorhanden und auf beiden Seiten unterschiedlich ausgeprägt sein. Da die Schlüsselbeinarterie und -vene (Arteria und Vena subclavia) über die Halsrippen hinwegziehen, kann es hier zu Druck auf die Gefäße und zu Durchblutungsstörungen der Arme kommen. Das Vorhandensein von Halsrippen ist oft schon äußerlich zu erkennen, der Übergang vom Hals zu den Schultern wirkt bei diesen Patienten abgeschrägt. Die Röntgenaufnahme liefert die endgültige Klärung.

Ärztliche Behandlung: Bei geringen klinischen Erscheinungen zunächst medikomechanisch (Kurzwellen, Massagen u.a.), bei schwereren Fällen können die Halsrippen operativ entfernt werden.

22.1.3 Schiefhals

Er hat seine Ursache in der Verkürzung oder in narbigen Veränderungen eines Kopfnickermuskels. Der Kopf wird dadurch zur Seite des verkürzten Muskels hin geneigt gehalten, während das Gesicht zur entgegengesetzten Seite blickt. Da der veränderte Muskel nicht mitwächst, wird das klinische Bild mit zunehmendem Lebensalter immer ausgeprägter. Im Laufe der Jahre kommen als Folge der Zwangshaltung Verkrümmungen der Wirbelsäule und Gesichtsveränderungen hinzu. Wahrscheinlich spielen für das Zustandekommen der Muskelverkürzung Schädigungen vor oder während der Geburt, möglicherweise auch erbliche Faktoren eine Rolle.

Ärztliche Behandlung: Durchtrennung des Muskels an seiner Ansatzstelle am Schlüsselbein. Anschließend mehrwöchtiges Tragen eines sog. Schanzschen Krawattenverbandes.

22.2 Entzündliche Erkrankungen

22.2.1 Phlegmone

Infolge der lockeren Gewebsspalten des Halses können sich *Phlegmonen* hier leicht ausbreiten. Sie nehmen meist von eitrigen Entzündungen der Gaumenmandeln, des Rachens oder der Zähne ihren Ausgang. Oft kommt es zunächst zu einer Anschwellung der Halslymphknoten, die in einigen Tagen wieder abklingt. Entsteht jedoch ein Eiterherd, der die Kapsel durchbricht, so werden ausgedehnte Weichteilbezirke hart infiltriert. Tiefliegende Phlegmonen können sich auch in das Mittelfell hinein ausbreiten. Die örtlichen entzündlichen Veränderungen gehen mit hohem Fieber, Schüttelfrost, Schluckbeschwerden, Atemnot, Benommenheit und schwerem Krankheitsgefühl einher. Die Sterblichkeit ist bei ausgedehnten Phlegmonen hoch, besonders wenn diese in das Mittelfell durchbrechen.

Ärztliche Behandlung: Zunächst möglichst konservativ mit hohen Dosen Antibiotika, Rotlichtbestrahlung, warmen Packungen, Salbenverbänden. Ist es jedoch zur Einschmelzung gekommen, so ist die breite chirurgische Eröffnung des Entzündungsprozesses mit Ablassen des Eiters und Einlegen von Drainagen erforderlich.

22.2.2 Nackenkarbunkel

Eine häufige örtliche Entzündung am Hals ist der *Nackenkarbunkel.* Er entwickelt sich meist aus einem anfangs kleinen Furunkel in der Gegend der Haargrenze, vorwiegend bei Männern. Die Entstehung von Nackenkarbunkeln wird durch Reiben und Scheuern von Kleidungsstücken gefördert. Oft ist ein fünfmarkstück- bis handtellergroßer Weichteilbezirk angeschwollen und hart infiltriert. Die Haut ist rötlich-bläulich verfärbt und man erkennt überall die kleinen Eiterpfröpfe der ineinander übergegangenen Furunkel. Die Patienten klagen über starkes Spannungsgefühl und Schmerzen beim Bewegen des Kopfes. Bei Patienten mit Nackenkarbunkeln muß immer der Blutzucker kontrolliert werden, da es sich gelegentlich um Diabetiker handelt!

Ärztliche Behandlung: Kleine Furunkel werden konservativ mit heißen Breiumschlägen, Rotlicht und milden Salbenverbänden behandelt. Beim Nackenkarbunkel besteht jedoch unter konservativer Behandlung keine Heilungsaussicht. Hier hilft nur die radikale operative Behandlung. Dabei wird der ganze Karbunkel mit dem elektrischen Messer im Gesunden ausgeschnitten, so daß alles erkrankte Gewebe beseitigt wird. Anschließend Einlegen eines Gazestreifens. Zusätzliche Behandlung mit Antibiotika.

22.2.3 Strahlenpilzerkrankung

Die *Strahlenpilzerkrankung* (Aktinomykose) kommt am Hals häufiger vor als in anderen Körpergegenden (etwa 60–70% der Aktinomykosefälle überhaupt). *Klinisches Bild* und *Behandlung,* S. 180.

22.2.4 Halslymphknotentuberkulose, (S. 184)

22.3 Geschwülste

Öfter beobachtete gutartige Geschwülste des Halses sind – außer den Halszysten – *Lipome, Fibrome* und *Angiome* oder *Lymphangiome.* Ihre *Behandlung* besteht in der operativen Entfernung.
Unter den bösartigen Geschwülsten sind *Lymphknotenmetastasen* von Karzinomen im Bereich des Kopfes, der Brust und des Oberbauches (Mammae, Lungen, Magen) am häufigsten. Oft finden sich bei der histologischen Untersuchung eines durch Probeexzision entfernten, derb vergrößerten Halslymphknotens die ersten Zeichen des Vorhandenseins einer bösartigen Geschwulst, die dann eine eingehende Gesamtuntersuchung des Patienten zum Auffinden des Primärtumors veranlassen.
Sarkome am Hals gehen meist von den Lymphknoten selbst aus (Lymphosarkome).

Ärztliche Behandlung: Ihre radikale operative Entfernung ist wegen der engen Beziehungen der bösartigen Geschwulst zu Gefäßen, Nerven und Organen des Halses oft nicht möglich. Die Behandlung erfolgt dann durch Röntgen-Radium-Bestrahlung oder mit zytostatischen Medikamenten.

22.4 Lymphogranulomatose (Hodgkinsche Erkrankung)

Die Ursachen der *Lymphogranulomatose* sind bis heute noch nicht völlig geklärt. Es handelt sich um geschwulstartige Vergrößerungen von lymphatischem Gewebe, insbesondere der Halslymphknoten, die gewöhnlich derbe, schmerzlose Drüsenpakete bilden. Im weiteren Verlauf der Erkrankung kommt es auch zu solchen Drüsenpaketen im Mittelfellraum; innere Organe und Knochen werden von der Erkrankung ergriffen. Zeitweise besteht hohes Fieber. Die Diagnose wird im Anfangsstadium häufig durch Probeexzision und histologische Untersuchung gestellt, im fortgeschrittenen Stadium der Erkrankung ist sie relativ einfach. Große Drüsenpakete am Hals können zu Druck auf Blutgefäße und Luftröhre mit Blutstauung und Atemnot führen.

Ärztliche Behandlung: Röntgenbestrahlung und Verabreichung zytostatischer Medikamente, die oft eine günstige Wirkung ausüben. Trotzdem führt das Leiden in sehr vielen Fällen im Laufe einiger Jahre zum Tode.

22.5 Kehlkopferkrankungen

Die entzündlichen Erkrankungen des Kehlkopfes fallen, soweit sie sich in seinem Inneren abspielen, in den Behandlungsbereich der Hals-Nasen-Ohren-Heilkunde. Nicht selten kommt es auch bei zunächst „chirurgischen" Entzündungen in der Umgebung des Kehlkopfes (besonders bei Phlegmonen) zu einer entzündlichen Schwellung im Kehlkopf, dem *Kehlkopfödem*. Hochgradige Atemnot mit Erstickungsgefahr, pfeifendes Geräusch beim Einatmen und Blauverfärbung der Haut zeigen den oft plötzlich einsetzenden, akut lebensbedrohlichen Zustand an.

Ärztliche Behandlung: Sofort (lebensrettend!) Anlegen eines Luftröhrenschnittes, der *Tracheotomie*. Man legt den Patienten dabei auf den Rücken, die Schultern werden mit einem Polster unterlegt, so daß der Hals etwas nach hinten fällt. Die Operation wird in örtlicher Betäubung, bei Bewußtlosen u. U. ohne Narkose, durchgeführt. Nach Anlegen eines Hautschnittes in der Mittellinie über der Luftröhre und Auseinanderdrängen der Weichteile mit stumpfen Haken wird die Luftröhre zwischen zwei Knorpelringen eröffnet. Durch diese Öffnung wird eine Trachealkanüle eingelegt, die am Hals befestigt wird. Die Wunde muß um die Kanüle herum luftdicht abschließen.

22.6 Schilddrüsenerkrankungen

22.6.1 Kropf (Struma)

Die Ursache der als Kropf bezeichneten Schilddrüsenvergrößerungen ist in erster Linie unzureichende Jodzufuhr. Die Schilddrüse benötigt das Jod für ihre Hormonbildung. Jodmangel kann dadurch bedingt sein, daß dem Körper von außen (Wasser, Nahrung u.a.) nicht genügend Jod zugeführt wird. Andererseits kann bei normaler Jodzufuhr und Jodaufnahme das Jod aus verschiedenen Gründen von der Schilddrüse beim Hormonaufbau nicht richtig verwertet werden. Ersteres ist vorwiegend bei den sog. endemischen Kröpfen, letzteres bei den Kröpfen Jugendlicher der Fall. Eine dritte Möglichkeit ist dadurch gegeben, daß von außen zwar eine normalerweise ausreichende Menge Jod zugeführt wird, daß aber ein erhöhter Bedarf an Jod besteht und die Jodzufuhr somit relativ unzureichend ist. Ein solcher Zustand besteht z.B. dann, wenn es in der Pubertät oder während der Schwangerschaft zur Kropfbildung kommt. Die Möglichkeit, dem Organismus radioaktives Jod zuzuführen, dessen Weg im Körper genau verfolgt werden kann, hat hier manche Aufklärung gebracht. Die Erkenntnis, daß es bei Jodmangel zur Kropfbildung kommt, gibt es jedoch schon sehr lange. Sie beruht auf der viele Jahrzehnte alten Beobachtung, daß Kröpfe vor allem in Gebirgsgegenden (Oberbayern, Schweiz, Tirol, Steiermark) und Mittelgebirgen (Schwarzwald) gehäuft auftreten (*„endemische Kropfbildung"*), in denen von Natur aus Jodmangel herrscht. Man hat deshalb in solchen Gegenden (z.B. der Schweiz) dem Trinkwasser und Kochsalz kleine Jodmengen zugesetzt. Der endemische Kropf kommt bei Männern und Frauen in gleicher Weise vor. Unabhängig von bestimmten Kropfgegenden kann es aber überall zur Kropfentstehung kommen; diese Kröpfe werden vorwiegend bei Frauen beobachtet. Da Jod, wie erwähnt, für den Aufbau des Schilddrüsenhormons von Bedeutung ist, wird es verständlich, daß bei manchen Kröpfen erhebliche Störungen der Hormonproduktion bestehen können. Sie können Folge des Jodmangels sein wie auch der mangelnden Verarbeitung durch die Schilddrüse. Die gesteigerte Bildung und Ausschüttung von Schilddrüsenhormon bezeichnet man als *Hyperthyreose,* die Verminderung als *Hypothyreose.* Kropfbildungen mit normaler Produktion von Schilddrüsenhormon bezeichnet man als euthyreote Kröpfe.

Nach dem feingeweblichen Aufbau unterscheidet man zwischen dem echten *Knotenkropf* (Struma colloidalis nodosa), wie er in den typischen Kropfgegenden häufig zu sehen ist, der weichen, gleichmäßigen Vergrößerung der Schilddrüse, der *Parenchymstruma* (Struma parenchymatosa) und Mischformen, die ebenfalls vorwiegend in Kropfgebieten vorkommen. Die Größe eines Kropfes sagt nichts über das Ausmaß gleichzeitig bestehender hormoneller Störungen aus. Meist zeigen gerade große Knotenkröpfe keinerlei Funktionsstörungen, während kleine weiche Schilddrüsenvergrößerungen mit erheblicher Überfunktion einhergehen können.

Knotenkropf (Struma nodosa)

Klinisches Bild: Es handelt sich um oft gewaltige knotige Vergrößerungen der Schilddrüse, die hormonell meist keine Störungen zeigen und infolge ihrer Größe und Lage vorwiegend rein mechanische Beschwerden machen. Die Luftröhre kann je nach ein- oder doppelseitig überwiegender Entwicklung des Kropfes nach einer Seite hin verdrängt oder zusammengedrückt werden („Säbelscheidentrachea"). Ständiger Druck auf die Luftröhre führt zur Erweichung des Knorpels (Tracheomalazie). Bei Zusammenfallen der ihrer Stabilität beraubten Knorpelringe kann es zu plötzlichen Erstickungsfällen kommen, die eine sofortige Tracheotomie (S. 331) notwendig machen. Aber auch wenn es nicht so weit kommt, sind bei großen Knotenkröpfen oft Atemnot und pfeifendes Geräusch beim Einatmen (*Stridor*) wahrnehmbar. Durch Druck auf die dünnwandigen Halsvenen kommt es zu einer Rückflußbehinderung des Blutes zum Herzen hin, zur Einflußstauung. Das Gesicht des Kranken wirkt dadurch gedunsen, seine Gesichtshaut ist leicht bläulich verfärbt (zyanotisch). Manchmal kommt es auch zur Schädigung des die Stimmbänder versorgenden Nerven (Nervus recurrens). Die Sprache des Patienten ist dann heiser und bei der Hals-Nasen-Ohren-ärztlichen Untersuchung wird eine Fehlstellung der Stimmbänder festgestellt. Die angefertigte Röntgenkontrastaufnahme von Brust und Hals läßt neben der Einengung oder Seitenverschiebung der Luftröhre auch eine Verdrängung der Speiseröhre erkennen. Schluckbeschwerden treten nur selten auf.

Neben diesen örtlichen Erscheinungen kann es im Laufe der Zeit durch die Stauung zur Schädigung des Herzens und der Lunge kommen. Die *Diagnosestellung* ist beim Knotenkropf einfach. Bei Betasten der Struma und gleichzeitigem Schluckenlassen wandert der einfache Kropf mit dem Kehlkopf nach oben. Reicht der Kropf hinter Brustbein und Schlüsselbeinen in den Brustkorb hinein (*retrosternale Struma, intrathorakale*

Struma), so bewegt er sich beim Schlucken nicht mit. Dasselbe gilt für Kröpfe, die entzündlich verändert oder bereis maligne entartet sind. Röntgenaufnahmen und Kehlkopfspiegelung werden in jedem Falle vor Beginn der Behandlung durchgeführt. Hinzu kommen Untersuchungen der Schilddrüsenfunktion, wie sie unten beschrieben sind.

Ärztliche Behandlung: Falls keine dringenden Gegengründe vorhanden sind, immer Operation (Abb. 110). Dabei wird vom Kropf so viel entfernt, daß beiderseits der Luftröhre nur noch ein je walnußgroßer Rest der Schilddrüse übrigbleibt. Nicht operiert werden Kröpfe Jugendlicher, da sich diese nach Abschluß der Geschlechtsreife von selbst völlig zurückbilden können.

Hyperthyreose und Basedowsche Erkrankung
Wenn bei diesen Kranken auch gewöhnlich ein Kropf vorhanden ist – meist handelt es sich dabei um weiche, gleichmäßige Schilddrüsenvergrößerungen (Struma parenchymatosa) –, so steht hier klinisch die Überfunktion der Schilddrüse im Vordergrund. Unabhängig von der Größe des Kropfes kann sie von einer leichten Funktionsstörung bis zum Bild der schweren Basedowschen Erkrankung reichen. Betroffen werden vor allem Frauen im jüngeren und mittleren Lebensalter. Offenbar fördern hormonelle Umstellungen wie Schwangerschaft oder Wechseljahre die Entstehung der Hyperthyreose. Aber auch die Verabreichung großer Mengen Jod zur Behandlung von Knotenkröpfen kann eine Basedowsche Erkrankung auslösen.

Klinisches Bild: Am auffälligsten sind bei diesen Patienten drei Erscheinungen: *Schilddrüsenvergrößerung, beschleunigter Puls* (120 und mehr Schläge pro min) und „*Glotzaugen*" (Exophthalmus). Dazu kommt eine ausgeprägte Steigerung der Reizbarkeit des vegetativen Nervensystems, die sich z.B. in einem starken Zittern der Finger bei ausgestreckten Armen und Händen bemerkbar macht. Nicht selten sind außerdem Herzrhythmusstörungen, die manchmal mit toxischer Herzmuskelschädigung einhergehen. Die Reflexe sind gesteigert. Die Kranken schwitzen leicht, sie neigen zu Schlaf- und Ruhelosigkeit. Meist sind sie abgemagert. Beim Auflegen der flachen Hand auf den Kropf fühlt man ein deutliches Schwirren. Auch hier ist die Diagnose relativ leicht zu stellen. Zuverlässige Aussagen über das Vorliegen einer Schilddrüsenüberfunktion lassen sich heute durch die Bestimmung des proteingebundenen Jods (PBJ), den Radio-Jod-2-Phasentest und den T3-in-vitro-Test machen. Während beim PBJ-Test der Gehalt des Serums an Schilddrüsenhormon direkt bestimmt wird, spiegelt der Radio-Jod-Zweiphasentest die Geschwindigkeit der Hormonsynthese in der Schilddrüse wieder. Beim T3-

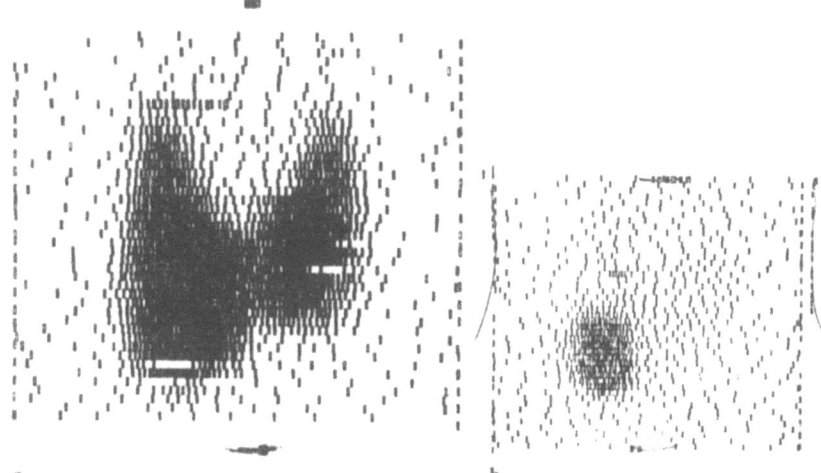

Abb. 109. a Szintigramm einer 25-jährigen Frau mit einem toxischen Adenom der Schilddrüse. Man erkennt deutlich die Vergrößerung und die Verdichtung der Verschattung des rechten Schilddrüsenlappens. **b** Szintigramm der gleichen Patientin wie in Abb. a, nachdem die Funktion der Schilddrüse vor der Szintigrafie durch Hormone unterdrückt worden war. Da das Adenom im rechten Schilddrüsenlappen auf die hormonelle Unterdrückung der Schilddrüsentätigkeit nicht reagierte, kommt dieses jetzt isoliert deutlich zur Darstellung (sog. „heißer Knoten")

Test wird die Bindungskapazität des Serums von Schilddrüsenhormonen indirekt bestimmt. Eine große Bedeutung hat neben den erwähnten Untersuchungsmethoden seit Jahren die Radio-Jod-Diagnostik der Schilddrüse zur Lokalisation des erkrankten Gewebes (Szintigrafie) erlangt. Das Szintigramm gibt zunächst Auskunft über die Größe der Schilddrüse. Es zeigt darüber hinaus an, ob alle Bezirke der Schilddrüse gleichmäßig Radiojod speichern oder ob in ihr „heiße" oder „kalte" Knoten vorhanden sind. Im Gegensatz zu den heißen Knoten, die besonders hormonaktiv sind, nehmen kalte Knoten praktisch gar nicht am Radiojodstoffwechsel teil.

Die Abb. 109a u. b zeigen das typische Bild bei Vorliegen eines toxischen Adenoms.

Ärztliche Behandlung: Operative Entfernung des Kropfes (Abb. 110). Ein etwa daumenendgliedgroßer Rest der Schilddrüse muß dabei auf jeder Seite erhalten bleiben, damit keine Schilddrüsenunterfunktion auftritt. Bereits einige Tage nach der Operation beginnt man mit der Verabreichung von Tabletten zur Rezidivprophylaxe.

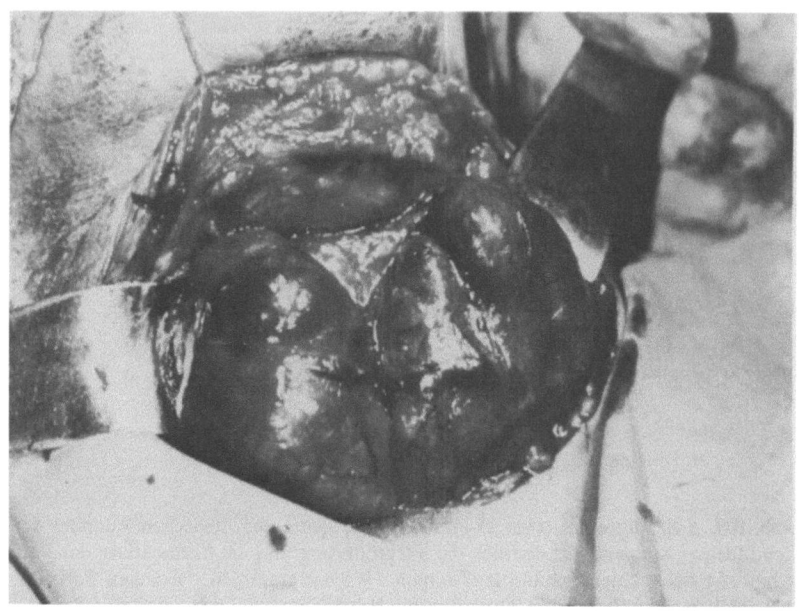

Abb. 110. Operationsfotografie einer Struma. Man erkennt deutlich die beiden Strumalappen, der linke ist etwas größer als der rechte Lappen. Zum oberen Bildrand hin sieht man den nach oben gezogenen Hautlappen, der beim sog. Kocherschen Kragenschnitt entsteht. Man erhält auf diese Weise einen breiten Zugang zu der Struma

22.6.2 Schilddrüsenunterfunktion

Unterfunktion oder gänzlicher Funktionsausfall der Schilddrüse führen beim Erwachsenen zum sog. *Myxödem*. Die Kranken bekommen ein stumpfes, ausdrucksloses Gesicht, ihre Haut wird teigig und trocken, sie werden energielos und antriebsarm, ihre Stimmung ist gedrückt. Der Puls wird langsam, die Körpertemperatur sinkt ab. Bei Kindern kommen Wachstumsstörungen hinzu, ihre Intelligenz ist gewöhnlich erheblich vermindert. Tritt die Schilddrüsenunterfunktion angeboren auf, so besteht ein charakteristisches Bild von körperlicher und geistiger Unterentwicklung: der *Kretinismus*.

Ärztliche Behandlung: Bei Kindern und Erwachsenen Verabreichung von Schilddrüsenpräparaten. Der Erfolg ist fast immer gut. Beim angeborenen Kretinismus hingegen ist wenig oder keine Besserung zu erwarten.

22.6.3 Entzündungen der Schilddrüse

Sie sind relativ selten und treten häufiger bei Kröpfen als bei der normalen Schilddrüse auf. Es kommt dabei zu Fieber, Spannungsgefühl am Hals und Schmerzen, Heiserkeit sowie Rötung und Schwellung der Weichteile in der Schilddrüsengegend. Gelegentlich kommt es zu Abszessen oder zum Durchbruch des Eiters nach außen mit nachfolgender Fistelbildung.

Ärztliche Behandlung: Konservativ mit Antibiotika und Eiskrawatten. Abszesse müssen eröffnet werden.

22.6.4 Geschwülste

Am weitaus häufigsten sind das Karzinom und das Sarkom der Schilddrüse. Die bösartigen Geschwülste der Schilddrüse faßt man unter dem Sammelbegriff „Struma maligna" zusammen. Sie entstehen meist auf dem Boden eines Kropfes.

Klinisches Bild: Die plötzliche Größenzunahme eines lange Zeit gleichgebliebenen Kropfes ist immer verdächtig auf maligne Entartung, besonders wenn sie in derb-knotiger Form erfolgt. Die Haut über dem Kropf wird bei Durchbrechen des wachsenden Tumors durch die Kropfkapsel schlecht verschieblich, oft treten Schmerzen, Heiserkeit und Schluckbeschwerden sowie Atemnot auf. Meist kommt es frühzeitig zur Bildung von Metastasen, vorwiegend in Lungen und Knochen.

Ärztliche Behandlung: Im Anfangsstadium der malignen Entartung Radikaloperation. Dabei wird alles Schilddrüsengewebe entfernt. Der Ausfall an Hormonen muß medikamentös ersetzt werden. In fortgeschrittenen Fällen Behandlung mit radioaktivem Jod oder Röntgenbestrahlung.

23. Erkrankungen der Brust

Verletzungen des Brustkorbes, S. 81, 120

23.1 Mißbildungen

Unter *Trichterbrust* versteht man eine angeborene Dellenbildung der zum Bauch hin gelegenen Hälfte des Brustbeines, die eine Einengung des Brustkorbes und der in ihm gelegenen Organe zur Folge hat. Die Veränderungen nehmen mit fortschreitendem Wachstum zu. Besonders beeinträchtigt sind Herz- und Lungentätigkeit. Nicht selten besteht gleichzeitig Buckelbildung.

Ärztliche Behandlung: Bei starker Eindellung und Behinderung innerer Organe operative Beseitigung der Mißbildung durch Heben des Brustbeines.

23.2 Erkrankungen der Brustdrüse

23.2.1 Gynäkomastie

Diese tritt bei Männern, am häufigsten bei Jugendlichen, auf und besteht in einer Anschwellung der normalerweise funktionslosen Brustdrüsen. Unter Umständen verbergen sich hinter der Gynäkomastie ursächliche hormonelle Störungen.

Ärztliche Behandlung: Operative Entfernung der Brustdrüse.

23.2.2 Brustdrüsenentzündung (Mastitis)

Sie findet sich vorwiegend im Wochenbett und geht fast immer auf Stauungen in den Milchgängen zurück, in die von kleinen Einrissen der Mamille aus Eitererreger einwandern.

Klinisches Bild: Derbe entzündliche Anschwellung von Teilen oder einer ganzen Brust, Rötung der Haut, starke Schmerzhaftigkeit, hohes Fieber.

Ärztliche Behandlung: Während bei einfachen Milchstauungen oder beginnender Mastitis durch Abpumpen der Brust, Hochbinden der Brüste und feuchte Verbände noch ein Abklingen des Prozesses erzielt werden kann, gelingt es bei der einmal ausgeprägten Brustdrüsenentzündung auch durch diese Maßnahmen sowie sofortiges Abstillen und Antibiotikabehandlung meist nicht mehr, einen Rückgang der Entzündung zu erreichen. Es kommt dann trotz aller Behandlungsversuche zur Einschmelzung. Bei der Inzision entleeren sich gewöhnlich große Mengen Eiter. In die Wundhöhle werden Drainagen eingelegt, evtl. Anlegen von Gegeninzisionen.

23.2.3 Zystenmamma

Die Bildung von Hohlräumen in der weiblichen Brustdrüse, welche von Bindegewebe begrenzt und von Epithelzellen ausgekleidet sind, den *Mammazysten* (Mastopathia cystica), führt zu einem oft angetroffenen Krankheitsbild. Die Zysten kommen besonders häufig im jüngeren und mittleren Lebensalter vor. Manchmal ist es schwer, sie bei rein klinischer Untersuchung ganz sicher von bösartigen Geschwülsten abzugrenzen. Leichte Druckempfindlichkeit und gute Verschieblichkeit gegen die Umgebung sprechen für eine Zyste und gegen das Vorliegen eines Krebses. Ihre Entstehungsursache ist uns nicht sicher bekannt, möglicherweise spielen hormonelle Faktoren eine Rolle. Solche Zysten können in der Ein- und Mehrzahl auftreten, sie können kirschgroß sein oder Hühnereigröße erreichen. Ihr Inhalt besteht meist aus blutig-wäßriger Flüssigkeit. Ob Mammazysten manchmal als Vorstadium des Mammakarzinoms anzusehen sind, ist nicht völlig geklärt. Sicher ist jedoch, daß sich nicht selten, besonders bei Frauen in mittleren Lebensjahren, in einer Zystenmamma ein Mammakarzinom verbirgt, welches erst bei eingehender feingeweblicher Untersuchung des entfernten Gewebes entdeckt wird. Vergrößerte Achsellymphknoten finden sich bei der Zystenmamma nicht.

Ärztliche Behandlung: In Anbetracht der immer bestehenden Gefahr einer malignen Entartung wird man, zumindest im fortgeschrittenen Lebensalter, die radikale Entfernung des zystisch veränderten Gewebes im Gesunden zur histologischen Untersuchung, wenn nicht bei ausgedehnten Zystenbildungen sogar die Amputation der ganzen Brust vornehmen. Bei jüngeren Frauen und Mädchen ist man aus verständlichen Gründen zurückhaltender, aber auch hier ist eine ausgiebige Entfernung allen Zystengewebes angebracht. Die Patienten müssen über längere Zeit in strenger Kontrolle gehalten werden (etwa alle 3 Monate). Eine Behandlung mit männlichem Sexualhormon ist ebenfalls möglich, sie dient jedoch vorwiegend der Linderung der Beschwerden und birgt das Risiko des Übersehens einer malignen Entartung in sich.

23.2.4 Geschwülste

Bei den gutartigen Geschwülsten der Brust handelt es sich vorwiegend um Tumoren, die z. T. aus bindegewebigen, z. T. aus drüsigen Gewebselementen bestehen (*Fibroadenome*). Nicht selten kommen gleichzeitig zystische Veränderungen vor. Die Geschwülste sind derb, verschieblich und gut gegen das Fettgewebe der Brust hin abgegrenzt zu tasten.

Ärztliche Behandlung: Operative Entfernung der Geschwulst und anschließende feingewebliche Untersuchung.

In den Milchdrüsengängen sich entwickelnde *Papillome* (S. 200) können zu blutigen Absonderungen aus der Brustwarze („blutende Mamma") führen. Auch in diesen Fällen muß die Ursache der Blutung unbedingt durch Operation und histologische Untersuchung geklärt werden.
Der *Brustkrebs (Mammakarzinom)* ist eine bei der Frau besonders häufig vorkommende Krebserkrankung. Sie tritt vorwiegend im 40.–60. Lebensjahr, manchmal jedoch auch wesentlich früher oder später auf. Bei Männern ist die Erkrankung selten. Die Entstehungsursache ist, wie bei den meisten Karzinomen, unbekannt. Ein Zusammenhang mit früheren Schwangerschaften, den Wechseljahren und anderen hormonellen Umstellungen des weiblichen Körpers konnte nie sicher bewiesen werden. Auch ist nicht ganz sicher, ob ein Zusammenhang zwischen der Brustkrebsentstehung und bereits vorhandenen gutartigen Geschwülsten der Brust gegeben ist. Es sei jedoch nochmals darauf hingewiesen, daß die Karzinomentstehung auf dem Boden zystischer Veränderungen der Brust nicht selten beobachtet wird. Auch die Bildung von Brustkrebs in beiden Brüsten nacheinander kommt vor.
Das Mammakarzinom kann in verschiedenen Formen auftreten. Es wächst entweder als derbe knotige Geschwulst, die sich im Drüsenkörper schnell vergrößert und die Haut vorwölbt, oder der zunächst kleine Tumor wächst flächenhaft in die Breite und führt im weiteren Verlauf durch Schrumpfung zu tiefer Einziehung der Brustdrüse (sog. Szirrhus). Greift das Karzinom von innen her auf die Haut über, so kann es diese durchbrechen und zu ihrem geschwürigen Zerfall führen. Der Tumor ist „exulzeriert".
Durch Infektion wird daraus meist schnell ein jauchiger Gewebszerfall. Wie bei allen Karzinomen, so kommt es auch beim Brustkrebs schon bald zur Absiedelung von Krebszellen in die regionären Lymphknoten. Diese sind für die Brust vorwiegend in der Achselhöhle gelegen. Wird die Lymphschranke durchbrochen, entstehen Metastasen in anderen Orga-

nen, vorwiegend in Lungen, Leber, Wirbelsäule, Beckenknochen, Oberarm und Oberschenkelknochen. Wesentlich seltener als das Karzinom der Mamma ist das *Sarkom*. Sein Vorkommen soll deshalb nur der Vollständigkeit halber erwähnt werden.

Klinisches Bild des Mammakarzinoms: Das Vorhandensein eines „Knotens in der Brust" wird von den Patientinnen meist beim Waschen entdeckt. Nicht zuletzt infolge der seit Jahren betriebenen intensiven Aufklärung der Bevölkerung, suchen sie dann gewöhnlich einen Arzt auf, der bei Betasten der Brust einen derben Tumor (meist von Walnuß- bis Pflaumengröße) feststellt. Die Haut ist über der Geschwulst schlecht oder gar nicht verschieblich, häufig ist sie, ebenso wie die Mamille, fest am Tumor angewachsen und wird durch diesen mehr oder weniger eingezogen. Es besteht keine Schmerzempfindlichkeit, wie dies gelegentlich bei zystischen Veränderungen der Fall ist. Sind bei der klinischen Untersuchung entlang des äußeren Randes des großen Brustmuskels und in der zugehörigen Achselhöhle erbsen- bis bohnengroße derbe Lymphknoten zu tasten, so ist fast schon sicher, daß es sich um ein bereits fortgeschrittenes Karzinom handelt. Kann aufgrund des klinischen Untersuchungsbefundes nicht sicher gesagt werden, ob ein Karzinom vorliegt, so muß eine Probeexzision vorgenommen werden. Dabei wird der *ganze Tumor* im Gesunden entfernt und zur histologischen Untersuchung gegeben, die endgültige Klarheit über die Art der Geschwulst gibt (keinesfalls darf bei der Probeexzision ein Stück aus dem Tumor herausgeschnitten werden!). Meist kann schon bei Betrachten des durchgeschnittenen Tumors gesagt werden, ob ein Krebs vorliegt oder eine gutartige Geschwulst. Am besten wird während der Operation ein sog. Schnellschnitt des Präparates zur histologischen Untersuchung angefertigt. Die Patientin bleibt bis zum Eintreffen des Resultates in Narkose, so daß bei histologischer Sicherung eines Karzinoms die Radikaloperation sofort angeschlossen werden kann.
An dieser Stelle sei nochmals auf die heute geforderten, jährlich durchzuführenden Vorsorgeuntersuchungen (S. 202) hingewiesen, die insbesondere für die Früherkennung des Karzinoms der weiblichen Brustdrüse von außerordentlicher Bedeutung sind. Gerade Mammakarzinome können – oft durch die im Rahmen der Vorsorge durchgeführte Röntgenuntersuchung der Brüste (Mammografie) – noch im Anfangsstadium entdeckt und einer rechtzeitigen Behandlung zugeführt werden.

Ärztliche Behandlung: Operative Entfernung der den Tumor beherbergenden Brust einschließlich des großen und kleinen Brustmuskels sowie radikale Ausräumung des ganzen Fettgewebes der Achselhöhle mit den dazugehörigen Lymphknoten. Anschließend erfolgt Röntgen-Nachbestrahlung, um so auch kleinste, bei der Operation zurückgelassene Drüsenmetastasen zu vernichten. Mit der Nachbestrahlung kann in der Regel schon wenige Tage nach der Operation begonnen werden. Manche Chirurgen lassen auch schon vor der Operation eine Röntgenbestrahlung durchführen. Während der Bestrahlung muß die Haut sorgsam gepflegt werden. Da es nicht ganz ausgeschlossen ist, daß bei jüngeren Frauen durch die hormonelle Aktivität der Eierstöcke die Entstehung von Rezidiven begünstigt wird (insbesondere bei Eintreten einer Schwangerschaft), ist es ratsam, in solchen Fällen die Kastration durch operative Entfernung der Eierstöcke vorzunehmen oder die Eierstocksfunktion anderweitig auszuschalten. Bei Frauen, die kurz vor der Menopause stehen, reicht im allgemeinen die Röntgenkastration aus. Manche Chirurgen führen neben der Radikaloperation der Mamma und Röntgen-Nachbestrahlung außerdem über längere Zeit eine Hormonbehandlung durch. Zur Behandlung sehr ausgedehnter, bereits inoperabler Mammakarzinome stehen Röntgenbestrahlung, Hormonbehandlung und die Behandlung mit zytostatischen Mitteln zur Verfügung. Bei exulzerierten, inoperablen Karzinomen wird man vorher in der Regel den Brustdrüsenkörper entfernen, auf eine ausgedehnte Radikaloperation jedoch verzichten, da diese ohnehin nicht mehr von ausschlaggebendem Erfolg sein kann.

24. Erkrankungen der Brusthöhle

Verletzungen, S. 120
Pneumothorax, S. 121
Hämatothorax, S. 125

24.1 Erkrankungen des Rippenfells

24.1.1 Nichttuberkulöse entzündliche Erkrankungen

Ein Entzündungsreiz führt beim Rippenfell entweder zur „Ausschwitzung" von Fibrin, welches dann die Pleura bedeckt (trockene Rippenfellentzündung, Pleuritis sicca), oder zur Bildung einer wäßrigen, mehr oder weniger eiweißhaltigen Flüssigkeit (Exsudat), welche sich in der Pleurahöhle ansammelt (feuchte Rippenfellentzündung, Pleuritis exsudativa).
Da sich bei der *trockenen Rippenfellentzündung* die rauhen, mit Fibrin bedeckten Pleuraflächen von Lunge und innerer Brustwand beim Atmen aneinander reiben, entsteht ein „Reibegeräusch", welches beim Abhören des Patienten mit dem Stethoskop, oft aber auch schon mit der dem Brustkorb flach aufgelegten Hand wahrgenommen werden kann. Es ist für die trockene Rippenfellentzündung charakteristisch. Daneben treten Schmerzen beim Atmen und Fieber auf.

Ärztliche Behandlung: Sie besteht in der Anwendung von trockener Wärme und Einreibungen. Meist bilden sich die Krankheitserscheinungen in einigen Tagen zurück.

Die *feuchte Rippenfellentzündung* beginnt gewöhnlich ebenfalls mit stechenden Schmerzen beim Atmen. Hinzu kommen Kurzatmigkeit (Folge der Schmerzen und des Zusammengepreßtwerdens der Lunge durch das Exsudat), Fieber und manchmal bläuliche Verfärbung der Haut. Bei der Auskultation des Brustkorbes findet sich auf der erkrankten Seite infolge der über der Lunge liegenden Flüssigkeit eine Abschwächung des Atemgeräusches, bei der Perkussion ein kurzer harter Klopfschall gegenüber dem volltönenden Klopfschall über der gesunden, luftgefüllten Lunge. Das angefertigte Röntgenbild bestätigt die Diagnose. Nach Punktion des Ergusses muß die Flüssigkeit auf Krankheitserreger, insbesondere Tuberkelbazillen und Tumorzellen untersucht werden. Letzteres ist notwendig, da auch kleine Tumormetastasen der Pleura einen Erguß erzeugen können.

Ärztliche Behandlung: Punktion des Ergusses; gegebenenfalls sind mehrmalige Punktionen erforderlich. Antibiotikabehandlung.

Das Eindringen von Eitererregern in einen Erguß führt zur eitrigen Rippenfellentzündung, dem *Pleuraempyem*. Dieses kann aber auch ohne vorangegangene feuchte Rippenfellentzündung entstehen. Ursachen sind gewöhnlich eitrige Prozesse in Organen des Brustraumes (Lungen, Bronchien), die in die Pleurahöhle durchbrechen, die Durchwanderung des Zwerchfelles von Eitererregern aus im Oberbauch gelegenen Abszessen (Leberabszeß u.a.) oder die Infektion der Brusthöhle auf dem Blutwege bei allgemein eitrigen Infektionen. Durchbohrende Verletzungen der Brustwand sind ebenfalls häufige Ursache eines Pleuraempyems.

Klinisches Bild: Auch hier kommt es, wie bei der nichteitrigen feuchten Rippenfellentzündung, infolge Verdrängung der Lunge durch den Eiter zu Atemnot, abgeschwächtem Atemgeräusch, Klopfschallverkürzung und im Röntgenbild zu einer nachweisbaren Flüssigkeitsansammlung in der Brusthöhle. Daneben bestehen im Gegensatz zum einfachen Erguß die Zeichen einer schweren toxischen Infektion: hohes Fieber, ausgeprägtes Krankheitsgefühl, starke Pulsbeschleunigung, Blutbildveränderungen (Zunahme der weißen Blutkörperchen u.a.). Die Blutsenkung ist meist stark beschleunigt. Bei der Probepunktion mit dicker Kanüle wird eitriges Exsudat entleert.

Ärztliche Behandlung: Zunächst mehrfaches Punktieren des Eiterherdes mit dicken Kanülen. Bei jeder Punktion werden abschließend Antibiotika in hohen Dosen in die Brusthöhle gebracht. Auf diese Weise ist es oft möglich, den Prozeß zur Ausheilung und die Lunge wieder zur völligen Entfaltung zu bringen. Ist dies spätestens nach etwa 3–4 Wochen nicht der Fall, so muß durch Drainage für eine Dauerableitung des Eiters gesorgt werden, bevor die Bildung dicker Pleuraschwarten die Ausdehnung der Lunge verhindert. Anschließen der Gummidrainage an einen Dauersog. So kann in der Brusthöhle ein kräftiger Unterdruck erzielt und die Lunge wieder an die Brustinnenwand herangezogen werden. Reicht die Dicke des mit Hilfe eines Trokars eingelegten Schlauches wegen der Eindickung des Eiters nicht aus, so muß nach Entfernung eines kleinen Stückes Rippe ein noch dickerer Schlauch in die Höhle eingelegt werden. Er wird ebenfalls an einen Dauersog angeschlossen.

Die Saugwirkung wird auch zur Behandlung der *Empyemresthöhle* herangezogen. Es ist dies eine bei ungenügender Ausdehnung der Lunge vom Empyem her zurückgebliebene Höhle im Brustraum. Ihre Wände bestehen aus dicken, unnachgiebigen Schwarten, in ihrem Innern befindet sich Eiter. Nicht selten bilden sich, von Empyemresthöhlen ausgehend, Fisteln durch die Brustwand nach außen. Bleibt die Saugdrainage erfolglos, so muß nach guter allgemeiner Vorbereitung des meist stark geschwächten Patienten die operative Behandlung durchgeführt werden. Sie besteht entweder in der operativen Entfernung von Rippen und Schwarten im Bereich der Höhle, so daß sich beide nachgiebig gewordenen Höhlenwände aneinanderlegen und miteinander verwachsen können (Thorakoplastik), oder in der operativen Entfernung der Schwarten allein, damit sich die Lunge wieder ausdehnen kann („Entrindung" der Lunge, Dekortikation).

24.1.2 Tuberkulöses Empyem

Nicht selten sind feuchte Rippenfellentzündung oder Pleuraempyem Folge einer Lungentuberkulose. Beide sind aus verschiedenen Gründen als Komplikation der Tuberkulose besonders gefürchtet. Können in einem abpunktierten Pleuraerguß oder im Eiter eines Pleuraempyems bakteriologisch keine Keime nachgewiesen werden (der Eiter ist bakteriologisch „steril"), so besteht immer starker Verdacht auf Vorliegen einer tuberkulösen Erkrankung. Manchmal kommt es infolge Durchbrechens einer tuberkulösen Lungenkaverne in die Pleurahöhle zu einem Empyem.

Klinisches Bild: Der Verlauf ist meist weniger heftig als beim nichttuberkulösen Pleuraempyem. Die Körpertemperatur ist oft nur wenig erhöht, die Blutsenkung stark beschleunigt.

Ärztliche Behandlung: Verabreichung entsprechend wirksamer Antibiotika und tuberkulosehemmender Medikamente (Tuberkulostatika) sowie zunächst Entleerung des Eiters durch Punktionen. Dabei können die Medikamente auch direkt in die Pleurahöhle gebracht werden. Später wird meist eine operative Behandlung (Thorakotomie, Schwartenentfernung, Entfernung des Lungenflügels u.a.) erforderlich.

24.1.3 Geschwülste

Echte Geschwülste der Pleura sind relativ selten, häufiger kommt es zu Karzinommetastasen, vorwiegend beim Bronchialkarzinom und beim Mammakarzinom. Hier ist gelegentlich ein Pleuraerguß das erste Zeichen einer Metastasierung in die Brusthöhle. Der Erguß ist dann gewöhnlich blutig gefärbt und bildet sich nach der Punktion schnell wieder nach. Hin und wieder können im Erguß Tumorzellen nachgewiesen werden.

Ärztliche Behandlung: Bei gutartigen Tumoren (Lipome, Fibrome) operative Entfernung, bei bösartigen Geschwülsten der Pleura (Sarkome) und Karzinommetastasen Verabreichung zytostatischer Medikamente und Punktionen zur Entlastung.

24.2 Erkrankungen des Mittelfells (Mediastinum)

Verletzungen, S. 122, 124
Mediastinalemphysem, S. 124

24.2.1 Entzündungen

Auf eine Möglichkeit der Entstehung eitriger Mittelfellentzündungen wurde bereits bei den phlegmonösen Entzündungen am Hals hingewiesen (S. 329). Andere Infektionswege sind das Eindringen von Eitererregern bei mechanischen Verletzungen (Schuß, Stich u. a.), Fremdkörperverletzungen oder Verätzungen der Speiseröhre, Verletzungen der Bronchien. Die sich ausbreitende phlegmonöse Entzündung (Mediastinitis) ist immer eine lebensbedrohliche Erkrankung, sie führt trotz aller sofortigen Behandlungsmaßnahmen häufig zum Tode. Etwas günstiger sind die Aussichten für den Patienten, wenn es zur Bildung eines Mediastinalabszesses kommt.

Ärztliche Behandlung: Eröffnung des Eiterherdes und Verabreichung von Antibiotika in hohen Dosen.

24.2.2 Tuberkulose

Sie geht gewöhnlich von tuberkulös infizierten Lymphknoten der Aufzweigung des Bronchialbaumes („Hilusdrüsen") aus und kann sowohl zu eitrig-käsigem Zerfall des Gewebes als auch zu geschwulstigen Veränderungen führen. *Behandlung* konservativ mit Heilstättenkuren, diätetischen Maßnahmen u. a.

24.2.3 Geschwülste

Neben Lipomen, Fibromen, Neurinomen, Geschwülsten des Thymus und in die Brusthöhle vorgedrungenen Kropfknoten (intrathorakale Struma, S. 333) kommt es im Mittelfellraum nicht selten zu Tumoren, die aus versprengten Keimen entstanden sind. Es handelt sich dabei vorwiegend um

Dermoidzysten (S. 201). Die *Behandlung* aller gutartigen Geschwülste besteht in der operativen Entfernung. Tumorähnliche Veränderungen entstehen im Mediastinum durch die Lymphogranulomatose (S. 331).
Unter den bösartigen Geschwülsten sind Lymphosarkome vorherrschend. Sie sprechen auf *Behandlung* mit Röntgenstrahlen zunächst gut an, kommen aber meist nach kurzer Zeit wieder. Zusätzliche zytostatische Behandlung!

25. Erkrankungen der Brustorgane

25.1 Herz, Herzbeutel, große Gefäße

Verletzungen, S. 126

Wenn sich auch schon gegen Ende des vergangenen Jahrhunderts einige Chirurgen mit Fragen der Herz- und Gefäßchirurgie zu beschäftigen begannen, so hat gerade dieser jüngste Zweig der Chirurgie erst mit der Entwicklung der modernen Narkoseverfahren, des Bluttransfusionswesens und der Entdeckung der Antibiotika einen entscheidenden Aufschwung erfahren. Dem Ausbau hochspezialisierter Untersuchungsverfahren und der Möglichkeit, durch Verwendung der sog. Herz-Lungen-Maschine am offenen Herzen operieren zu können, hat die Herzchirurgie ihren heutigen hohen Stand zu verdanken. Wenn auch eine eingehendere Darstellung herzchirurgischer Probleme über den Rahmen dieses Buches weit hinausgehen würde, so soll doch zur Information ein kurzer Überblick über die wichtigsten Untersuchungsmethoden sowie die chirurgisch bedeutsamen Erkrankungen des Herzens und der großen Gefäße gegeben werden.

25.1.1 Untersuchungsmethoden

Grundlage für die Feststellung von Herzfehlern ist, wie bei allen Erkrankungen, ein eingehendes Erheben der Krankheitsvorgeschichte und die klinische Untersuchung. Angaben über durchgemachte Erkrankungen, die bisherige Leistungsfähigkeit des Patienten, Beginn und Verlauf einer Blausucht oder das Auftreten von Atemstörungen bei körperlicher Anstrengung geben erste Hinweise. Die Betrachtung des Patienten, das Wahrnehmen von bestimmten Geräuschen beim Abhören des Brustkorbes oder Schallveränderungen beim Beklopfen geben weitere Aufschlüsse über die Art des bestehenden Leidens. Nähere Anhaltspunkte liefern die einfache Röntgenuntersuchung und die genaue Feststellung der Leistungsfähigkeit von Herz und Kreislauf (Funktionsdiagnostik). Das Elektrokardiogramm (EKG) vermittelt Aussagen über den Erregungsablauf

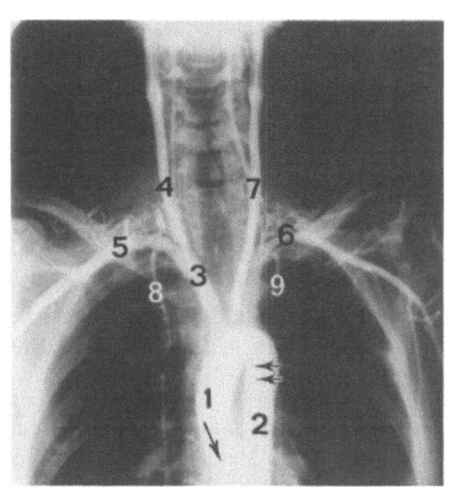

Abb. 111. Röntgendarstellung (Angiografie) der oberen arteriellen Brust- und Halsgefäße 1. aufsteigender Ast der Aorta (der Pfeil zeigt in Richtung zum Herzen). 2. absteigender Ast der Aorta (in ihm liegt der dünne Katheter (⇌), durch den das Kontrastmittel eingespritzt wurde). 3. Arm-Kopfarterie. 4. rechte Kopfarterie (Halsschlagader). 5. rechte Schlüsselbeinarterie. 6. linke Schlüsselbeinarterie. 7. linke Kopfarterie (Halsschlagader). 8. und 9. innere Brustarterie

im Herzen. Die Summe dieser Untersuchungen läßt bereits mit einer großen Sicherheit Schlüsse über die Natur des vorliegenden Herzleidens zu. Zur Klärung weiterer Einzelheiten, die vor dem Entschluß zur Operation bekannt sein müssen, verfügen wir über zwei besonders exakte Untersuchungsmethoden: die Angiokardiografie und die Herzkatheterisierung.

Bei der *Angiokardiografie* werden große herznahe Blutgefäße und die Herzinnenräume, bei der *Angiografie* vorwiegend Abschnitte des Gefäßsystems (Abb. 111), röntgenologisch sichtbar gemacht. Zu diesem Zweck spritzt man in die Ellenbeugenvene unter Druck ein jodhaltiges Kontrastmittel, welches die Eigenschaft hat, im Röntgenbild sichtbar zu werden und so gewissermaßen einen „Ausguß" der Hohlorgane, in denen es sich befindet, darzustellen. Das Kontrastmittel gelangt über die obere Hohlvene in den rechten Vorhof des Herzens – die rechte Kammer – Lungenarterie – Lungen – Lungenvene – linker Vorhof – linke Kammer und von da über die Aorta in die Peripherie des Körpers, wo es sich im Blut verteilt. Durch kurz hintereinander angefertigte Röntgenaufnahmen oder einen Röntgenfilm kann man nun bei Verfolgung des Kontrastmittels etwaige von der Norm abweichende Veränderungen des Herz-Gefäßsystems oder seiner Strömungsverhältnisse erkennen. Besser und genauer ist die Röntgendarstellung dann, wenn man das Kontrastmittel durch einen Katheter „gezielt" einspritzt.

Die *Herzkatheterisierung* läßt außerdem die Möglichkeit zu, Druckverhältnisse und Sauerstoffgehalt des Blutes in den einzelnen Abschnitten und Höhlen des Herzens und der großen Gefäße zu bestimmen. Daraus können indirekt wichtige Schlüsse auf das Vorliegen bestimmter Anomalien gezogen werden. Beide Methoden, Angiokardiografie und Herzkatheterisierung, sind, insbesondere bei den angeborenen Herzfehlern, von größter Bedeutung.

Man unterscheidet zwischen angeborenen und erworbenen Herzfehlern.

1. *Angeborene Herzfehler* sind: Offener Ductus Botalli, Vorhofseptumdefekt, Ventrikelseptumdefekt, Fallotsche Tetralogie, Pulmonalstenose, Dextroposition der Aorta, Rechtshypertrophie des Herzens, Aortenisthmusstenose und Pulmonalstenose.
2. *Erworbene Herzfehler* sind: Mitralstenose, Mitralinsuffizienz, Aortenstenose, Aorteninsuffizienz.

Zur weiteren Information über den klinischen Befund und die operative Behandlung von Herzfehlern sei auf die entsprechende Fachliteratur verwiesen.

25.1.2 Panzerherz

Vorwiegend rheumatische oder tuberkulöse Entzündungen des Herzbeutels können mit schwieliger Verdickung ausheilen. Es kommt dadurch zu einer derben Umklammerung des Herzens, die seine Bewegungsmöglichkeit behindert und das einfließende Blut in die großen Venen zurückstaut. Diese Einflußstauungen finden kopfwärts in gestauten Halsvenen, nach unten zu in einer Rückstauung des Blutes in die Leber mit deren Anschwellen und Bildung von Aszites ihren Ausdruck.

Ärztliche Behandlung: Operative Freilegung des Herzens und seine Befreiung von der Schwiele.

25.1.3 Aortenaneurysma

Aneurysma, S. 193

Das Aneurysma der Aorta ist eine stets lebensbedrohliche Erkrankung, da der Aneurysmasack jederzeit reißen und eine tödliche Blutung zur Folge haben kann. Entstehung wie die anderer Aneurysmen.

Ärztliche Behandlung: Operative Entfernung des das Aneurysma beherbergenden Teiles der Aorta und Überbrückung des Defektes durch Kunststoffprothese.

25.2 Erkrankungen von Lunge und Bronchialbaum

Lungenverletzungen, S. 120, 125

25.2.1 Untersuchungsmethoden

Auch bei der Diagnostik von Lungenerkrankungen stehen neben einer sorgfältigen Erhebung der Krankheitsvorgeschichte die auskultatorische und perkutorische Untersuchung an erster Stelle. Angaben des Patienten über früher durchgemachte Lungenentzündungen, häufig bestehenden Hustenreiz oder Auswurf geben erste Hinweise. Bei der Auskultation finden sich, je nach Art der vorliegenden Erkrankung, Bezirke mit abgeschwächtem oder aufgehobenem Atemgeräusch, Rasselgeräusche u.a. Die Perkussion läßt durch Veränderung des Klopfschalles Rückschlüsse auf den Luftgehalt der Lunge in dem betreffenden Abschnitt zu. Die Röntgenuntersuchung gibt dann meist über die Art der vorliegenden Erkrankung endgültigen Aufschluß. In vielen Fällen, z.B. bei Lungenentzündungen, reicht bereits eine einfache Lungenübersichtsaufnahme für die Beurteilung aus. In anderen Fällen, insbesondere bei solchen Erkrankungen, die nur kleinere Gebiete der Lunge befallen, müssen zusätzliche diagnostische Möglichkeiten herangezogen werden. Hier stehen uns Röntgenschichtaufnahmen der Lunge (Tomografie), durch welche die Form eines Krankheitsherdes und seine genaue Lage näher bestimmt werden können, die Bronchografie, die Bronchoskopie, die Angiografie und der sog. diagnostische Pneumothorax zur Verfügung.

Die *Bronchografie*, bei der nach vorausgegangener örtlicher Betäubung von Mund und Rachenschleimhaut ein Kontrastmittel in den Bronchialbaum gespritzt wird, läßt im Röntgenbild Einzelheiten über den Zusammenhang zwischen einer Lungenveränderung und dem Bronchialsystem erkennen. So sieht man im Röntgenbild, ob Bronchialäste durch einen Tumor verdrängt werden (was für eine gutartige Geschwulst spricht; Abb. 112a u. b), oder ob sie „abbrechen", d. h. in den Tumor hineinlaufen und von diesem verschlossen sind (bei bösartigen Geschwülsten). Ein solcher *Bronchusabbruch* kann aber auch durch Schichtaufnahmen der Lunge zur Darstellung gebracht werden. Bei der *Bronchoskopie* blickt man mittels eines Bronchoskopes (röhrenförmiger Leuchtstab mit Spiegelsystem), das nach örtlicher Betäubung durch den Mund in die Luftröhre eingeführt wird, in die Bronchien hinein. Man kann so in den größeren Bronchialaufzweigungen krankhafte Veränderungen erkennen und durch das Rohr Schleim oder Gewebe zur histologischen Untersuchung ent-

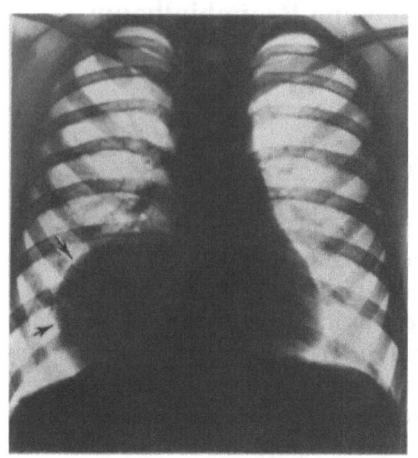

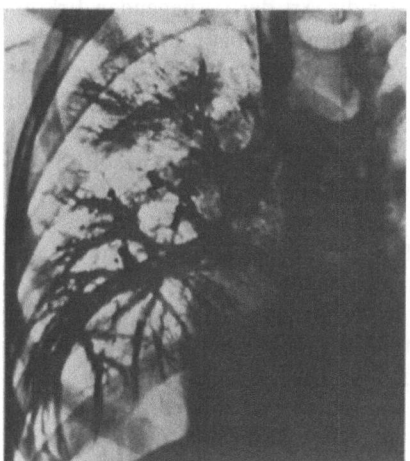

Abb. 112. a Rö.-Aufnahme einer gutartigen Geschwulst (Mediastinalzyste), die sich vom unteren Mittelfellraum aus in die rechte Brusthöhle hinein entwickelt hat. **b** Bei der Bronchografie zu Abb. 112a erkennt man deutlich, wie die mit Kontrastmittel gefüllten Bronchialäste des rechten Unterlappens durch die Geschwulst nach oben und zur Brustwand hin verdrängt werden. Diese Aufnahme wurde bei seitlich gedrehtem Oberkörper angefertigt, daher ist die Geschwulst selbst nicht in ganzer Ausdehnung sichtbar

nehmen. Die *Angiografie* (S. 349) gibt Aufschluß über evtl. Gefäßveränderungen durch die Lungenerkrankung (z. B. Einengung der großen Venen durch Lungentumoren). Der diagnostische *Pneumothorax* schließlich bringt nähere Einzelheiten bei krankhaften Veränderungen der Lungenoberfläche und Brustwand zur Darstellung.

Lungeninfarkt und -embolie, S. 276.

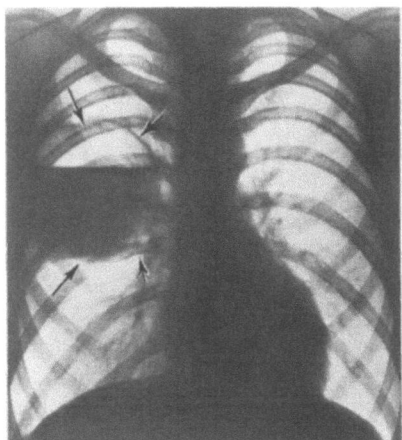

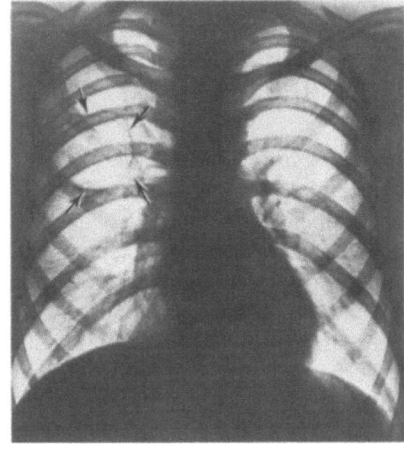

Abb. 113. a Rö.-Aufnahme einer Lungenzyste, die mit Flüssigkeit (Bronchialschleim) gefüllt ist (Flüssigkeitsspiegel!).
b Dieselbe Lungenzyste wie in Abb. 113a, nachdem der Patient die Flüssigkeit durch einen in die Zyste mündenden Bronchialast ausgehustet hat. Die Zyste ist jetzt deutlich kleiner und luftgefüllt (Pfeile)

25.2.2 Mißbildungen

Unter den echten Mißbildungen werden Lungenzysten am häufigsten beobachtet. Es handelt sich dabei um oft große, blasige Gebilde, deren Innenwand von Epithel ausgekleidet ist. Sie enthalten Luft oder eine trübschleimige Flüssigkeit, die bei Verbindung mit dem Bronchialsystem ausgehustet werden kann (Abb. 113a u. b).

Den in eine Zyste mündenden Bronchialast bezeichnet man als Drainagebronchus. Die Zyste kann sich aber auch durch einen solchen Bronchus infizieren und so zum Lungenabszeß werden. Im Röntgenbild stellt sich die Lungenzyste oft als feiner Ringschatten mit einem Flüssigkeitsspiegel dar (Abb. 113a). Lungenzysten werden meist bei Kindern und Jugendlichen festgestellt.

Ärztliche Behandlung: Operative Ausschälung der Zyste aus dem Lungengewebe. Ist dies nicht möglich, so muß der betreffende Lungenlappen operativ entfernt werden („Lobektomie").

Bei vielblasiger Veränderung der ganzen Lunge spricht man von *Zystenlunge* oder, wegen ihres Aussehens, von einer *Wabenlunge*. Es handelt sich ebenfalls um eine echte Entwicklungsstörung.

Ärztliche Behandlung: Sie ist nur möglich, wenn lediglich einer der beiden Lungenflügel befallen ist; dann operative Entfernung des betreffenden Lungenflügels (Pneumektomie).

25.2.3 Bronchiektasen

Bronchiektasen sind sackförmige oder zylindrische Erweiterungen der Bronchien. Sie werden vorwiegend in den Unterlappen, seltener in den Oberlappen der Lungen beobachtet. Auch bei der Bronchiektasenentstehung spielen sicherlich angeborene Veränderungen eine Rolle, allerdings müssen hier offenbar später noch äußere Einflüsse als auslösende Krankheitsursache hinzukommen. Bronchiektasen können aber auch ohne vorherige Anlage als Folge von Sekretstauungen in der Lunge entstehen (z. B. bei Einengung größerer Bronchien und Abflußbehinderung durch Geschwülste).

Klinisches Bild: Anfangs bestehen oft nur wenig Beschwerden. Später kommt es jedoch zu häufigen Infektionen des gestauten Bronchialschleims mit oft hartnäckiger Bronchitis und Lungenentzündung. Charakteristisch für Bronchiektasen ist der Auswurf großer eitriger Sputummengen, besonders morgens.

Ärztliche Behandlung: Bei Begrenzung der Veränderungen auf einen bestimmten Lungenabschnitt kann dieser operativ entfernt werden (Lobektomie). Gleichzeitig Behandlung mit Antibiotika (Injektionen und Inhalationen).

25.2.4 Nichttuberkulöse entzündliche Lungenerkrankungen

Unter den nichttuberkulösen Lungenerkrankungen sind chirurgisch vor allem die sog. chronische Pneumonie, der Lungenabszeß und die Lungengangrän von Bedeutung.
Die *chronische Pneumonie* ist ein örtlich begrenzter Restzustand nach einer aus irgendwelchen Gründen nicht oder nur unvollständig ausgeheilten Lungenentzündung (Pneumonie).

Klinisches Bild: Müdigkeit, Abgeschlagenheit, Appetitlosigkeit, hartnäckiger Husten und Auswurf. Weiterhin bestehen oft Kurzatmigkeit und leichte Temperaturerhöhungen.

Ärztliche Behandlung: Operative Entfernung des erkrankten Lungengewebes, meist durch Lobektomie.

Der *Lungenabszeß* ist, wie alle Abszesse (S. 172), der Endzustand nach einem Entzündungsvorgang, bei dem es zur Einschmelzung und Nekrose von Gewebe, in diesem Falle Lungengewebe, gekommen ist. Im Gegensatz zur infizierten Lungenzyste findet sich an der Innenwand der Höhle, in der sich Eiter angesammelt hat, keine Epithelauskleidung. Ursachen für solche Abszeßbildungen sind bestimmte Formen der Lungenentzündung, in die Lunge geratene Fremdkörper (verschluckte Speisereste, von außen eingedrungene Geschosse usw.) oder Metastasen anderweitig im Körper gelegener Infektionsherde. Die Keime gelangen hier auf dem Blutwege in die Lunge.

Klinisches Bild: Ausgeprägtes Krankheitsgefühl, hohes Fieber, Schüttelfrost, Kurzatmigkeit, Auswurf von großen Mengen eitrigen Sputums. Im Röntgenbild eine mehr oder weniger ausgedehnte Verschattung, in deren Zentrum sich eine Höhle, evtl. mit Flüssigkeitsspiegel (Eiter), befindet.

Ärztliche Behandlung: Beim frischen Abszeß konservativ mit Erleichterung des Abhustens durch Kopf-Tieflagerung. Antibiotika (Injektionen und Inhalationen) u. Medikamente zur Linderung des Hustenreizes. Beim chronisch gewordenen Lungenabszeß Eröffnen des Abszesses nach Rippenresektion und Einlegen eines Gummirohres, durch welches der Eiter nach außen abgeleitet wird. Besser ist die operative Entfernung des ganzen erkrankten Lungenlappens.

Bei der *Lungengangrän* kommt es zum jauchigen Zerfall des Lungengewebes durch anaerobe Bakterien (S. 166). Die klinischen Erscheinungen

356 Erkrankungen der Brustorgane

sind ähnlich wie beim Lungenabszeß, der Allgemeinzustand des Kranken ist jedoch meist schlechter und der Auswurf faulig stinkend.

Ärztliche Behandlung: Wie beim Abszeß zunächst konservativ, erst später, wenn klinisch keine Besserung erreicht werden kann, operative Entfernung der erkrankten Lungenabschnitte (evtl. Entfernung des ganzen Lungenflügels).

25.2.5 Lungentuberkulose

Die chirurgische Behandlung der Lungentuberkulose kommt ausschließlich bei den Fällen zur Anwendung, welche durch die heute möglichen internistischen Behandlungsmethoden nicht zur Ausheilung gebracht werden konnten. Häufigstes Ziel chirurgischer Maßnahmen ist die Beseitigung einer tuberkulösen Zerfallshöhle (Kaverne), die konservativen Behandlungsversuchen nicht mehr zugängig ist. Diese ist meist von einer dicken, starren Wand umgeben (Abb. 114) und enthält in ihrem Inneren zerfallendes tuberkulöses Gewebe (sog. „Käse"), das mit Tuberkelbakterien durchsetzt ist. Ist die Zerfallshöhle durch die Wand in sich völlig abgeschlossen, so spricht man von einer „geschlossenen" kavernösen Lun-

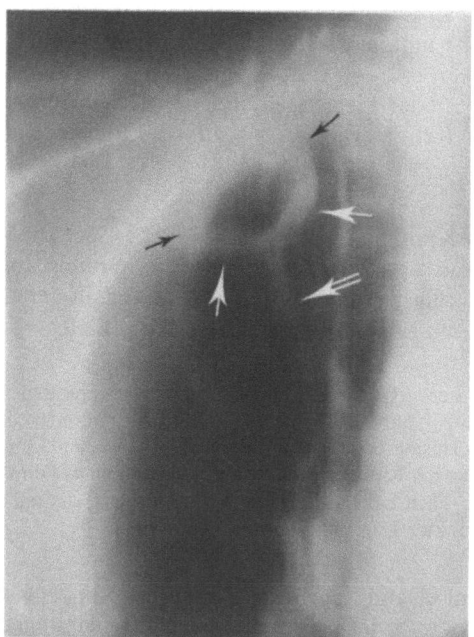

Abb. 114. Kaverne im rechten Lungenoberlappen (Pfeile). Man erkennt auf dieser Schichtaufnahme deutlich die dicke, wallartige Begrenzung der tuberkulösen Zerfallshöhle sowie den von der Kaverne zur Lungenwurzel ziehenden Drainagebronchus (⇐)

gentuberkulose; besteht durch einen in die Kaverne mündenden Bronchus Verbindung zum Bronchialsystem, so ist die kavernöse Lungentuberkulose „offen". Tuberkelbakterien gelangen hier bei den Atembewegungen in die Atemluft des Kranken.

Ärztliche Behandlung: Im Vordergrund chirurgisch wichtiger Behandlungsmaßnahmen steht die Lungenresektion, das heißt die operative Entfernung eines Lungensegmentes, eines Lungenlappens oder eines ganzen Lungenflügels, je nach Lage und Ausdehnung des tuberkulösen Prozesses. Daneben gibt es eine Reihe kleinerer operativer Eingriffe, die vorwiegend in Lungenheilstätten durchgeführt werden. Zur weiteren Information empfehlen wir hier ebenfalls das Studium der einschlägigen Fachliteratur.

25.2.6 Geschwülste

Gutartige Geschwülste: Neben den bei den angeborenen Veränderungen beschriebenen Lungenzysten werden *Chondrome, Fibrome, Myome, Lipome* und in den Bronchien gelegene *Adenome* (S. 199 ff.) beobachtet. Sie werden, zumal wenn das Vorliegen einer bösartigen Geschwulst nicht mit absoluter Sicherheit ausgeschlossen werden kann, operativ entfernt.

Bösartige Geschwülste: Die weitaus häufigste bösartige Geschwulst der Lunge ist das *Bronchialkarzinom,* der Lungenkrebs. Bei Männern im 40.–50. Lebensjahr ist er der am weitesten verbreitete Krebs überhaupt. Stets nimmt er von den Bronchien seinen Ausgang und wächst in das Lungengewebe hinein. Frühzeitig kommt es zur Metastasierung in die Lymphknoten der Lungenwurzeln, die „Hilusdrüsen". Fernmetastasen entstehen vorwiegend in Gehirn und Knochen.

Klinisches Bild: Die klinischen Erscheinungen beim Bronchialkarzinom beginnen meistens gänzlich uncharakteristisch, oft mit einer anfangs banal scheinenden „Erkältung". Erst wenn der Hustenreiz trotz aller Behandlung nicht abklingt und Erscheinungen, wie Druckgefühl in der Brust, Atemnot, ziehende Schmerzen, Gewichtsabnahme oder Blutbeimengungen im Auswurf, hinzukommen, sucht der Kranke den Arzt auf. Vielfach befindet sich das Leiden dann bereits in einem fortgeschrittenen Stadium. Man muß deshalb bei durch längere Behandlung nicht gebesserten „Erkältungskrankheiten" von Menschen in mittlerem und höherem Lebensalter immer an die Möglichkeit eines Bronchialkarzinoms denken. Die Röntgenübersichtsaufnahme der Lunge (Abb. 115) zeigt oft eine keilförmige Verschattung der Lunge, die durch den Ausfall eines bestimmten Lungenabschnitts oder Lungenlappens zustande kommt. Dieser Ausfall

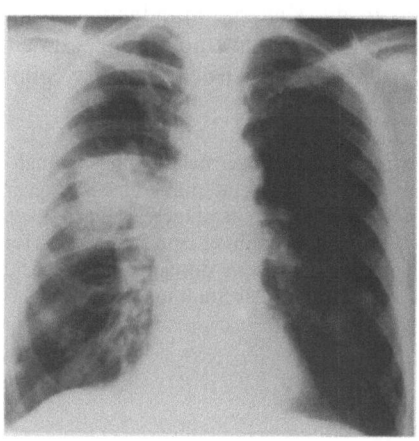

Abb. 115. Bronchialkarzinom im rechten Oberlappen

hat seine Ursache im Verschluß eines Bronchus durch den Tumor, wodurch der betreffende Lungenabschnitt nicht mehr beatmet werden kann (Atelektase). In dem nicht beatmeten Lungengewebe kommt es zu Stauungen des Bronchialschleims und Entzündungen durch Einwandern von Bakterien in das gestaute Sekret. Vielfach werden hierdurch die ersten klinischen Erscheinungen hervorgerufen. Bei der Bronchoskopie kann der Tumor in der Lichtung größerer Bronchialäste sichtbar werden. Wenn möglich, wird Gewebe zur histologischen Untersuchung entnommen. Bei der Tomografie (Schichtung) und im Bronchogramm kommt der verschlossene Bronchus („Bronchusabbruch") meist ebenfalls zur Darstellung.

Ärztliche Behandlung: Bei noch operablen Tumoren in jedem Falle Lungenresektion, meist Entfernung des ganzen Lungenflügels, seltener Lobektomie. Bei nicht mehr operablen Tumoren kann manchmal durch Röntgentiefenbestrahlung oder Behandlung mit Zytostatika eine vorübergehende Besserung erzielt werden.

Sarkome der Lunge sind selten, meist handelt es sich um Metastasen, oft von Knochensarkomen. Auch Metastasen von Mammakarzinomen und Nierengeschwülsten werden häufig in der Lunge beobachtet.

25.3 Erkrankungen der Speiseröhre

Verletzungen, S. 127

Da die Speiseröhre (Ösophagus) infolge ihrer Lage einer Untersuchung durch einfache Methoden von außen nicht zugängig ist, sind neben der

Erhebung der Krankheitsvorgeschichte zwei Untersuchungsmethoden von besonderer Wichtigkeit: die *Röntgenuntersuchung* und die Betrachtung von innen her, die *Ösophagoskopie*. Angaben des Patienten über Schluckbeschwerden, Schmerzen hinter dem Brustbein beim Schlucken, Brennen oder Aufstoßen nach dem Essen sowie Auswürgen von Blut u. a. geben die ersten Hinweise auf das mögliche Vorhandensein einer Speiseröhrenerkrankung. Die *Röntgenübersichtsaufnahme* des Thorax läßt, da sich die Speiseröhre selbst nicht darstellt, nur selten irgendwelche Veränderungen erkennen. Gibt man dem Kranken jedoch während der Durchleuchtung schluckweise Kontrastmittel zu trinken, so kann man die Passage des Breies durch den Ösophagus verfolgen. Hindernisse kommen nun ebenso zur Darstellung wie evtl. bestehende Erweiterungen. Jetzt angefertigte Röntgenaufnahmen lassen die Ursache der Beschwerden gewöhnlich gut erkennen, so daß aufgrund dieser Untersuchung meist schon gesagt werden kann, um welches Krankheitsbild es sich bei dem Patienten handelt. Bei der *Ösophagoskopie* wird ein „Oesophagoskop" vom Mund aus in die Speiseröhre eingeführt. Man kann mit seiner Hilfe krankhafte Veränderungen, soweit sie sich in ihrem Innern abspielen, dem Auge zugängig machen und gegebenenfalls, bei Verdacht auf einen Tumor, durch Probeexzision Gewebe zur histologischen Untersuchung entnehmen.

25.3.1 Mißbildungen

Teilweises *Fehlen* (Atresie), *Verschluß* der Speiseröhre oder eine *offene Verbindung* zwischen Speiseröhre und Luftröhre (Ösophagotrachealfistel) sind keine allzu seltenen Mißbildungen bei Neugeborenen. Die klinischen Zeichen sind leicht zu erkennen. Während beim Verschluß der Speiseröhre, der meist im oberen bis mittleren Drittel liegt, getrunkene Milch sofort wieder erbrochen wird, bekommt das Kind bei einer Fistel zwischen Speise- und Luftröhre nach dem Trinken sofort Hustenreiz und hustet die Milch aus.

Ärztliche Behandlung: Möglichst baldige Operation, die sich im einzelnen nach den vorgefundenen Verhältnissen richten muß. Die Sterblichkeit beim operativen Eingriff ist jedoch hoch.

25.3.2 Divertikel

Ösophagusdivertikel sind sackartige Ausstülpungen der inneren Speiseröhrenschicht durch den sie umgebenden Muskelschlauch der Speiseröhre nach außen in den Mittelfellraum hinein. Sie entstehen gewöhnlich bei Zusammentreffen von erhöhtem Innendruck und gleichzeitiger muskulärer Wandschwäche. So entstandene Divertikel befinden sich meist im Halsteil der Speiseröhre (Zenkersche Divertikel). Andere Divertikel entstehen dadurch, daß narbige Veränderungen in der Umgebung der Speiseröhre deren Wand nach außen zipflig ausziehen. Diese Divertikel sind häufig in Höhe der Aufgabelung der Luftröhre in die beiden großen Bronchialäste gelegen. Ein weiterer gelegentlich beobachteter Sitz von Divertikelbildungen ist der dicht oberhalb des Zwerchfells befindliche Speiseröhrenabschnitt. Somit liegen alle drei Stellen bevorzugter Divertikelentstehung im Bereich der drei normalerweise vorhandenen Speiseröhrenengen. Divertikel können eine beachtliche Größe erreichen. Beim Essen füllen sie sich mit Speise, die dann nach und nach von dem Divertikel wieder in die Speiseröhre zurückbefördert wird. Da sich ein Divertikel auch bei der Röntgenuntersuchung mit Kontrastbrei füllt, ist das Krankheitsbild relativ leicht zu diagnostizieren.

Ärztliche Behandlung: Operation, bei welcher der Divertikelsack, wenn möglich, entfernt wird.

25.3.3 Gutartige Verengungen der Speiseröhre

Verengungen der Speiseröhre werden häufig durch verschluckte Gegenstände hervorgerufen. Die Ursache der Passagebehinderung ist dann den Angaben des Patienten leicht zu entnehmen. Das Hindernis wird mit dem Ösophagoskop entfernt.
Auf die narbigen Verengungen der Speiseröhre nach Verätzungen (Speiseröhrenstrikturen) wurde bereits bei Besprechung dieser Verletzungen (S. 127) hingewiesen. Häufiges Eindringen von saurem Magensaft in die Speiseröhre bei ungenügendem Verschlußmechanismus des Ösophagus im Zwerchfellbereich kann zu Entzündungen, („Refluxösophagitis"), geschwürigen Veränderungen, Blutungen und nachfolgender narbiger Verengung führen. Eine weitere Möglichkeit der Speiseröhrenverengung ist durch Auftreten eines *„Kardiospasmus"* gegeben. Es handelt sich dabei zunächst um dicht oberhalb des Zwerchfells gelegene Verengungen auf nervöser Grundlage. Auch hierdurch kann es jedoch im Laufe der Zeit zu entzündlichen Veränderungen mit nachfolgender narbiger Einengung kommen.

Ärztliche Behandlung: Strikturen nach Verätzungen werden mit wiederholtem Aufdehnen, welches möglichst frühzeitig nach der Verätzung begonnen und über lange Zeit fortgesetzt werden muß, behandelt. Ist nach etwa 4–6 Wochen noch keine wesentliche Besserung der Durchgängigkeit eingetreten, so muß zusätzlich eine Ernährungsfistel am Magen angelegt werden (Witzel-Fistel S. 128). Auch narbige Stenosen nach entzündlichen Vorgängen und der Kardiospasmus werden zunächst aufbougiert. Falls kein Erfolg zu verzeichnen ist, wird man ebenfalls operieren. Beim Kardiospasmus wird dabei der im Bereich der unteren Speiseröhre gelegene Muskelmantel gespalten. Bei ausgedehnteren und hochgradigen Verengungen nach Verätzungen wird unter Umständen die operative Entfernung des ganzen narbig veränderten Teiles der Speiseröhre notwendig sein. Der zurückbleibende Defekt muß dann plastisch überbrückt werden (z. B. Einsetzen einer hochgezogenen Dickdarmschlinge).

25.3.4 Geschwülste

Gutartige Geschwülste des Ösophagus sind sehr selten. Häufigste Geschwulsterkrankung der Speiseröhre ist das *Karzinom*. Es tritt vorwiegend bei Männern in höheren Lebensjahren auf. Der Speiseröhrenkrebs breitet sich oft unterhalb der Schleimhaut aus, so daß er bei der Ösophagoskopie nicht zu erkennen ist und greift frühzeitig auf die im Mittelfell gelegenen Nachbarorgane über. Bevorzugter Sitz ist das untere Drittel der Speiseröhre.

Klinisches Bild: Die ersten Beschwerden treten meist auf, wenn es bereits zu einer deutlichen Einengung der Speiseröhrenlichtung gekommen ist. Sodbrennen, Schluckbeschwerden und Druckgefühl hinter dem Brustbein lassen bei älteren Menschen immer an ein Ösophaguskarzinom denken. Im weiteren Verlauf der Erkrankung kommt es zum sofortigen Wiederauswürgen aller festen Speisen, zuletzt können die Kranken auch keine Flüssigkeit mehr zu sich nehmen. Der Befund ist durch Röntgenuntersuchung und Ösophagoskopie gewöhnlich einwandfrei zu klären.

Ärztliche Behandlung: Operation, falls noch Operabilität besteht. Andernfalls Röntgenbestrahlung. Nach Entfernen größerer Teile des Ösophagus wird der zurückbleibende Defekt durch den hochgezogenen Magen oder eine ausgeschaltete und hochgezogene Darmschlinge, am besten Dickdarm, überbrückt. Eine nur vorübergehende Durchgängigkeit der Speiseröhre ohne Entfernung der Geschwulst kann auch durch Einsetzen eines Kunststoffrohres in den Ösophagus erreicht werden.

25.3.5 Blutungen

Ursache sind meist *Ösophagusvarizen*. Sie entstehen bei Überdruck im Pfortaderkreislauf. Bei der akuten Blutung kann man die blutenden Gefäße durch Einführen eines aufblasbaren Ballons in die Speiseröhre komprimieren. Eine ursächliche Behandlung ist nur durch Beseitigung des „portalen Hochdruckes" (S. 400) möglich.

25.4 Zwerchfellbruch

Zwerchfellbrüche (Vordringen von Baucheingeweiden in den Brustraum durch eine Lücke im Zwerchfell) können auf angeborener Grundlage sowie im späteren Leben traumatisch, d. h. durch Gewalteinwirkung, oder auf nicht traumatische Weise entstehen. Angeborene Brüche beruhen auf einer unvollständigen Vereinigung beider Zwerchfellhälften im embryonalen Leben oder auf dem Fehlen eines Zwerchfellteiles. Erworbene, nicht durch Unfall entstandene Brüche finden sich fast ausnahmslos an der Durchtrittsstelle der Speiseröhre durch das Zwerchfell („*Hiatushernie*"). Unfallbedingte Brüche können an verschiedenen Stellen des Zwerchfells entstehen, meist auf der linken Seite. Sie kommen durch plötzliche Druckerhöhung im Brust- oder Bauchraum (meist im Bauchraum) zustande. Häufig finden sie sich bei Beckenbrüchen. Bei allen Zwerchfellbrüchen dringen Baucheingeweide durch die Lücke im Zwerchfell in den Brustraum vor. Sie sind bei den nicht durch Unfall entstandenen Brüchen von Bauchfell überzogen („Bruchsack"), es handelt sich also hier um echte Brüche.

Klinisches Bild: Meist wird von diesen Kranken ein unbestimmter Druckschmerz im Brustbereich angegeben. Stärkeres Aufstoßen und Sodbrennen sprechen für eine bereits vorhandene Entzündung der Speiseröhre (Refluxösophagitis), heftige Schmerzen lassen auf eine Einklemmung des Bruches schließen. Manchmal bestehen Schluckbeschwerden. Nicht selten werden auch Hiatushernien ohne jegliche Beschwerden beobachtet.

Ärztliche Behandlung: Sie richtet sich nach der Art des Bruches. In der Regel werden die Baucheingeweide wieder in die Bauchhöhle zurückverlagert und die Zwerchfellücke verschlossen. Dies kann sowohl vom Brustraum als auch vom Bauch her geschehen.

26. Erkrankungen des Bauches

26.1 Bauchwandbrüche (Hernien)

Verletzungen, S. 129

Unter Bauchwandbruch oder Hernie versteht man das Vordringen von Teilen des Bauchraumes durch eine Lücke der Bauchdecken unter die Haut. Die Bauchdecken sind normalerweise durch Muskeln und derbe Bindegewebsplatten so kräftig ausgebildet, daß sie jedem Druck von innen her – insbesondere erhöhtem Druck beim Pressen (Husten, Stuhlgang, schweres Heben) ohne weiteres standhalten. Es gibt jedoch einige schwache Punkte, an denen es, insbesondere bei Menschen mit angeborener Bindegewebsschwäche oder beim Nachlassen von Festigkeit und Spannkraft (Alter, Krankheit), leicht zur Entstehung eines Bruches kommen kann. Solche Punkte sind z.B. die Durchtrittsstellen der Gefäße oder Samenstränge („Bruchpforten") sowie Stellen, an denen sich die Fasern der Bindegewebsplatten kreuzen. Ist es einmal zum Nachgeben des Gewebes gegenüber dem ständigen Innendruck des Bauchraumes gekommen, so schreitet dieses fort, bis ein vollständiger Bruch entstanden ist. Das Bauchfell, welches den vorgedrungenen Bruchinhalt umgibt, bezeichnet man als Bruchsack. Die Durchtrittsstelle des Bruchsackes durch die Bauchdecken ist die Bruchpforte oder der Bruchring, der im Bruchring befindliche Teil des Bruchsackes ist der Bruchsackhals (Abb. 116). Die im Bruchsack gelegenen Teile des Bauchinhalts („Bruchsackinhalt") sind meistens Dünndarmschlingen oder Netzgewebe, selten Dickdarm, Magen, Blase oder Teile der weiblichen Geschlechtsorgane wie Eierstöcke und Eileiter (letzteres ist bei Säuglingen nicht so selten). Außerdem wird im Bruchsack durch den ständigen Reiz Flüssigkeit vom Bauchfell abgesondert, das „Bruchwasser". Oft kommt es, ebenfalls infolge des Reizzustandes, zu Verwachsungen zwischen dem Bruchsack und seinem Inhalt. Solange solche Verwachsungen nicht vorhanden sind, läßt sich der Bruch gewöhnlich ohne Schwierigkeiten von außen durch die Bruchpforte zurückdrücken, er ist „reponibel". Bei ausgedehnteren Verwachsungen gelingt dies meist nicht mehr, der Bruch ist „irreponibel" geworden. Etwas

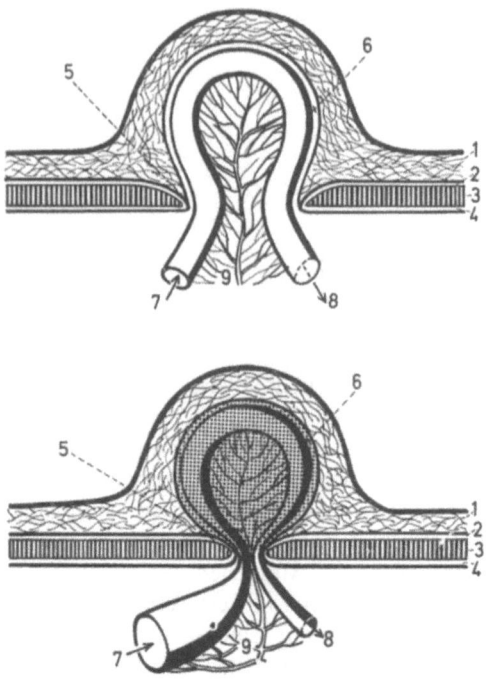

Abb. 116. Schematische Darstellung des nicht eingeklemmten Bauchwandbruches. 1. Haut, 2. Faszie, 3. Bauchdeckenmuskulatur, 4. Bauchfell, 5. Bruchring, 6. Bruchsack, 7. zuführende Darmschlinge, 8. abführende Darmschlinge, 9. Gekröse mit dem ernährenden Blutgefäß der im Bruchsack gelegenen Darmschlinge

Abb. 117. Schematische Darstellung des eingeklemmten Bauchwandbruches (1–9 Abb. 116)

anderes ist die *Einklemmung* (Inkarzeration) eines Bruches. Auch hier läßt sich der Bruchsackinhalt zwar nicht mehr in den Bauchraum zurückschieben, der Grund ist jedoch ein Mißverhältnis zwischen Größe des Bruchsackinhaltes und Bruchpforte. Ein solches Mißverhältnis kann, oft nach jahrelangem beschwerdefreien Bestehen eines Bruches, dadurch zustandekommen, daß infolge des Innendruckes im Bauchraum Bauchinhalt in den Brucksack hineingepreßt wird. Die elastische Bruchpforte gibt dabei dem Druck nach, erweitert sich und kehrt anschließend wieder in ihre alte Ausdehnung zurück. Da im Bruchsack keine Druckerhöhung herrscht, kann der Inhalt, wenn die Durchtrittsstelle durch die Bauchdecken zu eng geworden ist, nicht mehr in den Bauchraum zurückbefördert werden. Er ist im Bruchring „eingeklemmt" worden (Abb. 117). Eine weitere Möglichkeit der Brucheinklemmung ist bei im Bruchsack befindlichen Darmschlingen dadurch gegeben, daß durch die zuführende Darmschlinge Kot in den im Bruch befindlichen Darmabschnitt gelangt. Dadurch wird die aus dem Bruchsack austretende Darmschlinge abgeklemmt. Ist der Bruchsackinhalt auf diese Weise im Verhältnis zur Bruchpforte zu groß geworden, so kann er nicht mehr zurück. Folge der

Brucheinklemmung ist die Drosselung der Blutzufuhr zu den im Bruchsack befindlichen Organteilen infolge Abklemmung der Blutgefäße an der Durchtrittsstelle durch die Bauchdecken. Der Bruchsackinhalt stirbt ab (er wird nekrotisch oder gangränös). Bei Einklemmung von Darmschlingen kommt es darüber hinaus zur Unwegsamkeit des Darmes, zum Darmverschluß (Ileus, S. 386). Mit zunehmender Nekrose einer solchen Darmschlinge wandern außerdem Bakterien durch die geschädigte Darmwand, es bilden sich Abszesse im umgebenden Gewebe und mit gänzlichem Verfall der Darmwand jauchige Entzündungen durch den austretenden Kot. Bricht die Entzündung in der Umgebung des eingeklemmten Bruches durch die Haut nach außen durch, so entsteht eine Kotfistel, bei Durchbruch nach innen in die Bauchhöhle eine schwere, immer lebensbedrohliche Bauchfellentzündung.

Klinisches Bild: Zu Beginn der Bruchentstehung werden vom Patienten meist stechende, ziehende und brennende Schmerzen im Bereich der Bruchpforte angegeben. Im Laufe der Zeit bildet sich dann an dieser Stelle eine Vorwölbung, die beim Pressen der Bauchdecken zunimmt und bei Nichtbelasten der Bauchmuskulatur (z. B. im Liegen) wieder verschwindet, womit die Schmerzen ebenfalls nachlassen. Auch bei Größerwerden der Bruchpforte nehmen die Schmerzen oft wieder ab. Ein Bruch kann Kindskopfgröße und mehr erreichen. Die körperliche Leistungsfähigkeit von Patienten mit Bauchwandbrüchen ist wegen mangelnder Kraftentfaltung der Bauchdecken und Störungen der im Bruchsack gelegenen Organe oder Organteile beeinträchtigt. Eine beginnende Einklemmung des Bruches macht sich durch plötzlich auftretende heftige Schmerzen (meist im Anschluß an eine besondere Anstrengung) bemerkbar. Die Schmerzen sind häufig von Übelkeit und Brechreiz begleitet. Der bis dahin weiche Bruch wird zunehmend härter und schmerzhafter. Er kann vom Patienten nicht mehr zurückgedrängt werden, was vorher gewöhnlich der Fall war (langjährige Bruchträger haben darin Erfahrung). Befindet sich im Bruchsack eine Darmschlinge, die nun verschlossen ist, so kommen zu den örtlichen Zeichen der Brucheinklemmung die Symptome des Darmverschlusses (S. 386).

Bei der klinischen Untersuchung *nichteingeklemmter Brüche* kann man ohne Schwierigkeiten unter der Haut den weichen, nicht druckempfindlichen, mit Bauchinhalt gefüllten Bruchsack fühlen. Der Bruchsackinhalt läßt sich durch die Bauchdecken in die Bauchhöhle zurückdrücken, danach tastet man deutlich die Bruchpforte. Bei Husten oder Pressen kommt der Bruch sofort wieder aus der Pforte heraus. Brüche, welche infolge von Verwachsungen *irreponibel* geworden sind, fühlen sich weich an und sind nicht druckempfindlich, sie lassen sich aber nicht in die Bauchhöhle zurückdrücken. Die Darmgeräusche sind als Ausdruck dafür, daß keine Passagebehinderung des Darmes vorliegt, normal. Beim *eingeklemmten* Bruch ist der Bruchsack derb, druckschmerzhaft und läßt sich nicht ohne weiteres in die Bauchhöhle zurückdrücken. Der Patient kann meist genaue Angaben darüber machen, seit wann dieser Zustand besteht. Bei Verschluß einer Darmschlinge im Brucksack sind Zeichen eines schon mehr oder weniger ausgeprägten mechanischen Ileus nachweisbar. Ist die Haut über dem Bruch gerötet, so ist es infolge der Einklemmung bereits zu einer Entzündung in der Umgebung des Bruches gekommen.

Ärztliche Behandlung: Bei *nichteingeklemmten* Brüchen ist Tragen eines Bruchbandes möglich. Hierbei wird ein durch Lederriemen am Körper befestigtes Polster auf die Bruchpforte gepreßt, so daß der Bruch gewöhnlich nicht austritt. Da dies jedoch durch ein Bruchband nicht sicher verhindert werden kann und Einklemmungen mit ernsten Folgen, oft bei älteren Menschen nach jahrelangem Tragen eines Bruchbandes, nicht selten sind, wird man die *operative* Beseitigung eines Bruches unbedingt vorziehen, falls keine besonderen Gründe gegen eine Operation sprechen. Auch irreponible Brüche wird man operieren, falls kein besonderer Gegengrund vorliegt. Bei *eingeklemmten* Brüchen kann man zunächst versuchen, den Bruch zu reponieren, d.h. den Bruchsackinhalt in die Bauchhöhle zurückzubringen. Dies muß sehr vorsichtig geschehen, damit keine im Bruchsack gelegenen Organe verletzt werden. Bleibt der Repositionsversuch ohne Erfolg, so muß in jedem Falle sofort operiert werden, um weiteren Schaden zu vermeiden. Zeigt sich bei der Operation, daß es im Bruchsack bereits zum Absterben von Darmteilen gekommen ist, die sich nach ihrer Befreiung nicht mehr erholen, so muß die betreffende Darmschlinge reseziert, d.h. entfernt werden. Anschließend werden beide Darmenden so miteinander vereinigt, daß die Durchgängigkeit des Darmes wieder vollständig hergestellt ist.

Häufigste Brucharten sind:

26.1.1 Leistenbruch

Er tritt vorwiegend bei Männern, seltener bei Frauen auf. Durchtrittsstelle des Bruchsackes durch die Bauchdecken ist beim Mann der vorgebildete Kanal, welcher beim Durchwandern des Hodens durch die Bauchdecken – im allgemeinen vor der Geburt oder in den ersten Lebensjahren – entstanden ist (bei der Frau Durchtrittsstelle des runden Mutterbandes durch die Bauchdecken). Der Bruchsack gleitet entlang dem Samenstrang durch den Leistenkanal und erscheint im äußeren Leistenring dicht oberhalb des Leistenbandes. Bei Kleinkindern besteht nicht selten noch eine offene Verbindung zwischen Bauchhöhle und Hoden, so daß der Bruchinhalt bis zu diesem hinunterreicht.

Ärztliche Behandlung: In der Regel Operation. Häufigste und bekannteste Operationsmethode des Leistenbruches ist die Operation nach Bassini.

26.1.2 Schenkelbruch

Er wird vorwiegend bei älteren Frauen beobachtet. Der Bruchsack wölbt sich hier entlang der Oberschenkelarterie und -vene, und zwar an deren Durchtrittsstelle durch das Becken in den Oberschenkel, vor. Der Schenkelbruch erscheint im Gegensatz zum Leistenbruch *unterhalb* des Leistenbandes in der Leistenbeuge.

Ärztliche Behandlung: Operation.

26.1.3 Nabelbruch

Er entsteht dort, wo vor der Geburt die Nabelgefäße durch die Bauchdecken getreten sind. Wird diese Stelle nach Geburt und Verödung der Nabelgefäßreste nicht fest durch Narbengewebe verschlossen, so bildet sich hier ein schwacher Punkt, der dem Bauchinnendruck nachgeben und den Durchtritt eines Bruchsackes zulassen kann. Nabelbrüche sind bei Kindern meist etwa kirschgroß, sie können jedoch bei Erwachsenen erhebliche Größen erreichen.

Ärztliche Behandlung: Bis zum ersten Lebensjahr kann man den oft erfolgreichen Versuch machen, durch Zusammenziehen mit Heftpflasterverbänden einen Verschluß der Bruchpforte zu erreichen. In späteren Lebensjahren ist die operative Beseitigung des Bruches erforderlich. Befinden sich bei älteren Menschen große Teile des Bauchinhaltes (die ihr „Heimatrecht im Bauchraum verloren haben") im Bruchsack, so kann deren plötzliche Zurückverlagerung durch Operation eine schwere Belastung für den Patienten bedeuten. Gelegentlich wird deshalb bei solchen Kranken, besonders wenn sie sich in schlechtem Zustand befinden, das Tragen einer elastischen Binde oder eines Korsettes nach Maß einem operativen Eingriff vorgezogen.

26.1.4 Brüche der Bauchmittellinie

Nicht selten sind Brüche in der Mittellinie zwischen Nabel und Schwertfortsatz („supraumbilikale Hernie" und „epigastrische Hernie"). Die Kreuzung von Faserzügen zwischen den beiderseits kräftigen geraden Bauchmuskeln mit ihren starken Faszienscheiden begünstigt, besonders an den Durchtrittsstellen von kleineren Gefäßen, die Entstehung von Brüchen.

Ärztliche Behandlung: Operation. Vorher wird sicherheitshalber eingehend untersucht, ob keine Erkrankung in der Bauchhöhle gelegener Organe (Magen) Ursache der Beschwerden ist.

26.1.5 Narbenbrüche

Sie treten gelegentlich in nicht fest verheilten Narben auf, nach Operationen besonders dann, wenn die Wundheilung durch eine Infektion gestört war. Auch starkes Husten nach der Operation, Pressen oder besonders ausgeprägte Blähungszustände in den ersten Tagen nach Bauchoperationen können die Entstehung von Narbenbrüchen begünstigen. Die Art des für den Verschluß der Bauchdecken verwendeten Nahtmaterials spielt ebenfalls in manchen Fällen eine Rolle. Narbenbrüche weisen manchmal nicht nur eine, sondern mehrere im Bereich der Narbe liegende Bruchpforten auf.

Ärztliche Behandlung: Operation. Dabei werden die Ränder des normalen Gewebes nach Entfernen allen Narbengewebes wieder aneinandergenäht.

26.2 Bauchfellerkrankungen

26.2.1 Bauchfellentzündung (Peritonitis)

Ursache der Bauchfellentzündung ist in den meisten Fällen das Eindringen von Krankheitskeimen in die Bauchhöhle. Dies kann bei offenen Verletzungen der Bauchdecken von außen her, bei Übergreifen von Entzündungen im Bauchraum gelegener Hohlorgane von innen her oder durch Verschleppung von Bakterien anderwärts im Körper gelegener Eiterherde auf dem Blutwege geschehen. Aus Hohlorganen (Magen, Darm, Wurmfortsatz, Gallenblase) können Erreger infolge Durchwanderung einer entzündlich geschädigten Organwand oder bei Durchbruch des Organes und Entleerung seines Inhaltes in die freie Bauchhöhle gelangen. Eine weitere Möglichkeit der Peritonitisentstehung liegt in der chemischen Reizung, z. B. bei Entleerung von Galle oder Urin in die Bauchhöhle. Breitet sich die Entzündung über den ganzen Bauchraum aus, so spricht man von allgemeiner oder „diffuser" Peritonitis. Gelingt es dem Körper, die Entzündung auf Teile des Bauchraumes zu begrenzen, so besteht eine örtliche oder lokale Peritonitis. Eine solche, die nicht selten in dem zum übrigen Bauchraum hin abgegrenzten Gebiet zu Abszessen führt, findet sich vorwiegend unterhalb der rechten Zwerchfellkuppe, im sog. Douglasschen

Raum (im kleinen Becken) und zwischen miteinander verklebten Darmschlingen. Häufigste Erreger der Peritonitis sind Kolibakterien, Streptokokken, Staphylokokken, seltener Gonokokken und Pneumokokken. Tuberkelbakterien nehmen bei der Erregung der Bauchfellentzündung eine Sonderstellung ein.

Klinisches Bild: Es ist abhängig von der Art der Krankheitserreger und der Ausbreitung, welche die Infektion im Bauchraum nimmt. Bei der *diffus eitrigen Peritonitis* beginnen die Symptome gewöhnlich mit Schmerzen in der Gegend der Infektionsquelle, die sich dann schnell über den ganzen Bauch ausbreiten. Durch die Reizung der Nerven des Bauchfelles kommt es zu einer Anspannung der Bauchdecken, diese werden schon bei leichter Berührung mit der Hand bretthart (Abwehrspannung). Häufig besteht anfangs Erbrechen infolge rückläufiger Darmbewegungen. Diese lassen nach, bis die Peristaltik schließlich völlig aufhört. Aufgetriebener Leib sowie Verhaltung von Stuhl und Winden sind die Folge. Im Bauch wird es totenstill; eine Darmlähmung, der paralytische Ileus (S. 384), ist eingetreten. Die Darmlähmung führt wiederum zu Erbrechen, oft von rückgestautem Darminhalt. Weitere Krankheitszeichen, die sich von Beginn des Krankheitsbildes an entwickeln, sind Fieber, Mattigkeit, Benommenheit, Unruhe, kleiner schneller Puls und trockene Zunge. Die weißen Blutkörperchen sind stark erhöht. All diese Symptome sind Ausdruck einer schweren Schädigung des Organismus durch die von der Bauchhöhle aus eingeschwemmten Toxine. Diese führen auch zu toxischer Nierenschädigung mit Abnahme der Urinausscheidung und Zurückhalten harnpflichtiger Substanzen (S. 280) im Körper. Durch die Absonderung des Bauchfelles von eiweißhaltiger Flüssigkeit in die Bauchhöhle hinein kommt es zum Eiweiß- und Flüssigkeitsverlust des Körpers. Infolge der Entzündung im Bauchraum versackt das Blut in den Blutgefäßen des Bauches; es tritt lebensbedrohlicher Schockzustand auf. Die Haut des Patienten wird kühl und schweißig, sein Gesicht wirkt eingefallen und spitz.

Ärztliche Behandlung: Möglichst schnelle Eröffnung des Bauches, Beseitigung der Infektionsquelle und Ableiten des Eiters nach außen durch Einlegen von Drainagen, gegebenenfalls einer Spüldrainage zur ständigen Spülung der Bauchhöhle mit antibiotikahaltigen Infusionslösungen. Nur bei sehr schlechtem Allgemeinzustand kann man kurze Zeit versuchen, den Kranken mit Transfusionen, Infusionen und Absaugen des Magen- und Darminhaltes in einen etwas besseren Zustand zu bringen. Auch nach der Operation müssen Magen- und Darminhalt durch eine in Magen und Zwölffingerdarm eingelegte Sonde ständig abgesaugt werden. Selbstverständlich hat jede Nahrungszufuhr, ebenso Trinken, zu unterbleiben. Statt dessen werden dem Körper Eiweiß, Salze und Vitamine durch Infusionen und Transfusionen zugeführt. In die Infusionen kann man gleichzeitig peristaltikanregende

Medikamente, wie Bepanthen, Mestinon oder Prostigmin geben. Daneben Verabreichung von Kreislaufmitteln und hohen Dosen breit wirksamer Antibiotika. Erst wenn der Darm seine Tätigkeit wieder aufgenommen hat, kann die Sonde entfernt und mit vorsichtiger Ernährung auf normalem Wege begonnen werden.

Wesentlich weniger dramatisch ist der Krankheitsverlauf bei der *örtlich begrenzten Bauchfellentzündung*. Auch hier kommt es meist zu starken Schmerzen im Entzündungsbereich, lokalisierter Abwehrspannung und oft hohen Temperaturen sowie Vermehrung der weißen Blutkörperchen. Schweres Krankheitsgefühl mit Benommenheit und Unruhezuständen, verfallenes Aussehen, trockene Zunge, Schockzustand u. ä. bleiben jedoch in der Regel aus.

Ärztliche Behandlung: Eröffnung und Drainage des Eiterherdes, evtl. zusätzliche Verabreichung von Antibiotika und Unterstützung des Allgemeinbefindens mit Infusionen und Kreislaufmitteln.

Die *Gonokokkenperitonitis* nimmt gewöhnlich von den Geschlechtsorganen ihren Ausgang. Sie ist meist sehr schmerzhaft und von hohen Temperaturen begleitet. Der Allgemeinzustand dieser Kranken bleibt im Widerspruch dazu relativ gut. Klärung der Diagnose bringt ein Abstrich von Muttermund oder Harnröhre.

Ärztliche Behandlung: Konservativ mit Eisblase und hohen Dosen Penicillin.

Die heute relativ selten gewordene *tuberkulöse Peritonitis* verläuft im Gegensatz zur diffus eitrigen Bauchfellentzündung langsam, schleichend. Sie geht in der Regel von tuberkulös infizierten Lymphknoten des Bauchraumes aus. Das ganze Peritoneum ist gewöhnlich von stecknadelkopfgroßen Tuberkuloseknötchen übersät. Durch den Entzündungsreiz kommt es zur Bildung von reichlich klarer gelblicher Flüssigkeit in der Bauchhöhle und zur Verklebung von Darmschlingen.

Klinisches Bild: Allgemeinerscheinungen wie Gewichtsabnahme, Appetitlosigkeit und leichte Temperaturerhöhung stehen zunächst im Vordergrund. Erst allmählich deuten die Zunahme des Leibesumfanges und das Auftreten von Druck- und Spannungsgefühl im Bauch auf die Baucherkrankung hin. Bei der klinischen Untersuchung der Bauchdecken finden sich dann meist Flüssigkeit oder tastbare, knotige Verdickungen im Bauchraum.

Ärztliche Behandlung: Konservativ nach den Richtlinien der allgemeinen Tuberkulosebehandlung. Nur bei Behinderung der Darmwegsamkeit sind operative Maßnahmen erforderlich.

26.2.2 Geschwülste

Echte Geschwülste, die vom Bauchfell ihren Ausgang nehmen, sind sehr selten. Häufig hingegen finden sich Absiedlungen von Metastasen bei Karzinomen der Bauchorgane, in erster Linie bei Karzinomen des Magens und der Eierstöcke. Auch hier ist das Bauchfell oft von kleinen Knötchen übersät, man bezeichnet dies als „Karzinose des Peritoneums". Bei ihr finden sich in der Bauchhöhle meist ebenfalls große Flüssigkeitsmengen.

Ärztliche Behandlung: Beschränkt sich auf Punktionen und Verabreichung zytostatisch wirksamer Medikamente.

26.2.3 Aszites

Die Ansammlung von Flüssigkeit in der Bauchhöhle (Aszites) wurde bereits bei der tuberkulösen Bauchfellentzündung und bei der Karzinose des Peritoneums erwähnt. Weitere Ursachen für die Bildung von Flüssigkeit im Bauchraum können Erkrankungen des Herzens, der Leber, der Nieren und allgemeine Wassersucht bei schweren Veränderungen des Eiweißhaushaltes sein. Die Behandlung besteht neben der Verabreichung von Diuretika im Abpunktieren der Flüssigkeit, in der Flüssigkeitszufuhr durch eiweißhaltige Infusionen sowie in der jeweiligen Behandlung der dem Aszites zugrundeliegenden Erkrankung.

26.3 Erkrankungen von Magen und Zwölffingerdarm (Duodenum)

26.3.1 Mißbildungen

Angeborene Verschlüsse (Atresien) im Bereich des Zwölffingerdarmes sind sehr selten. Diese Säuglinge erbrechen sofort nach der Nahrungsaufnahme im Schwall. Sitzt der Verschluß unterhalb der Einmündung des Gallenganges in den Zwölffingerdarm, so ist das Erbrochene gallig gefärbt.

Wesentlich häufiger wird bei Säuglingen in der zweiten bis fünften Lebenswoche der sog. *Pylorospasmus* bzw. die *Pylorushypertrophie* beobachtet. Es handelt sich um eine oft gewaltige Überentwicklung des Schließmuskels am Magenausgang, der dann ein Hindernis für die zugeführte

Nahrung darstellt. Die Pylorushypertrophie ist jedoch *keine* echte angeborene Veränderung. Auch diese Kinder erbrechen kurze Zeit nach der Fütterung im Schwall alle zu sich genommene Nahrung. Folgen davon sind Gewichtsabnahme und Abmagerung des Säuglings.

Ärztliche Behandlung: Operation, bei welcher der Schließmuskel in Längsrichtung mit stumpfen Instrumenten gespalten wird. Kinderärzte machen vor dem Entschluß zur Operation einen nicht selten erfolgreichen Versuch mit konservativen Behandlungsmaßnahmen.

26.3.2 Geschwürsleiden

Die Ursachen der Entstehung eines Magengeschwürs (Ulcus ventriculi) oder Zwölffingerdarmgeschwürs (Ulcus duodeni) sind noch nicht ganz geklärt. Die bei diesen Kranken meist vorhandene Magenschleimhautentzündung (Gastritis, Gastroduodenitis) bildet wohl die Grundlage für das Zustandekommen des Geschwürsleidens. Übermäßiger Kaffeegenuß sowie der Genuß von Tabak und konzentrierten alkoholischen Getränken üben einen ungünstigen Einfluß aus. Ständige seelische und nervliche Belastung spielen bei der Geschwürsentstehung sicherlich eine Rolle. Daneben aber scheint auch die Konstitution eines Menschen von Bedeutung zu sein. Das Leiden findet sich besonders bei hageren Patienten. Männer erkranken häufiger als Frauen. Die Geschwüre treten vorwiegend im mittleren und unteren Drittel des Magens sowie im oberen Teil des Zwölffingerdarms auf. Bei der Geschwürsentwicklung kommt es wahrscheinlich zunächst unter Einwirkung der salzsäurehaltigen Magensäfte auf die Magenschleimhaut (Selbstverdauung) zu einem umschriebenen Gewebsdefekt der Schleimhaut, welcher nach und nach in die tieferen Wandschichten des Magens vordringt. Heilt das Geschwür jetzt nicht ab, so kann es die ganze Magenwand durchsetzen und bei schneller Entwicklung in die Bauchhöhle durchbrechen (Magenperforation). Geschwüre, welche in die freie Bauchhole „perforieren", haben die Entleerung von Magen- oder Duodenalinhalt in die Bauchhöhle mit nachfolgender Peritonitis zur Folge. Andere Geschwüre brechen in Verwachsungen hinein durch, die sich inzwischen durch den begleitenden Entzündungsreiz an der Magenoberfläche zwischen Magen und umgebendem Gewebe gebildet haben. Dadurch wird zwar der Austritt von größeren Mengen Mageninhalt und damit eine allgemeine Peritonitis verhindert, es kommt jedoch zu örtlich begrenzten Abszessen und weiteren ausgedehnten narbig-schwieligen Verwachsungen. Trifft das Geschwür bei Durchdringen der Magenwand auf ein arterielles Blutgefäß und eröffnet dieses,

so kann es zu einer plötzlichen massiven Blutung in das Mageninnere oder in das Duodenum kommen. Es entsteht das Krankheitsbild der akuten Magenblutung.
Der (häufige) Sitz von Geschwüren am Magenausgang oder im dicht am Pförtner gelegenen Teil des Zwölffingerdarms hat zur Folge, daß es bei chronischem Verlauf der Geschwürskrankheit und Bildung narbigschrumpfender Verwachsungen zur Verziehung und Einengung (Stenose) des Magenausgangs kommt. Während anfangs noch dünnflüssige Nahrungsbestandteile die Enge passieren können, sammelt sich beim vollausgeprägten Stenosemagen alle zugeführte Nahrung in dem sich immer mehr erweiternden Magen an. Eine weitere Gefahr lange bestehender, chronischer Magengeschwüre liegt in der krebsigen Umwandlung des Geschwürs. Während eine solche „maligne Entartung" von Zwölffingerdarmgeschwüren praktisch nie angetroffen wird, ist sie bei chronischen Magengeschwüren älterer Menschen nicht selten.

Akutes Geschwür

Klinisches Bild: Der Kranke klagt über Magenschmerzen, besonders vor dem Essen (Nüchternschmerz!). Darin liegt ein häufiges Unterscheidungsmerkmal gegenüber der Magenschleimhautentzündung (Gastritis), bei der die stärksten Schmerzen meist nach der Nahrungsaufnahme einsetzen. Auch wird der Schmerz beim Ulkus oft punktförmig angegeben, bei der Gastritis ist er mehr über den ganzen Rippenwinkel verbreitet (diffus). Der Ulkusschmerz wird gewöhnlich bohrend oder brennend geschildert. Bei Nahrungsaufnahme läßt er nach. Schmerzen, die zum Rücken und nach links ausstrahlen, deuten auf ein Vordringen des Geschwürs in die Bauchspeicheldrüse (Penetration) hin. Gelegentlich entsteht Brechreiz. Typisch für das Vorliegen eines Ulkus ist auch verstärktes Auftreten der Schmerzen im Frühjahr und Herbst, welches bei Kranken mit jahrelanger Vorgeschichte fast regelmäßig beobachtet werden kann.
Bei der klinischen Untersuchung wird außer einer Druckempfindlichkeit im Oberbauch meist kein krankhafter Tastbefund erhoben. Die Untersuchung des Magensaftes ergibt gewöhnlich stark erhöhte Säurewerte. Den endgültigen Beweis für das Vorliegen eines Ulkus liefert die Röntgen-Untersuchung. Bei Schlucken von Kontrastbrei, der den Magen ausfüllt, stellt sich das Ulkus an der Magenwand als Ausbuchtung oder Nische dar (Abb. 118).

Ärztliche Behandlung: Zunächst in jedem Falle konservativ, in der Regel durch den Internisten. Oft wird mit konsequent durchgeführten Kuren eine völlige Abheilung

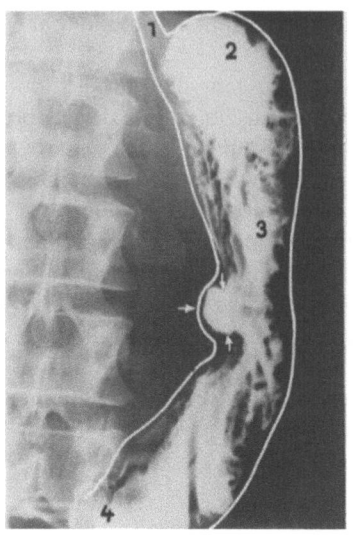

Abb. 118. Großes Magengeschwür an der kleinen Kurvatur (Pfeile). Das in die an dieser Stelle schwielig verdickte Magenwand hineinragende Ulkus ist mit Kontrastbrei ausgefüllt. Die Linien geben ungefähr die äußeren Konturen des Magens an. (Zugehöriges Operations-Präparat s. Abb. 119) (1. Speiseröhre, 2. Magengrund, 3. Magenkörper, 4. Magenausgang)

des Geschwürs erreicht. Erst wenn mehrere stationär durchgeführte interne Kuren keinen Erfolg gebracht haben oder das Geschwür trotz allem die Tendenz zum Wachsen zeigt, ist die operative Behandlung sinnvoller als weiteres Abwarten. Die operative Behandlung von Magengeschwüren hat das Ziel, das Geschwür zu entfernen und der Entstehung weiterer Geschwüre vorzubeugen. Dies erreicht man durch Wegnahme jenes Magenteiles, der die an der Geschwürsbildung beteiligte Salzsäure produziert, d.h. durch Entfernung (Resektion) der untersten ⅔ des Magens einschließlich des Magenpförtners (Abb. 119). Man bezeichnet diese Operation als ⅔-Resektion. Es gibt zahlreiche Methoden, nach denen anschließend der zurückgelassene Magenrest wieder mit dem Dünndarm vereinigt wird. Be-

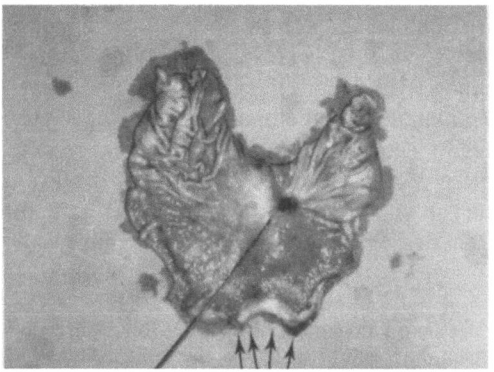

Abb. 119. Magengeschwür an der kleinen Kurvatur (aufgeschnittenes Operations-Präparat zum Rö.-Bild Abb. 118). Wie im Rö.-Bild sieht man auch hier die konzentrisch zum Ulkus ziehenden Falten der Magenschleimhaut. Die Pfeile zeigen auf den wulstigen Ringmuskel am Magenausgang (Pförtner, Pylorus)

kannteste Methoden sind die nach dem Wiener Chirurgen Billroth. Bei der Methode B I wird der Magenstumpf direkt mit dem Stumpf des Zwölffingerdarms vereinigt. Bei der Methode B II und ihren zahlreichen Variationen wird der Duodenalstumpf verschlossen und der Magenstumpf mit einer hochgezogenen oberen Dünndarmschlinge vereinigt, so daß der Speisebrei unter Umgehung des Zwölffingerdarmes in den Dünndarm gelangen kann. Nur in seltenen Fällen kommt es nach dieser Operation zur erneuten Entstehung eines Magengeschwürs.

Beim Zwölffingerdarmgeschwür hat sich in den letzten Jahren eine weitere operative Behandlungsmethode durchgesetzt, die noch kurz erwähnt werden soll. Es handelt sich um die *proximale, selektive Vagotomie*. Hier werden an der kleinen Kurvatur des Magens im oberen und mittleren Drittel sowie am in der Bauchhöhle gelegenen Ösophagus die kleinen Äste des Nervus vagus durchtrennt, wodurch die Salzsäureproduktion des Magens wesentlich herabgesetzt wird. Das Ulcus kann auf diese Weise zur Abheilung gebracht werden. Der große Vorteil dieser Methode liegt in der Erhaltung des Magens.

Zur *Vorbehandlung* erhalten die Patienten vor Magen-Operationen mehrere Tage flüssige Kost. Daneben werden in manchen Kliniken Rollkuren mit Targesin-Lösung u. ä. zur Abschwellung der Magenschleimhaut (Begleitgastritis) sowie Spülungen des Magens durchgeführt. Allgemeinvorbereitung des Patienten wie üblich (S. 204). Nach der Operation erhält der Kranke 48 Std nichts zu trinken, statt dessen wird ihm die notwendige Flüssigkeit mit Infusionen zugeführt. Am 3. Tag beginnt man, schluckweise Tee zu geben und geht in den folgenden Tagen auf gebundene Flüssigkeiten (Schleimsuppen u. a.) über. Danach allmählicher Übergang zu Breikost. Jedes Krankenhaus hat hier sein eigenes, bewährtes Schema.

Magenperforation

Die Perforation eines Magen- oder (häufiger!) Zwölffingerdarm-Geschwürs ist ein äußerst dramatisches Ereignis. Diese Kranken, denen nicht immer das Vorhandensein eines Geschwürs bekannt ist, geben an, plötzlich einen so heftigen Schmerz im Oberbauch bekommen zu haben, daß sie sich zusammenkrümmen mußten. Liegt das Geschehen erst kurze Zeit zurück, so ist der ganze Bauch bretthart gespannt. Ist schon längere Zeit nach dem Durchbruch vergangen, so lassen die Schmerzen im Oberbauch oft nach, und es treten Schmerzen im rechten Unterbauch auf (beginnende Peritonitis durch abgesackten Mageninhalt), die denen der Appendizitis ähnlich sein können. Die Angaben des Patienten lassen jedoch die Ursache der Schmerzen schnell vermuten. Fertigt man bei diesen Kranken eine Röntgen-Übersichtsaufnahme des Bauches im Stehen an, so findet sich als Beweis für eine Magenperforation meist Luft zwischen Leber und rechter Zwerchfellkuppe, die beim Durchbruch des Geschwürs aus dem Magen dorthin gelangt ist.

Ärztliche Behandlung: In jedem Falle sofortige Operation. Viele Chirurgen pflegen die Perforationsöffnung zunächst zu übernähen und später die endgültige Operation des Magengeschwürs vorzunehmen. Andere Chirurgen führen bei nicht allzulang zurückliegender Perforation sofort die endgültige Magenoperation, d.h. die ⅔-Resektion des Magens, mit ebenfalls guten Erfolgen durch.

Penetrierendes Geschwür
Hier treten oft lange Zeit bestehende Beschwerden plötzlich erheblich verstärkt auf. Manchmal besteht ein der Magenperforation ähnliches Bild. Die Abwehrspannung der Bauchdecken ist jedoch bei weitem nicht so ausgeprägt wie nach Perforationen. Bei der Röntgen-Aufnahme des Bauches im Stehen finden sich in der Bauchhöhle keine freie Luft.

Ärztliche Behandlung: Man läßt die akuten Erscheinungen im allgemeinen unter Diät und Injektionen krampflösender Medikamente abklingen und nimmt dann in üblicher Weise die Magenresektion vor.

Blutendes Magen- oder Zwölffingerdarmgeschwür
Die akute Magenblutung macht sich gewöhnlich in plötzlich auftretendem schwallartigen Erbrechen von hellrotem Blut bemerkbar. Bluterbrechen kann beim blutenden Duodenalulkus fehlen, hier kommt es oft nur zu sog. Teerstühlen. Das aus dem Zwölffingerdarm stammende Blut wird durch die Darmbewegungen in die unteren Darmabschnitte weiterbefördert und nimmt während seiner Passage durch den Darm ein schwarzes, teerartiges Aussehen an. Angaben über frühere Magenbeschwerden geben meist Aufschluß über den Sitz der Blutungsquelle. Die Patienten befinden sich während der Blutung im Schockzustand, die Haut ist kühl und blaß, der Puls klein und beschleunigt. Es besteht Übelkeit und fauliger Mundgeruch. Die Allgemeinerscheinungen bessern sich schnell, wenn die Blutung aufhört. Hämatokritwert und Hämoglobinwert dieser Kranken sind entsprechend dem Blutverlust erniedrigt.

Ärztliche Behandlung: Sofortiges Anlegen einer Blutkonserve. Diese dient dem Blutersatz und fördert gleichzeitig die Blutstillung. Daneben Verabreichung von blutstillenden Medikamenten und Schluckthrombin. Die beste Behandlung der akuten Magenblutung ist jedoch die möglichst baldige Magenresektion mit Entfernung des blutenden Geschwürs. Bei starken Blutungen und bereits stark abgesunkenen Hb-Werten muß die Operation so schnell wie möglich durchgeführt werden, bevor der Patient in einen zu schlechten Allgemeinzustand gerät.

Magenausgangsstenose
Patienten mit „Stenosemagen" befinden sich meist in einem stark herabgesetzten Ernährungszustand, der auf die gewöhnlich schon lange Zeit unzureichende Nahrungszufuhr zurückzuführen ist. Die Haut dieser Kranken ist faltig und ausgetrocknet. Die durch die Verengung des Magenausgangs und die dadurch bedingte Ansammlung von Speiseresten oberhalb der Stenose zustande gekommene Überdehnung des Magens erkennt man häufig schon an Plätschergeräuschen bei Beklopfen der Magengegend. Den Beweis liefert auch hier das Röntgenbild.

Ärztliche Behandlung: Magenresektion. Der Magen muß vor der Operation mehrmals gut gespült werden, damit er bei der Operation völlig leer ist. Der Verdacht auf krebsige Umwandlung eines Magengeschwürs macht in jedem Falle die sofortige Operation notwendig. Wird dabei festgestellt, daß es sich tatsächlich um ein Karzinom handelt, so wird eine ausgedehnte Magenresektion vorgenommen (S. 379).

26.3.3 Magenkarzinom

Der Krebs des Magens steht nach dem Bronchialkarzinom unter allen Karzinomen zahlenmäßig an zweiter Stelle. Er kommt bei Männern häufiger vor als bei Frauen, vorwiegend im 50.–60. Lebensjahr. Sitz des Magenkarzinoms ist meist das untere Magendrittel (sog. Antrumteil des Magens) und die kleine Kurvatur. Seltener ist das Auftreten von Krebs im oberen Teil des Magens oder an der großen Kurvatur. Das Karzinom kann polypenartig in das Mageninnere hineinwachsen oder sich geschwürig-zerfallend in der Magenwand ausbreiten. Da im Magen für den Tumor eine große Ausdehnungsmöglichkeit besteht, tritt der Magenkrebs häufig erst dann klinisch in Erscheinung, wenn er bereits sehr groß, oft inoperabel, geworden ist und schon Tochtergeschwülste gebildet hat. Diese Metastasen finden sich hauptsächlich in den Lymphknoten entlang der kleinen Kurvatur, im großen Netz, in Leber, Lungen und Knochen. Lediglich bei frühzeitig auftretenden Blutungen oder Sitz des Krebses am Magenausgang und Stenoseerscheinungen kann es schon eher zu Hinweisen auf ein Magenkarzinom kommen. Schmerzen fehlen meist völlig. Plötzlich auftretende Magenbeschwerden bei älteren Menschen, die zuvor nie magenkrank waren, sind immer besonders krebsverdächtig.

Klinisches Bild: Beginn meistens mit völlig uncharakteristischen Erscheinungen, wie Verdauungsbeschwerden und Völlegefühl im Oberbauch nach dem Essen. Dazu kommen häufig Appetitlosigkeit und zeitweises

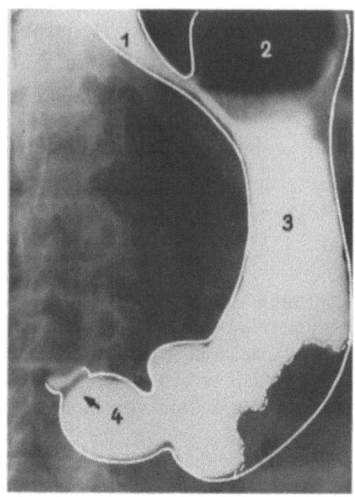

Abb. 120. Röntgenbild eines Magen-Karzinoms an der großen Kurvatur. Die durchgezeichneten Linien entsprechen der normalen Begrenzung des Magens. Die gestrichelte Linie begrenzt den ins Mageninnere vorwachsenden Tumor (zugehöriges Operations-Präparat s. Abb. 121). 1. Speiseröhre, 2. Magengrund (Magenblase), 3. Magenkörper, 4. Magenausgang

Aufstoßen. Diese Beschwerden sowie Gewichtsverlust, leichte Ermüdbarkeit und blasses Aussehen führen den Patienten gewöhnlich zum Arzt. In selteneren Fällen kommt es auch zu Bluterbrechen oder – bei Sitz des Tumors im Pförtnerbereich – zu den Erscheinungen eines Stenosemagens. Bei der Röntgen-Untersuchung wird der Magenkrebs festgestellt. Bei Schlucken von Kontrastbrei vor dem Röntgen-Schirm umfließt dieser entweder die in das Mageninnere hineinreichende Geschwulst (Abb. 120 u. 121), oder er füllt, bei schlüsselförmig wachsenden Karzinomen, die durch das zerfallene Karzinom entstehende Höhle in der Magenwand aus. Eine Geschwulst im Oberbauch ist durch die Bauchdecken hindurch

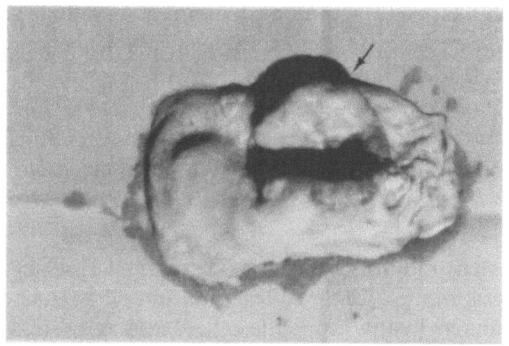

Abb. 121. Magenkarzinom an der großen Kurvatur (aufgeschnittenes Operations-Präparat zum Rö.-Bild Abb. 120). Man erkennt deutlich die Geschwulst an der großen Kurvatur des Magens, die im Rö.-Bild den Füllungsdefekt (Pfeil) verursachte

beim Magenkarzinom meist erst dann zu tasten, wenn das Tumorwachstum schon weit fortgeschritten ist. Bei der Untersuchung des Magensaftes solcher Patienten findet sich in der Regel keine freie Säure.

Ärztliche Behandlung: Sie besteht ausschließlich in möglichst baldiger Operation. Lediglich kurzfristige Vorbereitung älterer Patienten mit Infusionen, Herz- und Kreislaufmitteln ist manchmal zweckmäßig. Im Gegensatz zum Geschwürsleiden muß beim Magenkrebs so radikal wie möglich operiert und der Magen dabei gegebenenfalls sogar vollständig entfernt werden. Das Ausmaß der Operation richtet sich nach dem angetroffenen Befund. Haben Magenausgangskarzinome den Magen verschlossen, und kann der Tumor wegen seiner Ausdehnung oder Zustand und Alter des Patienten nicht mehr entfernt werden, so wird man gelegentlich eine Gastroenterostomie (G. E.), das ist eine Umgehung des Tumors durch Verbindung zwischen Magen und einer hochgezogenen Dünndarmschlinge oberhalb des Karzinoms, anlegen.

26.3.4 Fremdkörper im Magen

Nicht selten werden Fremdkörper verschluckt, die im Magen liegen bleiben oder sich in der Magenwand festspießen. Oft handelt es sich dabei um von Psychopathen oder Strafgefangenen absichtlich verschluckte Gegenstände. Sie sind im Röntgenbild leicht zu erkennen und werden, falls sie nicht durch Schluckenlassen von rohem Sauerkraut auf natürlichem Wege weiterbefördert werden können, durch Operation entfernt.

26.4 Darmerkrankungen

Verletzungen, S. 131

26.4.1 Mißbildungen

Wie im Zwölffingerdarm, so werden auch gelegentlich in anderen Dünndarmabschnitten Neugeborener angeborene *Einengungen* oder vollständige *Verschlüsse* beobachtet. Die *Behandlung* besteht in sofortiger Operation. Nicht selten findet sich ein *Meckelsches Divertikel.* Es handelt sich um einen Rest des Dotterganges, der als sackartige Ausstülpung am Dünndarm, etwa 50 cm vor seiner Einmündung in den Dickdarm, gefunden wird. Ein solches Divertikel ist oft daumengroß und kann bei Entzündung das Bild einer Appendizitis vortäuschen. *Behandlung* durch operative Entfernung des Divertikels.

Eine angeborene Veränderung des Dickdarms ist das *Megakolon* (Hirschsprungsche Erkrankung). Dies ist eine durch Störungen der Darminnervation zustande kommende Überdehnung des Dickdarmes oberhalb eines verengten Dickdarmabschnittes. Die *Behandlung* besteht ebenfalls in der Operation. Am Mastdarm werden angebore Verschlüsse sowie *Fistelbildungen* oder, bei weiblichen Säuglingen, die Einmündung des Mastdarms in die Scheide beobachtet. Die operative Beseitigung solcher Mißbildungen ist erforderlich.

26.4.2 Entzündungen

Dünndarm

Entzündliche Dünndarmerkrankungen sind in den weitaus meisten Fällen Gegenstand internistischer Behandlung. Einige Entzündungsformen sind jedoch bei der Abgrenzung gegenüber chirurgisch wichtigen Baucherkrankungen von Bedeutung, andere können im fortgeschrittenen Stadium eine chirurgische Behandlung notwendig machen. So können kleine Ausstülpungen der Dünndarmwand (*Dünndarmdivertikel*) zu chronischen Entzündungen Anlaß geben. Kommt es trotz konservativer Behandlung mit Antibiotika und Diät immer wieder zu Rückfällen, so muß die operative Entfernung des erkrankten Darmabschnittes in Erwägung gezogen werden. Häufiger finden sich auf Abschnitte im unteren Dünndarm begrenzte Entzündungen (*Ileitis regionalis, Ileitis terminalis*), die zu teigiger Verdickung der Darmwand, zu geschwürigen Veränderungen der Darmschleimhaut u. schwieligen Stenosierungen des Darmes führen können. Die Beschwerden bestehen in krampfartigen Schmerzen, gelegentlich mit Durchfällen. Das Krankheitsbild ist bei akutem Auftreten dem der Appendizitis oft zum Verwechseln ähnlich. Manchmal wird bei der zur Entfernung des Wurmfortsatzes vorgenommenen Operation eine solche Ileitis vorgefunden.

Ärztliche Behandlung: Bei rechtzeitig gestellter Diagnose zunächst konservativ mit Antibiotika, Sulfonamiden, feuchter Wärme und milchfreier Diät. Kommt es trotzdem zu stärkeren Verwachsungen, Stenosen und Fisteln zwischen einzelnen Darmschlingen, so müssen die erkrankten Darmteile reseziert werden.

Dickdarm

Divertikelbildungen am Dickdarm sind nicht selten. Die Entzündung solcher Ausstülpungen des Darmes (*Divertikulitis*) kann sowohl zur Einengung der Darmlichtung als auch zu geschwürigen Veränderungen der Darmwand mit der Gefahr des Durchbruches in Bauchhöhle oder Nachbarorgane führen. In schweren Fällen kann es zum Bild eines Darmverschlusses kommen. Aber auch bei weniger schweren Entzündungen ist das

Entzündungen 381

Allgemeinbefinden der Patienten häufig stark beeinträchtigt. Die *Behandlung* ist zunächst konservativ mit Bettruhe, Antibiotika und feuchtwarmen Umschlägen. Daneben muß für weichen Stuhlgang gesorgt werden. Tritt keine Besserung ein, oder kommt es zum Darmverschluß, so werden operative Maßnahmen erforderlich. Ein ebenfalls öfter zu beobachtendes Krankheitsbild ist die geschwürige Entzündung des Dickdarms, die *Colitis ulcerosa*. Sie kann den ganzen Dickdarm oder Teile desselben befallen, kann völlig harmlos mit gelegentlich auftretenden geringen krampfartigen Bauchbeschwerden oder hochakut mit heftigen Schmerzen, starken Blutungen, schleimigen Stühlen und erheblicher Beeinträchtigung des Allgemeinzustandes verlaufen. Einmaliges Auftreten von Beschwerden ist ebenso möglich wie häufige Wiederholungen. Die Krankheitserscheinungen sind somit sehr vielgestaltig. Typhus oder Krebs müssen bei geschwürigen Erkrankungen des Darmes vor Beginn der Behandlung stets ausgeschlossen werden.

Ärztliche Behandlung: Hat die konservative Behandlung der Colitis ulcerosa mit Diät, Azulfidine, feuchter Wärme, u.a. auf die Dauer keinen Erfolg, so ist eine teilweise oder die totale operative Entfernung des Dickdarmes oft nicht zu umgehen.

Darmtuberkulose
Sie kann sowohl Dünndarm als auch Dickdarm befallen, besonders bevorzugt tritt sie in der Gegend der Einmündung des Dünndarmes in den Dickdarm (Ileozökalbereich) auf. Es kommt dabei zu geschwürigen Veränderungen der Darmschleimhaut mit anschließender narbiger Einengung des Darmes oder zur Entstehung von tuberkulösen Geschwülsten, welche die Darmlichtung verlegen können.

Ärztliche Behandlung: Zunächst konservativ entsprechend der üblichen allgemeinen Tuberkulose-Behandlung, bei Auftreten von Behinderungen der Darmwegsamkeit operative Entfernung des erkrankten Darmabschnittes.

Appendizitis
Sie ist die weitaus häufigste in chirurgische Behandlung gelangende Baucherkrankung. Man versteht darunter die Entzündung des am Blinddarm (Zökum) hängenden Wurmfortsatzes (Appendix). Appendizitis ist also Wurmfortsatzentzündung und nicht, wie im deutschen Sprachgebrauch fälschlicherweise bezeichnet, Blinddarmentzündung. Ihre Ursachen sind verschiedener Art. Kotstauungen, Druck durch Kotsteine auf die Schleimhaut des Wurmfortsatzes, Reiz durch in den Wurmfortsatz geratene Fremdkörper oder Würmer (Oxyuren) können ebenso zur Ap-

pendizitis führen wie das Übergreifen anderweitiger Entzündungen des Darmes (Enteritis, katarrhalische Infekte usw.) auf die Appendix. Sie tritt bei Menschen beiderlei Geschlechts und in jedem Alter auf. Am häufigsten wird sie zwischen dem 5. und 30. Lebensjahr beobachtet. Sie kann in phlegmonös-eitriger Form verlaufen, oder der Wurmfortsatz findet sich prall mit Eiter gefüllt (Empyem). Manchmal kommt es frühzeitig zu einem gangränösen Zerfall der Wand des Wurmfortsatzes. In allen Fällen besteht, besonders bei raschem Fortschreiten des Entzündungsprozesses, die Gefahr des Durchbruchs der Wurmfortsatzwand („Perforation der Appendix") mit Entleerung des Eiters in die freie Bauchhöhle und nachfolgender Bauchfellentzündung. Bei langsamerem Fortschreiten der Entzündung und günstiger Lage der Appendix verklebt nicht selten umgebendes Gewebe (meist ein Netzzipfel) mit der Appendix, wobei sich dieses um den Wurmfortsatz herumlegt. Kommt es nun zur Perforation des Wurmfortsatzes, so entleert sich der Eiter in die Verwachsungen hinein, die freie Bauchhöhle hingegen bleibt unversehrt. Es entsteht ein appendizitischer oder perityphlitischer Abszeß.

Klinisches Bild: Die Erkrankung beginnt, meist ohne Vorboten, mit plötzlichen Bauchschmerzen. Diese können sofort im rechten Unterbauch auftreten, sie können jedoch auch zunächst im Oberbauch oder in der Nabelgegend vorhanden sein und sich dann allmählich in den rechten Unterbauch verlagern. Die Schmerzen sind oft von Appetitlosigkeit und Brechreiz oder Erbrechen begleitet. Oft besteht Verstopfung, ebenso häufig aber werden von seiten des Stuhlgangs keine Besonderheiten angegeben. Das Wasserlassen ist normal. Die Zunge ist feucht, etwas belegt. Die Körpertemperatur ist zu diesem Zeitpunkt normal bis leicht erhöht, axillar gemessen etwa 37°–37,5°C. Bei axillarer und gleichzeitig rektaler Temperaturmessung besteht gewöhnlich eine Temperaturdifferenz von etwa 1°, d. h. die rektale Temperatur liegt etwa 1° höher als die axillar gemessene.
Die *klinische Untersuchung*, insbesondere die Palpation des Bauches, gibt weitere Anhaltspunkte. Bei Druck auf die Bauchdecken wird eine Empfindlichkeit im ganzen Unterbauch, ein stärkerer Schmerz jedoch im rechten Unterbauch, besonders am „McBurneyschen Punkt" zwischen Nabel und vorderem Darmbeinstachel, angegeben. Die Muskulatur des rechten Unterbauches spannt sich dabei im Vergleich zu links deutlich an (Abwehrspannung). Nicht selten wird bei Eindrücken der rechten Unterbauchmuskulatur das rechte Bein etwas eingezogen. Drückt man die Bauchdecken langsam ein und läßt plötzlich wieder los, so wird ein heftiger, stechender Schmerz in der Gegend des Wurmfortsatzes angegeben. Dieser „Loslassungsschmerz" deutet vor allem dann auf Vorliegen einer Ap-

pendizitis hin, wenn der linke Unterbauch eingedrückt und die Schmerzen im rechten Unterbauch lokalisiert werden. Weiterhin erzeugt Druck auf den gasgefüllten Querdarm Schmerzen in der Gegend des Wurmfortsatzes. Ebenso wird bei der rektalen Untersuchung ein Druckschmerz im rechten Unterbauch geäußert. Die weißen Blutkörperchen sind in der Regel auf 10 000–12 000 vermehrt.
Nicht alle diese typischen Zeichen einer Appendizitis sind im Einzelfall vorhanden. Sie können, besonders bei älteren Menschen, selbst bei hochakuten Wurmfortsatzentzündungen fehlen. Bei schreienden Kleinkindern ist die Untersuchung mitunter sehr schwierig. Im allgemeinen ermöglicht jedoch schon das Vorhandensein einiger der klassischen Zeichen ein klares Bild über das Vorliegen einer akuten Appendizitis. Erkrankungen, die aufgrund ähnlicher Beschwerden und Befunde mit der Appendizitis verwechselt werden können, sind die Dünndarmentzündung (besonders die Ileitis terminalis), die Entzündung eines Meckelschen Divertikels, Entzündungen der Gallenblase, rechtsseitige Nierenbeckenentzündungen, Harnleiterkoliken bei Nierensteinleiden, oder – bei Frauen – Erkrankungen der rechten Adnexe, wie Adnexitis, stielgedrehte bzw. perforierte Ovarialzysten, rechtsseitige Bauchhöhlenschwangerschaften und der Follikelsprung. Bei Kindern werden oft Beschwerden durch eine sich entwickelnde Lungenentzündung in den Bauch verlagert. Auch Schwellungen der Lymphknoten des Gekröses rufen im Kindesalter häufig Schmerzen hervor, die denen der Appendizitis sehr ähnlich sind (Lymphadenitis mesaraica).
Ist der Wurmfortsatz in die freie Bauchhöhle durchgebrochen, so sind die klinischen Zeichen wesentlich heftiger. Starke Druckschmerzen im ganzen Unterbauch, ausgeprägte Abwehrspannung, trockene Zunge, Temperaturen um 39 °C, schneller Puls und Leukozytenzahlen von 20 000–30 000 bilden gewöhnlich das inzwischen schon vorwiegend durch die eingetretene Bauchfellentzündung geprägte Krankheitsbild. Der Patient macht einen schwerkranken Eindruck. Beim perityphlitischen Infiltrat oder Abszeß fehlen zwar die Zeichen der allgemeinen Peritonitis, es besteht jedoch auch starke Druckschmerzhaftigkeit im rechten Unterbauch mit Abwehrspannung, Fieber und starker Erhöhung der weißen Blutkörperchen. Häufig ist im rechten Unterbauch eine schmerzhafte Vorwölbung tastbar.

Ärztliche Behandlung: Bei der akuten und bei der perforierten Appendizitis in jedem Falle sofortige Operation mit Entfernung des Wurmfortsatzes (Appendektomie). Da Art und Schnelligkeit des Verlaufes einer Wurmfortsatzentzündung nie sicher vorausgesagt werden können, wird man im Zweifelsfalle immer operieren. Lediglich in Ausnahmefällen ist der Versuch berechtigt, durch Auflegen einer Eisblase auf den rechen Unterbauch die Entzündung zum Abklingen zu bringen. Auf keinen Fall dürfen Schmerzmittel gegeben werden, da sie eine evtl. Verschlimmerung des Krankheitsbildes verschleiern können. Findet sich bei der Appendektomie eine bereits perforierte Appendix, so werden vor Verschluß der Wunde Antibiotika in die Bauchhöhle eingebracht. Manche Chirurgen legen für einige Tage ein Gummidrain in den Douglasschen Raum, um die nachträgliche Entstehung eines Douglas-Abszesses zu verhindern. Findet sich bei der Operation am Wurmfortsatz kein krankhafter Befund, so muß die ganze Bauchhöhle nach der Ursache der angegebenen Beschwerden abgesucht werden. Manchmal entdeckt man dann eine der oben angeführten Krankheitsursachen, die gelegentlich bei der klinischen Untersuchung zu Verwechslungen mit der Appendizitis führen können.

Besteht ein appendizitischer Abszeß, so wird derselbe eröffnet und in der Regel ohne Entfernung des Wurmfortsatzes drainiert. Auf die Appendektomie verzichtet man hier meist, um nicht durch Lösen von Verwachsungen den Eiter in die freie Bauchhöhle zu schleppen. Der Patient wird dann einige Monate nach der Wundheilung zur Entfernung des Wurmfortsatzes (sog. Sekundärappendektomie) wiederbestellt.

Die chronische Appendizitis ist ein Restzustand nach abgeklungenen akuten Entzündungen des Wurmfortsatzes. Verwachsungen oder Abknickungen der Appendix führen oft zu ständigen leichten, als unangenehm empfundenen Beschwerden im rechten Unterbauch. Manchmal ist es zweckmäßig, den Befund durch eine Röntgen-Untersuchung (Kontrasteinlauf) klären zu lassen und dadurch gleichzeitig andere Ursachen für die Beschwerden auszuschließen. Die Behandlung besteht ebenfalls in der Appendektomie.

26.4.3 Darmverschluß (Ileus)

Es handelt sich dabei nicht immer, wie der Name „Darmverschluß" besagt, um einen echten Verschluß des Darmes. Man versteht vielmehr darunter eine teilweise (Subileus) oder vollständige (Ileus) Behinderung des Darminhaltes auf seinem Wege durch den Darm. Eine solche Darmwegsbehinderung kann mechanisch zustande kommen (dann liegt ein echter Darmverschluß vor) oder durch eine Darmlähmung (paralytischer Ileus) bedingt sein. Der Darminhalt wird in diesem Falle wegen fehlender Darmbewegungen nicht mehr weiterbefördert.

Paralytischer Ileus
Er tritt häufig im Rahmen entzündlicher Prozesse der Bauchhöhle auf und wurde bereits bei der Beschreibung der Bauchfellentzündung erwähnt (S. 369). Er entsteht hier durch toxische Lähmung der Darmnerven. Weitere Ursachen für das Zustandekommen eines paralytischen Ileus sind Verschlüsse von Blutgefäßen (Mesenterialgefäßthrombosen), die den

Darm ernähren, Lungenentzündung, Urämie, Nieren- oder Gallenkoliken, Entzündungen der Bauchspeicheldrüse und sonstige akut verlaufende Erkrankungen des Bauchraumes, bei denen er lediglich eine Begleiterscheinung darstellt.

Klinisches Bild: Der Leib wird zunehmend gebläht und aufgetrieben, kein Abgang von Stuhl und Winden mehr. Die Zunge ist trocken, das Aussehen des Patienten verfallen. Beim Abhören des Bauches sind keine Darmgeräusche zu hören, es herrscht Totenstille. Bei Beklopfen des Bauches treten hohl klingende Töne auf. Im weiteren Verlauf kommt es durch Rückstauung der sich im Darm ansammelnden Flüssigkeit zu Erbrechen von Dünndarminhalt.

Ärztliche Behandlung: Zunächst muß nach der Ursache gefahndet und dieselbe beseitigt werden. Zur Behandlung des paralytischen Ileus selbst gibt man peristaltikanregende Mittel, wie Bepanthen, Prostigmin, Mestinon, Hypophysin, hypertonische Kochsalzlösung i.v., Wärme auf den Bauch mit Lichtkasten und hohe Einläufe. Der rückgestaute Dünndarminhalt wird durch eine in Magen und Duodenum eingelegte Dauersonde ständig abgesaugt. Kommt die Darmtätigkeit trotzdem nicht in Gang, so kann man (notfalls in örtlicher Betäubung) eine Dünndarmfistel (Einnähen einer Dünndarmschlinge in die Bauchdecken) anlegen und von hier aus den Darminhalt ableiten.

Mechanischer Ileus

Hier kann der Verschluß des Darmes von außen oder von innen her zustande kommen. Über Verschlüsse infolge angeborener Fehlbildungen wurde bereits auf S. 379 berichtet.
Folgende Möglichkeiten der Entstehung eines mechanischen Ileus werden beobachtet.

Invagination – Einstülpung
Hier stülpt sich eine Darmschlinge in eine andere ein. Meist finden sich Einstülpungen des Dünndarmes in den Dickdarm an der Ileozökalklappe, gelegentlich aber auch Einstülpungen von Dünndarm in Dünndarm. Der Invaginations-Ileus tritt vorwiegend bei Kindern in den ersten Lebensjahren auf. Charakteristisch für ihn sind plötzlich einsetzende Darmblutungen bei unzureichender Stuhlentleerung.

Volvulus – Darmverschlingung
Eine Dünndarmschlinge hat sich mehrmals um ihre eigene Achse gedreht, dabei ist der in die Drehung hineinlaufende zuführende Darmschenkel verschlossen worden. Der Volvulus tritt ebenfalls vorwiegend bei Kindern auf.

Erkrankungen des Bauches

Strangulationsileus – Verschluß durch einen Strang
Ursache sind meist Verwachsungsstränge, die sich nach Operationen oder abgelaufenen Entzündungen in der Bauchhöhle gebildet haben. Solche Stränge oder „Briden" können eine Dünndarmschlinge einklemmen und auf diese Weise deren Verschluß herbeiführen. Es ist eine der häufigsten Formen des mechanischen Ileus.

Inkarzeration – Einklemmung
Die Möglichkeit der Einklemmung von Darmschlingen in Bauchdeckenbrüche wurde bereits bei der Besprechung des eingeklemmten Bruches (S. 364, 366) erwähnt. Auch hierdurch kommt es zum Darmverschluß.

Obturationsileus – Verschluß durch Tumor
Er findet sich vorwiegend beim Karzinom des Dickdarmes, nachdem der Tumor eine gewisse Größe erreicht hat. Einengungen der Darmlichtung, die zum Ileus führen, können aber auch durch entzündliche Veränderungen, die mit Verdickung und Schrumpfung der Darmwand einhergehen, bedingt sein.

Ileus durch Fremdkörper
In den Darm geratene Fremdkörper, Zusammenballung von Würmern (Spulwürmer), aber auch gelegentlich in den Darm geratene Gallensteine können ebenfalls einen Ileus hervorrufen.

Klinisches Bild des mechanischen Ileus: Geblähter aufgetriebener Leib, kein Abgang von Stuhl und Winden. Letzteres kann allerdings bei hoch im Darm sitzendem Verschluß aus den tiefer gelegenen Darmabschnitten noch kurze Zeit möglich sein! Meist besteht Brechreiz, Erbrechen, im Spätstadium Koterbrechen (Miserere). Beschleunigter Puls. Die Patienten klagen über krampfartige Leibschmerzen. Nicht selten, besonders bei dünnen Bauchdecken, kann man die sich vor dem Hindernis aufbäumenden Darmschlingen beobachten („Darmsteifungen"), durch die sie den Verschluß mit Gewalt zu überwinden versuchen. Die Darmgeräusche sind beim Abhören metallisch klingend, bei Beklopfen der Bauchdecken treten Plätschergeräusche auf. Die Röntgen-Aufnahmen des Bauches im Stehen („Spiegelaufnahme") zeigt als charakteristische Veränderung beim Ileus Flüssigkeitsspiegel in den geblähten Darmschlingen (Abb. 122).

Ärztliche Behandlung: Anfangs kann der kurzfristige Versuch gemacht werden, durch konservative Maßnahmen, wie hohe Einläufe und Wärmeanwendung, den Verschluß zu beseitigen. Gleichzeitig wird der Allgemeinzustand des Patienten mit Infusionen, Kreislaufmitteln u. a. gebessert. Verabreichung von stark peristaltikanregenden Mitteln ist beim mechanischen Darmverschluß gefährlich! Wenn durch

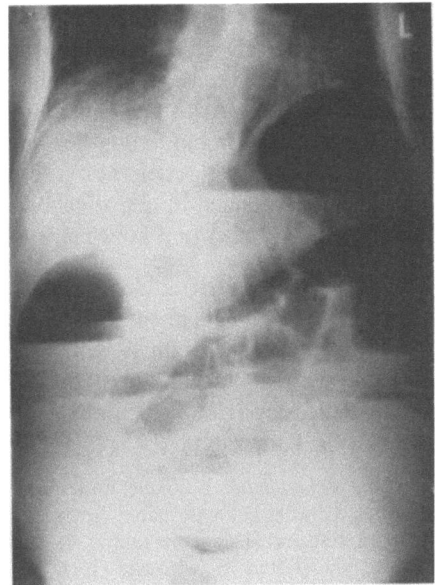

Abb. 122. Röntgen-Übersichtsaufnahme des Bauches im Stehen bei einem Patienten mit Ileus; „Spiegelaufnahme". Man erkennt deutlich die Flüssigkeitsspiegel in den geblähten Darmschlingen

konservative Maßnahmen kein Erfolg erzielt werden kann – was meistens der Fall ist – muß das Hindernis durch Operation beseitigt werden. Die Art der Operation richtet sich nach dem jeweils angetroffenen Befund. Manchmal genügt die Befreiung einer Darmschlinge durch Beseitigung eines Verwachsungsstranges, oft ist die Resektion von Darmteilen (bei bereits nekrotisch gewordenen Darmschlingen oder bei Tumoren) erforderlich.

26.4.4 Darmgeschwülste

Dünndarm
Dünndarmgeschwülste sind relativ selten, gutartige Tumoren (Adenome, Myome) werden häufiger als bösartige (Sarkome, Karzinome) beobachtet.

Dickdarm (Kolon)
Häufigste *gutartige* Geschwülste des Dickdarmes sind die von der Schleimhaut ausgehenden polypös wachsenden Adenome. Da sie nicht selten in bösartige Geschwülste übergehen, sind sie trotz ihrer Gutartigkeit keinesfalls völlig harmlos und müssen ständig unter Kontrolle gehalten werden. Unter den *bösartigen* Geschwülsten des Dickdarmes herrscht zahlenmäßig mit weitem Abstand das Karzinom vor. Es tritt vorwiegend im 40. bis 60.

388 Erkrankungen des Bauches

Lebensjahr auf, bei Männern ebenso wie bei Frauen. Häufigster Sitz der Karzinome ist das Sigma, aber auch alle anderen Darmabschnitte können befallen werden. Der Dickdarmkrebs kann schlüsselförmig oder blumenkohlartig in die Darmlichtung hinein- oder sich in der Darmwand ausbreitend wachsen. Auch der Dickdarmkrebs macht meist erst Beschwerden, wenn er zur Behinderung der Darmpassage führt, so daß er bis zu seiner Entdeckung oft schon sehr groß geworden ist und Metastasen gebildet hat. Diese können in den zugehörigen Lymphknoten, aber auch über den Blutweg in Leber und Lunge entstehen.

Klinisches Bild: Die Krankheitszeichen sind zunächst vielfach uncharakteristisch. Abgeschlagenheit, Leistungsschwäche, mit Durchfällen wechselnde Obstipationen, nicht selten auch Abgänge von Schleim und blutigen Beimengungen führen die Kranken zum Arzt. Bei der Röntgenuntersuchung (Kolon-Kontrast-Einlauf) stellt sich dann der den Darm einengende Tumor dar (Abb. 123 u. 124).

Ärztliche Behandlung: Radikale Entfernung des den Tumor tragenden Darmabschnittes. Gewöhnlich wird dabei die ganze Dickdarmhälfte, in der sich der Tumor befindet, reseziert (Hemikolektomie). Manchmal, besonders wenn bereits ein Ileuszustand eingetreten ist, wird die Operation zur besseren Verträglichkeit für den Patienten in mehreren Sitzungen vorgenommen.

Besonders wichtig ist bei Dickdarmoperationen eine gute allgemeine Vorbereitung sowie die lokale Vorbereitung des Patienten mit Abführen

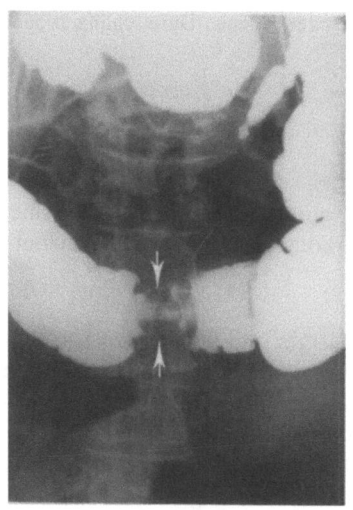

Abb. 123. Rö.-Bild eines Kolon-Karzinoms (Pfeile). Die in der Mitte des Querdarms gelegene Geschwulst hat die Lichtung des Darmes erheblich eingeengt, es kann jedoch noch Kontrastbrei hindurchfließen (zugehöriges Operations-Präparat Abb. 124)

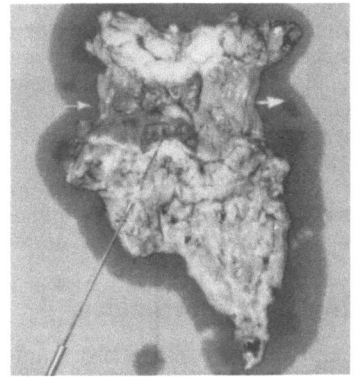

Abb. 124. Querdarm (Colon transversum), die Pfeile geben die Verlaufsrichtung des Darmes an (aufgeschnittenes Operations-Präparat zum Rö.-Bild Abb. 123). Die Sonde zeigt auf das stenosierende Karzinom in der Mitte des Darmabschnittes. Die Geschwulst ist bereits nach oben und unten in das Netz eingebrochen

durch Medikamente, Darmspülungen (evtl. mit Zusatz von Antibiotika) und einige Tage vor der Operation beginnender flüssiger Ernährung.

Mastdarm (Rektum)
Auch im Mastdarm sind unter den *gutartigen* Geschwülsten die polypös wachsenden von der Schleimhaut ausgehenden Adenome, die Rektumpolypen, am häufigsten. Sie können, wie im übrigen Dickdarm, oft nach langer Zeit bösartig werden und sind daher zu entfernen oder ständig zu kontrollieren.
Von großer Bedeutung sind die *bösartigen* Geschwülste des Mastdarmes und hier in erster Linie das *Rektumkarzinom*. Es findet sich bei Männern etwas häufiger als bei Frauen. Wie der Krebs anderer Dickdarmabschnitte kann auch der Mastdarmkrebs schüsselförmig oder polypös in die Darmlichtung hineinwachsen.

Klinisches Bild: Beim tiefsitzenden Rektumkarzinom kommt es meist frühzeitig zum Abgang von Schleim und Blut. Blutungen aus dem After bei Menschen jenseits des 40. Lebensjahres sind immer verdächtig auf das Vorliegen eines Rektumkarzinoms! Gelegentlich wechseln auch hier Obstipationen mit Durchfällen ab. Bei der rektalen Untersuchung stößt der Finger in vielen Fällen auf einen kraterförmigen Tumor mit derbem Rand. Bei der Untersuchung mit dem Rektoskop kann der Tumor meistens dem Auge sichtbar gemacht werden.

Ärztliche Behandlung: In jedem Falle, in dem noch keine Fernmetastasen in Leber, Lunge u. a. zu finden sind, Radikaloperation. Der am meisten durchgeführte Eingriff ist die abdomino-sakrale Rektumexstirpation, bei welcher der ganze Dickdarm vom Sigma an abwärts einschließlich des Afters weggenommen wird. Das Sigma wird als künstlicher Darmausgang („einläufiger" Anus praeter) im linken Unterbauch durch die Bauchdecken herausgeleitet. In den letzten Jahren haben infolge technischer Fortschritte auch Operationsverfahren, bei denen der natürliche Darmausgang erhalten werden kann, immer mehr an Bedeutung gewonnen. Im allgemeinen sind die Operationserfolge beim Rektumkarzinom gut, da dieser Krebs erst relativ spät zur Bildung von Metastasen führt. Ist der Tumor nicht mehr operabel, so wird oberhalb des Tumors durch Einnähen der nächstgelegenen Sigmaschlinge in die Bauchdecken ein sog. „doppelläufiger" Anus praeter angelegt, damit der Tumor nicht dem ständigen Passieren des Stuhles ausgesetzt ist.

26.4.5 Hämorrhoiden

Es sind Krampfaderartige knotige Verdickungen der Venen im Bereich des Afters. Sie gehen meist mit Juckreiz einher, können bei Einklemmung in den Schließmuskel zu starken Schmerzen führen, sich entzünden oder bei Platzen eines Hämorrhoidalknotens zu Blutungen Anlaß geben.

Ärztliche Behandlung: Reizlose, nicht blutende Hämorrhoiden konservativ mit Hämorrhoidalsalbe, Zäpfchen, Sitzbädern und Sorge für weichen Stuhlgang. Sind die Hämorrhoiden sehr ausgedehnt, oder ist es zu Blutungen oder Einklemmungserscheinungen gekommen, so müssen sie operativ entfernt werden. Bei Entzündungserscheinungen werden diese vor der Operation mit Kamillensitzbädern zum Abklingen gebracht.

26.4.6 Analfissur

Man versteht darunter kleine Einrisse und Schrunden in der Schleimhaut des Afters. Dadurch treten beim Stuhlgang heftige brennende Schmerzen auf.

Ärztliche Behandlung: Sitzbäder und Verabreichung von Salben und Zäpfchen sowie Sorge für weichen Stuhl. Tritt hierdurch keine Besserung ein, so wird in Narkose eine Dehnung des Schließmuskels vorgenommen. Anschließend muß weiterhin für weichen Stuhl gesorgt werden.

26.4.7 Mastdarmvorfall

Manchmal stülpen sich Teile des Mastdarmes oder der ganze Mastdarm durch den After nach außen vor, besonders bei starkem Pressen infolge harten Stuhles. Gewöhnlich besteht bei diesen Patienten eine Schwäche des Afterschließmuskels. Der Mastdarmvorfall wird vorwiegend bei schwächeren Kindern und älteren Leuten beobachtet. Es kommt dabei leicht zu Blutungsgeschwüren, Entzündungen der Schleimhaut und oft heftigen Beschwerden.

Ärztliche Behandlung: Operation, für die es verschiedene Methoden gibt, die von der Verengung des Analringes mittels eines Draht-, Katgut- oder Hautringes bis zur Amputation des vorgefallenen Darmteiles reichen.

26.4.8 Periproktitischer Abszeß

Es handelt sich dabei um einen Abszeß in unmittelbarer Umgebung des Afters, der meist von Kolibakterien hervorgerufen wird.

Ärztliche Behandlung: Periproktitische Abszesse müssen breit eröffnet und austamponiert werden, damit sie aus der Tiefe zuheilen. Trotzdem bleiben nicht selten hartnäckige Fisteln zurück.

26.4.9 Analfistel

Abszesse im Bereich des Afters heilen oft unter Zurücklassen einer Fistel aus. Der Fistelgang verbindet gewöhnlich die Haut oberhalb des Analringes mit dem Darminneren. Er kann innerhalb des Schließmuskels (intrasphinktere Fistel) oder außerhalb des Schließmuskels (extrasphinktere Fistel) an demselben vorbeiziehen.

Ärztliche Behandlung: Bei der Operation muß der ganze Fistelgang radikal entfernt werden.

26.5 Lebererkrankungen

Verletzungen, S. 129

Lebererkrankungen, die chirurgischer Behandlung bedürfen, sind selten. *Leberabszesse* treten gelegentlich metastatisch bei allgemein eitrigen Infektionen auf. Sie gehen mit hohen Temperaturen und Schüttelfrost einher. Nähere Hinweise auf einen in Entwicklung begriffenen Leberabszeß fehlen oft. Nur manchmal kommt es zu Schmerzen im rechten Oberbauch und tastbarer Lebervergrößerung. Hin und wieder besteht bei großen Abszessen im Röntgenbild rechtsseitiger Zwerchfellhochstand.

Ärztliche Behandlung: Verabreichung von Antibiotika und operative Eröffnung.

Leberzysten (blasige Geschwülste der Leber) können von den Eiern des Hundebandwurmes (Echinokokkuszysten) hervorgerufen werden. Sie sind in Deutschland selten. *Behandlung* durch operative Entfernung der Zyste.

Geschwülste, die ursächlich in der Leber entstanden sind, kommen selten vor. Sehr häufig finden sich in der Leber hingegen Metastasen von bösartigen Geschwülsten anderer Organe. Die operative Entfernung solcher Lebermetastasen ist jedoch meist nicht möglich und außerdem sinnlos.

26.6 Erkrankungen von Gallenblase und Gallenwegen

26.6.1 Mißbildungen

Auch an der Gallenblase und den Gallenwegen werden zahlreiche Mißbildungen beobachtet, die bis zum völligen Fehlen der Gallenblase oder der Gallengänge reichen können. Neben diesen Mißbildungen gibt es zahlreiche anatomische Varianten, insbesondere die verschiedensten Anomalien der Einmündung des Ductus cysticus in den Ductus choledochus. Die *Behandlung* der schweren, sich beim Neugeborenen meist sehr schnell durch einen frühzeitig auftretenden Ikterus bemerkbar machenden Mißbildungen ist die Operation. Diese hat Aussicht auf Erfolg, wenn die Mißbildungen außerhalb der Leber gelegen sind. Bei Mißbildungen der Gallengänge in der Leberpforte oder innerhalb der Leber sind die Behandlungsaussichten relativ ungünstig.

26.6.2 Entzündliche Erkrankungen

Sie entstehen durch Einwandern von Krankheitskeimen, meist Staphylokokken, Streptokokken oder Kolibakterien, in die normalerweise nicht von Bakterien besiedelten Gallengänge und die Gallenblase. Dadurch kommt es zu Entzündungsvorgängen unterschiedlicher Ausdehnung und Heftigkeit, die vom harmlosen Infekt bis zur schweren phlegmonös-eitrigen Form der Gallenblasenentzündung reichen können. Entzündungsprozesse der Gallenwege werden durch eine bereits bestehende Gallenstauung infolge Steinleidens wesentlich gefördert, umgekehrt kann die Entzündung Anstoß zur Gallensteinbildung geben. Die einfache *Gallenblasenentzündung* (Cholezystitis) macht häufig, außer Unverträglichkeit fetter Speisen und Druckgefühl im rechten Oberbauch, keine stärkeren Beschwerden. Schwillt jedoch die Gallenblasenschleimhaut durch die Entzündung so stark an, daß dadurch der Ausgang der Gallenblase (Ductus cysticus) verschlossen wird, so kann es in der verschlossenen Gallenblase zu schwersten eitrig-gangränösen Veränderungen (Gallenblasenempyem), ja sogar zum Durchbruch der Galle in die freie Bauchhöhle mit anschließender galliger Bauchfellentzündung kommen.

Klinisches Bild: Die anfangs geringen Beschwerden ändern sich bei diesem Verlauf schlagartig. Heftige Schmerzen unter dem rechten Rippenbogen, hohes Fieber und Schüttelfrost deuten auf das akute Krankheitsgeschehen hin. Bei der klinischen Untersuchung findet sich nicht selten neben einer deutlichen Abwehrspannung der rechten Oberbauchmuskulatur ein tastbarer Tumor von Hühnereigröße und mehr, der unter dem rechten Rippenbogen hervorkommt und die Stelle des stärksten Druckschmerzes ist.

Ärztliche Behandlung: Unter Verabreichung breit wirksamer Antibiotika, feuchter Wärme, regelmäßiger Darmentleerung und Infusionen, Spasmolytika sowie flüssiger Ernährung bildet sich das akute Krankheitsbild meist im Verlauf von etwa 1–2 Wochen völlig zurück. In manchen Fällen, vorwiegend bei älteren abwehrgeschwächten Patienten, kann es trotzdem zum freien Durchbruch der Gallenblase kommen, der dann eine sofortige Operation mit Ableitung des galligen Eiters nach außen erforderlich macht. Kommt es unter der oben angegebenen konservativen Behandlung nicht zur völligen Ausheilung der akuten Gallenblasenentzündung und bleibt eine zwar symptomlose aber chronische Entzündung zurück, so kann diese später jederzeit wieder zu einem akuten Schub aufflackern.

Wie in der Gallenblase, so können auch in den *Gallengängen* in gleicher Weise Entzündungen entstehen. Die akute Entzündung des großen Ausführungsganges (Cholangitis) geht ebenfalls häufig mit hohem Fieber und Schüttelfrost einher. Wird der Gallenabfluß in den Darm infolge entzündlicher Schleimhautschwellung behindert, so kommen Gelbsucht und druckschmerzhafte Lebervergrößerung hinzu.

Ärztliche Behandlung: Wie bei der Gallenblasenentzündung. Stets muß nach Abklingen der Entzündungserscheinungen von Gallenblase und Gallenwegen durch Röntgenuntersuchung festgestellt werden, ob sich hinter der Entzündung ein Gallensteinleiden verbirgt.

26.6.3 Gallensteinleiden (Cholelithiasis)

Gallensteine werden bei Frauen häufiger beobachtet als bei Männern. Besonders betroffen werden fettleibige Menschen und Frauen, die geboren haben. Oft treten im Wochenbett die ersten kolikartigen Beschwerden auf. Nicht alle Menschen, bei denen sich Gallensteine finden, sind indessen gallensteinkrank. Viele haben von Seiten ihrer Gallensteine Zeit ihres Lebens keinerlei Beschwerden. So muß man unterscheiden zwischen „Gallensteinträgern" und „Gallensteinkranken". An der Entstehung der Gallensteine sind wahrscheinlich verschiedene Umstände beteiligt: neben der bereits erwähnten Neigung fetter Menschen zur Steinbildung sind dies Schwangerschaft, Darmträgheit und entzündliche Veränderungen der

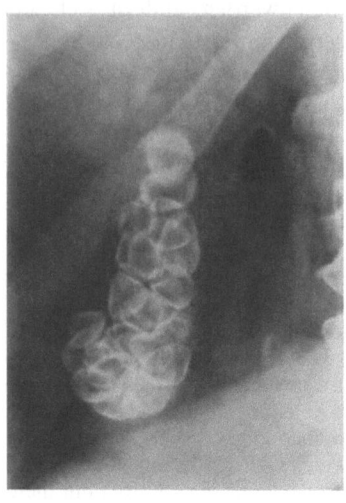

Abb. 125. Gallensteine auf einer Röntgen-Leeraufnahme = Röntgen-Aufnahme ohne vorheriges Einspritzen eines Kontrastmittels

Gallenblase. Hierdurch bedingte Störungen der chemischen Zusammensetzung der Galle führen zum Auskristallisieren von die Gallensteine bildenden chemischen Substanzen. Am häufigsten gefundene Steine sind Cholesterinsteine oder Cholesterin-Pigment-Kalksteine. Letztere sind wegen ihres Kalkgehaltes im Röntgenbild besonders gut zu erkennen (Abb. 125). Neben der Röntgendiagnostik setzt sich zum Nachweis von Gallensteinen immer mehr die Ultraschall-Diagnostik (Sonografie) durch. Diese hat für die Patienten den Vorteil, daß sie keiner Belastung durch Röntgenstrahlen ausgesetzt sind. Darüberhinaus können auch Steine nachgewiesen werden, die im Röntgenbild infolge schlechter Ausscheidung des Kontrastmittels bei geschädigter Leber oder zum Beispiel beim Verschluß des Gallenblasenausführungsganges nicht in Erscheinung treten.

Klinisches Bild: Oft besteht lange Zeit lediglich eine Abneigung gegen fette Speisen sowie ein leichtes Druckgefühl im rechten Oberbauch. Klemmt sich jedoch ein Stein im Gallenblasenhals ein, so versucht die Gallenblase, durch krampfartige Zusammenziehungen den Stein durch den Engpaß hindurchzutreiben. Es kommt zu heftigen, oft unerträglichen Schmerzen im rechten Oberbauch, den „Gallenkoliken". Sie strahlen zur rechten Schulter hin und zwischen die Schulterblätter aus. Daneben besteht häufig Übelkeit und Brechreiz, nicht selten kommt es zu einer begleitenden Darmlähmung und – bei gleichzeitiger Infektion der gestauten Galle – zur Temperaturerhöhung.

Gallenkoliken können aber auch ohne Vorboten aus völligem Wohlbefinden heraus auftreten und sich nach vorübergehendem Nachlassen der Schmerzen öfter wiederholen. Bleibt die Steineinklemmung bestehen, so lassen die Koliken gewöhnlich nach. Sind keine Bakterien in die hinter dem Stein aufgestaute Galle eingedrungen, so entfärbt sich diese allmählich und zurück bleibt ein *„Gallenblasenhydrops"* eine Gallenblase, die mit klarer „weißer Galle" prall gefüllt ist. Die Patienten klagen über ein Druckgefühl im rechten Oberbauch, Unverträglichkeit von fetten Speisen, Eiern, Bohnenkaffee u. a. Bei der Röntgenuntersuchung mit einem intravenös injizierten Kontrastmittel, welches durch die Leber ausgeschieden wird, stellen sich hier zwar die Gallengänge, nicht jedoch die verschlossene Gallenblase dar.

Bleibt die Gallenblase dagegen bei infizierter Galle durch den eingeklemmten Stein verschlossen, so entwickelt sich in ihr ein *„Gallenblasenempyem"*. Greift die eitrige Entzündung sehr schnell auf die Gallenblasenwand über, so kann es zum Durchbruch der Galle in die freie Bauchhöhle mit anschließender Peritonitis kommen. Eine Bauchfellentzündung kann jedoch auch dadurch entstehen, daß die Eitererreger die entzündlich geschädigte Gallenblasenwand durchwandern. Wird diese gleichzeitig für Galle durchlässig, so entsteht das Bild der galligen Bauchfellentzündung ohne vorangegangene Perforation der Gallenblase. Das ist immer eine lebensbedrohliche Situation, zumal dieser Verlauf der Erkrankung vorwiegend bei älteren Menschen mit schlechter Abwehrlage eintritt. In den meisten Fällen aber kommt es bei Übergreifen eines Gallenblasenempyems auf die Gallenblasenwand zu Verwachsungen mit den umgebenden Organen (Dickdarm, Netz, Magen), so daß sich im rechten Oberbauch eine oft faustgroße tastbare Geschwulst mit starker Druckschmerzhaftigkeit und Abwehrspannung bildet. Hier stellt sich die Gallenblase im Röntgenbild ebenfalls nicht dar.

Ärztliche Behandlung: Gallensteine, die Beschwerden machen, sollten frühzeitig durch operative Entfernung der Gallenblase beseitigt werden. Bei Steinverschluß nach Abklingen akuter Entzündungserscheinungen ebenfalls operative Entfernung der Gallenblase (Cholecystektomie, Abb. 126). Nicht selten kommt es bei Gallensteinen zu einer begleitenden Entzündung der Bauchspeicheldrüse („Begleitpankreatitis"), die in erhöhten Amylasewerten zum Ausdruck kommt und vor der Gallenblasenoperation durch Behandlung mit Trasylol in hohen Dosen zum Abklingen gebracht wird. Besteht Verdacht auf eine Gallenblasenperforation oder eine gallige Durchwanderungsperitonitis, so muß in jedem Fall sofort operiert werden. In die Bauchhöhle werden nach Entfernung der Gallenblase in die Gegend des Leberbettes Drainagen eingelegt, so daß sich noch bildender Eiter und Galle nach außen entleeren können. Kann dem Patienten wegen seines schlechten Allgemeinzustandes die Entfernung der Gallenblase nicht mehr zugemutet werden, so wird bei Perforationen oft lediglich drainiert.

396 Erkrankungen des Bauches

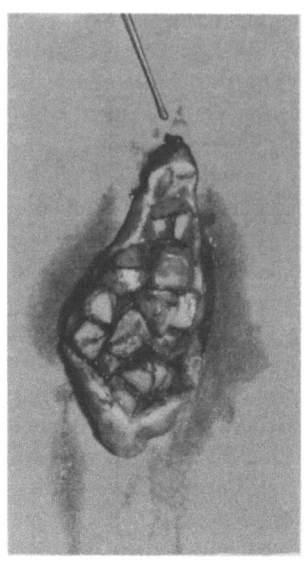

Abb. 126. Steingallenblase (aufgeschnittenes Operations-Präparat). Die Gallenblase enthält zahlreiche Facettsteine. Der Gallenblasenhals ist durch einen Stein verschlossen (Sonde)

Anders ist der Verlauf, wenn es sich um Steine handelt, die bereits in den Choledochus gelangt sind. Klemmt sich ein solcher Stein in der „Vaterschen Papille", d. h. der Einmündung des Gallenganges in den Zwölffingerdarm ein (Abb. 127), so kommt es nicht nur zu Koliken, Temperaturerhöhungen und gelegentlichem Schüttelfrost, sondern gleichzeitig zu einer Rückstauung der Galle in die Leber mit klinisch nachweisbarer Leberschwellung und Gelbsucht (Ikterus). Auch hier lassen die Koliken nach einiger Zeit nach, wenn der Stein nicht in das Duodenum weiterbefördert werden kann, und es bleibt oft nur ein Druckgefühl übrig. Dagegen nehmen Leberschwellung und Ikterus zu, der Bilirubinspiegel im Blut steigt an. Das Krankheitsbild des *Verschlußikterus* ist entstanden.

Ärztliche Behandlung: Operative Entfernung der Gallenblase. Anschließend muß der Choledochus eröffnet und die in ihm befindlichen Steine ausgeräumt werden. Danach wird, je nach Befund, die Papille aufbougiert und eine T-Drainage in den Choledochus eingelegt oder der einengende Papillenmuskel von einer Öffnung im Zwölffingerdarm her gespalten (transduodenale Sphinkterotomie). Eine Anastomose zwischen dem Ductus choledochus und dem Zwölffingerdarm (Choledochoduodenostomie) wird heute nur noch ausnahmsweise bei älteren Patienten in schlechtem Allgemeinzustand und als Umgehungsoperation beim Pankreaskopfkarzinom angelegt. Diese Operationsmethode soll hier nur der Vollständigkeit

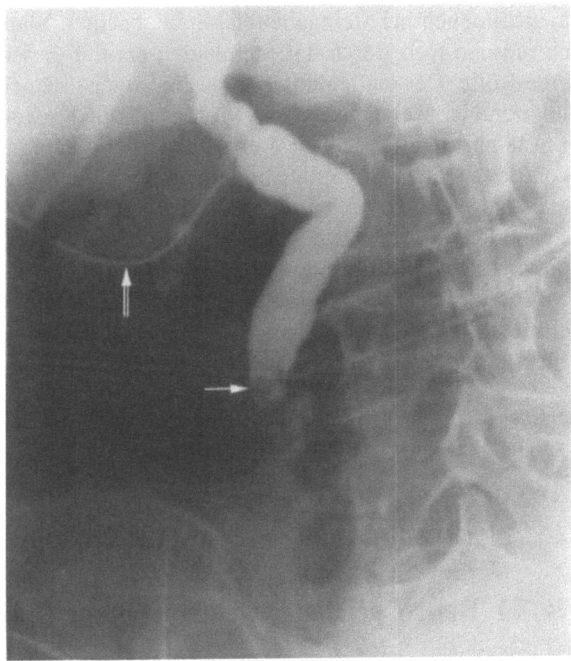

Abb. 127. Röntgenaufnahme des Ductus Choledochus bei einem Patienten mit Verschlußikterus. Dicht vor der Vaterschen Papille erkennt man den gut erbsengroßen Gallengangsstein (→), der den Abfluß der Galle in den Zwölffingerdarm verhindert. Der Choledochus ist dadurch aufgestaut und stark erweitert. Die Röntgenaufnahme wurde während der Operation von einem in den Stumpf des Ductus Cysticus eingebundenen dünnen Drain (⇑) aus angefertigt

halber noch erwähnt sein. Vor und nach Gallengangsoperationen werden die Gallengänge während der Operation nach direktem Einspritzen von Kontrastmittel in den Choledochus geröntgt, damit keine Steine zurückgelassen werden (intraoperatives Cholangiogramm, Abb. 127, 86). Druckmessungen in den Gallengängen lassen außerdem Rückschlüsse auf evtl. noch bestehende Abflußbehinderungen zu. Ikterische Patienten erhalten vor der Operation hohe Dosen Vitamin K, da es bei ihnen infolge der Leberschädigung zu Vitamin-K-Mangel kommt und daher erhöhte Blutungsgefahr besteht.

26.6.4 Geschwülste

Gutartige Geschwülste der Gallenwege sind relativ selten. Unter den bösartigen Geschwülsten wird am häufigsten das Karzinom angetroffen. Es entwickelt sich manchmal von der Gallenblase aus und wird dann fast ausschließlich bei Steingallenblasen beobachtet. Wahrscheinlich spielt der chronische Reiz durch das Steinleiden bei der Geschwulstentstehung mit eine Rolle. Der Gallenblasenkrebs greift meist schnell auf die Leberpforte über und ist, wenn er entdeckt wird, gewöhnlich schon inoperabel. Etwas günstiger liegen die Verhältnisse bei dem Karzinom, welches sich, von der Vaterschen Papille ausgehend, im Gallengang entwickelt. Es kann frühzeitig zur Abflußbehinderung der Galle führen und durch den entstehenden Ikterus auf das Leiden aufmerksam machen. Allerdings greift dieser Krebs oft frühzeitig auf den Kopf der Bauchspeicheldrüse über und wird dadurch ebenfalls häufig inoperabel. Eine bei älteren Menschen auftretende Gelbsucht ohne Zeichen einer Steinerkrankung ist immer auf ein Karzinom im Bereich der Gallenwege verdächtig!

Ärztliche Behandlung: Eine Probelapatomie und der Versuch, den Tumor zu entfernen, soll in jedem Falle gemacht werden.

26.7 Erkrankungen der Bauchspeicheldrüse

26.7.1 Bauchspeicheldrüsenentzündung (Pankreatitis)

Rückstauungen des Pankreassaftes infolge Abflußbehinderung (bei Gallensteinen, narbigen Einengungen an der Vaterschen Papille, Blutzirkulationsstörungen oder Infektionen) können eine Entzündung der Bauchspeicheldrüse zur Folge haben. Die Pankreatitis wird beim Gallensteinleiden als Begleiterkrankung beobachtet. Sie kann aber auch als eigenständiges, manchmal besonders heftig verlaufendes Krankheitsbild auftreten. Durch Freiwerden seiner Verdauungssäfte vermag das Pankreas dabei sich selbst und fetthaltiges Gewebe in seiner Umgebung anzudauen. So kann es zu schwersten Gewebezerstörungen (Nekrosen) im Bauchraum kommen.

Klinisches Bild: Die klinischen Zeichen der Erkrankung können sowohl der Art als auch der Stärke nach sehr unterschiedlich sein. Die *akute Pankreatitis* beginnt meist, oft nach Trinken kalter alkoholischer Flüssigkeiten, mit heftigen Schmerzen im Oberbauch, die manchmal zunächst an eine Magenperforation denken lassen. Die Abwehrspannung der Bauchdecken ist bei der Pankreatitis jedoch nicht so ausgeprägt, die Schmerzen werden zum Rücken und nach links hin ausstrahlend angegeben (der „Linksschmerz" ist bei Pankreaserkrankungen typisch). Bei der Röntgenübersichtsaufnahme des Bauches findet sich keine freie Luft. Das Fehlen von Darmbewegungen, der kleine schnelle Puls und die Erhöhung der weißen Blutkörperchen können auch eine Peritonitis vortäuschen. Der Nachweis stark erhöhter Amylasewerte klärt das wahre Krankheitsbild schnell auf.

Bei der *chronischen Pankreatitis* und der Begleitpankreatitis im Verlauf von Gallensteinleiden weist oft nur ein leichter Dauerschmerz im Oberbauch, der nach links ausstrahlt, auf eine Pankreaserkrankung hin.

Ärztliche Behandlung: Infusionen von Elektrolytlösungen mit hohen Dosen Trasylol, um die Aktivität der Bauchspeicheldrüse zu hemmen. Daneben Verabreichung von Antibiotika, Spasmolytika, Absaugen des Darminhaltes durch Duodenalsonde, Unterlassen jeglicher Nahrungszufuhr. Nach Abklingen der Pankreatitis müssen die Gallenwege eingehend untersucht werden. Finden sich Gallensteine, so sind diese operativ zu entfernen, da sie möglicherweise bei der Entstehung der Pankreatitis ursächlich mitgewirkt haben.

26.7.2 Pankreaszyste

Echte Pankreaszysten werden gelegentlich beobachtet. Häufiger sind die sog. Pseudozysten, d.h. zystische Gebilde, die im Anschluß an eine akute Pankreatitis durch Abkapselung des fermenthaltigen Exsudates entstanden sind. In der Tiefe der Zyste befindet sich oft zugrunde gegangenes Pankreasgewebe.

Ärztliche Behandlung: Echte Zysten werden nach Möglichkeit im Ganzen ausgeschält. Die Pseudozysten werden entweder eröffnet und ihr Inhalt nach außen durch die Bauchdecken abgeleitet (äußere Fistel) oder eine Anastomose zwischen der Hinterwand des Magens und der Pseudozyste hergestellt (innere Fistel).

26.7.3 Karzinom

Die weitaus meisten Pankreaskarzinome entstehen im Pankreaskopf; im Pankreaskörper und Pankreasschwanz sind sie selten. Greift das Karzinom auf die Vatersche Papille über, so kann es durch Behinderung des Gallenabflusses zu einem Ikterus kommen.

Klinisches Bild: Gewichtsverlust und Schmerzen in Oberbauchmitte ohne sicher feststellbare Ursachen sind oft die ersten Anzeichen der Erkrankung. Manchmal werden diese Schmerzen durch Übergreifen auf das in der Nähe gelegene Nervengeflecht des Plexus solaris (Sonnengeflecht) so heftig, daß die Patienten trotz starker schmerzstillender Medikamente keine länger anhaltende Besserung verspüren. Häufig bringt ihnen sitzende Stellung mit an den Oberkörper gezogenen Knien Linderung der Beschwerden. Oft lassen weder die Röntgenuntersuchung noch völlig normale Werte der Laboruntersuchungen die Ursache der geklagten Beschwerden anfangs erkennen, bis durch Übergreifen des Tumors auf die Gallengänge ein Ikterus auftritt. In den meisten Fällen ist der Tumor dann bereits inoperabel. Auch zur Diagnostik von Pankreastumoren (und Pankreascysten) stellt die Ultraschalldiagnostik heute eine wesentliche Bereicherung dar.

Ärztliche Behandlung: Bei rechtzeitiger Diagnosestellung kann man versuchen, das Karzinom durch Resektion von Pankreas und Duodenum zu entfernen. Ein solcher Eingriff ist jedoch mit einer hohen Sterblichkeit belastet und beim fortgeschrittenen Alter vieler Patienten oft nicht mehr durchführbar.

26.8 Chirurgische Milzerkrankungen

Verletzungen, S. 129

Erkrankungen der Milz, die eine chirurgische Behandlung erforderlich machen, sind relativ selten. Für die operative Entfernung der Milz kommen als Ursachen Aneurysmen oder Embolien der Milzarterie, Milzzysten oder die seltenen Milztumoren in Frage. Gelegentlich werden Sarkome der Milz beobachtet. Innere Erkrankungen des blutbildenden Systems, die wegen des hemmenden Einflusses der Milz auf die Blutbildung (Hypersplenismus) die Milzexstirpation manchmal ratsam erscheinen lassen, sind der angeborene hämolytische Ikterus, die Werlhofsche Erkrankung und gewisse Formen der Leukämie. In den beiden letzten Fällen sind die durch Operation zu erwartenden Erfolge jedoch gering.

26.9 Portaler Hochdruck

Durch Abflußbehinderung des Blutes im Pfortaderkreislauf kann es in diesem Kreislaufsystem zu einem Hochdruck kommen, welcher zur Ausbildung von Krampfadern der Speiseröhre (Ösophagusvarizen) führt, deren Platzen tödliche Blutungen hervorrufen kann. Ursachen einer solchen Abflußbehinderung können die *Leberzirrhose,* der Verschluß des Pfortaderstammes durch Mißbildung oder Thrombosen außerhalb der Leber, selten eine sog. Milzvenenstenose, sein.

Klinische Zeichen: Nahezu immer eine erhebliche Milzvergrößerung mit Hemmung der Blutbildung („splenogene Markhemmung") und röntgenologisch nachweisbare Ösophagusvarizen. Häufig finden sich außerdem Leberzirrhose und Aszites.

Ärztliche Behandlung: Es gibt verschiedene Operationsverfahren, die alle auf eine Entlastung des portalen Kreislaufes hinzielen. Erwähnt seien die operative Entfernung der Milz, die Unterbrechung der Blutzufuhr zu den Ösophagusvarizen dicht oberhalb der Einmündung des Ösophagus in den Magen sowie die „Shunt-Operationen". Es sind dies Anastomosen zwischen Gefäßen des Pfortadersystems und Venen des großen Kreislaufes. Die wichtigsten Anastomosen werden zwischen Pfortader und Vena cava (portokavale Anastomose) oder zwischen Milzvene und linker Nierenvene (splenorenale Anastomose) angelegt. Zur Beherrschung akut lebensbedrohlicher Blutungen aus Ösophagusvarizen dient ein Gummiballon, der in schlaffem Zustand in die Speiseröhre bis in die Gegend der Blutungsquelle eingeführt und dann aufgeblasen werden kann, so daß er das blutende Gefäß zusammendrückt.

27. Erkrankungen der Nieren, ableitenden Harnwege und männlichen Geschlechtsorgane

27.1 Nieren- und Harnleitererkrankungen

Verletzungen, S. 132

27.1.1 Untersuchungsmethoden

Die Erkrankung von Nieren, ableitenden Harnwegen und männlichen Geschlechtsorganen weisen infolge der anatomischen Verhältnisse enge Beziehungen zueinander auf. Die Untersuchung des Kranken beginnt auch hier mit der Erhebung der Krankheitsgeschichte, es folgen die äußerliche klinische Untersuchung, die Untersuchung des Urins und, falls erforderlich, sonstige zusätzliche Laboruntersuchungen. Daneben stehen aber gerade in der Urologie eine Reihe von speziellen Untersuchungsmethoden zur Verfügung, die in den allermeisten Fällen eine weitgehende Klärung der Krankheitsursache ermöglichen. Bei der Befragung des Patienten ist besonders die Art seiner Beschwerden (brennende oder stechende Schmerzen beim Wasserlassen, zu häufiges oder zu weniges Wasserlassen, häufiger Harndrang ohne die Notwendigkeit, Wasser lassen zu müssen, Schmerzen in der Nierengegend, im Unterbauch, in der Harnröhre usw.) genau zu erforschen. Sie geben häufig schon wertvolle Hinweise auf Art und Sitz des Leidens. Bei Kranken, die spontan nicht oder nur ungenügende Mengen Urin entleeren können, läßt sich mittels Einführen eines Katheters durch die Harnröhre in die Blase feststellen, ob der Grund hierfür in einer Nierenerkrankung oder in einem Hindernis des Blasenausganges bzw. der Harnröhre gelegen ist.

Der gewonnene Urin wird auf seine Bestandteile untersucht. Normalerweise finden sich kein Eiweiß, kein Zucker und in dem durch Zentrifugieren gewonnenen Bodensatz lediglich einige Leukozyten und Epithelien. Das Vorhandensein von Eiweiß, Zucker, Azeton, roten Blutkörperchen, Bakterien oder gar sog. „Zylindern" zeigt bestimmte Erkrankungen an.

Die *Nierenfunktion* wird unter anderem durch den Volhardschen Wasserversuch geprüft. Der Patient erhält morgens eine bestimmte Menge Flüssigkdit (1500 ccm) Tee o. ä. zu trinken. Nun wird 24 Std lang stündlich die Urinausscheidung gemessen und das spezifische Gewicht des Urins bestimmt. Die Menge des ausgeschiedenen Urins, die Schnelligkeit seiner Ausscheidung aus den Nieren und die Konzentration des Urins geben ein weitgehend zuverlässiges Bild über die Tätigkeit der Nieren und eventuelle Nierenfunktionsstörungen. Normalerweise wird der größte Teil der getrunkenen Flüssigkeit in den ersten 4–6 Std wieder durch die Nieren ausgeschieden. Weitere Aufschlüsse über die Nierenfunktion gibt die Bestimmung im Blut zurückgehaltener harnpflichtiger Stoffe (Reststickstoff = Rest-N-Bestimmung, S. 281).

Die zuverlässigste Methode zur Erkennung sichtbarer Veränderungen von Nieren und ableitenden Harnwegen ist die *Blasenspiegelung* oder Zystoskopie. Das Zystoskop ist ein röhrenförmiges Instrument von etwa Bleistiftdicke. An dem leicht gebogenen Ende, welches nach örtlicher Betäubung der Harnröhrenschleimhaut in die Blase eingeführt wird, befindet sich ein beleuchtetes System von Spiegeln. Am anderen Ende ist die sog. Optik angebracht, durch welche der in der Tiefe erkennbare Befund sichtbar gemacht wird. Nach Einführen des Instrumentes in die Harnblase wird diese durch eine seitlich am Zystoskop befindliche Öffnung gespült und anschließend mit Wasser gefüllt, so daß sie sich entfaltet und gut zu übersehen ist. Bei dieser Gelegenheit wird auch das *Fassungsvermögen der Blase* festgestellt. Es beträgt bei der gesunden Blase zwischen 200 und 400 ccm. Spritzt man bei in der Blase liegendem Zystoskop intravenös einen blauen Farbstoff, so kann man beobachten, nach welcher Zeit dieser durch die beiden in die Blase mündenden Harnleiteröffnungen (Ostien) entleert wird. Dies ist beim Gesunden nach etwa 5 min der Fall. Verzögerte oder ausbleibende Ausscheidung auf einer Seite lassen auf eine Nierenerkrankung oder einen Verschluß im Harnleiter der betreffenden Seite schließen. Eine weitere Untersuchungsmethode besteht darin, *Ureterenkatheter* durch das in der Blase liegende Zytoskop in die Harnleiter einzuführen und sie bis in die Nierenbecken hochzuschieben. Man kann jetzt getrennt den Urin aus beiden Nierenbecken zur Untersuchung auffangen, bzw. getrennt die Ausscheidung der Nieren kontrollieren. Bei Hindernissen (z. B. Ureterstein) in einem Harnleiter stößt man mit dem Ureterenkatheter gegen einen festen Widerstand.

Röntgenuntersuchungen der Nieren kann man durch intravenöses Einspritzen eines schattengebenden Kontrastmittels, welches von den Nieren ausgeschieden wird (*i.v.-Pyelogramm* oder Infusionspyelogramm) oder nach direktem Einspritzen des Kontrastmittels in die Nierenbecken durch liegende Ureterenkatheter *(retrogrades Pyelogramm)* vornehmen. Eine weitere Möglichkeit, die in besonderen Fällen angewandt wird, ist die *röntgenologische Darstellung der Nierenblutgefäße* durch Einspritzen eines Kontrastmittels in die Aorta.

Schließlich soll noch erwähnt werden, daß krankhafte Veränderungen des Harnwegsystems mit Hilfe des Zystoskops nicht nur dem Auge zugängig gemacht werden, sondern auch operativ behandelt werden können. Zu diesem Zweck werden entsprechend gebaute Instrumente durch Öffnungen des Zystoskopes in Blase oder Harnleiter eingeführt. Eine besonders wichtige und häufig angewendete Methode ist die Entfernung von Harnleitersteinen mittels durch das Zystokop in die Harnleiter eingeführter Schlingen. Der Stein wird mit einer solchen Schlinge „gefangen" und dann durch Blase und Harnröhre herausgezogen.

27.1.2 Mißbildungen

Vielgestaltige ein- oder doppelseitig auftretende Mißbildungen von Nieren und Harnleitern werden beobachtet. So kann die Niere einer Seite völlig fehlen oder beide Nieren können unterschiedlich entwickelt sein. Zwei getrennte Nierenbecken einer Seite können in einen gemeinsamen Harnleiter münden, es können aber auch zwei Harnleiter mit getrennten Einmündungen in die Blase vorhanden sein. Solche Mißbildungen machen oft keinerlei Beschwerden und werden gelegentlich nur bei zufälliger allgemeiner Untersuchung eines Patienten beobachtet. Weiterhin werden hufeisenförmige Nieren, Verlagerungen des Organs (z. B. Lage im Becken, wo es klinisch anfangs mit einer Eierstockgeschwulst verwechselt werden kann) oder blasige Mißbildungen, die „Zystenniere", beobachtet. Angeborene Verengungen eines Harnleiters führen schon im Kindesalter zu Rückstauung des Urins in die Nierenbecken, zur *Sackniere* (Hydronephrose) mit meist bald einsetzender Vereiterung des gestauten Urins.

Ärztliche Behandlung: Operative Entfernung zusätzlicher verkümmerter oder nicht funktionierender Organe oder Organteile. Zuvor muß die Funktion des zurückbleibenden Nierengewebes eingehend untersucht werden.

27.1.3 Nierensenkung, Wanderniere

Die Ursachen von zunächst unklaren Beschwerden in einer Unterbauchseite oder im Rücken, Nierenkoliken oder häufigem Harndrang können in der abnormen Beweglichkeit einer Niere liegen. Diese vermag im Stehen in den Unterbauch hinunterzuwandern *(Nephroptose)* um beim Liegen wieder an normaler Stelle zu erscheinen. Eine solche bewegliche Niere bezeichnet man als *Wanderniere* (ren mobilis). Im Liegen und Stehen angefertigte Röntgenaufnahmen der Nieren lassen das Krankheitsbild aufgrund der Unterschiede beider Bilder schnell erkennen.

Ärztliche Behandlung: In schweren Fällen operative Befestigung der Niere an normaler Stelle.

27.1.4 Nierensteinerkrankung, Sackniere

Unter bestimmten chemischen Voraussetzungen kommt es in den Nierenkelchen und im Nierenbecken zum Ausfällen von Bestandteilen des Harns, welche dann durch Zusammenballung (Kristallisation) Steine bilden. Wichtigste dieser Harnbestandteile sind Urate, Oxalate und Phosphate sowie Kalzium und Harnstoffprodukte. Am häufigsten angetroffene Steine sind Uratsteine und Oxalatsteine sowie Steine, die aus verschiedenen der oben angeführten chemischen Substanzen zusammengesetzt sind. Anlagebedingte Ursachen, äußere Einflüsse (Ernährung) und Infektionen der Nieren und Harnwege spielen bei der Entstehung solcher Steine eine große Rolle. Bildet sich eine Vielzahl kleinster Kristalle, so werden diese als „Nierengrieß", ohne daß es zu einer mechanischen Behinderung des Harnabflusses kommt, mit dem Urinstrom fortgespült. Sie erscheinen im einige Zeit stehengelassenen Urin als Bodensatz. Andere Steine hingegen können eine solche Größe erreichen, daß sie ganze Nierenkelche, ja das ganze Nierenbecken ausfüllen. Gewöhnlich nehmen sie dann entsprechende Formen an. Man bezeichnet sie als *Nierenkelch-* bzw. *Nierenbeckenausgußstein.* Patienten mit diesen Krankheitsbildern können, wenn die Erkrankung doppelseitig auftritt und eine Infektion der Nieren dazukommt, an ihrem Leiden zugrunde gehen. Zwischen diesen beiden Extremen gibt es Steine verschiedenster Größe, die am Nierenbeckenausgang steckenbleiben oder in den Harnleiter gelangen können (*Nierenbeckenstein, Harnleiterstein,* Abb. 128 u. 129). Sie finden sich am häufigsten. Die Austreibung eines Steines aus dem Nierenbecken und seine Wanderung durch den Harnleiter führt zum Zusammenkrampfen (Spasmen) von Nierenbecken und Harnleiter sowie Verletzungen der Schleimhaut durch die oft scharfkantigen Steine. Die Spasmen treten klinisch als *Koliken,* die Schleimhautverletzungen als blutige Beimengungen im Urin in Erscheinung. Nicht selten kommt es oberhalb des in Nierenbeckenausgang oder Harnleiter steckenden Steines zu Rückstauungen des Urins, die zu starken Erweiterungen von Nierenbecken und Nierenkelchen führen können (*Wassersackniere,* Hydrone-

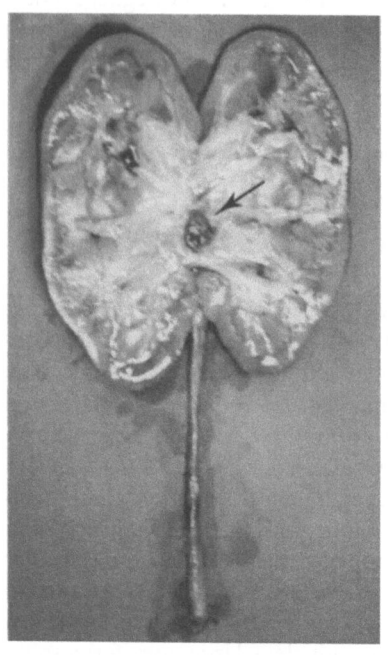

Abb. 128. Aufgeschnittene Niere mit Harnleiter (Operations-Präparat). Der Pfeil zeigt auf einen im Ausgang des Nierenbeckens gelegenen Stein

phrose). Da es, wie bei allen Flüssigkeitsstauungen im Organismus, auch hier durch Einwandern von Bakterien zur Bildung von Eiter kommen kann, entsteht nicht selten aus einer anfänglichen Wassersackniere eine *Eitersackniere* (Pyonephrose).

Klinisches Bild: Charakteristische Anzeichen einer Nierenstein- oder Harnleitersteinerkrankung sind Koliken. Es sind dies bis zur Unerträglichkeit sich steigernde, meist anfallartig auftretende Schmerzen in der betroffenen Nieren- oder Harnleitergegend. Auch Harnleiterkoliken strahlen durch die Rückstauung des Urins nach oben in das Nierenlager, besonders aber nach unten in Blasengegend und Hoden der erkrankten Seite aus. Begleitet werden solche Koliken von verstärktem Harndrang oder herabgesetzter Urinausscheidung, blutigem Urin (im Schleudersatz des Harnes finden sich reichlich Erythrozyten, manchmal ist der Urin schon sichtbar blutig gefärbt), vorübergehender Lähmung der Darmtätigkeit (ähnlich einem paralytischen Ileus) und Brechreiz oder Erbrechen. Oft werden Koliken durch erschütternde Bewegungen wie Reiten, Motorradfahren u. a. oder durch Trinken größerer Flüssigkeitsmengen ausgelöst.

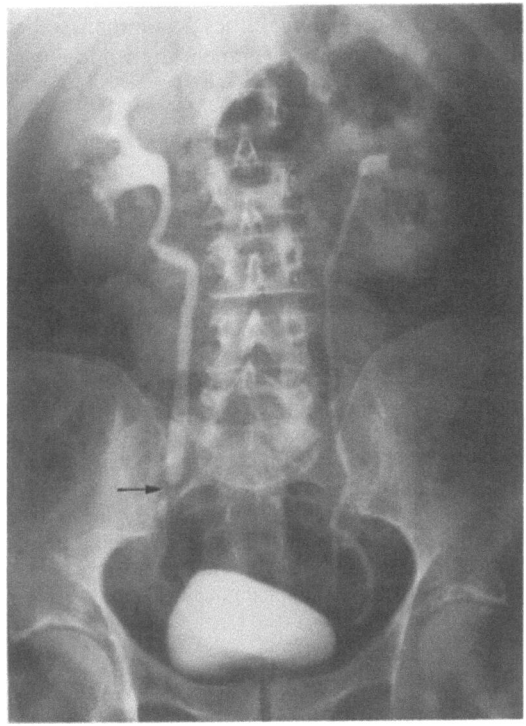

Abb. 129. Infusionspyelogramm. Normale Ausscheidung des Kontrastmittels durch die linke Niere in die Harnblase. Der Abfluß des Kontrastmittels ist rechts durch einen im Harnleiter gelegenen Stein (→) behindert. Der Harnleiter ist dadurch oberhalb des Steines, ebenso wie das rechte Nierenbecken, deutlich aufgestaut

Sie können Minuten bis zu Stunden anhalten. Rechtsseitig auftretende Harnleiterkoliken können manchmal ein ähnliches Krankheitsbild verursachen wie die akute Appendizitis oder die akute Gallenblasenentzündung.

Den Beweis für das Vorliegen einer Nieren- oder Harnleiterkolik liefert der Steinnachweis im Röntgenbild. Während manche Steine Schatten geben und schon bei der einfachen Röntgenleeraufnahme zu erkennen sind, ist für den Nachweis nichtschattengebender Steine das intravenöse Pyelogramm (Abb. 129) oder das retrograde Pyelogramm (S. 403) erforderlich. Je nach Größe und Form des Steines kann sein Abgang Stunden, Tage, Wochen und mehr erfordern oder überhaupt nicht möglich sein. Im letzten Falle hören die Koliken nach einiger Zeit gewöhnlich auf. Ist es zur Infektion des gestauten Harnes gekommen, so bestehen außerdem als Ausdruck der Entzündung Temperaturen und ein meist stärker ausgeprägtes Krankheitsgefühl.

Ärztliche Behandlung: Sofortige Schmerzbekämpfung und möglichst baldige Entfernung des Steines. Zur Schmerzlinderung sind Medikamente erforderlich, die neben der schmerzstillenden eine krampflösende Wirkung auf den Harnleiter ausüben. Mit dem gleichzeitigen Trinkenlassen großer Flüssigkeitsmengen kann man in vielen Fällen außerdem einen Stein in die Blase weiterspülen, von wo aus er spontan abgeht („Abtreibungsversuch" eines Steines). Nachdem der Patient die ganze Flüssigkeitsmenge getrunken hat, läßt man ihn, am besten auf einer Treppe, hüpfen. Sind mehrere solcher Abtreibungsversuche erfolglos verlaufen, so werden tief, d. h. in den unteren Abschnitten des Harnleiters sitzende Steine durch die Blase mit dem Zystokop entfernt („Schlingenversuch" S. 404). Gelegentlich ist es notwendig, die Einmündung des Harnleiters in die Blase zu erweitern (das Ostium zu „schlitzen"). Bei großen und hoch in Harnleiter oder Nierenbecken sitzenden Steinen ist die operative Freilegung und Steinentfernung vielfach nicht zu vermeiden. Ist es durch zu lang anhaltende Rückstauung des Urins oder Infektion schon zu schweren krankhaften Veränderungen der betreffenden Niere gekommen, so kann deren operative Entfernung notwendig werden. Bestehende Infektionen werden zusätzlich mit der Verabreichung von Antibiotika oder im Harnwegsystem besonders wirksamen Sulfonamiden bekämpft.

27.1.5 Nichttuberkulöse Entzündungen

Infektionen von Nieren und Harnleitern können durch Absiedelung von Krankheitserregern auf dem Blut- und Lymphwege sowie als „aufsteigende Infektion" durch Hochwandern der Keime aus Harnröhre und Blase zustande kommen. Während auf dem Blutwege entstehende Infektionen zahlreiche Krankheitsbilder erzeugen, die in das Behandlungsgebiet der inneren Medizin gehören, werden in der Chirurgie vorwiegend aufsteigende Infektionen beobachtet. Als häufige Ursache wurde bereits die Steinerkrankung erwähnt (S. 405). Sowohl auf dem Blutweg als auch durch Hochwandern von Keimen kann es zur *Nierenbeckeneiterung* (Pyelitis) kommen. Erreger sind meistens Staphylokokken, Streptokokken oder Kolibakterien.

Klinisches Bild: Die Erkrankung tritt gewöhnlich mit plötzlich einsetzendem hohen Fieber und heftiger Druckschmerzhaftigkeit des Nierenlagers der erkrankten Seite auf. Das sonstige Krankheitsgefühl dieser Patienten ist oft trotz des Fiebers relativ gering. Im Urin finden sich reichlich weiße Blutkörperchen und Bakterien.

Ärztliche Behandlung: Bettruhe, Verabreichung von Antibiotika oder Sulfonamiden sowie feucht-warme Umschläge. Nach Rückgang des Fiebers kann man die Kranken zum Durchspülen der Nieren reichlich trinken lassen.

Eitersackniere (Pyonephrose), S. 406

Kommt es, meist auf dem Blutwege, zu Eiterungen im Bereich der Nierenoberfläche bzw. der Nierenkapsel, so entsteht der *paranephritische Abszeß*.

Klinisches Bild: Erhöhte Temperatur, Schmerzen in der Nierengegend (Druckschmerzhaftigkeit) bei normalem Urinbefund. Manchmal erscheinen die Weichteile der Nierengegend etwas vorgewölbt. Bei der Punktion von außen entleert sich aus der eingestochenen Kanüle Eiter.

Ärztliche Behandlung: Breite Eröffnung des Abszesses und Drainage.

27.1.6 Nierentuberkulose

Die Nieren gehören zum bevorzugten Absiedelungsgebiet von Tuberkelbakterien, welche von einem Lungenherd aus in die Blutbahn gelangt sind. Sie führen hier zu den typischen tuberkulösen Veränderungen mit Bildung von Zerfallshöhlen und sog. Verkäsung. Daneben können jedoch auch mehr knotige Entzündungsformen auftreten. Häufig erkranken beide Nieren zu gleicher Zeit. Die tuberkulöse Infektion kann von den Nieren aus auf die übrigen Abschnitte des Urogenitalsystems (Harnleiter, Blase, männliche Geschlechtsorgane) übergreifen. Bei Durchbruch von Entzündungsherden in die Abflußbahn des Harns werden in ihm Tuberkelbakterien nachweisbar. Ausgedehnte, schwere tuberkulöse Veränderungen können bei guter Abwehrlage des Patienten infolge Verkalkung zur sog. Kittniere führen.

Klinisches Bild: Die Erkrankung verläuft schleichend und ohne heftige Erscheinungen. Häufiger Harndrang und Brennen beim Wasserlassen sind neben den allgemeinen Zeichen einer tuberkulösen Erkrankung wie Mattigkeit, Abgeschlagenheit, Nachtschweiß und leichten Temperaturerhöhungen oft die einzigen Zeichen der Erkrankung. Anfangs sind bei der Zystoskopie in der Harnblase meist noch keine Krankheitszeichen nachweisbar, später kommt es zu ausgedehnten krankhaften Veränderungen der Blasenschleimhaut, wie Rötung, Bildung von Knötchen und zur Blasenschrumpfung. Sind im Urin Tuberkelbakterien nachweisbar, so ist der Beweis für das Vorliegen einer Tuberkulose erbracht. Der Patient muß dann eingehend nach weiteren tuberkulösen Herden, insbesondere der Lungen, untersucht werden.

Ärztliche Behandlung: Sie ist zunächst vorwiegend konservativ und besteht in der Verabreichung von tuberkulosehemmenden Mitteln sowie in sofortiger Einleitung einer Heilstättenbehandlung. Nur größere tuberkulöse Herde werden nach medikamentöser Vorbehandlung operativ angegangen. Dabei wird möglichst nur ein Teil der Niere entfernt. Ausgedehnte Zerfallsherde einer Niere können die operative Entfernung des ganzen Organs erforderlich machen. Hier muß jedoch vorher eine eingehende Untersuchung der anderen Niere durchgeführt werden, von deren Ergebnis die Operation weitgehend abhängig gemacht wird.

27.1.7 Nierengeschwülste

Neben gelegentlichen gutartigen Geschwülsten (Fibrome, Lipome) der Nieren ist die am häufigsten beobachtete bösartige Geschwulst das *Nierenkarzinom.* Wegen seines nebennierenartigen Aussehens bezeichnet man es auch als *Hypernephrom.* Sarkome sind seltener, sie treten vor allem im Kindesalter auf. Die bösartigen Nierengeschwülste können sowohl nach außen durch die Nierenkapsel in das umgebende Gewebe, wie nach innen in das Nierenbecken durchbrechen. Durch die Nierenkapsel gedrungene Tumoren können in die untere Hohlvene einwachsen. Hypernephrome bilden meist schon frühzeitig Metastasen, vorwiegend in den Lungen. Bei Durchbruch in das Nierenbecken kommt es oft zu plötzlichem Auftreten von blutigem Urin ohne vorangegangene Schmerzen oder zu Koliken infolge des Abganges von Blutgerinnseln durch den Harnleiter. Manchmal geben die Kranken ein Druckgefühl in der Nierengegend an. Auch Blutdrucksteigerungen werden beobachtet. Große Nierengeschwülste sind meist zu tasten. Die endgültige Diagnose liefert das retrograde Pyelogramm sowie die röntgenologische Darstellung der Nierenarterien. Beide Untersuchungsmethoden lassen Verdrängungen oder Verformungen von Kelchen oder größeren Teilen des Nierengewebes erkennen.

Im Nierenbecken und in den Harnleitern werden vorwiegend gutartige oder bösartige Zottengeschwülste (Papillome), bzw. flächenhaft wachsende Karzinome angetroffen. Auch hier ist blutiger Urin oft das erste und lange Zeit einzige Krankheitszeichen. Gelegentlich kommt es durch Blutgerinnsel zu Koliken. Bei Verschluß eines Harnleiters kommt es außerdem zu Rückstauungen des Urins in das Nierenbecken, zur Hydronephrose. Die Röntgendiagnostik ist im wesentlichen dieselbe wie beim Nierentumor.

Ärztliche Behandlung: Bei allen bösartigen Geschwülsten operative Entfernung der Niere. Bei Geschwülsten des Harnleiters muß der ganze Harnleiter mit ausgerottet werden. Bei gutartigen Geschwülsten werden diese entweder isoliert entfernt oder nur der Teil der Niere bzw. des Harnleiters, der die Geschwulst beherbergt.

27.2 Blasenerkrankungen

27.2.1 Mißbildungen

Die wichtigsten Mißbildungen sind sog. Spaltbildungen, bei denen Bekkenvorderwand und Blasenvorderwand vollständig fehlen können. Daneben werden gelegentlich sackartige Ausstülpungen der Blase (Divertikel) beobachtet. Diese führen zu Entleerungsstörungen der Blase, chronischen Infektionen, manchmal auch zur Steinbildung. Die *Behandlung* ist operativ, der Divertikelsack wird entfernt.

27.2.2 Blasenentzündung (Zystitis)

Sie ist ein oft beobachtetes Leiden und tritt häufig im Rahmen anderer, gleichzeitig bestehender infektiöser Unterbaucherkrankungen auf. Die Erreger (vorwiegend Kolibakterien, Staphylokokken und Streptokokken, aber auch Gonokokken!) können von der Harnröhre her (aufsteigende Infektion), von den Nieren her (absteigende Infektion) oder auf direktem Wege durch die Blasenwand bei Entzündungen in der Umgebung (Eierstockentzündung) in die Blase gelangen. Nicht selten werden sie durch ungeschicktes Katheterisieren in die Blase eingeschleppt. Auch Bestrahlungsreize (Röntgenbestrahlung bei Uteruskarzinom) oder Blutstauungen (z. B. während der Schwangerschaft) können zur Zystitis führen. Besonders fördernd auf die Entstehung der Entzündung wirken auch hier Stauungen durch Abflußbehinderung des Urins aus der Blase (Prostataleiden, Harnröhrenverengungen, S. 414, 417).

Klinisches Bild: Es besteht in häufigem Drang zum Wasserlassen, Beschwerden beim Wasserlassen, die von leichtem Brennen bis zu heftigen krampfartigen Schmerzen (Tenesmen) reichen können. Der Urin ist meist trüb. Bei seiner Untersuchung finden sich im Bodensatz massenhaft weiße Blutkörperchen, manchmal infolge auftretender Blutungen aus der entzündeten Blasenschleimhaut auch rote Blutkörperchen. Zur Untersuchung des Urins auf rote Blutkörperchen muß bei Frauen stets Katheterurin abgenommen werden. Bestehen bei einer Blasenentzündung höhere

Temperaturen, so ist fast immer ein Nierenbecken von der Entzündung mitergriffen *(Zystopyelitis)*.

Ärztliche Behandlung: Bettruhe, Wärme (Heizkissen oder warme Umschläge), Schmerzbekämpfung sowie Verabreichung von Antibiotika oder Sulfonamiden. Unter diesen gibt es einige, die bei Harnwegsinfektionen besonders wirksam sind (Furadantin, Bactrim, Euvernil u.a.). Die gleichzeitige Verabreichung von harndesinfizierenden Medikamenten ist nicht immer richtig! Örtlich kann man Blasenentzündungen durch Spülung der Blase mit verdünnten antibiotika- oder sulfonamidhaltigen Lösungen sowie stark verdünnter Targesinlösung (1–3%ig) behandeln. Die Ernährung soll bei der Zystitis gewürzarm sein, Alkohol ist unbedingt zu vermeiden. Nur bei schweren geschwürigen Entzündungen der Blase können evtl. operative Maßnahmen, wie das Anlegen einer Blasenfistel, notwendig werden.

Auf die Möglichkeit einer *tuberkulösen Blaseninfektion* im Rahmen einer Tuberkulose der Nieren und des Harnwegsystems wurde bereits bei der Nierentuberkulose hingewiesen. Die Blasenschleimhaut ist dann gerötet, von kleinen Tuberkuloseknötchen übersät, teilweise kann sie auch geschwürig verändert sein. Konservative *Behandlung* wie bei der Nierentuberkulose.

27.2.3 Blasensteine

Sie können bei Harnstauungen oder Infektionen des Harns in der Blase selbst entstehen. Die Möglichkeit der Blasensteinentstehung bei Blasendivertikeln wurde bereits auf S. 411 erwähnt. Außerdem können aber auch aus den Harnleitern in die Blase gelangte Steine bei Abflußbehinderungen des Harns aus der Blase (Prostataleiden) in ihr liegen bleiben und durch Ablagerung von Harnbestandteilen wachsen. Sie können auf diese Weise Pflaumengröße und mehr erreichen.

Klinisches Bild: Schmerzen beim Wasserlassen, manchmal werden auch nur als Zufallsbefund rote Blutkörperchen im Harn festgestellt. Bei größeren Steinen kann sich ein solcher beim Wasserlassen vor den Blasenausgang legen und den Harnstrahl dadurch plötzlich unterbrechen. Zur Diagnostik wird die Blase erst in leerem Zustand, dann nach Einfüllen eines Kontrastmittels geröntgt.

Ärztliche Behandlung: Kleinere Blasensteine können mit einem durch die Harnröhre eingeführten Instrument zertrümmert werden. Die Trümmer werden dann abgesaugt. Bei großen Blasensteinen wird die Blase von oben her operativ eröffnet *(Sectio alta)* und der Stein entfernt.

27.2.4 Blasengeschwülste

Die gutartigen, von der Schleimhaut ausgehenden Zottengeschwülste der Blase, die *Papillome*, werden einzeln, aber auch in großer Zahl angetroffen. Sie können an einem Stiel hängen oder der Schleimhaut breitbasig aufsitzen. Oft führen sie zu Blasenblutungen; bei Sitz in der Nähe des Blasenausganges können sie Entleerungsstörungen der Blase und Beschwerden beim Wasserlassen verursachen. Obwohl sie an sich gutartig sind, besteht immer die Gefahr der plötzlichen Umwandlung in eine Krebsgeschwulst.

Ärztliche Behandlung: Verkochen der Papillome durch das in die Blase eingeführte Operationszystoskop.

Der *Blasenkrebs* kann neben einer bösartigen Umwandlung von Papillomen auch direkt entstehen. Er entwickelt sich von der Blasenschleimhaut aus und durchdringt flächenhaft nach und nach die ganzen Schichten der Blase, um dann in das umgebende Gewebe hineinzuwachsen.

Klinisches Bild: Es wird ebenfalls in erster Linie durch die Blasenblutung bestimmt. Daneben können infolge Blasenschrumpfung häufiger Harndrang und starke Schmerzen beim Wasserlassen auftreten. Bei Zerfall des Tumors kann es zur jauchigen Infektion der Blase bzw. des Urins kommen. Zur Sicherung der Diagnose werden die Röntgenuntersuchung der Blase sowie die Blasenspiegelung und, durch das Zystoskop, die Entnahme von Gewebe zur feingeweblichen Untersuchung herangezogen.

Ärztliche Behandlung: Operative Entfernung des Tumors. Bei bereits ausgedehnteren Geschwülsten muß dabei ein Teil der Blase oder, unter Umständen, die ganze Blase entfernt werden. Die Harnleiter können anschließend durch die Bauchdecken herausgeleitet oder in den Dickdarm (Sigmoid) eingepflanzt werden. Im letzten Fall kann es allerdings zu schweren aufsteigenden Infektionen der Harnleiter und Nieren kommen, an denen die Patienten zugrunde gehen können. Überhaupt sind die Erfolge bei der Behandlung des Blasenkrebses im großen und ganzen noch schlecht. Auch Bestrahlungen mit Röntgenstrahlen oder radioaktiven Substanzen (z. B. in die Blase eingeführtem radioaktivem Kobalt) führen meist nur zu unbefriedigenden Ergebnissen.

27.3 Prostataerkrankungen

27.3.1 Entzündungen

Sie können durch Übergreifen von Entzündungen der Harnwege oder metastatisch auf dem Blutweg bei eitrigen Allgemeininfektionen auftreten.

Es kommt dabei zur schmerzhaften Schwellung der Prostata, in manchen Fällen zur Abszeßbildung. Neben dem akuten Krankheitsbild gibt es auch chronische Verlaufsformen der *Prostatitis*.

Klinisches Bild: Erschwertes schmerzhaftes Wasserlassen bei gehäuftem Harndrang, Schmerzen im Kreuz und zu den Beckenknochen hin. Auch die Stuhlentleerung ist oft schmerzhaft. Meist besteht hohes Fieber mit Schüttelfrost. Bei der rektalen Untersuchung ist die Prostata vergrößert, gespannt und sehr druckschmerzhaft. Manchmal findet sich im Urin etwas Blut.

Ärztliche Behandlung: Verabreichung von hohen Dosen breit wirksamer Antibiotika. Daneben Behandlung mit Bettruhe, Wärme, Schmerzmittel und Sorge für weichen Stuhlgang. Kommt es trotzdem zur Entstehung eines Abszesses, so muß dieser eröffnet werden.

27.3.2 Die sog. „Prostatahypertrophie"

Es handelt sich bei dieser Erkrankung nicht, wie der Name irreführend sagt, um eine Größenzunahme (Hypertrophie) des gesamten Gewebes der Vorsteherdrüse, sondern vielmehr um ein durch Drüsenwucherungen innerhalb der Prostata entstehendes Adenom (S. 201), welches das übrige Prostatagewebe verdrängt und zum Schwinden bringt. Dieses *Prostataadenom* übt andererseits einen Druck auf die Harnröhre aus und behindert so die Harnentleerung. Das Leiden ist bei Männern jenseits des 50.–60. Lebensjahres weit verbreitet. Folge der Abflußbehinderung ist eine Aufstauung des Urins in der Blase. Durch Kräftigung ihrer Muskulatur vermag diese eine Zeitlang den Engpaß zu überwinden. Trotzdem sammelt sich nach und nach Urin, der nicht entleert werden kann, der Restharn, in der Blase an. Nicht selten infiziert sich der gestaute Harn, der dann trübjauchig wird. Schließlich wird er bei zunehmendem Versagen des Blasenmuskels weiter in Harnleiter und Nieren zurückgestaut und es kommt zu einer Schädigung der Nieren, die mit einer Urinvergiftung (Urämie) des Kranken enden kann. Im Gegensatz zu dieser sich über einen längeren Zeitraum erstreckenden Entwicklung kann es, besonders nach Genuß von größeren Mengen kalter Flüssigkeit, plötzlich zu einem vollständigen Verschluß der Harnröhre, der *„akuten Harnverhaltung"* kommen. Während die nun einsetzenden Beschwerden sehr heftig sind, muß ein Nierenschaden hier keineswegs schon vorliegen.

Klinisches Bild: Die Beschwerden beginnen im Anfangsstadium meistens mit häufigem Drang zum Wasserlassen, auch nachts, sowie Dünnerwer-

Die sog. „Prostatahypertrophie" 415

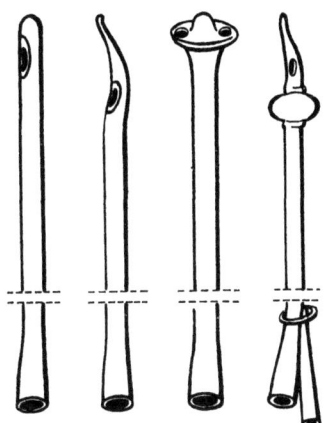

Abb. 130. Die wichtigsten Katheter. Von links nach rechts: Nélaton-Katheter, Tiemann-Katheter, Pezzer-Katheter, Folley-Ballonkatheter mit aufblasbarer Manschette (im Bild aufgeblasen)

den des Harnstrahles. Immer mehr bekommen manche Kranke das Gefühl, daß ihre Blase nicht mehr völlig leer wird, so daß sie schon nach kurzer Zeit wieder Wasser zu lassen versuchen. Schließlich kommt der Urin nur noch tropfenweise. Wird zu diesem Zeitpunkt nach dem Urinieren ein Katheter in die Blase eingeführt, so entleeren sich größere Restharnmengen (100 ccm und mehr).
Der weitere Verlauf des Krankheitsbildes ist durch die zunehmende Rückstauung des Urins mit Schädigung der Nieren charakterisiert: Nachlassen der Nierenfunktion, schlechtes und blasses Aussehen des Kranken, Durstgefühl, trockene Zunge und zunehmende Benommenheit als Zeichen der einsetzenden Urämie. Tritt im Laufe der Entwicklung dieser Erkrankung irgendwann eine akute Harnverhaltung auf, so bekommt der Patient durch die schnell einsetzende Überdehnung der Blase heftige, quälende Schmerzen, die ihn auf schnellstem Wege zum Arzt führen. Durch Katheterisieren, das hier besonders vorsichtig zu geschehen hat und nur von Geübten vorgenommen werden darf, wird der Urin langsam entleert. Am besten verwendet man dazu den Folley-Ballonkatheter (Abb. 130). Katheterisieren mit Metallkathetern ist wegen Gefahr des Bohrens eines falschen Weges gefährlich! Der Gummikatheter wird am besten zunächst als „Dauerkatheter" liegen gelassen.
Bei der rektalen Untersuchung des Patienten mit „Prostatahypertrophie" fühlt man die Prostata vergrößert, aber weich und von glatter Oberfläche. Durch Katheterisieren nach dem Wasserlassen wird der Restharn bestimmt. Weitere Einzelheiten, insbesondere über den Zustand der Blase, ergibt, falls notwendig, die Zystoskopie. Das i.v.-Pyelogramm läßt Rückschlüsse auf die Nierenfunktion zu. Der Volhardsche Wasserversuch zur

exakten Prüfung der Nierentätigkeit (S. 403) kann bei liegendem Dauerkatheter durchgeführt werden.

Ärztliche Behandlung: Operative Entfernung der Prostata. Diese wird aus ihrer Kapsel ausgeschält, welche dann schrumpft und so gewissermaßen eine neue Harnröhre bildet. Für die Operation selbst gibt es verschiedene Methoden des Zuganges zur Prostata. Eine weitere Behandlungsmöglichkeit ist die „Elektroresektion" der Prostata. Hier wird die Prostata durch ein in die Harnröhre eingeführtes Operationszystoskop mit einer elektrisch schneidenden Schlinge stückweise abgetragen. Diese Methode eignet sich besonders für jene Fälle, in denen der Mittellappen der Vorsteherdrüse durch das Adenom „vergrößert" ist.
In Ausnahmefällen ist im Anfangsstadium der Erkrankung auch eine Hormonbehandlung möglich. Diese bessert jedoch nur die Funktion der Blase und hat keinen Einfluß auf die Größe des Adenoms.

27.3.3 Prostatakarzinom

Es handelt sich um eine sehr häufige Geschwulsterkrankung bei Männern jenseits des 50. Lebensjahres. Das Karzinom entwickelt sich von der die Prostata umgebenden Kapsel aus in Richtung auf das Innere der Drüse. *Gleichzeitiges* Auftreten von Prostataadenom und Karzinom wird nicht selten beobachtet, beide Erkrankungen entstehen jedoch unabhängig voneinander. Metastasen des Prostatakarzinoms bilden sich mit Vorliebe in den Knochen des Beckens und der Wirbelsäule.

Klinisches Bild: Die klinischen Erscheinungen sind ähnlich denen des Adenoms bzw. der sog. Prostatahypertrophie (zunächst oft geringer). Selten kommt es zu Blutungen aus der Harnröhre. Häufig sind Schmerzen von Seiten der Knochenmetastasen die ersten Krankheitserscheinungen. Die Suche nach dem Tumorherd deckt dann ein Prostatakarzinom auf. Bei der rektalen Untersuchung ist die Veränderung der Prostata durch ein Karzinom von der Prostatahypertrophie deutlich zu unterscheiden. Beim Karzinom ist die Prostata hart zu tasten, ihre Oberfläche ist höckerig. Hinweise auf das Vorliegen eines metastasierenden Prostata-Karzinoms ergeben starke Erhöhungen der sauren Serumphosphatase.

Ärztliche Behandlung: Die Hormonbehandlung mit weiblichen Sexualhormonen (Östrogen) sowie die zytostatische Behandlung mit Honvan sind der oft ohnehin nicht möglichen operativen Behandlung deutlich überlegen. Manche Kliniken nehmen vor Beginn dieser Behandlung die operative Entfernung beider Hoden (Kastration) vor.

27.4 Erkrankungen von Harnröhre und Penis

27.4.1 Mißbildungen

Zahlreiche Mißbildungen des männlichen Gliedes kommen vor. Auch hier sind die Spaltbildungen besonders wichtig, insbesondere die „unteren Harnröhrenspalten". Es handelt sich bei diesen Veränderungen um Harnröhrenöffnungen an der Unterseite des Gliedes vor der normalen Öffnung *(Hypospadie)*. In vielen Fällen ist der Penis dadurch zur Harnröhre hin verkrümmt. Die *Behandlung* besteht in nahezu allen Fällen (außer bei Sitz der Harnröhrenöffnung direkt an der Eichel) in plastischen Operationen.

Bei der *Epispadie* ist die Spaltbildung auf der Oberseite des Penis gelegen. Auch hier ist eine *Behandlung* nur durch Operation möglich.

Die häufigste Mißbildung des Penis ist die *Phimose*. Dies ist eine Verengung der Vorhaut, die sich dadurch nicht über die Eichel zurückziehen läßt. Manchmal kommt es infolgedessen schon im Kindesalter zu Beschwerden beim Wasserlassen. Außerdem entstehen hinter der verengten Vorhaut leicht Entzündungen (Balanitis). Die Einschnürung der Eichel durch eine zurückgestraffte und zu enge Vorhaut bezeichnet man als *Paraphimose*. *Behandlung* durch Operation.

27.4.2 Harnröhrenstriktur

Entzündungen der Harnröhre (sowohl katarrhalische Entzündungen als auch die Gonorrhoe) können ebenso wie Harnröhrenverletzungen mit einer ringförmigen narbigen Verengerung, der Harnröhrenstriktur, ausheilen. Es kommt dadurch zu einer mechanischen Behinderung der Urinentleerung. Folgen sind nicht selten Rückstauung des Urins und Infektionen der höher gelegenen Harnwege.

Ärztliche Behandlung: Aufdehnen (Bougieren). Dieses muß, da Strikturen immer wieder zum Schrumpfen neigen, in regelmäßigen Abständen, oft das ganze Leben lang, wiederholt werden. Auch operative Maßnahmen sind möglich.

27.4.3 Geschwülste

Neben gutartigen Geschwülsten der Harnröhre (Polypen, Papillome) und des Penis (Lipome, Atherome, Zysten) ist das *Peniskarzinom* von besonderer Bedeutung. Es handelt sich meist um blumenkohlartig wachsen-

418 Erkrankungen der Nieren, ableitenden Harnwege u. männl. Geschlechtsorgane

de Tumoren, die von der Eichel ihren Ausgang nehmen (hauptsächlich bei älteren Männern). Nicht selten bilden sich Metastasen in den Leistenlymphknoten.

Ärztliche Behandlung: Penisamputation mit operativer Ausräumung der Lymphknoten in den Leistenbeugen und Nachbestrahlung.

27.5 Erkrankungen von Hoden, Nebenhoden und Hodenhüllen

27.5.1 Entwicklungsstörungen

Über- oder Unterentwicklung der Hoden kommen vor, sie haben aber für die Chirurgie keine wesentliche Bedeutung. Von Wichtigkeit ist hingegen ein unvollständiger Abstieg des Hodens aus der Bauchhöhle in den Hodensack. Der Abstieg des Hodens (Descensus) ist ein Entwicklungsprozeß, der normalerweise bei der Geburt oder in den ersten Lebensjahren abgeschlossen ist. Unterbleibt er ganz oder teilweise, so bleibt der Hoden in der Bauchhöhle liegen oder er findet sich im Leistenkanal, meist im äußeren Leistenring *(Leistenhoden, Kryptorchismus).* Solche unvollständig abgestiegenen Hoden sind im späteren Leben häufig funktionsuntüchtig und bergen außerdem die Gefahr der Umwandlung in eine bösartige Hodengeschwulst in sich.

Ärztliche Behandlung: Bis zum 9. oder 10. Lebensjahr kann man versuchen, durch eine Hormonkur (mit Hypophysenvorderlappenhormon) doch noch einen vollständigen Abstieg zu erreichen. Gelingt dies nicht, so muß der Hoden operativ freigelegt und in den Hodensack verlagert werden. Besteht gleichzeitig ein Leistenbruch, was gelegentlich der Fall ist, so wird dieser bei der Operation mitbeseitigt.

27.5.2 Entzündungen

Die *akute Hodenentzündung,* die Orchitis, tritt vorwiegend im Rahmen infektiöser Erkrankungen (Mumps, Scharlach) auf. Der Hoden ist sehr druckschmerzhaft und verdickt. Die Behandlung besteht in Hochlagerung, feuchten Verbänden und Verabreichung von Antibiotika.
In der Chirurgie von größter Bedeutung ist die *akute Nebenhodenentzündung* (Epididymitis), die durch Infektion über die Harnröhre sowie auf dem Blut- und Lymphwege entstehen kann. Der Nebenhoden ist meist stark verdickt, hart und sehr druckschmerzhaft, ebenso der Samenstrang. Oft ist der ganze Hodensack (Skrotum) angeschwollen; hohes Fieber.

Ärztliche Behandlung: Wenn eine Tuberkulose ausgeschlossen werden kann, Bettruhe, Hochlagern des Skrotums, feuchte Verbände und Antibiotikagaben. Bei Auftreten von Abszessen kann, ebenso wie bei der abszedierenden Hodenentzündung, die operative Entfernung von Hoden und Nebenhoden notwendig werden.

Bei der *Nebenhodentuberkulose* muß der Nebenhoden entfernt werden. Daneben übliche Tuberkulosebehandlung (Tuberkulostatika, Einleiten einer Heilstättenbehandlung). Außerdem muß eingehend nach dem tuberkulösen Herd gefahndet werden, der meist in den Nieren und ableitenden Harnwegen, seltener in Lunge, Darm und anderen Organen zu finden ist.

27.5.3 Hydrozele, Varikozele

Als *Wasserbruch* (Hydrozele) bezeichnet man eine Flüssigkeitsansammlung zwischen Hoden und Hodenhüllen. Hydrozelen entstehen häufig als Begleiterscheinung bei Entzündungen, Verletzungen oder Geschwülsten der männlichen Geschlechtsorgane. Die Flüssigkeit kann klar gelblich, trübe oder blutig sein und einige ccm bis zu mehreren 100 ccm betragen. Beim Durchleuchten mit der Taschenlampe schimmert bei solchen Wasserbrüchen Licht durch den Hodensack, wodurch man sie von Leistenbrüchen, die in das Skrotum hineinreichen, unterscheiden kann. Bei der Probepunktion entleert sich die oben beschriebene Flüssigkeit. Eine Flüssigkeitsansammlung in den die Samenstränge umgebenden Häuten bezeichnet man als Hydrocele funiculi spermatici.

Ärztliche Behandlung: Meist Operation, wobei die Hodenhüllen gespalten und umgekrempelt vernäht werden. Nur in Ausnahmefällen Behandlung mit wiederholten Punktionen.

Krampfaderähnliche Erweiterungen des den Samenstrang begleitenden Venengeflechtes bezeichnet man als *Varikozele*. Diese kann zu ziehenden Schmerzen im Samenstrang und zu Schweregefühl des Hodens führen. Oft sieht man die durch die Haut schimmernden, erweiterten Venengeflechte, besonders, wenn der Patient steht.

Ärztliche Behandlung: Bei geringen Beschwerden Behandlung durch ein Suspensorium. In schweren Fällen Unterbindung der Vena spermatica oder operative Entfernung des Venengeflechts.

27.5.4 Geschwülste

Hodengeschwülste treten relativ selten, vorwiegend bei Männern im 20. bis 40. Lebensjahr auf. Die Tumoren sind in der Regel äußerst bösartig und bilden frühzeitig Metastasen, besonders in den Lungen. Der betroffene Hoden ist dabei vergrößert, hart, manchmal auch höckerig zu tasten. Schmerzen bestehen gewöhnlich nicht. Nach ihrem feingeweblichen Aufbau handelt es sich bei diesen Geschwülsten meist um Seminome, Teratome, Karzinome oder sog. Teratokarzinome.

Ärztliche Behandlung: Sofortige radikale operative Entfernung von Hoden, Nebenhoden, Samenstrang und etwaigen Drüsenmetastasen. Anschließend Röntgennachbestrahlung.

Unter den *Geschwülsten des Hodensackes* ist das Karzinom erwähnenswert. Es tritt vor allem bei Schornsteinfegern und Teerarbeitern auf und gilt als Berufserkrankung („Schornsteinfegerkrebs").

Ärztliche Behandlung: Radikale operative Entfernung der Geschwulst und der Leistendrüsen sowie anschließende Röntgennachbestrahlung.

28. Fremdwörterverzeichnis

A

Abdomen = Bauch

abdomino-sakrale (bzw. -perineale) Rektumexstirpation = operative Entfernung des Mastdarmes kombiniert vom Bauch (1. Sitzung) und vom After (2. Sitzung) her (oder in einer Sitzung)

Abduktion = Abspreizstellung

Abduktionsschiene = Schiene zur Ruhigstellung einer Gliedmaße in Abspreizstellung

Abszeß = eingeschmolzener Eiterherd, vorwiegend durch Staphylokokken hervorgerufen

Adduktion = Heranziehen, Heranführen einer Gliedmaße

Adenokarzinom = vom Drüsengewebe ausgehende Krebsgeschwulst

Adenom = gutartige Drüsengeschwulst

Aktinomykose = Strahlenpilzerkrankung

akut = plötzlich, kurzfristig auftretend

Amnesie = Erinnerungslücke

Amputation = operative Entfernung eines Körperteils, vorwiegend einer Gliedmaße

Anaerobier = Bakterien, die unter Abwesenheit von Sauerstoff gedeihen

Anästhesie = Betäubung

Anästhesist = Narkosearzt

Analfissur = kleiner Einriß der Afterschleimhaut

Analfistel = After-, Mastdarmfistel (siehe Fistel)

Analgetika = schmerzstillende Mittel

Anamnese = Krankheitsvorgeschichte

Anastomose = operativ neu hergestellte durchgängige Verbindung zwischen zwei Hohlorganen (z. B. Magen-Darm, Darm-Darm)

Aneurysma = Aussackung einer Arterie

Angina = Entzündung im Bereich des Rachens und der Gaumenmandeln („Halsentzündung")

Angiografie = röntgenologische Darstellung von Blutgefäßen

Angiokardiografie = röntgenologische Darstellung des Herzens und der großen Blutgefäße

Anthrax = Milzbrand

Antibiotika = hochwertige Medikamente zur Bekämpfung eitriger Infektionen, hergestellt aus bestimmten Pilzen

Antisepsis = chemische Maßnahmen zur Bekämpfung von Krankheitserregern

Anurie = Ausbleiben der Harnabsonderung

Anus = After

Anus praeter = operativ angelegter Darmausgang oberhalb des Afters (wird durch die Bauchdecken angelegt)

Aorta = große Körperschlagader

Aorteninsuffizienz = mangelnde Schließfähigkeit der Aortenklappen

Aortenisthmusstenose = angeborene Einengung der großen Körperschlagader

Aortenklappen = Verschlußklappen in der Aorta

Aortenstenose = erworbene Einengung der großen Körperschlagader (Rest-

zustand nach Entzündung der Aortenklappen)
Appendektomie = operative Entfernung des Wurmfortsatzes
Appendix = Wurmfortsatz (fäschlicherweise oft als „Blinddarm" bezeichnet)
Appendizitis = Wurmfortsatzentzündung
Arachnoidea = Spinnwebshaut
Arteria carotis = Halsschlagader
Arteria meningea media = Gehirnarterie
Arteria pulmonalis = Lungenschlagader
Arteria subclavia = unter dem Schlüsselbein gelegene Schlagader
arteriell = zu einer Arterie gehörend, aus einer Arterie
Arterien = Schlagadern
Arteriografie = röntgenologische Darstellung von Arterien
Arteriolen = kleinste Arterien
Arteriosklerose = Ablagerung von fettähnlichen Substanzen in den Arterienwänden, die dadurch starr werden (sog. „Arterienverkalkung")
Arthrosis deformans = chronisch mißbildende Veränderungen an Gelenkflächen
Asepsis = Keimfreiheit
aseptisch = keimfrei
Askariden = Spulwürmer
Aspiration = Ansaugen, Einatmung von Luft oder Flüssigkeit
Aszites = Ansammlung von Flüssigkeit in der Bauchhöhle (Bauchwassersucht)
Atelektase = nicht mit Luft gefüllter Lungenabschnitt
Atherom = Balggeschwulst, Grützbeutel (entsteht vorwiegend aus Talg-, selten aus Schweißdrüsen)
Atonie = Schlaffheit infolge fehlender Gewebespannung
atonisch = schlaff
Atresie = Verschluß von Hohlorganen oder natürlichen Körperöffnungen (z. B. Ösophagusatresie = Verschluß der Speiseröhre, Analatresie = Verschluß des Afters)

Atrophie = Schwund
atrophisch = schwindend, sich zurückbildend
Auskultation = Abhören, Abhorchen
axillar = in der Achselhöhle
Azetonämie = Azeton im Blut
Azetonurie = Azeton im Harn

B

Bacterium coli = Darmbakterium
bakteriell = durch Bakterien bedingt, von Bakterien hervorgerufen
Bakterien (Einzahl: Bakterium) = Spaltpilze, Keime
Balanitis = Vorhautentzündung
Basisnarkose = Narkoseeinleitung
Bazillen = „Stäbchen" (Bakterien)
benigne = gutartig
Beugekontraktur = Fixierung eines Gelenkes in Beugestellung durch Verkürzung der an der Beugeseite gelegenen Weichteile
Bilirubin = Gallenfarbstoff
Bougie = Gegenstand zum Aufdehnen und Erweitern von Verengerungen oder Einengungen des Gewebes
bougieren = aufdehnen
Bronchialkarzinom = Lungenkrebs
Bronchialsekret = schleimige Absonderung der Bronchialschleimhaut
Bronchiektasen = zylinder- oder sackförmige Ausweitungen der Bronchien
Bronchien = Aufzweigungen der Luftröhre
Bronchitis = Entzündung der Bronchialschleimhaut
Bronchografie = röntgenologische Darstellung der Bronchien und ihrer Aufzweigungen
Bronchoskop = Gerät zur Untersuchung von Luftröhre und Bronchien. Das stabförmige Instrument wird durch den Mund in die Luftröhre eingeführt; mit Hilfe von Spiegeln kann man nun das Bronchialsystem von innen betrachten
Bronchoskopie = Spiegelung, d. h. Sichtbarmachung der Bronchien von

innen her mittels eines Gerätes, des Bronchoskopes
Bronchusstenose = Einengung der Lichtung eines Bronchus
Buelaudrainage = Drainage zur Dauerableitung von Flüssigkeit (Blut, Eiter) aus der Brusthöhle

C

Calor = Wärme, Hitze
Chemotherapie = Behandlung mit chemischen Mitteln (vorwiegend bei Tuberkulose und bösartigen Geschwülsten)
Cholangiographie (-gramm) = Röntgenuntersuchung der Gallengänge
Choledochoduodenostomie = durch Operation neu geschaffene Verbindung zwischen großem Gallengang (Choledochus) und Zwölffingerdarm (Duodenum)
Cholezystektomie = operative Entfernung der Gallenblase
Cholezystitis = Gallenblasenentzündung
Chondrom = Knorpelgeschwulst
Chondrosarkom = bösartige Knorpelgeschwulst
chronisch = über lange Zeit verlaufend
Cingulum = Rippengürtel
Colitis ulcerosa = geschwürige Entzündung des Dickdarmes
Collum anatomicum = anatomischer Hals (des Oberarmknochens)
Collum chirurgicum = chirurgischer Hals (des Oberarmknochens)
Commotio cerebri = Gehirnerschütterung
Compressio cerebri = Hirndruck
Contrecoup (französ.) = Gegenstoß
Contusio cerebri = Hirnquetschung
Cyanose = bläuliche Verfärbung der Haut

D

Darmruptur = Darmzerreißung
Deformierung = Verformung
Dekortikation = Entrindung (Operation zur Entfernung von Rippenfellschwarten, welche die Lunge bei der Atmung behindern)
Dekubitus = wundgelegene Körperstelle; Nekrose, Druckgeschwür
Dermoidzyste = durch in der Entwicklung versprengte Gewebskeime entstandene blasige Geschwulst
Desaultverband = Verband nach Desault zur Ruhigstellung des Schultergürtels und der Arme
Desinfektion = Vernichtung von ansteckenden Krankheitskeimen (bes. Bakterien)
Deszensus = das Herabsteigen, die Senkung (z. B. des Hodens)
Dextroposition der Aorta = Rechtsverlagerung der großen Körperschlagader
Diabetes mellitus = Zuckerkrankheit
Diabetiker = Zuckerkranker
Diagnose = Erkennung und Benennung einer Erkrankung
Diagnostik = Untersuchungsgang zur Erkennung von Krankheiten
diffus = verbreitet, nicht abgegrenzt
Distorsion = Zerrung, Verstauchung
Divertikel = Ausstülpung, z. B. der Speiseröhren- oder Darmwand
Divertikulitis = Entzündung von Divertikeln
Dolabra = Hobelspanverband
Dolabra reversa = Hobelspanverband mit Umschlag
Dolabra serpens = Schlangengang (-Verband)
Dolor = Schmerz
Douglas-Abszeß = Abszeß im Douglasschen Raum
Douglasscher Raum ("Douglas") = tiefste Stelle der Bauchhöhle im kleinen Becken zwischen Gebärmutter und Mastdarm
Drahtextension = Streckverband
Drain = Rohr zur Drainage (meist aus Gummi oder Plastik)
Drainage = Ableitung von Flüssigkeitsansammlungen aus Körperhöhlen

Drucknekrose = durch Druck abgestorbener Gewebsbezirk
Ductus Botalli = Verbindungsgang zwischen Lungenarterie und großer Körperschlagader beim ungeborenen Kind. Der Gang ist nach der Geburt normalerweise verschlossen
Ductus choledochus = großer Gallengang
Ductus cysticus = Ausführungsgang der Gallenblase
Duodenalsonde = langer dünner Schlauch zum Ableiten von Magen- oder Darminhalt. Der Schlauch wird durch Nase oder Mund eingeführt
Duodenalulkus (Ulcus duodeni) = Zwölffingerdarmgeschwür
Duodenum = Zwölffingerdarm
Dura = harte Hirnhaut
Duralsack = durch die Dura gebildete, sackartige Umhüllung des Rückenmarkes

E

Echinokokkus = Finne des Hundebandwurms
Echinokokkuszyste = durch Echinokokken (Hundebandwurm) hervorgerufene blasige Geschwulst
Elektroenzephalographie (EEG = Elektroenzephalogramm) = Messung der Gehirnströme
Elektrokardiographie (EKG = Elektrokardiogramm) = Messung der Aktionsströme des Herzens
-ektomie = operative Entfernung von ... – (z. B. Appendix = Wurmfortsatz, Appendektomie = operative Entfernung des Wurmfortsatzes)
Elektrolyte = in Flüssigkeiten gelöste Säuren, Laugen und Salze. Sie sind für die elektrische Leitfähigkeit von besonderer Bedeutung
Elektrolythaushalt = Vorhandensein und Umsatz der Elektrolyte im menschlichen Körper

Elevatorium = Instrument zum Anheben von Gewebe (vorwiegend vom Knochen)
Embolie = plötzlich auftretende Verstopfung von Blutgefäßen durch Blutgerinnsel, Fett (Fettembolie) oder Luftblasen (Luftembolie)
Embolus = Die Embolie verursachender Gefäßpfropf. Meist handelt es sich um abgerissene Stücke von Thromben („Blutpfröpfe"), Fetttröpfchen, Luftblasen, Geschwulstteilchen oder Bakterien
Embryo = Keimling, in der Gebärmutter, wachsender Mensch bis zum Ende des 2. Monats
Embryonalstadium = Stadium der Entwicklung des Menschen im Mutterleib von der Befruchtung des Eies bis zum Ende des 2. Monats
Emphysem = „Aufgeblasensein". Hautemphysem = Ansammlung von Luft in dem unter der Haut gelegenen Gewebe. Lungenemphysem = vollständige oder teilweise Überblähung der Lungen
Empyem = Ansammlung von Eiter in einer vorgebildeten Körperhöhle
endemisch = auf gewisse Gegenden beschränkt
Endokarditis = Entzündung der Haut, welche die Herzhöhlen auskleidet (Endokard)
Endoprothese = künstliches Gelenk
Enteritis = Darmentzündung
Enzephalomeningozele = Ausstülpung von Teilen des Gehirns und seiner Häute
Enzephalozele = Ausstülpung von Teilen des Gehirns
epidemisch (Epidemie) = weit verbreitet
Epididymitis = Nebenhodenentzündung
epidural = auf der Dura (Hirnhaut)
Epiduralanästhesie = Betäubung der unteren Körperpartien durch Einspritzen einer Flüssigkeit in den Raum zwischen Hinterwand des Wir-

belkanals und Außenfläche des Lumbalsackes (bestehend aus der harten Rückenmarkshaut)
epigastrische Hernie = Bauchdeckenbruch in Oberbauchmitte
Epiglottis = Kehldeckel
Epiphyse = Ende der langen Röhrenknochen (Wachstumszone)
Epispadie = angeborene Mißbildung der Harnröhre beim Mann
Epithel = Deckzellen
Epithelialisierung = Überwachsen von Wunden durch Deckzellen
Epitheliom = aus Deckzellen (Epithel) bestehende Geschwulst
Epithelschicht = oberste Hautschicht (Deckzellenschicht)
Erysipel = Wundrose
Erysipeloid = Schweinerotlauf
Erythrozyten = rote Blutkörperchen
Exartikulation = Entfernung einer Gliedmaße im Gelenk
Exophthalmus = Glotzauge
Exstirpation = radikale Entfernung eines Organs
Exsudat = auf entzündlicher Grundlage „ausgeschwitzte" Flüssigkeit aus den Gefäßen
Exsudation = „Ausschwitzung" von Flüssigkeit bei Entzündung
Extension = Streckung, Ausdehnung
Extensionsverband = Streckverband
extrasphinkter = außerhalb des Schließmuskels (am After) gelegen
Extremität = Gliedmaße
Extubation = Herausziehen des Tubus aus der Luftröhre nach Beendigung der Intratracheal- (Intubations-) narkose
Exulzeration = Geschwürsbildung
exulzerieren = geschwürig aufbrechen, zerfallen
exulzeriert = geschwürig aufgebrochen
Exzision = Ausschneidung (z. B. einer Wunde)
Exzitation = Erregung, Erregungszustand

F

Fallotsche Tetralogie = angeborene Mißbildung des Herzens und der großen Gefäße, bei der vier (tetra = vier) Anomalien (Einengung der Lungenarterie, Rechtsverlagerung der großen Körperschlagader, Herzscheidewanddefekt und Größenzunahme des rechten Herzmuskels) gleichzeitig vorhanden sind. Häufigste Ursache der kindlichen Blausucht
Faszie = bindegewebige Haut, die einzelne Organe und besonders Muskeln umgibt
fibrillär = faserig
Fibrin = Faserstoff, unlöslicher Eiweißkörper, der bei der Blutgerinnung auftritt
Fibrinogen = lösliche Vorstufe des Fibrins
Fibrom = Bindegewebegeschwulst
Fissur = Riß (Knochenriß)
Fistel = röhrenförmiger Gang
Fistelkarzinom = auf dem Boden einer Fistel entstandene Krebsgeschwulst
Fixation (Fixierung) = Festigung, Befestigung
fixieren = befestigen, festhalten, feststellen
Fokus = Herd
Follikelsprung = Eisprung
Fontanelle = Knochenlücke am Schädel des Neugeborenen (Stelle, an welcher sich Knochennähte kreuzen)
Fraktur = Knochenbruch
Frequenz = Schwingungszahl, Häufigkeit
Functio laesa = gestörte Funktion bei Knochenbrüchen
Fungus = Pilz, Schwamm
Funktionsprüfung = Untersuchung des Tätigkeitsablaufes von Organen
Furunkel = örtlich begrenzte eitrige Entzündung mit zentralem Eiterpfropf

G

Gangrän = Gewebebrand
Gastrektomie = operative Entfernung des ganzen Magens
Gastritis = Magenschleimhautentzündung
Gastroduodenitis = Entzündung der Schleimhaut von Magen und Zwölffingerdarm
Gastroenterostomie (G. E.) = operativ neu geschaffene Verbindung zwischen Magen und Dünndarm
Gewebsthromboplastin = bei der Blutgerinnung beteiligter Gerinnungsstoff aus dem Gewebe
Gibbus = spitzwinkliger Buckel
Gingivitis = Zahnfleischentzündung
Glia = Stützsubstanz des Nervengewebes
Gliom = Geschwulst, die von der Glia ausgeht
Glisson-Schlinge = nach dem englischen Arzt Glisson benannter Verband zur Streckung der Wirbelsäule
Glottisödem = Kehlkopfödem (wäßrige Schwellung im Kehlkopf)
Glukose = Traubenzucker
Granulationen = kleine Wärzchen an der Oberfläche des Gewebes heilender Wunden
Granulationsgewebe = bei der Gewebsheilung (vor allem der sekundären Wundheilung) neu gebildetes Gewebe
Gynäkomastie = völlige Entwicklung der Brustdrüsen beim Mann (wie sonst nur bei der Frau)

H

Hämangiom = Blutgeschwulst
hämatogen = auf dem Blutwege
Hämatokritwert = Verhältnis der festen zu den flüssigen Bestandteilen des Blutes (wird in % angegeben)
Hämatom = Bluterguß
Hämatothorax = „Blutbrust", Bluterguß in der Brusthöhle
Hämaturie = „Blutharnen", Blut im Urin
Hämoglobin = roter Blutfarbstoff
Hämolyse = Auflösung roter Blutkörperchen, dabei wird Hämoglobin freigesetzt
hämolytisch = die Hämolyse bewirkend
Hämoperikard = Bluterguß im Herzbeutel
hämorrhagisch = bluthaltig, zu Blutungen führend, mit Blutungen zusammenhängend
hämorrhagischer Schock = Blutungsschock
Hämorrhoiden = Venenerweiterungen im Bereich des unteren Mastdarmes und des Afters
Hämosiderin = eisenhaltiger Bestandteil des zerfallenen Blutfarbstoffes (von gelblicher Farbe)
halonierte Augen = tiefliegende, von ringförmigen Schatten umgebene Augen
Hauttransplantation = Hautübertragung
Hemikolektomie = operative halbseitige Entfernung des Dickdarmes (Kolon)
Hepar = Leber
Hernia femoralis = Schenkelbruch
Hernia inguinalis = Leistenbruch
Hernie = Bruch (Bauchdeckenbruch)
Herzkatheterisierung (Herzkatheterismus) = Einführen eines langen dünnen Gummischlauches in das Herz, meist von einem Blutgefäß in der Ellenbogenbeuge her, zu diagnostischen Zwecken
Hiatushernie = Zwerchfellbruch
Hilus = vertiefte Stelle an Organen, an welcher häufig Gefäße, Nerven u. a. in das Organ ein- und austreten
Hilusdrüsen = im Bereich der Lungenwurzel gelegene Lymphknoten
Histiozyten = Bindegewebszellen
Hormone = Wirkstoffe, die in bestimmten Organen gebildet werden und eine ganz bestimmte Wirkung (z. B. Reizung oder Hemmung einer Organfunktion) ausüben

hormonell = durch Hormone hervorgerufen
histologisch = feingeweblich
Hydronephrose = Wassersackniere
Hydrops = Ansammlung von seröser Flüssigkeit in Körperhöhlen
Hydrozele = Wasserbruch
Hydrozephalus = Wasserkopf
Hypernephrom = bösartige Geschwulst (Karzinom) der Niere
Hypersplenismus = krankhaft gesteigerte Tätigkeit der Milz
Hyperthyreose = Überfunktion der Schilddrüse
Hypertrophie = Vergrößerung eines Organs
Hypoglykämie = abnorm niedriger Zuckergehalt des Blutes
Hypospadie = Harnröhrenmißbildung. Meist liegt hierbei die Harnröhrenöffnung an der Unterseite des männlichen Gliedes vor der normalen Öffnung. In schweren Fällen kann die Harnröhre auch nur aus einer offenen Rinne an der Unterseite des Gliedes bestehen
Hypothyreose = Unterfunktion der Schilddrüse

I
ikterisch = gelbsüchtig
Ikterus = Gelbsucht
Ileitis = Dünndarmentzündung
Ileitis regionalis = örtlich begrenzte Dünndarmentzündung
Ileitis terminalis = Entzündung des Dünndarms kurz vor seiner Einmündung in den Dickdarm
Ileozökalbereich = Abschnitt der Einmündung des Dünndarmes in den Dickdarm
Ileus = Darmverschluß, Darmlähmg.
immun = gegen Krankheitskeime unempfindlich
Immunisierung = Erzeugung von Unempfindlichkeit gegen Krankheitserreger

Impression = Hineindrücken, Vertiefung
Impressionsfraktur = Eindrückungsbruch (z. B. des Schädels)
Infarkt = Verschluß von Blutgefäßen durch Embolie oder Thrombose
Infarktpneumonie = Entzündung des infolge eines Lungeninfarktes nicht mehr durchbluteten Lungengewebes
Infektion = Ansteckung
Infiltration = Eindringen, Durchsetzung
Infiltrationsanästhesie = örtliche Betäubung, die durch Einspritzen der Betäubungsflüssigkeit in das zu betäubende Gewebe erzeugt wird
infiltrieren = eindringen, durchsetzen
Infraktion = Einbruch eines Knochens
Infusion = Eingießung (z. B. großer Flüssigkeitsmengen in eine Vene)
Inhalationsnarkose = Narkose durch Einatmen gasförmiger (oder verdunsteter) Narkosemittel
Injektion = Einspritzung
injizieren = einspritzen
Inkarzeration = Einklemmung
inkarzeriert = eingeklemmt
Inkubation, Inkubationszeit = Zeitraum vom Eindringen eines Erregers in den Körper bis zum Ausbruch der durch ihn erzeugten Krankheit
Innervation = Nervenversorgung (z. B. eines Körperteils)
inoperabel = durch Operation nicht heilbar
Intensität = Stärke, Wirksamkeit
Interkostalnerven = Zwischenrippennerven
Intoxikation = Vergiftung
intraabdominell = innerhalb des Bauches
intraarteriell = in der (oder die) Arterie
intrakutan = in der (oder die) Haut
intramuskulär = in der (oder die) Muskulatur
intraoperativ = bei (während) der Operation, z. B. intraoperative Cholangiographie

intrasphinkter = innerhalb des Schließmuskels (am After) gelegen

intrathorakal = innerhalb des Brustkorbes

Intratrachealnarkose = moderne Narkoseart. Das Narkosemittel wird dem Patienten als Gas durch einen in die Luftröhre eingelegten Schlauch („Tubus") zugeführt.

intrauterin = innerhalb der Gebärmutter

intravenös (i.v.) = in die Vene

intrazerebral = innerhalb des Gehirns

Intubation = Einführen des Tubus in die Luftröhre bei der Intubations-(Intratracheal-)narkose

Intubationsnarkose = Narkose durch einen in die Luftröhre eingeführten Tubus (Gummirohr) s. Intratrachealnarkose

intubieren = Einführen eines Tubus in die Luftröhre

Invagination = Einstülpung eines Darmteiles in einen anderen

Invaginationsileus = Darmverschluß durch Einstülpen einer Darmschlinge in eine andere

Inzision = Einschnitt, Eröffnung

irreponibel = nicht mehr an die richtige Stelle zurückzubringen

-itis = Endung, die, an den Namen eines Organs gehängt, Entzündung desselben bedeutet (z. B. Appendix = Appendizitis)

K

Kalkaneus = Fersenbein

Kalkaneusfraktur = Fersenbeinbruch

Kallus = nach Knochenbrüchen an der Bruchstelle neu gebildeter Knochen

Karbunkel = Eiterherd, auf dessen Kuppe an mehreren Stellen Eiterpusteln bzw. Eiterpfröpfe zu erkennen sind.

Kardiospasmus = krampfartiger Verschluß der Kardia (Kardia = Einmündung der Speiseröhre in den Magen)

Karotispuls = am Hals (Halsschlagader = Arteria carotis) fühlbarer Puls

Karzinom = Krebs (bösartige Geschwulst)

Karzinommetastasen = Tochtergeschwülste des Karzinoms

Karzinose = Streuung auf Rippenfell oder Bauchfell von Karzinommetastasen

Kastration = Entfernung beider Keimdrüsen (Hoden, Eierstöcke) durch Operation oder Rö.-Bestrahlung

Katgut = resorbierbares Nahtmaterial, hergestellt aus den Därmen von Schafen oder Ziegen

Katheter = röhrenförmiges Instrument (Schlauch) zum Einführen in Hohlräume, um aus ihnen Flüssigkeiten zu entfernen

katheterisieren = Einführen eines Katheters (Katheterismus)

Katheterurin = mit einem Katheter abgenommener Urin

Kaverne = tuberkulöse Zerfallshöhle (meist in der Lunge)

Keloid = wulstige Narbenbildung

Klavikularfraktur = Schlüsselbeinbruch

Koagulation = Verschorfung (Gerinnung) von Eiweiß

Koagulationsnekrose = durch Eiweißgerinnung abgestorbenes Gewebe

Kokken = Kugelbakterien

Kokzygodynie = Schmerz in der Steißbeingegend

Kolektomie = operative Entfernung des gesamten Dickdarmes

Kolik = anfallsartig auftretender Schmerz

kollabieren = einen Kollaps erleiden

Kollaps = Zusammenfallen (z. B. bei Kreislaufversagen)

Kollateralgefäße = Umgehungsbahnen bei Blutgefäßen

Kollateralkreislauf = durch Kollateralen gebildeter Kreislauf

Kolloide = Körper, die sich in Flüssigkeiten nicht lösen, sondern sich in ih-

nen nur ganz fein verteilen lassen (z. B. Eiweiß, Gummi, Leim)
Kolon = Dickdarm
Kolon sigmoideum = S-förmiger Endteil des Dickdarms (vor der Einmündung in den Mastdarm)
Koma = tiefe Bewußtlosigkeit
Komplikationen = Störungen im Heilungsverlauf, neu hinzukommende Erkrankungen
Kompression = Zusammenpressung
Kompressionsfraktur = Bruch, der durch Zusammengepreßtwerden eines Knochens entsteht
Kompressionsverband = Druckverband
Kondylen = Knorren
Konkremente = feste Gebilde, die im Körper durch Ausscheidung von Salzen entstehen (Gallensteine, Nierensteine)
Konstitution = Beschaffenheit
Kontraktur = Zusammenziehung (Verkürzung von Gewebe)
Kontusion = Quetschung
Kretinismus = Art von Idiotie durch Unterfunktion der Schilddrüse
Kristallisation = Zusammenballung von Salzen, die vom Körper ausgeschieden werden
Kryptorchismus = Fehlen eines oder beider Hoden im Hodensack infolge von unterbliebenem Hodenabstieg (siehe Deszensus)
Kurare = indianisches Pfeilgift (Südamerika)
Kurvatur = Krümmung, z. B. große und kleine Kurvatur des Magens

L

Laparotomie = operative Eröffnung der Bauchhöhle
Laryngoskop = Instrument zum Besichtigen des Kehlkopfes von innen her
lateral = seitlich, zur Seite gelegen
Leberzirrhose = chronisch entzündliche Lebererkrankung, Schrumpfleber
Leitungsanästhesie = örtliche Betäubung einer Gliedmaße oder eines Gewebebezirkes durch Umspritzen des zugehörigen Nerven mit dem Betäubungsmittel
Leukämie = Erkrankung der blutbildenden Organe, die zu einer Überschwemmung des Blutes mit weißen Blutkörperchen führt
Leukozyten = weiße Blutkörperchen
Leukozytose = Vermehrung der weißen Blutkörperchen
Lipom = Fettgeschwulst
Liquor = Flüssigkeit (spez. Gehirn- und Rückenmarkflüssigkeit)
livide = bläulich
Lobektomie = operative Entfernung eines Lungenlappens
Lokalanästhesie = örtliche Betäubung
Lokalisation = Abgrenzung einer bestimmten Stelle
lokalisiert = örtlich begrenzt
Longuette = längliche Streifen aus Verbandstoff (vorwiegend bei Gipsverbänden gebräuchlich)
Lumbalanästhesie = örtliche Betäubung der Lumbalnerven durch Einspritzen eines Betäubungsmittels in den Lumbalsack
Lumbalpunktion = Punktion des Lumbalsackes zur Entnahme von Liquor oder zum Einspritzen einer Betäubungsflüssigkeit
Lungenemphysem = Lungenblähung
Luxation = Verrenkung
Luxationsfraktur = Verrenkungsbruch
Lymphadenitis = Lymphknotenentzündung
Lymphadenitis mesaraica = entzündliche Lymphknotenschwellung im Bauchraum
Lymphangiom = Lymphgefäßgeschwulst
Lymphangitis = Lymphgefäßentzündung
Lymphe = Inhalt von Lymphgefäßen und Gewebespalten

Lymphgefäße = Saugadern. Sie leiten Gewebesaft und Chylussaft in das Venensystem

Lymphknoten = aus Lymphgewebe bestehende Gebilde, die in das Netz des Lymphgefäßsystems eingeschaltet sind und als Filter für den Lymphstrom dienen

Lymphogranulomatose (Hodgkinsche Erkrankung) = geschwulstartige Erkrankung der lymphatischen Organe

Lymphosarkom = von einem Lymphknoten ausgehendes Sarkom

Lymphozyten = Lymphzellen. Sie gehören in die Reihe der weißen Blutkörperchen

M

Magenruptur = Magenzerreißung
Malazie = Erweichung
maligne = bösartig
Mamille = Brustwarze
Mamma = weibliche Brustdrüse
Mammaamputation = operative Entfernung der weiblichen Brust (seltener auch der männlichen Brust)
Mammakarzinom = Brustkrebs
Mammografie = Röntgenuntersuchung der weiblichen Brust
Mastitis = Entzündung der Brustdrüse
Mastopathia cystica = geschwulstartige Erkrankung der weiblichen Brust, die zur Bildung von Hohlräumen (Zysten) führt
Meckelsches Divertikel = Ausstülpung des Dünndarmes (übriggebliebener Rest des Dotterganges)
medial = in der Mitte, zur Mitte hin gelegen
Mediastinalemphysem = Aufblähung des Mittelfellraumes durch Luft
Mediastinalflattern = Pendelbewegungen des Mediastinums
Mediastinitis = Entzündung des Mittelfelles
Mediastinum = Mittelfell
mediko-mechanische Behandlung = Behandlung mit Heißluft, Massagen usw.

Medulla = Mark
Megakolon = angeborene Überdehnung des Dickdarmes
Melanom = braune bis schwärzliche (Pigmentzell-)Geschwulst
Meningozele = Ausstülpung der Hirnhäute
Meniskotomie = operative Entfernung des Meniskus
Meniskus = eine der beiden Knorpelscheiben zwischen den Gelenkknorren des Kniegelenkes
Menopause = Aufhören der Menstruationsblutung im Klimakterium
Mesenterialgefäße = Blutgefäße des Gekröses
Mesenterium = Gekröse des Dünndarms
Mesokolon = Gekröse des Dickdarms
Metastasen = Tochtergeschwülste
Meteorismus = Auftreibung des Leibes durch Darmgase
Mikrozephalie = Unterentwicklung des kindlichen Schädels (Mißbildung)
Milzextirpation = operative Entfernung der Milz (Splenektomie)
Minerale = Naturprodukte in der Erdrinde
Mineralhaushalt = Aufnahme und Verbrauch von Mineralien im menschlichen Körper
Miserere = Koterbrechen
Mitella = Armtragetuch (Dreiecktuch)
Mitra Hippokratis = Mütze des Hippokrates (Kopfverband)
Mitralinsuffizienz = unvollständiger Schluß der Mitralklappen (Herzfehler)
Mitralklappen = Herzklappen zwischen linkem Vorhof und linker Kammer des Herzens
Mitralstenose = narbige Einengung der Mitralklappen (Herzfehler)
mobilisieren = beweglich machen
Motorik = Funktion der Bewegungsnerven in ihrer Gesamtheit

Mumifikation = trockener Brand. Das abgestorbene Gewebe bekommt dabei ein mumienähnliches Aussehen
Myom = Muskelgeschwulst
Myosarkom = von Muskelgewebe ausgehendes Sarkom
Myxödem = Erkrankung bei Unterfunktion der Schilddrüse
Myxom = Schleimgeschwulst

N

Narbenkorrektur = operative Entfernung unschöner oder hinderlicher Narben
Narkotikum = Narkosemittel
Navikularfraktur = Kahnbeinbruch
Nekrose = abgestorbenes Gewebe
nekrotisch = abgestoßen, abgestorben (Gewebe)
Nephrektomie = operative Entfernung einer Niere
Nephroptose = Senkniere, Nierensenkung
Nervus facialis = Gesichtsnerv (7. Hirnnerv)
Nervus ischiadicus = Ischiasnerv
Nervus recurrens = versorgt die Muskeln, welche die Stimmbänder bewegen
Nervus vagus = versorgt die inneren Organe (10. Hirnnerv)
Neurinom = Nervengeschwulst
Neurochirurgie = Chirurgie der Erkrankungen von Gehirn, Rückenmark und Nerven
Neurologie = Lehre von den Nervenerkrankungen
neurologisch = von Seiten des Nervensystems
Neutralisation = Herstellung eines Gleichgewichtes
neutralisieren = ausgleichen, neutral machen

O

Obstipation = Verstopfung
Obturation = Verstopfung von Hohlräumen

Obturationsileus = Darmverschluß durch Tumor
Ödem = wäßrige Durchtränkung von Weichteilen
Ösophagoskop = Instrument zur Spiegelung (Sichtbarmachung von innen) der Speiseröhre
Ösophagoskopie = Spiegelung der Speiseröhre
Ösophago-Trachealfistel = Verbindungsgang zwischen Speiseröhre und Luftröhre
Ösophagus = Speiseröhre
Ösophagusstenose = Verengerung der Speiseröhre
Ösophagusvarizen = Krampfadern der Speiseröhre
Olekranon = Hakenfortsatz der Elle
Olekranonfraktur = Bruch des Hakenfortsatzes der Elle
Oligurie = Verminderung der Harnmenge
operabel = operationsfähig
Operabilität = Operationsfähigkeit eines Patienten
oral = durch den Mund, vom Mund her
Orchitis = Hodenentzündung
Organismus = lebender Körper
Os = Knochen
-ose = als Endung an einem Hauptwort = Vielzahl von ..., (z. B. Tuberkel-Tuberkulose = Vielzahl von Tuberkeln)
Osmose = Konzentrationsausgleich zwischen zwei verschieden konzentrierten und durch eine Membran getrennten Lösungen (infolge Durchtretens des Lösungsmittels durch die Membran von der schwächeren zur stärkeren Lösung)
osmotischer Druck = in einer Lösung durch Osmose entstehender Überdruck
Osteochondrom = Geschwulst aus Knochen- und Knorpelgewebe
Osteom = Knochengeschwulst
Osteomyelitis = Knochenmarkentzündung – Knocheneiterung

Osteitis = s. Osteomyelitis
Osteosarkom = vom Knochen ausgehendes Sarkom, bösartige Geschwulst
Osteosynthese = Wiederherstellung der Stabilität gebrochener Knochen durch Nägel, Metallplatten, Schrauben u. a.
Ostien = Mündungen (*Einzahl: ostium* = Mündung)
Ovarialzystom (Mehrz. Ovarialzysten) = blasige Eierstockgeschwulst
Ovarium = Eierstock
Oxyuren = Madenwürmer

P

Palpation = Betastung
Panaritium = eitrige Entzündung an Fingern und Zehen („Umlauf")
Pankreas = Bauchspeicheldrüse
Pankreatitis = Bauchspeicheldrüsenentzündung
Papillom = warzenartige Geschwulst mit zerklüfteter Oberfläche
Paralyse = Lähmung
paralytisch = gelähmt (auf Paralyse beruhend)
paralytischer Ileus = Darmlähmung
Paraphimose = Einschnürung des männlichen Gliedes durch die entzündlich veränderte Vorhaut
paranephritischer Abszeß = Abszeß in unmittelbarer Umgebung der Niere
Parasit = Schmarotzer
Parasympathikus = unabhängiges, selbständiges, „autonomes" Nervensystem
Parenchym = die für ein Organ typischen („spezifischen") Gewebsteile (im Gegensatz zu seinem Stützgewebe)
parenchymatös = vom Parenchym her, aus dem P. heraus, das P. betreffend
Paronychie = Nagelbettentzündung
Parotis = Ohrspeicheldrüse
Parotismischtumor = Mischgeschwulst, von der Ohrspeicheldrüse ausgehend
Parotitis = Ohrspeicheldrüsenentzündung

Patella = Kniescheibe
Patellarfraktur = Kniescheibenbruch
-pathie = bedeutet, an ein Hauptwort angehängt, Erkrankung, z. B. Cholezystopathie = Gallenblasenerkrankung
Penetration = Durchdringung, Durchwanderung
penetrieren = durchdringen
Penis = männliches Glied
Perforation = Durchbruch
perforieren = durchbrechen
perforierend = durchdringend
perforiert = durchgebrochen
Periduralanästhesie = s. Epiduralanästhesie
Periost = Knochenhaut
peripher = am Rande (im Gegensatz zu zentral)
Peripherie = Randbezirk
periproktitisch = in der Umgebung des Mastdarmes
Peristaltik = Darmbewegungen
Peritonealkarzinose = Streuung von Karzinommetastasen auf das (im) Bauchfell
Peritoneum = Bauchfell
Peritonitis = Bauchfellentzündung
perityphlitisch = in der Umgebung des Wurmfortsatzes, um den Wurmfortsatz herum
perityphlitischer Abszeß = Abszeß in der Umgebung des Wurmfortsatzes
Perkussion = Beklopfung
pertrochanter = durch die Rollhügel hindurch
Phimose = Einengung der Vorhaut
Phlegmone = flächenhafte Zellgewebsentzündung
phlegmonös = durch eine Phlegmone hervorgerufen, flächenhaft entzündlich
physiologisch = normal, dem Körper des Gesunden entsprechend
Plasma = flüssiger Teil des Blutes
Plastik = in der Chirurgie operative Neubildung eines bestimmten Kör-

perteils oder Abschnittes aus Gewebe (z. B. Haut, Knochen, Gefäße)
plastische Operation = operativer Eingriff zur Vornahme einer Plastik
Plattenepithel = flache Deckzellen
Plattenepithelkarzinom = vom Plattenepithel ausgehender Krebs
Platysma = dünner Muskel unter der Haut am Hals
Pleura = Rippenfell
Pleuraempyem = Eiterbildung in der Brusthöhle
Pleurakuppe = höchste Stelle der Brusthöhle beiderseits
Pleuraschwarte = entzündliche Verdikkung des Rippenfells
Pleuritis = Rippenfellentzündung
Pleuritis exsudativa = feuchte Rippenfellentzündung
Pleuritis sicca = trockene Rippenfellentzündung
Plexus = Geflecht
Plexusanästhesie = Form der Leitungsanästhesie, Einspritzen des Betäubungsmittels in das Nervengeflecht des Oberarmes
Plexus brachialis = Nervengeflecht im Bereich der Schulter, welches sich zu den Armnerven vereinigt
Plexus cervicalis = Nervengeflecht im Bereich der Halswirbelsäule
Plexus solaris (Sonnengeflecht) = Nervengeflecht im Oberbauch
Pneumektomie (Pneumonektomie) = operative Entfernung eines Lungenflügels
Pneumolyse = Loslösung der Lunge von der Innenfläche der Brustwand
Pneumothorax = Luftbrust (Zustand nach Einströmen von Luft in die Brusthöhle)
Polyp = gestielte Geschwulst
portaler Hochdruck = Bluthochdruck im Pfortaderkreislauf
portokavale Anastomose = operativ gebildete Verbindung zwischen Pfortader und unterer Hohlvene (V. porta – V. cava)
postoperativ = nach der Operation
Prämedikation = Vorbereitung des Patienten zur Narkose mit Medikamenten
primär = zuerst, an erster Stelle
Primärheilung = komplikationslose Heilung einer Wunde
Probeexzision = Entnahme von Gewebe zur feingeweblichen Untersuchung
Probepunktion = Entnahme von Flüssigkeit durch Punktion zur Untersuchung
Prognose = Beurteilung des Verlaufs und der Heilungsaussicht einer Krankheit
Prolaps = Vorfall
Prophylaxe = Vorbeugung
Prostata = Vorsteherdrüse
Prostatektomie = operative Entfernung der Prostata
Prostatitis = Entzündung der Vorsteherdrüse
Prothese = künstlicher Ersatz verlorengegangener Körperteile
Prothrombin = Vorstufe des Thrombins
Prothrombinspiegel = Menge des vorhandenen Prothrombins im Blut
Protozoen = einzellige, niedrigste, tierische Lebewesen
Pseudarthrose = Falschgelenkbildung
Pseudozyste = Vortäuschung einer blasigen Geschwulst
Psyche = Geist, Seele
psychisch = geistig, seelisch
Pulmonalstenose = Einengung der Lungenarterie
Pulsfrequenz = Zahl der Pulsschläge in der Minute
Punktieren (Punktion) = abziehen von Flüssigkeit mit einer Kanüle
Pus = Eiter
putride = faulig, jauchig
putride Infektion = Entzündung durch Fäulniserreger
Pyämie = eitrige Allgemeininfektion

Pyelitis = Nierenbeckenentzündung
Pyelographie (Pyelogramm) = Röntgendarstellung von Nierenbecken und Harnleitern durch Einspritzen eines Kontrastmittels
Pylorospasmus = „Magenpförtnerkrampf". Gewöhnlich handelt es sich dabei nicht um einen echten Krampf, sondern um eine Pylorushypertrophie
Pylorus = Schließmuskel am Magenausgang
Pylorushypertrophie = krankhafte Größenzunahme des Pylorus
pyogen = eiterbildend

R
Radikaloperation = Operation, durch die ein Krankheitsherd vollständig („radikal") beseitigt wird
Radius = Speiche
Radiusfraktur = Speichenbruch
Raspatorium = Instrument zum Abschieben der Knochenhaut vom Knochen
Reaktion = Gegenwirkung
Reflex = unwillkürliche Gegenbewegung
Reflux = Rückfluß
Refluxösophagitis = Entzündung der Speiseröhre durch Rückfluß von Mageninhalt
Regeneration = Wiederherstellung, Wiedererzeugung
regional = örtlich
rekonstruieren = wiederbilden, wiederherstellen
rektal = vom Mastdarm her, durch den Mastdarm
Rektoskop = Gerät zur Mastdarmspiegelung
Rektum = Mastdarm
Rektumkarzinom = Mastdarmkrebs
Relaxantien = Mittel, welche die Muskeln zum Erschlaffen bringen
Ren mobilis = Wanderniere
reponibel = einrichtbar (reponierbar)

reponieren = einrichten, zurückdrücken
Reposition = Wiedereinrichtung, Einrichtung
Resektion = das Herausschneiden von Teilen eines Organes oder Knochens
resistent = widerstandsfähig
Resistenz = Widerstandsfähigkeit
Resistenzbewegung = Bestimmung der Widerstandsfähigkeit von Bakterien
resorbierbar = kann aufgesaugt werden
resorbieren = auflösen, aufsaugen
Resorption = Aufsaugung
retrograd = rückläufig
retrograde Amnesie = Erinnerungslücke für die Zeit vor Eintreten einer Bewußtlosigkeit
retrogrades Pyelogramm = Rö.-Untersuchung des Nierenbeckens und der ableitenden Harnwege nach Einspritzen eines Kontrastmittels von der Blase her in Harnleiter und Nierenbecken
restrosternal = hinter dem Brustbein („Sternum")
Rezidiv = erneutes Auftreten, Wiederauftreten einer Erkrankung
Rhesus-Faktor = Rhesusblutfaktor, eine Blutkörpercheneigenschaft. Das Testserum wurde durch Übertragung von Rhesusaffenblut auf Versuchstiere gewonnen
rheumatisch = durch Rheumatismus bedingt
Rheumatismus = Erkrankung von Muskelgruppen oder Gelenken, die mit reißenden Schmerzen und schmerzhafter Bewegungseinschränkung einhergeht
Rubor = Rötung
Ruptur = Zerreißung

S
Sarkom = bösartige Bindegewebsgeschwulst
Sarkommetastasen = Tochtergeschwülste des Sarkoms
Sectio alta = hoher Blasenschnitt, hoher Steinschnitt

Segmentresektion = operative Entfernung eines Lungenabschnittes (Lungensegmentes)
Sekret = von Drüsen abgesonderte Flüssigkeit
sekundär = an zweiter Stelle, zweitrangig
Sekundärheilung = verzögerte Wundheilung (z. B. durch Infektion)
Semikastration = einseitige operative Entfernung von Keimdrüsen
Seminom = bösartige Hodengeschwulst
Sensibilität = Gefühlsempfindung, Empfindlichkeit
Sensibilitätsstörung = Störung der Gefühlsempfindlichkeit
Sensorium = Bewußtsein
Sepsis = eitrige Allgemeininfektion
Septum = Scheidewand
Sequester = abgestorbenes Gewebe- oder Knochenstück, welches abgestoßen wird
Serum = wäßriger Bestandteil einer Flüssigkeit (z. B. des Blutes)
Sigmoid (Colon sigmoideum, Sigma) = S-förmiger Teil des Dickdarms zwischen absteigendem Dickdarm (Colon descendens) und Mastdarm (Rektum)
Simultanimpfung = aktive und passive Impfung zugleich
Singultus = Schluckauf
Sinusitis = Nebenhöhlenentzündung (Stirnhöhle)
Skalpell = Operationsmesser
Skrotum = Hodensack
Sonde = dünnes, stabförmiges Instrument zum Austasten von Gewebshöhlen und Gängen
Sonografie = Untersuchungsmethode mittels Ultraschall (Ultraschalldiagnostik)
Spasmolyse = Krampflösung
Spasmolytika = krampflösende Mittel
spasmolytisch = krampflösend
Spasmus = Krampf

spezifisch = von besonderer Art, eigentümlich, eigenartig (häufig in übertragenem Sinne: tuberkulös)
Sphinkter = Schließmuskel
Sphinkterotomie = operative Durchtrennung eines Schließmuskels
Spica = Kornährenverband
Spinalanästhesie = s. Lumbalanästhesie
Spiren = Spaltpilze von gewundener Form
splenogen = von der Milz herkommend, durch die Milz bedingt
splenorenale Anastomose = operativ angelegte Verbindung zwischen Milzvene und Nierenvene
Spondylitis tuberculosa = tuberkulöse Wirbelentzündung, Wirbeltuberkulose
spontan = von selbst
Spontanfraktur = aus geringfügigem Anlaß heraus entstandener Knochenbruch (bei krankhaft veränderten Knochen)
Sporen = gegen äußere Einflüsse sehr widerstandsfähige Dauerform mancher Bakterien („Sporenbildner")
Sputum = Auswurf
Staphylokokken = in traubenförmigen Kolonien wachsende Kugelbakterien
Stenose = Einengung, Verengerung
Stethoskop = Höhrrohr
steril = keimfrei
Sterilisation = Keimfreimachung von Gegenständen
Stomatitis = Entzündung der Mundschleimhaut
Strangulation = Zusammenschnürung
Strangulationsileus = Darmverschluß infolge Abklemmung des Darmes durch einen Verwachsungsstrang
Streptokokken = in kettenförmigen Kolonien wachsende Kugelbakterien
Stridor = pfeifendes Atemgeräusch bei Einengung der oberen Luftwege
Striktur = starke Verengerung eines Kanals durch Narbenbildung

Struma = Kropf, Schilddrüsenvergrößerung
Struma colloidalis nodosa = Knotenkropf
Struma parenchymatosa = weiche Vergrößerung der Schilddrüse
Strumektomie = operative Entfernung der Struma (Kropf)
subdural = unter der harten Hirnhaut
Subileus = nicht ganz vollständiger Darmverschluß
subkutan = unter die (der) Haut
Subluxation = nicht ganz vollständige Verrenkung
Subokzipitalpunktion = Entnahme von Liquor aus dem Duralsack dicht unterhalb des Hinterhauptes
subtrochanter = unterhalb des großen Rollhügels am Oberschenkelknochen
Sulfonamide = Heilmittel gegen bakterielle Erkrankungen
suprakondylär = oberhalb der Knorren (z. B. des Oberarmknochens) gelegen
supraumbilikale Hernie = Eingeweidebruch dicht oberhalb des Nabels
Suspensorium = Tragverband
Sympathikus = Teil des autonomen Nervensystems
Symptom = Krankheitszeichen
Synthese = Vereinigung
synthetisch = vereinigt, bei Arzneimitteln: künstlich hergestellt
Szirrhus = besonders harte Krebsgeschwulst

T
Tamponade = Ausstopfung
Tenesmen = schmerzhafter Stuhl- oder Harndrang bei entzündlicher Reizung der Mastdarm- oder Blasenmuskulatur
Teratom = angeborene, durch Störung der Entwicklung entstandene Geschwulstart
Testudo = Schildkrötenverband
Tetanus = Wundstarrkrampf

Therapie = Behandlung
thermisch = auf Temperatur (Wärme) bezüglich
Thorakokaustik = Durchtrennung von Verwachsungssträngen zwischen Lungenoberfläche und Brustinnenwand mittels eines elektrischen Gerätes
Thorakoplastik = plastische Operation am Brustkorb mit Entfernung von Rippen
Thorakotomie = Eröffnung des Brustkorbes
Thorax = Brustkorb
Thoraxgips = Gipsverband, der den Brustkorb umschließt
Thoraxkontusion = Brustkorbquetschung
Thrombin = Fibrinferment
Thrombophlebitis = im Zusammenhang mit einer Thrombose auftretende Venenentzündung
Thromboplastin = Zwischenprodukt bei der Blutgerinnung
Thrombose = Entstehung eines Blutgerinnsels, das zur Aufhebung oder Behinderung der Blutströmung in einer Blutbahn führt
Thrombus = Blutgerinnsel, Blutpfropf
Toleranzstadium = 3. Narkosestadium, in dem der Patient alle operativen Maßnahmen ohne störende Reaktionen erduldet (= toleriert)
tolerieren = erdulden
Tomografie = Röntgenschichtaufnahme
Tonsillarabszeß = Abszeß der Gaumenmandeln
Tonsillen = Gaumenmandeln
Tonsillitis = Gaumenmandelentzündung
Tonus = Spannung, z. B. des Gewebes (Atonie = Fehlen der Spannung)
Totalendoprothese = künstliches Hüftgelenk (vollständiger Ersatz des Gelenkes)
Toxine = Giftstoffe
toxisch = giftig

Trachea = Luftröhre
Tracheomalazie = Erweichung der Luftröhrenknorpel
Tracheotomie = Luftröhrenschnitt
transduodenal = durch den Zwölffingerdarm hindurch
transduodenale Sphinkterotomie = operative Spaltung des Schließmuskels an der Gallengangseinmündung durch den Zwölffingerdarm hindurch
Transfusion = Blutübertragung
Transplantation = Überpflanzung von Gewebe
Transsudat = „Ausschwitzung", Austritt wäßriger Blutbestandteile in Körperhöhlen
Trauma = Gewalteinwirkung
Trepanation = Eröffnung einer Körperhöhle durch Anbohren eines Knochens. Im engeren Sinne operative Eröffnung der Schädelhöhle durch bohrende Instrumente
trepanieren = die Schädelhöhle eröffnen
Trokar = Instrument zur Entleerung von Flüssigkeit aus Körperhöhlen
Tuberkel = Knötchen (für Tuberkulose charakteristisch)
Tuberkelbakterium = Erreger der Tuberkulose
Tuberkulose = durch Tuberkelbakterien hervorgerufene Erkrankung
Tubus = Rohr
Tumor = Anschwellung, Geschwulst

U
Ulcus cruris = Unterschenkelgeschwür
Ulcus duodeni = Zwölffingerdarmgeschwür
Ulcus rodens = oberflächlicher Hautkrebs
Ulcus ventriculi = Magengeschwür
Ulkus (latein. Ulcus) = Geschwür
Ulkuskarzinom = auf dem Boden eines Ulkus entstandene Krebsgeschwulst
Ulna = Elle
Urämie = Harnvergiftung
Ureter = Harnleiter

Urethra = Harnröhre
Urogenitalsystem = Harn- und Geschlechtsorgane
Urologie = Lehre von den Erkrankungen der Harnorgane
Uterus = Gebärmutter

V
Vagotomie, proximale selektive = Nervendurchtrennung am Magen zur Behandlung von Zwölffingerdarmgeschwüren
Varikozele = Krampfaderbruch
vegetatives Nervensystem = autonomes, selbständiges, unabhängiges Nervensystem
Vena cava = Hohlvene
Vena portae = Pfortader
Vena subclavia = Schlüsselbeinvene
Vene = Blutader
venös = zu einer Vene gehörend, aus einer Vene
Ventilpneumothorax = offener Pneumothorax, bei dem die Luft zwar in den Brustraum hineinströmen, durch eine ventilartige Weichteilwunde aber nicht wieder entweichen kann
Ventrikel = Hohlraum, Kammer
Ventrikelseptumdefekt = angeborene Lücke in der Scheidewand zwischen beiden Herzkammern
Ventrikulografie = röntgenologische Darstellung eines Ventrikels
virulent = lebenskräftig, giftig (bei Bakterien)
Virulenz = Giftigkeit von Bakterien
Virus (Mehrzahl = Viren) = kleinster Krankheitserreger, der nur in Verbindung mit lebendem Gewebe gezüchtet werden kann
Volvulus = „Darmverschlingung", Darmverschluß durch Drehung einer Darmschlinge

Z
zentral = im Mittelpunkt gelegen
Zentralisation = Verlagerung zur Mitte (zum Zentrum) hin

Zentralnervensystem = Gehirn und Rückenmark
Zerebralsklerose = Gehirnarterienverkalkung (s. Arteriosklerose)
zerebralsklerotisch = durch Altersveränderungen der Gehirngefäße bedingt
Zirkulation = Kreislauf
zirkulieren = kreisen
Zökum = Blinddarm
Zyanose = Blauverfärbung
Zystadenom = von Drüsengewebe ausgehende blasige Geschwulst
Zyste = blasiges Gebilde (Geschwulst)
Zystenmamma = siehe Mastopathia cystica
Zystitis = Blasenentzündung
Zystopyelitis = Entzündung von Blase und Nierenbecken
Zystoskop = Gerät zur Blasenspiegelung
Zystoskopie = Blasenspiegelung
Zytostatika = Medikamente, welche das Zellwachstum – vorwiegend bösartiger Geschwülste – hemmen sollen

29. Sachverzeichnis

Abszeß 171
Abszeßeröffnung 172
Abszeß, kalter 187
–, paranephritischer 409
–, periproktischer 391
–, perityphlitischer 383
Abwehrspannung 130, 131, 285, 369, 382
Adenokarzinom 202
Adenom 201, 357, 387, 389, 414
Adrenalin, Überempfindlichkeit gegen 267
Aerobier 164
Ätzwunden 28
Aktinomykose 180, 322, 330
Aktinomyzespilz 168
Alkalose 304
Allgemeininfektion, bakterielle 188
–, eitrige 188
–, toxische 188
Allgemeinnarkose, Vorbereitung des Patienten 234
Amnesie, retrograde 113
Anaerobier 164, 355
Anaerobierinfektion 176
Anästhesie 233
Analfissur 390
Analfistel 391
Aneurysma 126, 193
Angiographie 349, 352
Angiokardiographie 349
Angiom 326, 330
Antidekubitusmatratze 290
Antisepsis 211
Anurie 24, 132, 280
Anus praeter 390
Aortenaneurysma 193, 350
AO-Verfahren 59 ff., 85, 92, 93, 94, 95

Appendektomie 383
Appendizitis 381 ff.
–, akute 382
–, chronische 384
Arteriographie, Gehirngefäße 115
Arteriosklerose 191
Asepsis 211
Aspirationspneumonie 235
Aszites 371
Atemfunktion 208
Ateminsuffizienz, klinische Zeichen 303
Atemnot 124
Atemtätigkeit, Störungen 5
Atemübungen nach Operationen 271
Atemzentrum, Schädigung 303
Atherome 320, 322
Atmung, paradoxe 303
Azidose 304

Bakterien 163 ff.
Bakterium pyocyaneum 166
Basedowsche Erkrankung 334
Bauch, Erkrankungen des 363 ff.
Bauchfellentzündung 129, 131, 132, 368
–, örtlich begrenzte 370
Bauchfellerkrankungen 368 ff.
Bauchfellgeschwülste 371
Bauchverletzungen, stumpfe 129
Bauchhöhle, Blutung in die 129
Bauchhöhle, offene Verletzungen 129
Bauchmittellinie, Brüche 367
Bauchnarbenbrüche 368
Bauchspeicheldrüsenentzündung 398
Bauchspeicheldrüse, Geschwülste 399
Bauchspeicheldrüse, Erkrankungen 396, 398 ff.
Bauchtrauma, stumpfes 129
Bauchwandbrüche 363

Bazillen 164
Beatmung, künstliche 7, 27
–, Mund zu Mund 9, 27
Beatmungsgeräte 306
Beckengips 152
Beckenverletzungen, Pflege 158
Bergung Verletzter 4
Berstungsbruch, Schädeldach 76
Bewegungsbad 110
Biegungsbruch, Schädeldach 77
Bildröhrenverstärker 215
Bindenverbände 137
Bißwunden 17
Bougierungsbehandlung bei Harnröhrenstrikturen 134
Blasenerkrankungen 411 ff.
Blase, Mißbildungen 411
Blasenentzündung 411
Blasengeschwülste 413
Blasenkarzinom 413
Blasenspiegelung 403
Blasensteine 412
Blasentätigkeit, Wiederaufnahme nach Operationen 270
Blasenverletzungen 83
Blutdruck, diastolischer 292
–, systolischer 292
Bluterguß 50
Blutersatz 39
Blutgasanalyse 304
Blutgefäße, Erkrankungen der arteriellen 190
–, Verletzungen der großen 126
Blutgerinnung 32
Blutgruppen 41
Blutkörperchen, weiße 165
Blutkonserve 40, 131
Blutleere 34
Blutstillung, erste Hilfe 34
Blut, Störungen der Gerinnungsfähigkeit 284
Bluttransfusion 40, 208
Blutung 3
–, arterielle 32
–, venöse 32
Blutverlust 32, 42
Blutzuckerkontrollen, postoperative 283
Blutzuckerspiegel, postoperativer 283
Braunsche Schiene 145
Bronchialkarzinom 357
Bronchiektasen 354
Bronchitis 208
Bronchographie 351, 358
Bronchoskopie 351
Bronchialbaum, Erkrankungen 351
Bronchusabbruch 351, 358
Brucheinklemmung 364, 365
Bruchpforte 363
Bruchring 363
Bruchsack 363
Bruchwasser 363
Brustdrüsenentzündung 338
Brustdrüse, Erkrankungen 338
Brust, Erkrankungen 338 ff.
–, Geschwülste 340
Brusthöhle, Erkrankungen 343 ff.
–, Verletzungen 120 ff.
Brustkorbquetschung 120
Brustkorbverletzungen, Pflege 158
Brust, Mißbildungen 338
Brustorgane, Erkrankungen 348 ff.
Bypass-Operationen 192

Catgut 226
Chirurgie, Allgemeine 161
–, Geschwulstkrankheiten 194 ff.
–, Infektionen 163 ff.
–, Spezielle 317
–, Tuberkulose 183 ff.
Chloräthyl 243
Cholangitis 393
Cholecystitis 392
Cholecystektomie 396
Cholelithiasis 393
Chondrom 200, 320, 357
Chondrosarkom 201
Cingulum 143
Colitis ulcerosa 381
Commotio cerebri 112, 113
Computertomogramm 114, 115
Cramer-Schiene 144
Curare 246

Sachverzeichnis 441

Dachziegelverband 143
Darmerkrankungen 379 ff.
Darmgeschwülste 387 ff.
Darmlähmung 133, 369, 384 ff.
–, postoperative 279, 286
Darm, Mißbildungen 379
Darmsteifungen 386
Darmtätigkeit, Wiederaufnahme nach Operationen 270
Darmtuberkulose 381
Darmverschluß 384 ff.
Darmzerreißung (= ruptur) 131
Dauerkatheder 134
Dauertropfinfusion 40
Deckplatteneinbruch eines Wirbels 79
Defibrillation 301, 312
Defibrillator 301
Dekubitus 118, 271
Dermoidzyste 201
Desault-Verband 84, 141
Diabetes (bei Karbunkel) 171
Diabetes, postoperativer Verlauf 282
Dickdarm, Entzündung 380
Dickdarmgeschwülste 387
Dickdarmkarzinom 387
Diphteriebazillus 168, 180
Direktbeatmung 7
Distorsion, Gelenk 100
Divertikulitis 380
Dolabra 137
Douglas-Abszeß 384
Drahtextension 52, 87
Drahtumschlingung 71
Dreiecktuch 143
Druck, osmotischer 168
Drucknekrose 127
Druckplattenosteosynthese 62
Druckpuls 115
Druckverband 140
Ductus cysticus, Verschluß 392
Dünndarmdivertikel 380
Dünndarm, Entzündung 380
Dünndarmgeschwülste 387
Durchblutungsstörungen, Diabetes 191
–, periphere 191
Durchwanderungsperitonitis 368
Durstgefühl nach Operationen 269

Echolot 114, 115
Eitererreger 165
Eiweißzerfallsprodukte 4
EKG 348
Elektrischer Strom, Verletzungen 26
Elektrisierungsbehandlung 111
Elektroenzephalogramm (= EEG) 114
Elektrolytbedarf, täglicher des Erwachsenen 314
Elektroschock 301, 312
Ellenbogengelenk, Verrenkung 104
Ellenbogengelenk, Verrenkungsbruch 107
Ellenbruch 87
Embolie, arterielle 192
Empyem 175
Empyemresthöhle 345
Endangitis 191
Endotrachealtubus 252
Enteritis 382
Entsorgungscontainer 221
Entzündung 164, 168
–, Kardinalsymptome 169
Enzephalomeningozele 319
Enzephalozele 319, 324
Epididymitis 418
Epiphyse 46
Epiphysenlösung 46
Epispadie 417
Epithelialisierung 30
Epitheliom 200
Erfrierungen 25
Ermüdungsbrüche 45
Ernährung, intravenöse 313
–, parenterale 312
Erysipel 173, 321
Erysipeloid 180, 322
Exophthalmus 334
Extensionsverbände 153

Fäulniserreger 166
Fango-Packungen 110
Fersenbeinbruch 96
Fibrin 33
Fibrinogen 33
Fibroadenom der Mamma 340
Fibrom 199, 320, 322, 330, 346, 357

Fieber 4
Fingergelenke, Verrenkung 104
Fingerschiene, Böhlersche 146
Fissur 45
Fixateur externe 74
Flüssigkeitsbedarf, durchschnittlicher des Erwachsenen 313
Fluothane 241
Frakturen (s. auch Knochenbrüche) 45 ff.
Fremdkörper, verschluckte 127
Frühaufstehen nach Operationen 270
Furunkel 169, 321
Fußgelenk, Verrenkungsbruch 108

Gallenblasenempyem 392, 395
Gallenblasenentzündung 392
Gallenblasenhydrops 395
Gallenblasenkarzinom 398
Gallenblasenperforation 396
Gallengangsentzündung 393
Gallenblase und Gallenwege, Erkrankungen 392
– –, Geschwülste 397
– –, Mißbildungen 392
Gallensteinleiden 393
Gangrän, feuchte 190
Gasbrand 176
Gasbranderreger 167, 176
Gastritis 372, 373
Gastroduodenitis 372
Gastroenterostomie 379
Gefäßnaht 126
Gefäßplastik 126
Gefäßverletzungen 126
Gehgipsverband 54, 152
Gehirn, Verletzungen 112 ff.
Gehirnerschütterung 112, 113
Gehirnerschütterung, Pflege 159
Gehirn, entzündliche Erkrankungen 325
–, Geschwülste 326
–, Mißbildungen 324
Gehirnquetschung 112, 114
Gehirnschädel, entzündliche Erkrankungen 319

–, Geschwülste 320
–, Mißbildungen 319
Gelenkerguß, tuberkulöser 186
Gelenktuberkulose 186
Gelenkverletzungen 100
Geschlechtsorgane, Erkrankungen der männlichen 402
Geschwülste, bösartige 195, 201
Geschwulstentstehung, Ursachen 199
Geschwülste, Früherkennung bösartiger 202
–, gutartige 194, 199
Geschwulstkrankheiten 194 ff.
Geschwulstwachstum, infiltrierendes 195
Gesichtsschädel, entzündliche Erkrankungen 321
–, Geschwülste 322
–, Mißbildungen 320
Gewebsthromboplastin 33
Gibbus 186
Gingivitis 322
Gipsabnahme, Instrumente 225
Gipsbett 153
Gipsbinden 136
Gipskrawatte 103
Gipslonguette 149
Gipsmesser 153
Gipsschere 153
Gipsspreizer 153
Gipsverbände 54, 146 ff.
Gipsverband, zirkulärer 146
Gittertüll, Verbände mit 137
Gliedmaßenverletzungen, Pflege 158
Gliom 199, 326
Glisson-Schlinge 103, 154
Gonokokken 369, 370
Grünholzbruch 46, 84
Gynäkomastie 338

Hämangiom 200, 320, 322
Hämatokritbestimmung 130
Hämatom 15
–, epidurales 115
–, intrazerebrales 115
–, subdurales 115
Hämatothorax 125

Sachverzeichnis 443

Hämoglobingehalt 130, 133
Hämolyse 40
Hämoperikard 126
Hämorrhoiden 390
Händedesinfektion, chirurgische 227
Halothan 241
Hals, entzündliche Erkrankungen 329
–, Erkrankungen 328 ff.
Halserkrankungen, Mißbildungen 328
Hals, Geschwülste 330
–, Verletzungen 119 ff.
Halslymphknotentuberkulose 184
Halsrippen 328
Halszysten 328
Hasenscharte 320
Handwurzelknochen, Brüche 89
Harnblase, Verletzungen 133
Harnleiterkoliken 406
Harnleiterstein 405
Harnröhrenverengung (= striktur) 134, 417
Harnröhrenverletzungen 83, 134
Harnröhre und Penis, Erkrankungen 417 ff.
– –, Geschwülste 417
– –, Mißbildungen 417
Harnverhaltung, akute 133, 414
Harnwege, Erkrankungen der ableitenden 402
–, Verletzung der ableitenden 132
Hauttuberkulose 322
Hautübertragung 24, 31
Heftpflaster 136
Heißluftbehandlung 110
Hemikolektomie 388
Herdsymptome 113, 114, 115
Hernie, epigastrische 367
–, supraumbilikale 367
Hernien 363
Herz, Herzbeutel, große Gefäße – Erkrankungen 348
–, Verletzungen 126
Herzfehler, angeborene 350
–, erworbene 350
Herzkatheterisierung 349
Herz-Kreislauf-Stillstand, Wiederbelebung bei akutem 310

Herzmassage 9, 27, 312
Herztamponade 126
Herz- und Kreislauftätigkeit 207, 268
Herz- und Kreislauffähigkeit, postoperative Störungen der 272
Herzschrittmacher 301
Herzstillstand 9
Herz- und Gefäßerkrankungen, Untersuchungsmethoden 348
Hiatushernie 362
Hilfe, erste 3
Hirnabszeß 326
Hirndruckerscheinungen 114, 115
Hirnödem 116
Hirntumoren, Diagnostik 327
Hirnverletzungen, gedeckte 99
–, gedeckte, Pflege 159
Hobelspanverband 137
Hoden und Nebenhoden, Entwicklungsstörungen von 418
Hoden, Nebenhoden und Hodenhüllen
– Erkrankungen von 418 ff.
Hodenentzündung, akute 418
Hodengeschwülste 419
Hohlhandphlegmone 174
Hohlorgane, Zerreißung 131
Hospitalismus 165
Hüftgelenk, Verrenkung 104
Hüftgelenk Verrenkungsbruch 107
Hydronephrose 404, 405
Hydrozele 419
Hydrozephalus 325
Hypernephrom 410
Hyperthyreose 332, 334
Hypophysentumor 326
Hypospadie 417
Hypothyreose 332

Ileitis terminalis 380
Ileus 384 ff.
–, mechanischer 365, 385 ff.
–, mechanischer durch Fremdkörper 386
–, paralytischer 369, 384 ff.
Impression 77
Infektionen, eitrige 169

Infektion großer Körperhöhlen, postoperative 285
Infektionen, postoperative 285
–, seltene chirurgische 179
Infektionserreger 163
Infektionskrankheit 164, 168
Infiltrationsanästhesie 262
Infraktion 45
Infusion 210
Infusionspyelogramm 403
Inhalationsnarkose, Durchführung 247 ff.
Inhalationsnarkotita 240
Inkarzeration 386
Innenknöchelbruch 95
Innere Organe, Verletzungen 120 ff.
Instrumente 220
–, Reinigung 220
–, Sterilisation 221
Instrumentenpflege 220
Intensivpflege 287 ff.
–, allgemeine Patientenüberwachung 291
–, allgemeine pflegerische Maßnahmen 289
–, assistierte Beatmung 305
–, Behandlung von Atemstörungen 305
–, Blutdruck-Monitoren 301
–, Blutdrucküberwachung 292
–, EEG-Monitor 302
–, EKG-Monitor 298
–, Infektionsprophylaxe 288
–, kontrollierte Beatmung 305
–, Kontrolle der Atmung 294
–, Kontrolle der Urinausscheidung 295
–, Kontrolle des zentralen Venendrukkes 296
–, Kontrolle postoperativer Blutverluste 295
–, Kontrolle von Flüssigkeitsverlusten aus Sonden 296
–, Kreislaufüberwachung 309
–, Künstliche Beatmung 305
–, pflegerische Besonderheiten bei Bewußtlosen 290
–, psychische Betreuung des Patienten 291
–, Pulskontrolle 293
–, Temperaturkontrolle 294
– tracheotomierter Patienten 308
–, Überwachung der Atmung 302 ff.
–, Überwachungsapparate 298
–, Ursache von Atemstörungen 302
Intubation, endotracheale 252 ff.
–, Technik 252
Invaginationsileus 385
Jochbeinbruch 78
Jodmangel 332

Kälteanästhesie 261
Kalorienbedarf, durchschnittlicher des Erwachsenen 314
Karbunkel 170, 321, 329
Kardiospasmus 360
Karzinom 202 ff., 324, 340, 345, 357, 361, 371, 377, 387, 397, 399, 410, 413, 416, 417, 420
Kathederisieren 133, 134
Kehlkopferkrankungen 331
Kehlkopfödem 331
Keimfreiheit, völlige 217
Kiefer-Gaumenspalte 320
Kiefergelenk, Verrenkung 102
Kieferklemme 322
Kirschner-Draht 52
Kniegelenk, Verrenkung 104
–, Verrenkungsbruch 107
Kniescheibenbruch 93
Knochenbruchbehandlung, konservative 51
–, operative 54 ff.
Knochenbrüche 45 ff.
–, Erstversorgung 10
–, Becken 82
–, Behandlungsmöglichkeiten 51 ff.
–, Brustkorb 81
–, Gehirnschädel 76
–, geschlossene 48
–, häufigste 76
–, klinische Zeichen 49
–, Obere Gliedmaßen 84
–, offene 48
–, Untere Gliedmaßen 89

–, unvollständige 45
–, vollständige 47
Knochenbruchheilung 97
–, Störungen 97
Knochenentzündung, eitrige 180 ff.
Knochenreiben 49
Knochenspäne 57
Knochentuberkulose 185
Knochenverletzungen, Funktionsstörung 50
–, Pflege 157
Knotenkropf 333
Kochsalzlösung, physiologische 39
Kokken 164
Kolibakterien 166, 175, 188, 369, 391, 408
Kollateralkreislauf 192
Kolon-Karzinom 387
Koma, diabetisches 282
Kompressionsfraktur, Wirbelsäule 79
Kompressionsverband 140
Kontrast-Einlauf 384, 388
Kopf, Erkrankungen 319 ff.
Kopfschwartenphlegmone 319
Kopfverband 140
Kornährenverband 138
Koterbrechen 386
Krampfadern 208
Krampfanfälle 114
Krankheitskeime 163
Kratzwunden 17
Kretinismus 336
Kreuzbänder, Verletzung 105
Kreuzprobe vor Bluttransfusion 40, 41
Kropf 332 ff.
–, euthyreoter 332
Kropfbildung, endemische 332
Kryptorchismus 418
Kurzwellenbestrahlung 110

Lachgas 242
Lähmungserscheinungen 114, 115
Lagerung Bewußtloser 6
Laryngoskop 252, 255
Lavage 130, 131
Leberabszesse 391

Lebererkrankungen 391
Leberfunktion 208
Leberriß (= ruptur) 129
Leberzirrhose 400
Leberzysten 391
Leistenbruch 366
Leistenhoden 418
Leitungsanästhesie 263
Leukozytenwall 169
Lipom 199, 330, 346, 357
Lobektomie 354
Lokalanästhesie, Medikamente 266
Lokalanästhesie, Methoden 261
–, Überdosierung 266
–, Zwischenfälle 266
Lokalanästhetika, Überempfindlichkeit 267
Lumbalanästhesie 264
Lunge, Erkrankungen 351 ff.
Lungenabszeß 355
Lungenatelektase 358
Lungenentzündung, postoperative 273
Lungenerkrankungen, nichttuberkulöse entzündliche 355
–, Röntgenuntersuchung 351
–, Untersuchungsmethoden 351
Lungenfunktionsprüfung 234
Lungengangrän 355
Lungengeschwülste, bösartige 357
–, gutartige 357
Lungeninfarkt und Lungenembolie, postoperativ 276
Lungenkaverne 356
Lunge und Bronchialbaum, Mißbildungen 353
Lungentuberkulose 356
Lungenzysten 353
Luxation 100, 101
Luxationsfrakturen 106
Lymphadenitis 175
Lymphangiom 200, 330
Lymphangitis 175
Lymphknotenabzeß 175
Lymphknotenentzündung 175
Lymphknotenmetastasen 340, 341
Lymphogranulomatose 331
Lymphosarkom 202, 347

Magenatonie 269
Magenausgangsstenose 377
Magen, Fremdkörper 379
Magengeschwür, akutes 373
–, Operation 374
–, penetrierendes 376
Magenkarzinom 377
–, Lymphknotenmetastasen 377
–, Operation 379
Magenlähmung (Magenatonie), postoperative 279
Magenperforation 375
Magenschleimhautentzündung 372, 373
Magenzerreißung (= ruptur) 131
Magen- und Zwölffingerdarmgeschwür, blutendes 376
– –, Erkrankungen 371
– –, Geschwürsleiden 372
– –, Mißbildungen 371
Magen- und Darmtätigkeit, postoperative Störungen 278
Mamma, blutende 340
Mammakarzinom 339, 340 ff.
Mammakarzinom, Radikaloperation 341
Mammazyste 339
Mammografie 341
Marknagelung 62, 92, 94, 95
Mastdarmerkrankungen 389
Mastdarmgeschwülste, bösartige 389
–, gutartige 389
Mastdarmvorfall 390
McBurneyscher Punkt 382
Meckelsches Divertikel 379
Mediastinalemphysem 124
Mediastinalflattern 122
Mediastinum, Entzündungen 346
–, Erkrankungen 346 ff.
Mediastinitis 346
Megakolon 379
Melanom 200
Melanosarkom 323
Meningitis 325
Meningokokken 325
Meningozele 319, 324
Meniskusverletzung 100, 105

Mesenterialgefäßthrombose 384
Mesenterium, Abriß 132
Metastasen 196, 330
Metastasierung 196
Mikrozephalie 319
Milzbrand 180
Milzbranderreger 168
Milzerkrankungen, chirurgische 400
Milzriß (= ruptur) 129
Milztumor, septischer 189
Mischgeschwülste 201
Mischinfektion 165
Miserere 386
Mitella 143
Mittelfellentzündung 346
Mittelfelltuberkulose 346
Mittelfluß, Knochenbrüche 96
Mumifikation 190
Mundbodenphlegmone 321
Muskelrelaxantien 246
Myom 200, 357, 387
Myosarkom 202
Myxödem 336
Myxom 200

Nabelbruch 367
Nachbehandlung nach Knochenbrüchen und Gelenkverletzungen 110
Nachblutung nach Operationen 273, 283 ff.
Nackenkarbunkel 329
Nahtmaterial 226
Narbe 30
Narbenkeloid 31
Narbenkorrektur 31
Narkose 233 ff.
–, Äther 241
–, Atemkomplikationen 256
–, Einschlafstadium 239
–, Erregungsstadium 239
–, Toleranzstadium 240
–, Stadium der Lähmung 240
–, Prämedikation 236 ff.
–, Reflexe des Patienten in 236
–, rektale 245
–, Richtlinien zur Durchführung 255 ff.

Sachverzeichnis

Narkoseapparat 248
–, halbgeschlossenes System 251
–, halboffenes System 251
Narkosebeginn, Voraussetzungen 255
Narkosebreite 241
Narkoseeinleitung, Besonderheiten bei Notoperationen 259
–, Narkosestadien 238 ff.
Narkosemittel 234, 240 ff.
Narkoserisiko 235
Narkosetiefe, Kreislaufüberwachung 255
Narkosevorbereitung bei Notfalloperationen 238
Narkotika, Barbiturate 243
–, intravenöse 243
Nasenbeinbruch 78
Nebenhodenentzündung 418
Nebenhodentuberkulose 419
Nekrose 29, 190
Nephroptose 404
Nervus radialis 85
Nervus recurrens 333
Neunerregel 23
Neurinom 199, 326, 346
Neuroleptanalgesie 247
Nieren und ableitende Harnwege, Mißbildungen 404
Nieren- und Harnwegserkrankungen, Untersuchungsmethoden 402
Nieren, Verletzungen 132
–, Erkrankungen 402 ff.
Nierenbeckenausgußstein 405
Nierenbeckeneiterung 408
Nierenbeckenstein 405
Nierenfunktionsprüfung 403
Nierengeschwülste 410
Niereninfektion, nichttuberkulöse 408
Nierenkoliken 405, 406
Nierensenkung 404
Nierensteine, Entfernung 408
Nierensteinerkrankung 405
Nierenstielabriß 132
Nierentuberkulose 409
Nierenversagen, akutes nach Operationen 280

Oberarmkopfbruch 84
Oberarmschaftbruch 85
Oberarmbruch, supracondylärer 86
Oberflächenanästhesie, Schleimhäute 262
Oberkieferbruch 78
Oberkieferkarzinom 324
Oberschenkelbrüche, pertrochantere 64, 91
Oberschenkelbruch, suprakondylärer 92
Oberschenkelschaftbruch 91
Obturationsileus 386
Ödem 15
Örtliche Betäubung 261 ff.
Ösophagoskop 127, 359, 360
Ösophagoskopie 359, 361
Ösophagotrachealfistel 359
Ösophagus, Blutungen 361
–, Erkrankungen 358 ff.
–, Geschwülste 361
Ösophagusdivertikel 359
Ösophaguskarzinom 361
Ösophagusstenose 127
Ösophagusvarizen 361, 400
Olekranonfraktur 88
Oligurie 280
Operationen, Kreislaufstörungen 258
–, Voruntersuchungen 205
Operationsgefährdung des Patienten 204
Operationsgebiet, Desinfektion 232
Operationslampen 213
Operationsrisiko 203
Operationssaal 211
–, seine Einrichtung, Reinigung und Pflege 212
–, Röntgengeräte 215
Operationstisch 214
–, Lagerung des Patienten 229
Operationsvorbereitung, allgemeine 205
–, Atemfunktion 208
–, Bluttransfusion 208
–, Bronchitis 208
–, Herz- und Kreislauftätigkeit 207
–, Krampfadern 208

–, Leberfunktion 208
–, pflegerische 211
Operationswäsche, Sterilisation 218
–, Verpackung 214
Operative Behandlung, Voraussetzungen 203
Osteitis (s. auch Osteomyelitis) 180
Osteochondrom 200
Osteom 200, 320
Osteomyelitis 73, 180 ff., 322
Osteosarkom 201, 324
Osteosynthese, stabile 62

Panaritium 173
Pankreaskarzinom 399
Pankreatitis 396, 398 ff.
Pankreaszyste 399
Panzerherz 350
Papillom 200, 322, 340, 413
Paraphimose 417
Parenchymstruma 333
Parotismischtumor 201, 323
Parotitis, postoperative 281
Patientenlagerung, postoperative 290
Patient, Vorbereitung zur Operation 204
Penthrane 242
Peridural-Anästhesie 265
Peritonealkarzinose 371
Peritonitis 129, 131, 132, 286, 368 ff., 383
–, diffus eitrige 369
–, lokale 370
–, tuberkulöse 370
Perityphlitischer Abszeß 383
Personal, Aufgaben im Operationssaal 228
Pfählungsverletzung 20
Pfeifenraucherkrebs 324
Phimose 417
Phlegmone 172, 329
Pigmentzellgeschwulst 200, 322
Pilze 163
Platzwunden 15
Pleuraempyem 344
–, tuberkulöses 345

Plattenepithelkarzinom 202
Pleuraerguß 343
Pleuraexsudat 343
Pleura, Geschwülste 345
–, Karzinommetastasen 345
Pleuritis 343
Plexus, Abriß 119
Pneumektomie 354
Pneumokokken 181, 188, 325, 369
Pneumonie, chronische 355
Pneumothorax 121
–, diagnostischer 352
Pneumothorax, geschlossener 121
–, offener 121
Portaler Hochdruck 362, 400
Postoperative Komplikationen, häufigste 272 ff.
Postoperativer Verlauf, normaler –
Nachbehandlung und Pflege 268 ff.
Prellungen 14
Prostataadenom 414
Prostataerkrankungen 413 ff.
Prostataentzündung 413
Prostatahypertrophie 414
Prostatakarzinom 416
Prostata, operative Entfernung 416
Prostatitis 414
Prothrombin 33
Protozoen 164
Pseudarthrose 71, 97
–, Behandlung 72
Pufferlösungen 40
Pyelitis 408
Pyelogramm 403, 415
Pylorospasmus 371
Pylorushypertrophie 371
Pyonephrose 406, 409

Querfraktur 47
Querschnittslähmung 116, 117
–, Pflege 160
Quetschungen 14
Quetschwunden 16

Rabenschnabel 153
Rautekgriff 4

Sachverzeichnis 449

Reanimation 311
Refluxösophagitis 360, 362
Rektoskop, Reinigung 221
Rektoskopie 389
Rektum, Erkrankungen 389
Rektumexstirpation, abdomino-sakrale 390
Rektumkarzinom 389
Reposition von Knochenbrüchen 51
– –, blutige 55
Respiratoren 306
Restharn 415
Reststickstoff 281, 403
Rhesus-Faktor 41
Rippenbrüche 81, 120
Rippenfell, Erkrankungen 343 ff.
Rippenfellentzündung, feuchte 343
–, trockene 343
Rippenfellerkrankung, nichttuberkulöse entzündliche 343
Rißwunden 17
Rucksackverband 84, 143
Rückenmark, Verletzungen 116
Rückenmarksquetschung 81
Rückenmarkverletzungen, Pflege 160
Rush-Pin-Nagelung 68

Sackniere 404, 405
Säge, oszillierende 153
Säure-Basenhaushalt 304
Sarkom 201 ff., 323, 330, 337, 347, 387
Sauerstoffmangel 123
Saugdrainage 123, 124, 125, 344
Sehnenscheidentuberkulose 187
Seminom 420
Senkungsabszeß 187
Sequester 182, 185
Schädelbasisbruch 77
Schädeldachosteomyelitis 320
Schenkelbruch 367
Schenkelhalsbruch 91
Schenkelhalsnagelung 64, 91
Schiefhals 329
Schienbeinbruch 94
Schienbeinschaftbruch 95

Schienbeinkopfbruch 95
Schienenverbände 144
Schilddrüse, Entzündungen 337
Schilddrüse, Geschwülste 337
Schilddrüsenerkrankungen 332 ff.
Schilddrüsenhormon 332
Schilddrüsensarkom 337
Schilddrüsenunterfunktion 336
Schildkrötenverband 138
Schlangenbißverletzung 18
Schlüsselbeinbruch 84
Schmerzausschaltung 233, 234
Schmerzbekämpfung nach Operationen 268
Schnittwunden 19
Schock 3
–, hypoglykämischer 283
–, Schockbekämpfung 42
Schocksymptome 43
Schrägfraktur 48
Schürfwunden 14
Schulterblattbruch 84
Schultergelenk, Verrenkung 103
–, Verrenkungsbruch 107
Schußwunden 21
Schutzimpfung gegen Tetanus 179 ff.
Schwerverletzte, Transport 11
Simultanimpfung (Tetanus) 179
Singultus 279
Sonnenbrand 23
Sonografie 394
Spaltpilze 163
Spannungspneumothorax 124
Speichenbruch 88
Speiseröhre, Erkrankungen 358 ff.
–, gutartige Verengung 360
–, Mißbildungen 359
–, Verletzungen 127
Speiseröhrenstriktur 360
Speiseröhrenverätzungen 127
Sphinkterotomie, transduodenale 396
Spiegelaufnahme 386
Spinalanästhesie 264
–, Lagerung des Patienten 265
Spiralfraktur 48
Spiren 164
Spondylitis tuberkulosa 185

Spongiosa 58
Spontanfraktur 45
Sprunggelenk, oberes, Verrenkungsbruch 108
Spüldrainage bei Osteomyelitis 74
– bei Peritonitis 369
Subclavia-Katheter 313
Subileus 384
Sympathektomie 192
Szintigraphie 335
Staphylokokken 165, 169, 171, 175, 181, 188, 325, 369, 408
Stauchungsbrüche, Wirbelsäule 79
Sterilisation 217
–, chemische 220
–, Hochdruck-Dampf 218
–, physikalische Möglichkeiten 218
–, Trocken-Heißluft 219
– von Gummigegenständen 218
– von Spritzen, Kanülen, Glasgegenständen 219
Sterilisationsanlage, biologische Überprüfung 217
Sterilisationszeiten 218, 219, 220, 221
Stichwunden 19
Stomatitis 322
Strahlenpilzerkrankung 180, 330
Strangulationsileus 386
Streckkrämpfe 114
Streckverband 53, 92, 103, 153
Streptokinasebehandlung 192
Streptokokken 166, 172, 173, 175, 181, 188, 325, 369, 408
Stridor 303, 333
Struma 332 ff.
– colloidalis nodosa 333
–, heißer Knoten 335
– intrathorakale 333, 346
–, kalter Knoten 335
– maligna 337
–, Operation 335
– parenchymatosa 333, 334
–, retrosternale 333
–, Untersuchungen mit radioaktivem Jod 334

Teratom 201, 420
Tetanus 177
Tetanusbazillus 167, 177
Tetanus-Prophylaxe 14, 16, 17, 18, 21, 24, 179 ff.
Therapie, physikalische 110
Thoraxgips 152
Thoraxkontusion 120
Thrombin 33
Thrombophlebitis 176, 275
Thrombose und Thrombophlebitis, postoperative 275 ff.
Thromboseprophylaxe 276
Thymus, Geschwülste 346
Tochtergeschwülste 196
Tomographie 351, 358
Totalendoprothese 66
Totenlade 182
Toxine 164
Tracheomalazie 333
Tracheotomie 306, 331 ff., 333
Trauma 3
Trichterbrust 338
Tropfnarkose 247
Trümmerfraktur 48
Tube-Gazeverbände 136
Tuberkel 167, 184
Tuberkelbakterien 167, 175, 183, 325, 356
Tuberkulose 183 ff., 356
Tuberkulostatika 186
Tumor 194 ff.
Tumoren, Behandlungsmöglichkeiten, bösartiger 197, 202
Tumorrezidiv 196
Turmschädel 319

Ulcus duodeni 372
Ulcus ventriculi 372, 373
Ultraschallbad 221
Ultraschall-Diagnostik 394
Unfallheilkunde 1
Unfallverletzte, Pflege 155
Unterarmschaftbruch 87
Unterkieferbrüche 79
Unterkühlung (Hypothermie) bei Operationen 260

Sachverzeichnis 451

Unterschenkelbruch 94
Untersuchung, rektale 383, 415
Urämie 24, 280, 414
Ureterenkatheter 403
Urin, blutiger 133

Varikozele 419
Venendruckmessung, Technik 296
Venenentzündung 176, 275
Ventilpneumothorax 124
Verätzungen 27
Verbände, ruhigstellende und fixierende 143
Verbandlehre 135 ff.
Verbrennungen 23
–, Pflege 156
Verletzungen, chemische 27
–, Gehirn 112
–, Hals 119
–, innere Organe 120
–, mechanische 14
–, Rückenmark 116
–, thermische 22
–, Zentralnervensystem 112 ff.
Verplattung von Knochenbrüchen 62
Verrenkungen, Gelenke 100, 101
Verrenkungsbruch, Wirbelsäule 107
Verrenkungsbrüche 106
Verschlußikterus 396
Verschlußkrankheiten, arterielle 191
Verschraubung von Knochenbrüchen 68
Verstauchung, Gelenk 100
Viren 163
Virulenz 164
Volkmannsches Dreieck 109
Volkmann-Schiene 145
Volvulus 385
Vorsorgeuntersuchung 202, 341

Wabenlunge 354
Wadenbeinbruch 94, 96
Wäschetrommeln 213, 218
Wanderniere 404
Wasserbett 290
Wasserbruch 419
Weichteile, örtliche Infektion 169

Weichteilschwellung 50
Weichteilverletzungen 14 ff.
–, Pflege 155
Wirbelkörper, Tuberkulose 185
Wirbelsäulenbrüche 79
Wirbelsäulenverletzungen, Pflege 157
Wirbelsäule, Verrenkung 102
Wirbelsäule, Verrenkungsbruch 107
Witzel-Fistel 128
Wolfsrachen 320
Wunde 3
Wunddiphterie 180
Wundheilung 28 ff.
–, primäre 28
–, sekundäre 29
Wundrose 173, 321
Wundschmerz 268
Wundstarrkrampferreger 167
Wundverbände 136
Wundversorgung, operative nach Friedrich 12

Zehen, Knochenbrüche 96
Zellgewebsentzündung der Finger 173
Zentralisation 43
Zentralnervensystem, Pflege bei Verletzungen 159
–, Verletzungen 112 ff.
Zentralsterilisation 221
Zinkleimbinden 136
Zinkleimverband 143
Zuggurtung 69, 88, 94, 95
Zungenkarzinom 324
Zwerchfellbruch 362
Zwölffingerdarmgeschwür 372
–, Operation 375
Zahnfleischentzündung 322
Zyanose 123, 124
Zystadenom 201
Zystenlunge 354
Zystenmamma 339
Zystenniere 404
Zystitis 411
Zystopyelitis 412
Zystoskopie 403
Zystoskop, Reinigung und Aufbewahrung des 221

Die Buchreihe für Unterricht und Praxis

Fachschwester
Fachpfleger

Fortbildung
– die konsequente Ergänzung der Reihe
Fachschwester - Fachpfleger

Operative Medizin

Operative Medizin

Herausgeber: G. Gille, B. Horisberger,
B. Kaltwasser, K. Junghanns, R. Plaue

J. Hamer, C. Dosch
Neurochirurgische Operationen
Weiterbildung
Mit einem Geleitwort von K. Junghanns
1978. 80 Abbildungen. IX, 78 Seiten
DM 28,-
Mengenpreis ab 20 Exemplaren: DM 22,40
ISBN 3-540-08531-5

W. Saggau, T.-R. Billmaier
Herz- und Gefäßoperationen
Weiterbildung
1979. 110 Abbildungen. VIII, 104 Seiten
DM 36,-
Mengenpreis ab 20 Exemplaren: DM 28,80
ISBN 3-540-08735-4

J. Menzel, B. Dosch
Neurochirurgie
Prae- und postoperative Behandlung und Pflege.
Fortbildung
Geleitwort von K. Junghanns
1979. 40 Abbildungen, 1 Tabelle. IX, 48 Seiten
DM 29,50
Mengenpreis ab 20 Exemplaren: DM 23,60
ISBN 3-540-09284-6

H.W. Asbach, C. Herrmann-Schüssler, M. Lorenz
Urologie
Prae- und postoperative Behandlung und Pflege.
Fortbildung
1980. 29 Abbildungen, 6 Tabellen. IX, 60 Seiten
DM 32,-
Mengenpreis ab 20 Exemplaren: DM 25,60
ISBN 3-540-09835-6

Herausgeber: s. Fachschwester - Fachpfleger

G. Feldkamp, E. Koch
Der Brandverletzte
Behandlung, Pflege, Organisation
Mit einem Geleitwort von J. Rehn
1981. 60 Abbildungen. XI, 97 Seiten
DM 39,80
Mengenpreis ab 20 Exemplaren: DM 31,90
ISBN 3-540-08734-6

B. Kaltwasser, A. Skuginna, G. Hierholzer
Chirurgie der Knochen und Gelenke
Prae- und postoperative Behandlung und Pflege
Konservative Knochenbehandlung
1981. 11 Abbildungen. XI, 113 Seiten
DM 48,-
Mengenpreis ab 20 Exemplaren: DM 38,40
ISBN 3-540-10451-8

D. Zeidler, L. Weik
Thoraxoperationen
Geleitwort von K. Junghanns
1981. 65 Abbildungen. XI, 67 Seiten
DM 54,-
Mengenpreis ab 20 Exemplaren: DM 43,20
ISBN 3-540-10601-4

F. Daschner
Hygiene auf Intensivstationen
Unter Mitarbeit von H. Langmaack, E. Scherer-Klein, L. Weber
1981. 18 Abbildungen. X, 103 Seiten
DM 48,-
Mengenpreis ab 20 Exemplaren: DM 38,40
ISBN 3-540-10602-2

Springer-Verlag Berlin Heidelberg New York

A. Schneider

Rechts- und Berufskunde für medizinische Assistenzberufe

Mit einem Beiheft „Prüfungsfragen"
2., völlig überarbeitete Auflage. 1982.
XV, 244 Seiten
(Recht und Medizin)
DM 29,80
ISBN 3-540-11066-6
Mengenpreis ab 20 Exemplaren: 20% Nachlaß pro Exemplar

Die Ausbildungs- und Prüfungsordnungen vieler medizinischer Assistenzberufe sehen als Unterrichtsfächer Staatsbürger-, Gesetzes- und Berufskunde vor. Diese 2., völlig überarbeitete Auflage bietet dem Lernenden die Möglichkeit, den in straffer und übersichtlicher Form gestalteten Unterrichtsstoff in kurzer Zeit schnell und intensiv vor- oder nachzubereiten.

Der gesamte Inhalt orientiert sich an den Ausbildungs- und Examenserfordernissen und bezieht, wo immer möglich, Fragen aus dem praktischen Krankenhaus- und Arbeitsalltag mit in die Darstellung ein.

Durch Schwerpunktbildung, ohne Belastung des Lesers durch die Wiedergabe oftmals schwerverständlicher Gesetzesbestimmungen, wird eine konzentrierte Arbeit mit dem zu bewältigenden Stoff ermöglicht.

Die Neuauflage berücksichtigt neben Gesetzesänderungen die gestiegenen Anforderungen im Bereich des Arbeits- und Ausbildungsrechts. Neuaufgenommen wurde das Kapitel „Persönlichkeiten der Medizin" sowie als Anhang das Muster eines Nottestaments.

Dem Lehrenden wird durch die komplexe Information ausreichendes Material für seine Lehrtätigkeit in die Hand gegeben, so daß ein Nachschlagen in anderen Informationsquellen weitgehend entfällt.

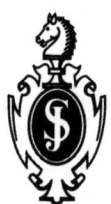

Springer-Verlag
Berlin
Heidelberg
New York

MIX
Papier aus verantwortungsvollen Quellen
Paper from responsible sources
FSC® C105338

If you have any concerns about our products,
you can contact us on
ProductSafety@springernature.com

In case Publisher is established outside the EU,
the EU authorized representative is:
**Springer Nature Customer Service Center GmbH
Europaplatz 3, 69115 Heidelberg, Germany**

Printed by Libri Plureos GmbH
in Hamburg, Germany